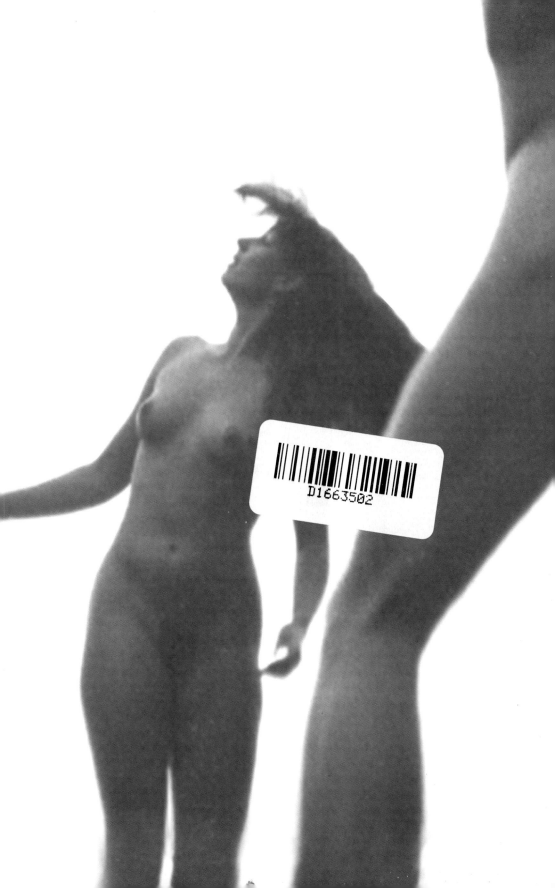

PETER RABA

Schlank und Suchtfrei durch Homöopathie

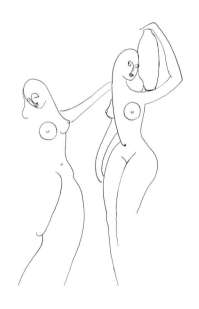

ANDROMEDA

3. Auflage 2005

ANDROMEDA-Verlag für geisteswissenschaftliche und ganzheitsmedizinische Literatur
Peter Raba, 82418 Murnau, Telefon (0 88 41) 95 29, Telefax (0 88 41) 4 70 55,
Internet: www.andromeda-buch.de.
Alle Rechte der Vervielfältigung auf diversen Informationsträgern sowie deren – auch auszugsweisen – Wiedergabe und Verbreitung über die Medien Presse, Film, Funk und Fernsehen liegen beim Autor und Verlag.

Titelbild auf dem Schutzumschlag: Nach einem Gemälde mit dem Titel *Merlin,* von Albert Belasco, London, Copyright und Weltrechte: Curt Reich, Baden-Baden.
Ziervignette für Titelprägung: Peter Raba.
Portrait Peter Raba S. 4: Adrian Bela Raba
Lektorat: Bernd Vielsmeier, 67487 Maikammer
Druck: Lindauer Druckerei Eschbaumer GmbH & Co,
Heuriedweg 37, 88131 Lindau (B),
Tel.: 0 83 82/96 30-0, Fax: 0 83 82/96 30-90,
info@lindauerdruckerei.de, www.lindauerdruckerei.de
Bindung: Kösel GmbH & Co. KG,
Am Buchweg 1, 87452 Altusried-Krugzell

ISBN 3-932938-33-X

MOTTO

*Als die Menschen zu satt geworden waren,
Hatten sie gleichzeitig auch Gott verloren.
Da dachte dieser bei sich:
Ich will Sehnsucht in ihnen erwecken,
Damit sie sich wieder auf die Suche nach Mir begeben.
Und damit die Suche an Reiz gewinnt,
Werde ich ein Versteckspiel daraus machen
Und Mich gut verbergen;
Und damit das Spiel aufregender werde
Und sie Mich nicht gleich finden,
Werde Ich Mich dort verstecken,
Wo sie Mich am wenigsten suchen:
In ihrem eigenen Herzen.*

WICHTIGER HINWEIS

Die eigenverantwortliche medizinische Versorgung des mündigen Patienten, wie sie durch das Heilsystem der Klassischen Homöopathie SAMUEL HAHNEMANNS in vielen Fällen möglich und gegeben ist, wird sich in Zukunft als ein immer wichtiger werdender Bestandteil medizinischer Vorsorge erweisen. Auch im Sinne einer Dämpfung der explodierenden Kosten im Gesundheitswesen, sind die Möglichkeiten der Homöopathie mehr als beachtenswert.
Die in diesem Buch beschriebenen Heilmittel und Methoden müssen jedoch mit Vorsicht und Umsicht angewandt werden. Ein gewisses homöopathisches Grundwissen ist unabdingbar. Ich empfehle deshalb allen Lesern u.a. das aufmerksame Studium meines diesbezüglichen Werks HOMÖOPATHIE - DAS KOSMISCHE HEILGESETZ sowie den Besuch von Seminaren zur Grundausbildung und Fortbildung in Klassischer Homöopathie. Näheres zu meinen eigenen Seminaren findet sich im Anhang dieses Werks.

Weder Verlag noch Autor können für Folgen verantwortlich gemacht werden, die durch unrichtige, unvollkommene oder übertriebene Anwendung der hier beschriebenen Methoden oder Pharmaka entstehen sollten. Das Angebot der etablierten Medizin zur Sicherstellung klarer klinischer Diagnosen sollte wahrgenommen werden. Für die Behandlung der Infektionskrankheiten, speziell der meldepflichtigen, akuten Geschlechtskrankheiten, ist die Lehrmedizin bzw. der Facharzt zuständig. Bei chronischen Beschwerden empfiehlt es sich darüber hinaus, einen homöopathischen Arzt oder Heilpraktiker aufzusuchen.

Heilreaktionen in Form sogenannter Erstverschlimmerungen sind bei der Homöotherapie nicht unerwünscht, sollen aber gegebenenfalls dem behandelnden Arzt angezeigt werden. »Nebenwirkungen« durch Anwendung der hochpotenzierten Arznei sind ausgeschlossen.
Bisher gewohnte allopathische Medikamente auf die der Patient ärztlicherseits eingestellt wurde, können bzw. müssen noch über das Einsetzen einer heilenden Wirkung des homöopathischen Mittels hinaus eingenommen werden. Eine gegenseitige Beeinträchtigung oder Unverträglichkeit ist nicht zu befürchten. Erst nach deutlich erkennbarer Heilwirkung können solche Mittel allmählich abgesetzt bzw. »ausgeschlichen« werden.

WIDMUNG

All denen, die auf der Suche sind nach ihrem besseren Selbst

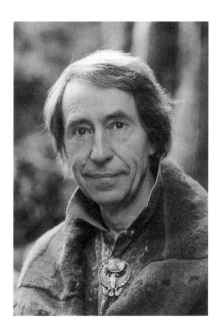

DANKSAGUNG

*Ich danke meiner Frau Eva, die täglich dafür sorgt,
daß ich in Ruhe arbeiten kann
und daß aus dem Paradies meines Gartens
keine grüne Hölle wird.*

Peter Raba

Schlank und Suchtfrei durch Homöopathie

Ursachenbehandlung
für
Körper Geist und Seele

mit 150 symbolischen Photographien des Autors
zur Verdeutlichung der Signatur der Arzneien

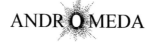

INHALT

Vorwort
Sucht und Suche
Heimweh
Schönheit
Ganzheit
Unsterblichkeit

Gesellschaftlich akzeptierte Süchte
Drogen im weiteren Sinn

ESSEN

Fettsucht und Freßsucht   **41**

Die »Fetten Dreiwertigen«   **43**
Der Bodenständige – Calcium-carbonicum   43
Der unbehauste Tolpatsch – Capsicum   50
Der Verlegene – Ferrum-metallicum   53
Der Dickhäuter – Graphites   57

Die »Fetten Zweiwertigen«   **60**
Der Lebensverneiner – Ammonium-muriaticum   60
Der Unberührbare – Antimonium-crudum   63
Intermezzo: Ein zu kaltes Bad   65
Der Schwermütige - Aurum-metallicum   68
Intermezzo: Die weiße und die schwarze Braut   71
Der Leibeigene – Cuprum-metallicum   73
Der Schleimscheißer – Kalium-bichromicum   76
Intermezzo: Es stinkt ihm   77
Der Umhüllte – Kalium-carbonicum   79
Der Besorgte – Lac-defloratum   85
Der feige Tyrann – Lycopodium   89
Intermezzo: Gichtfinger und Schweinebraten   93
Der Vogel-Strauß-Politiker – Pulsatilla   96
Der Müllschlucker – Sulphur   103

Ein paar der »Einwertigen«	**110**
Der Schwerfällige – Barium-carbonicum	110
Der Hamster – Bryonia	115
Die erschlaffte Haltlose – Sepia	119
Die Schwammige – Thuja	126
Intermezzo: Die doppelte Brustwarze	127
Begleitende Unterstützung beim Abnehmen	**132**
Helianthus-tuberosus – die Topinambur-Sonnenblume	132
Fucus-vesiculosus – der Blasentang	133
Larus-argentatus – die Silbermöwe	134

Süßhunger als Liebesersatz

Der Lutscher als Ersatz für Sex	**139**
Angst vor Entscheidung – Argentum-nitricum	141
Belohnung für Fleiß – Calcium und Lycopodium	146
Der Traum vom Schlaraffenland – Sulphur und China	146
Belohnung für Faulheit – Sulphur	146
Der Versklavte – China	147
Die Gehorsamen – Lyssinum und Carcinosinum	151
Der innere Amokläufer – Lyssinum	151
Das Aschenputtel – Carcinosinum	153
Die verschnupften Allergiker – Psorinum und Sabadilla	155
Der »Aussätzige« – Psorinum	155
Der »letzte Dreck« – Sabadilla	158
Noch mehr Heilstoffe für die Zuckerschlecker	160

Diabetes – Suche nach Liebe   161
oder
»Zuckersucht und Liebesdurchfall«

Wassersucht – Suche nach Leben   164

Orangenhaut – Stau der Gefühle	**164**
Apis – das fleißige Honigbienchen	165
Lachesis – die rastlos Angespannte	166
Intermezzo: »Wie eine Bombe«	167
Sambucus und Colocynthis – die Verärgerten	169
Hinweise auf weitere Mittel	169
Venenleiden – Schwerfälligkeit und Erdgebundenheit	**172**

FASTEN

Das Fasten als psycho-homöopathisches Simile	174

Magersucht
Von der Qual eine Frau zu werden	**176**
Fall: Pan-ische Angst	181
Bulimie	**193**
Fall: Sie ißt für zwei – Scheinschwangerschaft	196
Die »mageren Zwei- und Dreiwertigen«	
Zusammenstellung der Dreiwertigen nach Kent mit Kurzsignatur	205
Eine Auswahl an Zweiwertigen mit Kurzsignatur	210
unter anderem:	
Die Verkümmerte – Ignatia	211
Der Kotzbrocken – Ipecacuanha	213
Die eifersüchtige Giftschlange – Lachesis	213
Die Lichtlose – Magnesium carbonicum	216
Eine Auswahl Dreiwertiger mit näherer Beschreibung	**219**
Die Überängstliche – Arsenicum album	220
Intermezzo: Der potenzierte Dackel	224
Die Überkorrekte – Silicea	226
Die Erstarrte – Natrium muriaticum	231
Intermezzo: Fest auf dem Boden wie ein Elephant	233
Die Haßerfüllte – Nitricum acidum	240
Die Sich-Verzehrende – Phosphor	244
Intermezzo: Malerin des Lichts	249

TRINKEN

Milch – Verlangen nach Urnahrung	**252**
Der Ausgesetzte – Lac-caninum	253
Intermezzo: Das ungestillte Kind	255
Tee – Verlangen nach Klarheit	**258**
Die Mordlustige – Thea	259
Kaffee – Verlangen nach Antrieb	**260**
Die Schreckhaft-Nervöse – Coffea	260
Intermezzo: Der »Geburtstagsrausch«	260
Die Mittel der Wahl gegen Folgen übermäßigen Kaffeegenusses	262
Guarana – das göttliche Kind schlägt die Augen auf	266

Alkohol – Verlangen nach Betäubung	**268**
Bier fürs Gemüt – weil's so gemütlich ist	278
Der Workaholic – Nux vomica	281
Intermezzo: Der Bissen im Hals	285
Der Märtyrer – Causticum Hahnemanni	288
und andere Mittel	289
Brandy – weil etwas auf der Seele brennt	293
Wein – für Weinselige	294
Whisky – für ganze Kerle	296
Tonic und Bitter Lemon – für ganz Verbitterte	298
Intermezzo: Digitalis – mehr als ein Herzmittel	299
Säuferwahn	**300**
Überblick: Die Mittel der Wahl	300
Der Abgehobene – Nux moschata	301
Der »Rasende Roland« – Agaricus muscarius	303
Intermezzo: Verlangen nach Rot	307
Erbrechen bei Trinkern	**309**
Die Mittel der Wahl	309
Die Entwöhnung	**311**
Psychotherapeutische Möglichkeiten	311
NLP, Gestalt- und Traumarbeit	311
Homöopathische Intervention	**313**
Willensschwäche und die Mittel der Wahl	313
Gewalttätigkeit und die Mittel der Wahl	314
Phytotherapeutische Begleitung	**317**
Avena sativa – für die, »die der Hafer sticht«	317
Okoubaka – für ganz Giftige	317

RAUCHEN

Der blaue Dunst – die Illusion von Freiheit	**319**
Die 12 archaischen Rauchertypen nach Dahlke	328
und ihre homöopathischen Entsprechungen	
Der Feurige – Hepar Sulphur, Sulphur	328
Der Genußstengel – Caladium	330
Der Intellektuelle – Nux vomica, Lycopodium	332
Der Empfindsame – Pulsatilla, Silicea	333
Der Demonstrative – Aurum	334

Der Angsthase – Arsenicum album, Argentum nitricum	334
Der Partylöwe – Phosphor	335
Der Selbstzerstörerische – Anacardium, Tarantula	335
Der Gönnerhafte – Tuberculinum	336
Der Pflichtbewußte – Carcinosinum	336
Der Abenteurer – China, Staphisagria	337
Der Abgehobene – Opium, Anhalonium	340
Die Entwöhnung	**342**
Nähere Betrachtung der von Kent angeführten Arzneien u.a. Platin	342
Intermezzo: Ein moderner Kaiser Nero	348
Unvollständige Verbrennung – carbo animalis	351
Die beleidigte Leberwurst – Carduus marianus	352
Zündschnur und Pulverfaß – Glonoinum	353
Lust am Leid – Hamamelis	354
Der krampfhaft Versteifte – Ledum	355
Die von Kent nicht erwähnten Arzneien	**356**
Nervöse Erschöpfung – Avena sativa	356
Bezähmung der Ungeduld – Plantago major	356
Ganz schön sauer – Robinia	357
Die Kaltschnäuzige – Aranea diadema und Aranea ixobola	358
Verschlimmerung durch Rauchen und die Arzneien der Wahl	**361**
Intermezzo: Ignatia und das Tabak-Wasser	361
Die Folgen für Lunge und Arterien	**363**
Mangel-Oxidation – Carbo-vegetabilis	363
Leichengift und Altersbrand – Arsenicum und Secale cornutum	365
Verdauungsbeschwerden – Lobelia, Pulsatilla, Sepia	367

Gesellschaftlich nicht akzeptierte Süchte
Drogen im engeren Sinn
DIE »HARTEN« DROGEN

Der Gewinnsüchtige – Coca	371
Die Milch der reinen Denkungsart – Opium und seine Abkömmlinge	374
»Benzin im Blut« – Die Schnüffler	383
Die Pillen-Süchtigen	385

PSYCHEDELISCHE UND ENTHEOGENE DROGEN

Begriffsklärung	**388**
PSYCHEDELICA	
Das emotionale Kaleidoskop – LSD	390
Die Wonnewoge – Ecstasy	400
Die Zeitreisenden – Cannabis – indica und – sativa	405
ENTHEOGENE	
Die Gottsucher	**413**
Beschwörung des inneren Daimon – Ayahuasca	415
Flügel für die Seele – Peyote	420
Fleisch der Götter – Theonanacatl	426
Panta rhei	**432**
BIBLIOGRAPHIE	**434**
BILDNACHWEIS	**445**
IN EIGENER SACHE	**446**

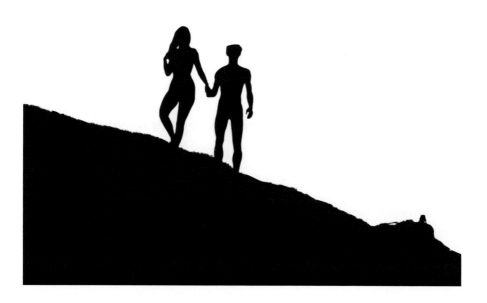

VORWORT

Die Idee zu diesem Buch kam mir, als ich wieder einmal beim abendlichen Fernsehen mit der Nachricht konfrontiert war, daß mindestens jeder dritte Bundesbürger an Übergewicht leidet. Bereits vor nunmehr 2 Jahren wurde in einer Fernseh-Sendung festgestellt:

»Jeder zweite Deutsche ist zu dick und etwa 15 Millionen Bundesbürger wiegen soviel, daß sie dadurch Schlaganfall, Herzinfarkt und Krebserkrankungen ein gutes Stück näherkommen.«[1]

Nun gibt es zwar zahlreiche Anleitungen, Diätpläne und Pillen, wie dem beizukommen wäre. In der überwiegenden Mehrzahl der Fälle führt dies aber – wie man immer wieder beobachten kann – nicht zu nachhaltigen oder gar dauerhaften Erfolgen. Auch hartnäckige Fastenkuren geben den Kurenden meist keinen Anlaß, am Schluß in begeisterte Jubelrufe auszubrechen. Dabei greift der Organismus beim Fasten noch nicht einmal die Fettreserven zuerst an, sondern vor allem die Muskelmasse. Wenn dann bei solchen Attacken auf das Übergewicht nach einiger Zeit auch das Fett »dran glauben muß« und tatsächlich weniger Pfunde auf die Waage gebracht werden, so liegen die ihres Inhalts beraubten Zellen nach wie vor auf der Lauer und saugen sofort gierig auf, was nach der Kur angeboten wird und wenn es nur ein kleines Bierchen ist. Das ursprüngliche Gewicht ist somit bald wieder erreicht. Die Zellen selbst beginnen sich erst nach den berühmten »40 Tagen in der Wüste« aufzulösen. Aber wer, außer Jesus und ein paar »Licht-Essern«, hält das schon so lange durch?

Weniger Fett zu essen und mehr Kohlehydrate in Form von Frischobst und Salaten, ist sicher hilfreich, jedoch nicht ausschlaggebend. Das Problem liegt vor allem darin, daß eine der Hauptursachen für das Dickerwerden nicht in übermäßiger Nahrungszufuhr zu suchen ist. Es ist vielmehr psychischer Natur. Wie kann das sein, wird sich da sofort mancher fragen:

Unterstellen wir, daß die Schöpfungsordnung gut ist, so wie sie ist, und aus sich selbst regulierenden kybernetischen Regelkreisen besteht, dann muß auch der Mensch als ein getreues Abbild des Göttlichen, ein Kosmos im Kleinen sein, der gegenüber den an ihn gerichteten persönlichen Anforderungen bestmöglich organisiert ist. Fühlt sich nämlich die lenkende Instanz dieser

---

[1] ZDF-Sendung Gesundheitsmagazin Praxis vom 30.9.1998.

SCHLANK UND SUCHTFREI

»Organisation Mensch«, unser Bewußtsein, irgendeinem Einfluß oder inneren Konflikt gegenüber hilflos ausgesetzt, so kommt es zu einem stummen Hilferuf an die Steuerzentralen des Unbewußten. Je nach Konfliktinhalt und persönlichem Bewußtseinsstand reagieren diese sofort mit notwendigen Korrekturen in Form von Symptomen. Dies alles geschieht wohlgemerkt, um die Gesamtökologie der Persönlichkeit bestmöglich zu schützen, weil derzeit keine anderen Wahlmöglichkeiten zur Konfliktbewältigung zur Verfügung stehen.

So gesehen sollte es einleuchten, daß solchen Korrekturhilfen nicht mit Kampfmaßnahmen zu begegnen ist, da jener innerseelische Teil, der das unerwünschte Verhalten oder Symptom inszeniert, es ja gut mit uns meint und seine Bemühungen sofort verstärken wird, wenn er sich angegriffen fühlt. Bei den vielen ergebnislosen Abspeckmanövern der zu Dicken, ist solches gut zu beobachten.

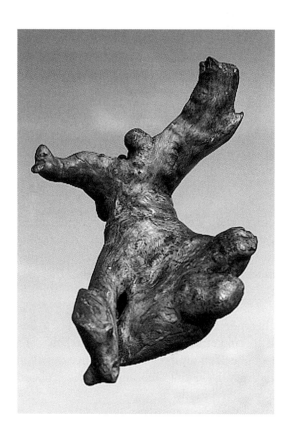

Zum besseren Verständnis und als eklatantes Beispiel hierfür sei an jenen bemerkenswerten Fall einer jungen Frau erinnert, die von ihrer Mutter – in bester Absicht und ohne irgendwelchen Argwohn – zu einer potentiellen Ja-Sagerin erzogen worden war, d.h. es wurde ein Glaubensmuster herangezüchtet, daß es zum guten Ton gehöre, liebevoll an sie herangetragene Vorschläge und Angebote von anderen Menschen bedingungslos und dankbar anzunehmen. Das führte dazu, daß bereits das Kind sich artig für jeden Lutscher bedankte und das hübsche, schlanke Mädchen ein paar Jahre später unterschiedslos mit jedem Mann ihr Bett teilte, der hieran interessiert war. Nachdem sie sich schließlich ernsthaft verliebt und diesen Mann auch geheiratet hatte, entwickelte sie sich plötzlich zum Pummelchen und schließlich zu einem ausgesprochenen Schwergewicht. Alle Versuche, den störenden Pfunden auf irgendeine Weise beizukommen, schlugen fehl. Sogar unter einer Null-Diät hatte die junge Frau eher noch ein Kilo zugelegt.

Aufschluß über den wahren Hintergrund der Störung lieferten schließlich eine hypnotische Rückführung sowie nächtliche Träume, welche das immer noch symbiotische Abhängigkeitsverhältnis des Mädchens von ihrer Mutter zum Inhalt hatten. Dabei schälte sich allmählich der Kern der »Be-schwernis« – im wahrsten Sinn dieses Wortes – heraus, der darin bestand, daß dieses Mädchen vom Tag ihrer Heirat an, in einen unbewußten Konflikt zwischen der Liebe zu ihrem Mann und ihrem eingepflanzten Programm gekommen war. Da sie immer noch zu jedem frivolen Angebot Ja und Amen gesagt hätte, ohne eigentlich zu wissen warum, wäre sie ihrem Gatten mit Sicherheit und wiederholt untreu geworden. Um ihre Ehe nicht zu gefährden, kam ihr Unterbewußtsein ihr zuhilfe und machte sie ganz einfach »un-ansehn-lich«.

Wie schon eingangs festgestellt, können wir nun noch anschaulicher erkennen, daß hier mit einer Kampfansage an den schützenden Teil nichts auszurichten war. Abhilfe wurde ganz einfach dadurch zuteil, daß die junge Frau lernte, einem Nein genauso zu seiner Berechtigung zu verhelfen, wie einem Ja. Als dieses neue Programm fest verankert war, konnte sie alles essen, was sie sich vordem verboten hatte und wurde trotzdem wieder schlank und rank.

Nun haben wir allerdings in unseren homöopathischen Arzneien phantastische Helfer, um solche Bewußtseinsprozesse, hin zu einer vollkommeneren Persönlichkeit, zu beschleunigen. Homöopathische Mittel sind wahrhaft Katalysatoren zur schnelleren Entfaltung des in unseren Genen angelegten kreativen und oftmals nur verschütteten Potentials.

Dieses Buch wurde nicht nur für den homöopathischen Arzt und Heilpraktiker verfaßt, der schon relativ gut über die von ihm verwendeten Heilstoffe Bescheid weiß, hier aber eine kompaktere Zusammenschau über den Bezug dieser Mittel zu den speziellen Suchtkrankheiten erhält.

Es wurde vor allem auch für den interessierten Laien und mündigen Patienten geschrieben, der sich – vielleicht zum ersten Mal aus gegebenem Anlaß – der homöopathischen Heilkunst nähert und anhand der hier vorgefundenen Darstellungen einen Überblick über die wunderbaren Möglichkeiten des kosmischen Heilgesetzes Homöopathie verschaffen will. Durch die in den Überschriften zu den einzelnen Mitteln gelieferte Grobklassifizierung, gelingt es ihm oder seinen Angehörigen unter Umständen bereits, sich einem zu ihm passenden Simile, – also dem möglichst ähnlichen Mittel – andeutungsweise zu nähern. Einem vertrauensvollen Erstversuch, in die verheißungsvollen homöopathischen Gefilde einzudringen, steht damit nichts mehr im Wege.

Um eine Feinabstimmung im einzelnen Fall zu erreichen, bedarf es dann allerdings zusätzlich einer gekonnten Repertorisation der Gesamtsymptomatologie, die am besten über die Auswertung eines großen Fragebogens zur homöopathischen Anamnese gelingt, wie sie vom routinierten homöopathischen Praktiker angeboten wird.[2]

Ein Wort zu der häufig gestellten Frage nach den Potenzen. Unter tieferen Potenzen versteht man jene zwischen einer D 6 bis D 12, welche mehr organbezogen *(organotrop)* wirken. Mittlere Potenzen wären demzufolge solche zwischen einer D 12 und einer D 30 oder C 30, deren Wirkung sich schon ein wenig in höhergelagerte, energetische Muster hineinbewegt.

Die hohen und höchsten Potenzen (also solche von C 200, C 1000 und noch höhere) sind fähig, dort anzusetzen, wo die Seele gänzlich aus ihrer kosmischen Ordnung gefallen ist und der Geist sich an Glaubensmuster klammert, die der gesunden Entwicklung der Persönlichkeit in besonderem Maße abträglich sind.[3]

Für erste Versuche in Eigenregie empfehlenswert sind vor allem die von Samuel Hahnemann (1755-1843) gegen Ende seines Lebens entwickelten

---

[2] Ein zweiundfünfzig-Seiten-Anamnesejournal dieser Art wurde auch vom Autor verfaßt und kann über die Anschrift des Verlages gegen eine Schutzgebühr angefordert werden.
[3] Über Herstellungsmodus und Bedeutung der Bezeichnungen der einzelnen Potenzstufen, habe ich mich ausführlich in meinem Basiswerk *Homöopathie – Das kosmische Heilgesetz,* ausgelassen.

sogenannten LM- oder Q-Potenzen[4], welche von verschiedenen deutschen Herstellern angeboten werden und rezeptfrei bezogen werden können. Diese wirken vergleichsweise milde, wobei Heilreaktionen in Form sogenannter Erstverschlimmerungen jedoch nicht auszuschließen sind. Für den Laien ist es wichtig, zu wissen, daß es sich hierbei nicht um »Nebenwirkungen« im üblichen Sinn handelt, da es solche wegen des absoluten Fehlens toxischer Bestandteile in den liquiden Mitteln nicht geben kann. Homöopathische Hochpotenzen (und LM-Potenzen dürfen diesen zugerechnet werden) bergen in sich lediglich die energetisierte Gesamtinformation der ehemals in Lösung befindlichen Pflanze, des Minerals, Metalls oder tierischen Stoffes. Womit sich der Proband also konfrontiert sieht, sind die Schattenbereiche der eigenen Seele, welche seine Körpersymptomatik erzeugen und unterhalten.

Naturgemäß fällt es dem Ego schwer, einen einmal eingefressenen Zustand aufzugeben, da dieser ja als die bisher bestmöglich funktionierende Verhaltensweise installiert worden war. Soll er also verändert werden, empfiehlt es sich, auch homöopathische Mittel von Anfang an nicht unter dem Gesichtspunkt der Kampfansage gegen einen bestehenden Zustand einzunehmen, sondern es sich wert zu sein, seine gequälte Seele gleichsam in den Arm zu nehmen und zu streicheln.

Das hat wohlgemerkt nichts damit zu tun, daß man »an Homöopathie glauben muß«, da ja sowieso »nichts mehr drin« sei. Unsere Mittel gelangen gesetzmäßig zu ihrer Wirkung, wenn der Ähnlichkeitsregel bestmöglich Genüge getan ist, sowohl nach Symptomenbild – § 153 des *Organon der Heilkunst* von SAMUEL HAHNEMANN – wie nach möglicherweise vorhandenem ursächlichem Zusammenhang.

In der zweiten Ausgabe des Organon aus dem Jahre 1819, verlegt durch die Arnoldsche Buchhandlung Dresden, besitzt dieser berühmte Paragraph 153 noch die Bezifferung 160. Er hieß damals im vollen Wortlaut:

»Bei dieser Aufsuchung eines homöopathisch spezifischen Heilmittels, das ist, bei dieser Gegeneinanderhaltung des Zeichen-Inbegriffs der natürlichen Krankheit gegen die Symptomenreihen der vorhandenen Arzneien, um diesen eine dem zu heilenden Uebel in Aehnlichkeit entsprechende Kunstkrankheits-Potenz zu finden, sind die auffallendern, sonderlichen, unge-

---

[4] Von lat.: Quinquaginta-millesimal-Potenzen – also Potenzen, die in 50 000er-Schritten verdünnt und rhythmisiert werden. Nähere Einzelheiten zur Potenzierung ganz allgemein und zu den LM-Potenzen siehe in Raba: *Homöopathie – Das kosmische Heilgesetz*, ANDROMEDA-Verlag, 1998, S. 97 ff und S. 135 ff.

wöhnlichen (charakteristischen) Zeichen und Symptomen des Krankheitsfalles vorzüglich fest ins Auge zu fassen; denn vorzüglich diesen müssen sehr ähnliche in der Symptomenreihe der gesuchten Arznei entsprechen, wenn sie die passendste zur Heilung seyn soll. Die allgemeinern und unbestimmten: Eßlust-Mangel, Kopfweh, Mattigkeit, unruhiger Schlaf, Unbehaglichkeit, u.s.w. verdienen in dieser Allgemeinheit und Unbestimmtheit, und wenn sie nicht näher bezeichnet sind, wenig Aufmerksamkeit, da man so etwas Allgemeines fast bei jeder Krankheit, und fast von jeder Arznei sieht.«

Darüber hinaus weist Altmeister Hahnemann auch auf die Wichtigkeit der geistigen Symptome hin, welche gleichzusetzen sind mit bestimmten Charakter- und Gemütsstrukturen eines Individuums. Ihrer Natur gemäß, wohnen vor allem den sogenannten großen Mitteln eine Fülle solcher geistigen Signaturen inne:

»Dies geht so weit, daß der Gemützustand des Kranken bei homöopathischer Wahl eines Heilmittels oft am meisten den Ausschlag gibt; denn er ist ein Zeichen von bestimmter Eigenheit, welches dem genau beobachtenden Arzt unter allen am wenigsten verborgen bleiben kann« (§ 211).

Nach dem gleich zu Anfang geschilderten Fall des übergewichtigen jungen Mädchens, dürfte klar geworden sein, daß – wie kurios oder hartnäckig auch immer ein Symptom sich manifestiert haben mag – es von unserer innersten, allwissenden und lenkenden Instanz als dasjenige ausgewählt wurde, was unserem derzeitigen Bewußtseinsstand und unseren auf Glaubenssätzen beruhenden Verhaltensmustern entspricht.

Wenn nun also durch die homöopathische Intervention, körperliche Symptomatik sich aufzulösen beginnt, muß der Patient notgedrungen jene Seelenmuster, welche das Symptom auslösen, in seine Verantwortung nehmen und eine, im Sinne bedingungsloser Liebe, bessere Verhaltensweise integrieren.

In der Regel wird eine gut gewählte LM-Potenz 1 x pro Tag eingenommen und zwar dergestalt, daß die Zunge ein klein wenig befeuchtet ist. Hierzu genügen drei bis fünf Tropfen der Arznei. Wer besonders empfindlich hierauf anspricht, kommt unter Umständen sogar mit einem einzigen Tropfen aus, der in ein Glas Wasser gegeben wird, welches schluckweise über den Tag verteilt eingenommen wird. Manch ein Patient hat auch schon darüber berichtet, daß er lediglich an dem Fläschchen zu riechen brauche, damit die Information des Heilstoffes auf ihn überspringe.
Vor jedem erneuten Einnahmevorgang wird das Fläschchen etliche Male rhythmisch gegen die Handfläche oder einen Buchrücken geschlagen. Das ge-

schieht, um die Information erneut zu energetisieren und damit noch feinstofflichere Bereiche des ätherischen Körpers des Organismus zu berühren.

Das homöopathische Mittel wird immer dann wiederholt, wenn eine einsetzende Besserung zum Stillstand kommt, so wie auch ein einmal in Bewegung gesetztes Pendel nur dann wieder angestoßen wird, wenn seine Bewegung schwächer wird. Wenig hilft viel, wenn wir über ein gutes Simile verfügen. Viel hilft gar nichts, wenn der Ähnlichkeitsregel *(Similia similibus curantur)* nicht Genüge getan ist, – schadet jedoch in diesem Falle auch nicht. Das ist das Elegante dieser Methode.

Es hat sich bewährt, ein gut passendes Mittel in ansteigenden Sechserschritten zu sich zu nehmen, das will sagen: Wenn ein Fläschchen in der LM 6 oder LM 12 zu Ende ist, wird man es weiterhin in einer LM 18, LM 24 oder LM 30 einnehmen. Verfügen wir nur über ein schlechtes Simile, ist in der Regel auch kein Erfolg durch ein Hinauftreiben der Potenzen in astronomische Höhen zu erwarten. Es empfiehlt sich dann, sich auf die Suche nach einem für den Fall besser angepaßten Heilstoff zu machen.

Wenn übrigens hier, wie in all meinen Büchern, von »Heilstoffen« gesprochen wird, so ist, wie immer, die dynamische Vorstufe der irdischen Substanz gemeint, welche durch stufenweise Verdünnung und Rhythmisierung wiederum aus der reinen Stofflichkeit befreit und in ihre vergeistigte Form übergeführt wird.

Die homöopathische Arznei sollte zwecks Stabilisierung des erwünschten Zustands lange genug weitergegeben werden. Dies wird sowohl von Therapeuten wie von privaten Anwendern häufig mißachtet, was zur Folge hat, daß ein bereits erreichtes, jedoch noch labiles Gleichgewicht, wieder ins Kippen kommt. Man hat dabei nicht beachtet, daß vorerst nur die nach außen hin sichtbare Spitze eines Eisbergs abgeschmolzen wurde.

Wird die Einnahme der Arznei vom Patienten nach und nach immer häufiger vergessen, so kann das bedeuten, daß sie nicht weiter benötigt wird, um den erreichten Zustand aufrecht zu erhalten. Es kann jedoch auch anzeigen, daß der betreffende Mensch hierdurch eine ihn derart bedrängende Konfrontation mit seinen Vermeidungen erlebt, daß er das Mittel deshalb vorzeitig absetzt, ohne sich letztlich darüber im klaren zu sein, warum er das tut. Ich nenne so etwas »Panzerung gegen die eigene Heilung«. Rückhaltlose Selbsterforschung wäre in solch einem Fall angezeigt, jedoch ist jede Entscheidung zu respektieren.

Die Schubkraft und positive Wirkung eines gut gewählten Mittels geht weit über die Indikation hinaus, deretwegen es ursprünglich eingenommen wurde und macht sich allumfassend in einer Erhöhung der Lebensfreude und Lebenskraft bemerkbar. Das erklärt sich aus der ganzheitlichen Wirkung dieser Therapie, welche Geist, Seele und Körper gleichermaßen zu erfassen in der Lage ist.

Die Heilung selbst geschieht vermittels der richtigen Arznei-Information, zum rechten Zeitpunkt durch die sich wieder regenerierende Lebensenergie.

Bei keiner anderen mir bekannten Therapie ist der Gnadeneffekt so deutlich spürbar und erkennbar wie bei der Homöopathie, gleichgültig auf welcher Ebene sie betrieben wird, sei es durch Einverleibung von Kügelchen oder Dilutionen oder einfach nur durch Herantragen einer psychohomöopathischen Parabel in Form einer gleichnishaften Geschichte.

Gnade, das bedeutet für mich das überraschende Eingreifen einer höheren Macht in Richtung Befreiung und Erlösung von Übeln jedweder Art.

Es sollte nach Möglichkeit immer nur ein Mittel gleichzeitig zur Anwendung kommen. Man bedenke: Fast jedes homöopathische Pharmakon beinhaltet aufgrund seines am gesunden Menschen geprüften und differenzierten Arzneimittelbildes in sich schon eine enorme Vielfalt therapeutischer Möglichkeiten, und am besten lernt man diese neben dem Studium der Arzneimittellehren eben durch genaue Beobachtung ihrer Wirkung im Fall einer gesundheitlichen Störung kennen.

In diesem Werk erscheinen sowohl die zwei- bis dreiwertigen Arzneien (nach der Werteskala von James Tyler Kent und seinem Repertorium) generell im Fettdruck. Zusätzlich wurden die dreiwertigen – also diejenigen, die ein Symptom in besonders starkem Maß aufweisen – von mir mit einem Stern (*) versehen.

Zur besseren Verständlichkeit für diejenigen Leser, die vielleicht durch dieses Buch mit der homöopathischen Heilkunst zum ersten Mal in Kontakt kommen, wurden die lateinischen Bezeichnungen der Arzneien immer ausgeschrieben und zusätzlich ihre deutschen Namen genannt.

Es versteht sich, daß die Beschreibungen der Mittelbilder in diesem Rahmen eine Beschränkung erfahren mußte. So beziehen sich die Hinweise vor allem auf jene Aspekte, unter denen die entsprechende Arznei in diesem Buch

VORWORT

betrachtet werden soll. Es konnte mir verständlicherweise nicht darum gehen, eine möglichst große Vollständigkeit anzustreben, sondern darum, einen Umriß der Physiognomie eines Mittels sichtbar werden zu lassen, sodaß vor allem der interessierte Laie einen ersten Eindruck von der Eigenständigkeit und Eigenwilligkeit unserer Medizinen erhält.

G. Peter Raba
im Mai 2000

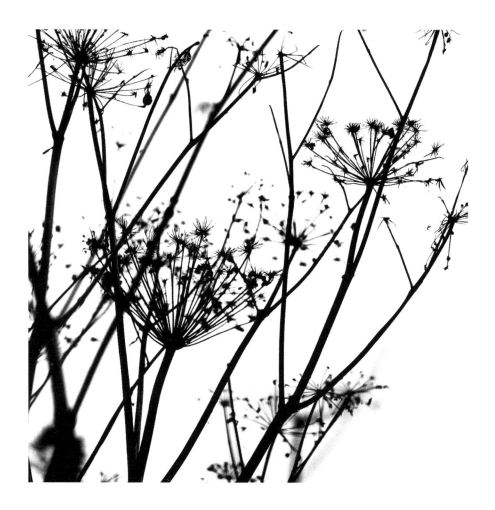

Suche und Sucht

Heimweh

Ein Leben lang sind wir auf der Suche. Wonach? Nach einem Zuhause? Nach Sinnfindung? Nach uns selbst? Wo ist dieses Selbst und wo sind wir zuhause?

Wir können uns eine Be-hausung schaffen, als eine Projektion unseres Bewußtseins in der Materie. Zeige mir, wie du wohnst, und ich sage dir, wer du bist. Die meisten Menschen versuchen dabei, es sich so bequem, so schön und so behaglich wie möglich zu machen. Wir wollen uns wohl fühlen. Das ist völlig in Ordnung. Der äußere Rahmen erfährt aber je nach Gemütslage und charakterlicher Veranlagung des Einzelnen unterschiedliche Ausprägungen. Räume, in denen der eine sich wohlfühlt, wirken auf einen anderen abstoßend. Ähnliche Interessen und Neigungen garantieren meist gute Freundschaften und Lebensgemeinschaften.

Zu große Bequemlichkeit jedoch führt in Stagnation. Der Mensch läuft Gefahr unbeweglich zu werden, weil er vermeidet, in neue Regionen des Daseins aufzubrechen. Bewegung aber ist der Urtrieb des Universums.

Ich bin heute bequem gewesen. Ich hatte mir vorgenommen, ein Seminar über die in meiner *Göttlichen Homöopathie* erwähnten Starseed-Essenzen[5] zu besuchen. Allein es regnete und der Seminarort war schwierig zu erreichen. Überdies hatte ich die Essenzen schon im Haus und erste Versuche damit gemacht. Außerdem hatte ich einen nächtlichen Traum gehabt. Um diesen besser zu verstehen, muß man wissen, daß es mir vergönnt ist, in diesem Leben inmitten eines wunderschönen, großen Obstgartens zu wohnen, hinter dem sich in einigem Abstand die grandiose Kulisse der Alpen erhebt. Dieser Garten ist wahrhaft ein Paradies zu nennen und jeder Besucher, der ihn betritt, äußert sich auch in solchen Worten. Genau so gut kann man ihn jedoch auch als grüne Hölle betrachten, soviel Arbeit macht er fast das ganze Jahr über, was Besucher weniger gewillt sind, wahrzunehmen.

---

[5] P. Raba: Göttliche Homöopathie S. 66. (*Starseed-Essenzen* werden aus Körnern von Kornkreis-Piktogrammen gewonnen. Sie werden nach homöopathischen Potenzierungsgesetzen rhythmisiert und enthalten galaktische Informationen zur schnelleren Entwicklung unserer Gene in Richtung einer sanften Evolution des Bewußtseins).

HEIMWEH

In diesem Garten stand ich also heute nacht im Traum und blickte in das Gezweig eines der Apfelbäume hinauf. Dort hingen überdimensional große Äpfel und beim bloßen Gedanken, daß ich gerne einen davon in Händen halten wollte, löste er sich von seinem Zweig und fiel mir entgegen. Als ich zu einem anderen Baum ging, hing dort ein ähnlich ansehnlicher Apfel von der Größe einer mittleren Melone, der jedoch gerade von einem Tier angefressen wurde, das sich hinter ihm verbarg. Bei genauerem Hinsehen entpuppte sich dieses als ein Fuchs. Bei dem Versuch, ihn durch Schreien und In-die-Hände-Klatschen aufzuscheuchen, kam mir unser Hund zu Hilfe, der aus dem Haus stürmte und ihn vom Baum herunter- und durch die Wiese trieb. Dabei war es mir gar nicht recht, daß bei der wilden Jagd das hohe Gras verwüstet wurde, das dann als Futter für die Kühe nicht mehr taugte. Bei dieser Hatz war plötzlich auch noch eine Wildsau mit von der Partie, die mein Unterbewußtsein auf die eine oder andere Weise freigesetzt hatte.

Da ich am Vorabend des geplanten Seminarbesuchs um einen Traum gebeten hatte, der mir eine Entscheidungshilfe sein sollte, ging ich nun daran, mir seine Botschaft gestalttherapeutisch zugänglich zu machen. Dabei kam heraus, daß es letzten Endes egal ist, welche Entscheidung ich treffen würde. Eine jede birgt Entwicklungsmöglichkeiten in sich. Es hängt davon ab, bei welcher Wahl wir uns wohl fühlen.

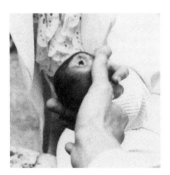

Hier fand ich für mich zwei Deutungsmöglichkeiten. Den überdimensional großen Apfel setzte ich in jedem Fall mit der Frucht des Paradieses gleich. Sie kam wie von selbst auf mich zu: »Den Seinen gibt's der Herr im Schlaf«. Wir sind aber alle »die Seinen«, – wenn wir nur wollen. Nun können wir uns still bescheiden und die Hände aufhalten, bis der Apfel hineinfällt. Das hieße für mich, ich bleibe zu Hause und fange irgend etwas anderes mit dem Tag an oder ich bemühe mich um höhere Erkenntnisse und besuche das Seminar, weil mir ansonsten der Fuchs, – mein kritisch bewertender Verstand –, den Apfel wegfrißt. In diesem Gewissenskonflikt gibt es aber noch einen weiteren Teil in mir, der darüber wacht, daß das möglichst nicht geschehen kann, symbolisiert durch den treuen Hund, der den Fuchs verjagt.

Trickst also mein Ego mich hier aus, weil ich zu bequem bin, um auf dieses Seminar zu fahren?

Wie auch immer, fest stand für mich, wenn ich mich nicht in Bewegung setze, dann muß dieser Tag anderweitig sinnvoll »gepflückt« werden, – um im Bild zu bleiben. Sonst hätte ich an seinem Ende kein gutes Gefühl und wäre mit mir selbst nicht im Reinen.

Nachdem es mich eine Zeitlang gehörig hin und her getrieben hatte, beschloß ich, die geträumte »Sau raus zu lassen« und in meinem angestammten Paradies, also zu Hause, zu bleiben. Ich tröstete mich dabei mit dem Gedanken, daß das Wort Paradies von dem Altpersischen *pairidaèza* abstammt, was soviel bedeutet wie »umzäunter Garten«. Es ist also das Paradies ein Ort der Ruhe und des Wohlbefindens, dessen Umfriedung nicht unbedingt übertreten werden sollte, wenn man nicht Gefahr laufen wollte, in Schwierigkeiten zu kommen. Shambhala fiel mir ein, das ebenfalls nicht verlassen werden soll, will man die dort verliehene ewige Jugend nicht sehr schnell einbüßen.

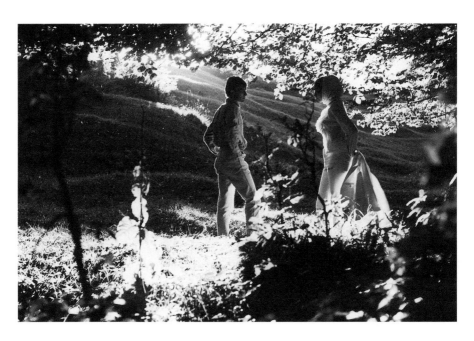

Nun hatte ich den Beginn dieses Buches schon seit einem halben Jahr immer wieder verschoben, weil wir unser Haus umbauten und dabei ein solcher Trubel entstand, daß an eine besinnliche Arbeit überhaupt nicht zu denken war. Nur die Inhaltsangabe hatte ich seinerzeit zu Papier gebracht. Heute aber war zum ersten Mal ein absolut ruhiger Samstagvormittag. Alles schlief noch, kein Telefonanruf störte und so setzte ich mich versuchsweise an den Computer und begann diese Frucht zu pflücken, indem ich zu schreiben begann.

Sind wir also aus unserem Paradies der Einheit von Fühlen, Denken und Handeln vertrieben, so überfällt uns sehr schnell die Unrast, um auf mehr oder weniger großen Umwegen oder auf kürzestem Wege eben wieder in diesen Garten Eden zu gelangen. Dabei erweist es sich oftmals, daß eben derjenige schneller dort angelangt, der den Umweg nicht scheut, wohingegen jener, der sich bemüht, auf kürzestem Weg nach Hause zu gelangen, in eine Odyssee von selbsterzeugten Widerständen gerät, die nicht umschifft, sondern nur in Liebe angenommen werden können, um schließlich erlöst zu werden.

Heimweh haben wir allemal. Wer sich nun frühzeitig von Heim und Herd lösen kann, um sein Glück in der weiten Welt zu suchen, wird vielleicht diesbezüglich schneller frei und zu einem Kosmopoliten – zu einem »Weltenbürger«. Das ist aber noch nicht die Garantie dafür, daß er sich ebenso schnell zu einem »Kind dieses Universums« aufschwingt. Solange er nämlich sein Glück nur im häufigen Wechsel des äußeren Umfelds oder im Erringen materieller Güter sucht, wird seine Seele nicht satt, sein Heimweh nicht gestillt sein.

Rastlose Sucher dieser Art finden wir – homöopathisch gesehen – vor allem beim Typus des Tuberkulinikers. Typisch für diese Art des Fernwehs sind jene Arzneien, die in der Rubrik REISEN des Kent'schen Repertoriums stehen. Fett gedruckt, also »dreiwertig«, entdecken wir dort die Nosode[6] **Tuberculinum*,** sodann **Calcium-phosphoricum*** und die »zweiwertigen« **Hippomanes** – die *Allantoishaut des Pferdeembryos,* ein häufig benutztes Aphrodisiakum der alten Griechen, sowie schließlich **Jodum.**

---

[6] Von griech.: *nosos* = »Krankheit«. Nosoden sind potenzierte Krankheitsstoffe, die nach dem isopathischen Prinzip wirken, also Gleiches mit Gleichem auszulöschen suchen. Die diversen Tuberculine werden durch Potenzierung des Krankheitsstoffes aus tuberkulösen Abszessen unterschiedlicher Provenienz gewonnen. Impfungen entsprechen vom Wesen her dem homöopathischen Prinzip, nur eben auf einer viel grobstofflicheren und deshalb toxischen Ebene.

SUCHE UND SUCHT

Bei dem Gefühl, das wir Heimweh nennen, kehrt sich die Suche um. Das schwache Selbstbewußtsein sucht die vertraute Atmosphäre und den Schutz zu Hause. Notwendigerweise decken sich eine ganze Anzahl diesbezüglicher homöopathischer Arzneien im Kent'schen Repertorium mit solchen der Rubriken RELIGIÖSE AFFEKTIONEN, sowie KUMMER oder ANGST und FURCHT.

Interessanterweise finden wir das Mittel **Capsicum*** – den *Cayenne-Pfeffer,* sowohl in der Rubrik HEIMWEH und BESCHWERDEN DURCH HEIMWEH, wie auch in der Rubrik FETTLEIBIGKEIT, in der höchsten Wertigkeit vor. Ein von Kent genauso hoch bewertetes Mittel bei Heimweh ist **Carbo animalis*** – die *Tierkohle.* Wenn wir bedenken, daß eben diese Arznei auch als ein Hauptmittel bei Drüsenkrebs angeführt ist, neben **Conium*** – dem *Schierling* und **Aurum** – *Gold,* und daß ein Mensch sich – sozusagen im »Krebsgang« – besonders weit von seinem göttlichen Zuhause entfernt hat, dann kann vielleicht der innere Zusammenhang zwischen Heimweh und »Heim-suchung« verständlich werden.

Das nächste Mittel, das immerhin zweiwertig durch alle drei Rubriken – also auch die BESCHWERDEN DURCH RELIGIÖSE AFFEKTIONEN – hindurchläuft, ist Aurum, eine jener Arzneien, welche bei tiefsten Depressionen und größtmöglicher »Herzferne« angezeigt sind. So wird verständlich, daß vor allem dem homöopathisch aufbereiteten Gold neben dem Cayenne-Pfeffer eine bedeutende Rolle bei Selbstmordneigung zukommt.

Ein weiteres wichtiges Mittel bei Heimweh ist **Phosphoricum-acidum*** – die *Phosphorsäure.* Diese paßt besonders gut zu einem leicht zu entwurzelnden und zu schnell heranwachsenden Jugendlichen mit typischen Wachstumsschmerzen in den Schienbeinen (welche auch durch **Guajak*** – das *Harz des Guajakbaums* oder **Eupatorium-perfoliatum** –, den *Wasserhanf,* das große Grippemittel mit den charakteristischen Knochenschmerzen, gut abgedeckt werden).

Bei Übereinstimmung zusätzlicher Symptome aus dem entsprechenden Arzneimittelbild können folgende weitere zweiwertige Mittel bei Heimweh infrage kommen:

Causticum – der *Ätzstoff Hahnemanns,* – der kummervolle Märtyrer. **Clematis** – die *Waldrebe* –, die schutzbedürftige Anlehnungsbedürftige. Man beachte die Signatur dieses Lianengewächses, das sich an anderen Bäumen anranken muß, um Halt zu finden, ganz ähnlich wie **Ignatia** – die *Ignatiusbohne,* die das ebenso macht, mit dem Unterschied, daß letztere ein exotisches Gewächs der Philippinen ist. Sodann sind noch erwähnenswert **Kalium-phosphoricum,** das oftmals zu Menschen paßt, die sich bis zur physischen und psychischen Erschöpfung für andere aufarbeiten, wobei sie ihre eigenen Bedürfnisse völlig vergessen. Unterbewußt wirkt hier der Irrglaube, sie würden mehr geliebt, wenn sie mehr leisten. Weiterhin kommen bei Heimweh noch infrage: **Mercurius-solubilis** – das *Quecksilber,* der unstete Götterbote, der ebenfalls recht haltlos hin- und hergleitet und oft vampiristisch von der Lebenskraft anderer zehrt. (Merkur ist unter anderem auch der Gott der Händler und Diebe im alten Griechenland). Verbleiben des weiteren **Natrium-muriaticum,** das bedürfnislose *Kochsalz,* **Silicea** – der reine *Quarz* oder *Feuerstein,* ebenfalls ein bis in das psychische und physische Bindegewebe hinein wirkender Strukturbildner sowie schließlich noch **Staphisagria** – der *Rittersporn,* der schnell »Ent-rüstete« und leicht Beleidigte.

Unsere homöopathischen Heilstoffe sind also in besonderer Weise geeignet, als Stimulatoren zur Wiederherstellung eines wie und wodurch auch immer gestörten Gleichgewichts zu dienen und die Erkenntnis des eigenen Selbst und innersten Wesenskerns zu fördern.

Aus der hierdurch angeregten Reorientierung nach innen erwächst dann wieder jene Sicherheit, welche in eine Zone höheren Schutzes zu einem gesteigerten Energiefluß und dadurch zu größerem Glücksgefühl führt. Die Chance, die Heimat wieder im Inneren des eigenen Herzens zu entdecken, wächst.

Im Schlußteil von *Eros und sexuelle Energie durch Homöopathie* habe ich mich ausführlich darüber ausgelassen, daß es eine bei allen Menschen übereinstimmende Erfahrung gibt, welche mit dem Wort Glück belegt werden kann. Demnach empfindet ein Glücksgefühl immer derjenige, welcher – wodurch auch immer – ein gesteigertes Strömen von Energie in seinem Körper wahrnehmen kann. Der schwebt dann »auf rosa Wolken«, fühlt sich warm und »wunderbar leicht«, könnte »die ganze Welt umarmen« oder ganz plötzlich »zum Himmel auffahren«.

Wer das Strömen der Lebensenergie in sich zum Erliegen bringt, fühlt das Gegenteil hiervon: Erstarrung, Schwere und Schwermut. Da es jedoch in unserem Leben nie einen Zustand gibt, der einfach nur »negativ« ist, bieten solche Lebensphasen gleichzeitig auch die Chance der Verinnerlichung, um wieder in *religio* – in »Rückbindung« zu kommen mit dem Göttlichen in uns. Und so schreiten wir von »Gesundheit« zu »Krankheit«, von Auflösung und Chaos zu innerer und äußerer Neuordnung. Jedenfalls ist es letztlich unmöglich, sich dem Fluß des Lebendigen gänzlich und auf Dauer zu entziehen.

Allenfalls wählt die Seele eine neue Inkarnation, ein weiteres Leben der Konfrontation mit neuen Herausforderungen zur Anregung weiteren Wachstums.

Bei unserer Suche auf dem Weg »nach Hause« erliegen wir mancherlei Versuchungen, welche sich mitunter zu regelrechten Süchten auswachsen können. Das geschieht immer dann, wenn der durch Befriedigung der Sucht für kurze Zeit vorgegaukelte Einblick ins Paradies der Alleinigkeit wieder verlorengeht und das Ego eine Wiederholung der trügerischen Droge »Sehnsucht« diktiert.

Schönheit

Jugend, Schönheit und Kraft sind Drogen der besonderen Art. Man fühlt sich gut und wird geliebt und möchte diesen Zustand und die damit verbundenen Gefühle möglichst lange aufrechterhalten. Um das Gefühl zu genießen, geliebt zu werden, kommen Menschen auf die sonderlichsten Einfälle. Es wird sogar gemordet dafür. Die bedauernswerte und früh verstorbene Lollo Ferrari ist ein gutes Beispiel für die Sucht nach Liebe und Bewunderung von außen. Ihre wiederholten Brustkorrekturen bis hin zu abnormen Größenverhältnissen, entsprangen keinem anderen Wunsch, als der verzweifelten Sehnsucht, geliebt zu werden. So ist es nur zu verständlich, daß sie jede ihrer Shows mit wiederholten Rufen ins Publikum hinein beendete: »Liebt Ihr Lollo?« und das Publikum – gleich einem Kind, das seine Puppe herzt – anwortete gehorsam: »Ja, ja, wir lieben Dich, Lollo!«

Liebe und Haß sind die zwei Hörner am gleichen Bullen, heißt ein bekannter Ausspruch der Zen-Buddhisten. Das Leben dient dazu, zuerst die Spuren des Bullen (unseres Hohen Selbst) in der winterlichen Landschaft unserer eigenen Erstarrung zu finden, ihn dann selbst zu entdecken, zu zähmen, zu besteigen und schließlich selbstvergessen auf ihm nach Hause zu reiten.

Haß manifestiert sich in Häßlichkeit. Wer mit seiner äußeren Erscheinung unzufrieden ist, versucht sie zu korrigieren und geht zum Schönheitschirurgen. Dagegen ist nichts einzuwenden, wenn es sich dabei um entstellende Anomalien handelt. Aber wie viele Menschen – vor allem Frauen – unterziehen sich schmerzhaften und wiederholten Gesichtskorrekturen, weil sie ein anderes Bild von sich im Herzen tragen, als das, was ihnen ihr Schöpfer verliehen hat. Dafür werden bedenkenlos Unsummen ausgegeben. Wer aber sieht ein, daß wirkliche Schönheit aus der Reinheit eines unschuldigen Herzens heraus geboren wird, also aus der inneren Wandlung der Persönlichkeit erwächst? Und wer ist bereit, sich seinen eigenen inneren Dämonen zu stellen, sie zu umarmen, zu verwandeln und – anläßlich einer homöopathischen Therapie – auch noch mit Geld dafür aufzukommen – bis jetzt nur wenige. Aber es werden immer mehr.

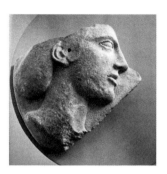

Das Volk der Griechen war relativ gesund, weil die Wirklichkeit noch weitgehend unverzerrt gesehen wurde. Krankheit erwächst unter anderem aus einer individuell verzerrten Sicht der Realität und so kann auch ein spezifisches homöopathisches Mittel aufgrund seines geprüften Bildes zur Deckung gebracht werden mit der ganz persönlichen »Wahnvorstellung« des Patienten. Wir verstehen darunter die von den Buddhisten so benannte Verblendung oder Maja. Wer die geistigen Symptome seiner Mittel gut kennt und den Patienten auf dieser Ebene gut erkennt, tut sich wesentlich leichter bei der Bestimmung eines guten Simile.

In PLATONS *Gastmahl* heißt es:

»Ich glaube, die Dinge liegen so: es gibt, wie anfangs gesagt, nichts schlechthin Schönes oder Häßliches; schön ausgeführt ist es schön, häßlich ausgeführt häßlich. Häßlich ist nun, sich einem Schlechten und sich im Schlechten zu geben; schön aber einem Guten und im Guten. Schlecht ist aber der irdisch Verliebte, der den Körper mehr liebt als die Seele. Er ist ja auch nicht treu und beständig, weil er etwas Unbeständiges liebt. Sobald die Blüte des Leibes schwindet, die er liebte, schwingt er sich leicht davon und verkehrt viele Worte und Versprechen in Lügen. Wer aber verliebt ist in edle Gesinnung, der harrt aus sein Leben lang, mit etwas Dauerndem verschmolzen.«[7]

---

[7] Platon: Sokrates im Gespräch, Fischer-Bücher 24, 1954, S. 153.

Schönheit ist also ein Kind der Liebe. Wer lieben kann, macht den Gegenstand seiner Liebe schön und verklärt sich selbst dabei.

Das Fasten trieb die inneren Dämonen nach außen. Im alljährlich wiederkehrenden Ritual der Fastnacht fand die Reinigung der Seele von niederen Begierden statt. Die schrecklichen, verzerrten Masken, hinter welchen sich die Menschen beim Umzug verbargen, waren nichts anderes als gleichnishafte – homöopathische – Entsprechungen zu gängigen Fehlhaltungen, wie sie das gottferne Ego gebiert. Sie standen für die sieben Todsünden: Zorn, Neid, Geiz, Hochmut, Völlerei, Trägheit und Wollust.[8]

In manchen Gebirgsdörfern sowie in der berühmten Basler Fastnacht hat sich der alte Brauch noch unverfälscht erhalten, wenngleich den heutigen Menschen weitgehend der tiefere Sinn ihres Tuns nicht mehr einsichtig sein dürfte.

Die kosmetische- oder »Schönheits-Chirurgie« erzeugt eine andere Art von Masken. Es gibt erschreckende Beispiele dafür. Michael Jackson ist nur eines davon. Allenfalls könnte man den Schönheitschirurgen in diesem Fall als einen »Verhübschungs-Chirurgen« bezeichnen, denn über das, was »schön« ist, gehen die Meinungen weit auseinander. Das will solchen Medizinern jedoch nichts am Zeug flicken, denn zu welchen Glanzleistungen die Chirurgie bei der Korrektur entstellender Gesichtszüge – z.B. nach einem Unfall – fähig ist, darüber braucht nicht diskutiert zu werden.

Man muß sich darüber im klaren sein, daß selbst ein Fruchtsäurepeeling, wie es neuerdings vielfach angeboten wird, keine ursächliche Behandlung gegen Hautunreinheiten darstellt. Wenn in insgesamt 5 - 10 Sitzungen durch Abtragung der obersten Hautschichten mit dem Laser, eine vorübergehende Bereinigung von störenden Hauteffloreszenzen erzielt wird, so kann es dabei in der Folge schlimmstenfalls auch zu Vernarbungen oder Pigmentstörungen kommen. Hierüber vor einer Behandlung aufmerksam zu machen, gehört zu den Pflichten des Arztes bzw. einer Kosmetikerin.

Homöopathie aber ist ein sanftes Messer. Sie ist Kosmetik von innen heraus, denn sie beschleunigt die innere Wandlung hin zum besseren, schöneren, lichteren Da-Sein. Wenn eine Akne homöopathisch behandelt wird, bietet

---

[8] Wie ich in *Eros und sexuelle Energie* näher ausgeführt habe, verbirgt sich hinter dem Begriff Wollust, zu Recht eigentlich Grausamkeit. Der Bezug von Grausamkeit zu den antisyphilitischen Mitteln wurde hier näher untersucht.

sich nicht nur die Aussicht auf eine von innen heraus abheilende Gesichtshaut, sondern darüber hinaus auch die Gewähr für seelische Wandlung in Richtung einer größeren Bereitschaft, sich in Schönheit anzunehmen und betrachten zu lassen.

Die amerikanische Homöopathin ANANDA ZAREN führte die Begriffe Maske, Wall und Wunde ein. Zuerst ist da eine Verletzung. Diese setzt eine Wunde. Gleich einer Muschel, die über ein störendes Sandkorn in ihrem Inneren einen Wall aus Perlmutt legt, damit der störende Reiz verschwindet, bildet unsere Seele Schutzwälle um eine Verwundung. Zuletzt maskiert sich der Mensch mit einem undurchschaubaren, gleichgültigen oder fröhlichen Gesichtsausdruck, um seinen Schmerz zu verbergen.

Solange wir nun mit unserer homöopathischen Behandlung nur die äußere Maske behandeln, dringen wir naturgemäß nicht sehr tief und erreichen damit auch keine wirkliche Seelenkorrektur. Erst die ursächliche Wallbehandlung wird die ursprüngliche Wunde aufdecken, und durch nochmalige Konfrontation mit den auslösenden Faktoren zur Ausheilung bringen. Es ist die Kunst des Homöopathen, die geeigneten Arzneien für den jeweils vorliegenden Fall aufzuspüren und zur Anwendung zu bringen.

Schönheit ist, wie gesagt, ein sehr dehnbarer Begriff. Was als schön empfunden wird, ist relativ und das Schönheitsideal hat im Lauf der Jahrhunderte bemerkenswerte Wandlungen durchgemacht. Wenn also hier ein Buch unter dem Titel *Schlank und suchtfrei* vorgelegt wird, so müssen wir festhalten, daß gut gewählte homöopathische Mittel einen jeden zu der ihm eigenen Norm hinzuführen suchen. Diese Norm ist unterschiedlich. Sie hängt unter anderem ab von konstitutionellen Faktoren, die in den Genen verankert sind. Doch sind hohe und höchste Arznei-Potenzen, wie man zu Recht vermuten darf, fähig, bis in die Genstrukturen hinein zu wirken. Keine mehr oder weniger brutale Gen-Manipulation durch Gen-Chirurgie, sondern eher eine sanfte Gen-Kosmetik. Sodann hängt diese Norm ab von Umweltbedingungen, an die es sich anzupassen gilt. Einen Schmied oder gewichtigen Bauarbeiter zum Abspecken zu bringen, der gezwungen ist, den ganzen Tag schwere Steine oder Eisenträger herumzuwuchten, wäre Unsinn, denn dann könnte er die ihm abverlangten Aufgaben nicht mehr bewältigen.
Eine gewisse Fettleibigkeit garantierte immer schon lustvolle Genußfähigkeit und Gemütlichkeit – und so träumen mehr Männer als man glauben möchte auf der erotischen Ebene von den reifen, vollen Formen vollfruchtiger Rubens-Frauen.

SUCHE UND SUCHT

Auch bei den alten Griechen wurde das weibliche Schönheitsideal eher von einer üppigen, vollschlanken Figur abgeleitet, wie wir sie von der Venus von Milo und anderen antiken Statuen her kennen. Nicht das übertrieben Schlanke war gefragt. Vielmehr orientierte sich die Anschauung von Schönheit am Runden als dem Symbol für Vollkommenheit.

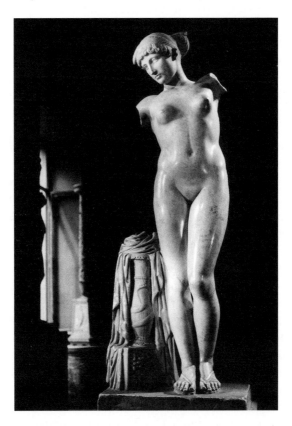

Dann wären da noch die immer wieder stattfindenden Versuche, sich mittels »Hormoncoctails« ein paar Jahre mehr an Jugendlichkeit zu erkaufen. Dabei verschwinden sicher für einige Zeit die sich allmählich einstellenden Altersbeschwerden und die Leistungsfähigkeit auf allen Ebenen wächst. Man scheint jedoch im gleichen Maß auch eine Zunahme an Arthrosen und Diabetes zu beobachten. Zugegeben: sich in aller Ehrlichkeit dem natürlichen Alterungsprozeß auszuliefern, ist für viele Menschen schwierig. Die Schönheit eines von den Falten des Lebens gezeichneten Gesichts will immer wieder aufs neue entdeckt werden.

Ganzheit

In Platons *Gastmahl* erzählt der Dichter ARISTOPHANES eine Geschichte von den kugel- oder walzenförmigen Menschen, welche sowohl männliche wie weibliche Anteile in ausgewogener Form in sich vereinten: »Rollend sausten sie dahin ... Rund waren sie ... Sie hatten gewaltige Kraft und wollten hoch hinaus; sie griffen die Götter an.« Da kam Göttervater Zeus auf die Idee, sie mittendurch zu spalten, um sie in ihrer Kraft zu schwächen:

» ›Ich schneide jeden mitten durch. Da werden sie schwächer und umso nützlicher für uns: vermehrt sich doch so ihre Zahl. Sie sollen aufrecht gehen, auf zwei Beinen. Wenn sie aber immer noch frech sind und keine Ruhe halten wollen, so schneide ich sie‹, so sprach er, ›noch einmal entzwei. Dann sollen sie auf einem Bein daherkommen, wie die Schlauchhüpfer.‹[9] ... Da nun das ursprüngliche Wesen entzweigeschnitten war, ging jede Hälfte sehnsüchtig nach der ihren auf die Suche, sie umschlangen sich mit den Armen, verflochten sich miteinander im Verlangen zusammenzuwachsen und starben vor Hunger und Nichtstun, denn getrennt voneinander mochten sie nichts unternehmen. Wenn dann eine Hälfte starb und die andere übrigblieb, so suchte diese wieder eine andere und nahm sie in den Arm, ohne Unterschied die einer Frau (also was wir jetzt Frau nennen) oder die eines Mannes. So verkamen sie. Da erbarmte sich Zeus und schaffte abermals Rat; er versetzte ihre Geschlechtsteile nach vorn; – bisher hatten sie sie außen ... Er versetzte sie also nach vorn und schuf, daß die Begattung ineinander geschah, durch das Männliche im Weiblichen, damit in der Umarmung von Mann und Weib aus der Zeugung Nachkommenschaft entspringe. Wenn aber Männliches auf Männliches treffe, sollten sie sich wenigstens am Zusammensein ersättigen und dessen ein Ende finden, wieder an ihre Arbeit gehen und sich sonst um ihr Leben kümmern. Seither ist die Liebe zueinander den Menschen eingepflanzt: Eros führt zum Urwesen zurück, er will aus zweien eins machen und die Menschennatur heilen.

Ewig sucht jeder sein Gegenstück: Männer, die ein Teil des zwiefältigen Wesens sind, das damals Mannweib hieß, lieben Frauen ... Aber Frauen, die Teil einer Urfrau sind, kehren sich garnicht an die Männer, sind vielmehr den Frauen zugewandt; die Tribaden entstehen aus diesem Geschlecht. Aber die Hälften des Nur-Männlichen trachten nach dem Männlichen ... Man sagt wohl, sie seien schamlos, aber das ist gelogen, denn sie tun das nicht aus Schamlosigkeit, sondern aus Mut und Mannestum und Mannhaftigkeit, weil sie sich hingezogen fühlen zu dem, was ihnen wesensgleich ist.«

Dies ist mehr als nur eine schönes Gleichnis. In symbolischer Gestalt wird hier umrißartig der Hintergrund vieler Suchtkrankheiten sichtbar. In seiner unerfüllten Suche nach der verlorengegangenen Ganzheit und Liebes-Erfüllung pervertiert der Mensch und richtet sein Verlangen auf Ersatzbefriedigungen wie ein übermäßiges Sich-Auffüllen mit Nahrung, eine Betäu-

---

[9] Beim Schlauchhüpfen mußte man sich auf einem mit Wein gefüllten und mit Öl eingestrichenen Ledersack einbeinig aufrecht halten.

bung der Sinne vor der unerträglichen Wirklichkeit mittels Alkohol, eine Verschleierung der Realität durch die Flucht ins Land des »blauen Dunstes« oder in ein Traumland mittels Drogen. Jedoch, – die verlorengegangene Ganzheit läßt sich durch »Ein-verleibung« von Essen oder anderen Genüssen auf Dauer nicht wieder herstellen. Auch während der bloßen Einverleibung eines Geschlechtspartners bei jenem Vorgang, den man gemeinhin als Liebesakt bezeichnet, erreichen wir keine wirkliche Sättigung der Seele, es sei denn, dieser Akt macht seinem Namen Ehre und es ist tatsächlich Liebe im Spiel. Erst in einer Verschmelzung der Seelen erfüllt sich für beide Partner das Streben nach Ganzheit, das dann auch über die Beendigung der körperlichen Vereinigung hinaus anhält.

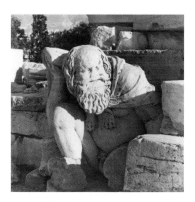

Vor vielen Jahren begegnete ich einem jungen, fröhlichen und schlanken Mädchen. Sie war Tänzerin und sie erzählte mir, daß sie sich immer dann besonders wohl fühle, wenn sie »rund« sei. Ich fragte sie, was das bedeute. Sie sagte, sie erlebe sich dann als eine Art Lichtkugel, die hin- und herrollt und in Gedankenschnelle jeden Ort erreichen kann, was ihr in ihren nächtlichen Träumen auch gelang. Immer wenn sie dieses Kugelgefühl habe, fühle sie sich außerordentlich glücklich.

Heute, vierzig Jahre später, durch ein arbeitsames Leben ermüdet und eine Ehe mit einem schwierigen Partner enttäuscht, hat sie dieses innerlich beglückende Kugelgefühl verloren. Stattdessen ist sie äußerlich »aus dem Leim gegangen« und versucht unterbewußt, die innere Fülle durch äußere Anlagerungen von überflüssigen Geweben zu ersetzen. Um den aufgeblasenen Ballon anzustechen, fehlt es ihr derzeit noch an Mut. Der ganze Jammer eines langen Lebens käme in ihr hoch. Die täglichen Anforderungen an sie lassen auch keine Ruhe aufkommen, welche nötig wäre, um diesen Prozeß der Selbstbegegnung erfolgreich zu durchlaufen.

GANZHEIT

Was ist das, dieser »Leim« aus dem man »geht«? Was hält Leib und Seele zusammen, außer Essen und Trinken?

Es ist die Liebe. Liebe macht uns rund, läßt uns höher schweben. Wer liebt, sucht nicht mehr. Wer liebt hat keine Angst mehr. Liebe und Angst schließen einander aus. Liebe und Sucht ebenfalls. Wer liebt, wird frei von Süchten.

Ich besitze eine filmische Dokumentation von Peter Schamoni aus dem Jahr 1995 über die französisch-amerikanische Malerin und Bildhauerin NIKI DE SAINT PHALLE, die vor allem durch ihre grellbunt bemalten monumentalen Polyesterfiguren bekannt wurde. Ihr gigantischer »Tarot-Garten« nördlich von Rom wird dem einen oder anderen meiner Leser bekannt sein.

Niki lebte als kleines Mädchen mit ihrem Vater in einer, wie sie sagt, »zweideutigen Liebesbeziehung«. Damals muß ihre seelische Rundheit wohl ziemlich gelitten haben. In ihrer Frühzeit als Künstlerin, versuchte sie sich jedenfalls von quälenden Aggressionen durch ihre »Schießbilder« zu befreien. Dabei wurden große Leinwände aufgestellt, auf welchen mit Farbe gefüllte und in Gipsumhüllungen eingelagerte Farbblasen eingearbeitet waren, die anschließend mit einer Flinte von Niki zerschossen wurden. Die willkürlich über die Leinwand sich ergießenden Farben ergaben dann ein Bild. Der kreative Umgang mit zerstörerischen Impulsen rettete sie wahrscheinlich damals vor einer Psychose:

»Statt Terrorist zu werden, wurde ich ein Terrorist der Kunst. Das Bild schreit. Ich habe das Bild getötet. Es ist wiedergeboren. Krieg ohne Opfer. Es gab einen Punkt, da mußte ich aufhören. Ich war schon süchtig. Aber ich wollte nicht abhängig sein. Nicht davon. Von keinem Mann, von garnichts. Es war sehr schwierig.«

Also auch die eigene Kunst kann süchtig machen. Aber nur dann, wenn wir stehen bleiben. Niki blieb jedoch nicht stehen. Es kam eine Wende, weg von der Wut und hin zum Schmerz. Sie durchlief die Stationen einer Selbsttherapie, ohne sich genau darüber bewußt zu sein, daß sie sich dabei Stück für Stück heil machte. Sie hat diese Reise zu sich selbst mit großer Bravour durchlaufen.

»Ich arbeite aus dem Gefühl. Ich tue was ich muß. Nicht mein Kopf bestimmt meine Arbeit, sondern mein Gefühl.«

Das Thema aggressiver Sexualität in diversen Täter-Opfer-Situationen variierend, schuf sie zunächst einen Kurzfilm mit dem Titel *Daddy,* in dem sich Mutter und Tochter gegen einen entmachteten Vater verbünden, der mit ver-

SUCHE UND SUCHT

bundenen Augen eine Treppe hinuntergestoßen wird. Es folgten groteske Theaterszenen, bei denen Pantomimen aus umgeschnallten Riesenphalli aufeinander schossen. Unwillkürlich denkt man dabei an WILHELM REICH und seine Erkenntnisse über den Zusammenhang zwischen unterdrückter Sexualität und Aggression, wie sie auf dem Kasernenhof durch die Parole: »Bauch rein, Brust raus!« geschürt wird, um sich danach in unsinnigen Kriegen zu entladen, wobei Liebe und Rundheit auf jeden Fall verloren gehen.

Aus der Arbeit mit zerstückelten Puppenkörpern entwickelte sich auf einmal etwas Neues:

»Plötzlich war der Schmerz vorbei. Ich stand da und machte Figuren der Freude. Sie waren sehr fröhliche Geschöpfe, ganz ohne Schmerz. Sie tanzten in einer Welt aus Musik, aus Klang, aus Freude. Sie waren plötzlich da und ich nannte sie Nanas. Sie verherrlichen die Frau, die vielen Schwangeren, glorifizieren die Mutterschaft. Damit begann etwas ganz Neues.«

Von diesem Zeitpunkt an hat sich Niki de Saint Phalle die ihr verloren gegangene Rundheit systematisch zurück erobert. In ihren monumentalen Plastiken überquellender Fülle lebt sie das urmütterliche Prinzip aus. Wasser als ein Symbol für die Fließkräfte des Lebendigen spritzt aus üppigen Brüsten vieler ihrer Nanas, wo auch immer diese stehen.

Von einem schwedischen Museumsdirektor wurde sie eingeladen, eine dieser Monumentalplastiken im Inneren eines großen Pavillons zu gestalten. Sie nahm den Auftrag an und erstellte in sechswöchiger, beinahe ununterbrochener Tätigkeit zusammen mit einem Team von Arbeitern eine gigantische liegende, grellbunte Nana mit gespreizten Beinen. Durch eine riesige geöffnete Vagina konnten Besucher das Innere dieser Plastik betreten, um sich dort an die heile Welt im Mutterbauch zu »er-innern«:

»Die heidnische Göttin wurde die Göttin von ganz Stockholm. Es war ein Riesenerfolg. Sie war die größte Hure der Welt. Sie hatte hunderttausend Besucher in 3 Monaten. Psychiater schrieben Bücher über sie. Die Geburtsrate stieg in diesen Jahren. Sie wirkte bis in die Träume von Jedermann in Stockholm. Da war sie. Die große Göttin Mutter Natur war zurückgekehrt.«

In dem von ihr mit Hilfe italienischer Arbeiter unterschiedlichster Couleur gestalteten Tarotgarten, an dem sie jahrelang arbeitete, vollendete sich ihre vorläufige Suche nach sich selbst. Indem sie auch das nicht aussparte, was ihr Angst einflößte, war sie wieder innerlich rund und damit weitgehend heil geworden. So gestaltete sie unter anderem eine ganze Säule mit schwarzen Spinnen, Käfern und Kakerlaken, denn auch diese sind Teil unserer Welt. Alle

GANZHEIT

Aspekte des Lebens sind in diese monumentalen Skulpturen, die sogar bewohnt werden können, hineingearbeitet. So wird auch der Tod, wie im Tarot üblich, als ein Teil des Lebens begriffen. Er ist in den Garten integriert und der Besucher stößt überall auf seine Abbilder, die ihn aufzufordern scheinen: Laß los von dem was überlebt ist, damit das Neue wachsen kann.

Ein Besuch dieses Gartens hinterläßt tiefe Eindrücke. In gleichnishaften Signaturen tritt uns bildhaft gewordene Homöopathie entgegen. In vielfältigen Facetten reflektieren zerbrochene Spiegelwände die Rundheit und Buntheit des Lebens, die wir lediglich Stück für Stück wieder zusammensetzen müssen um ihrer teilhaftig zu werden. Jeder muß für sich und auf seine ureigenste Weise diesem inneren Auftrag nachgehen, nach dem Gesetz, wonach er angetreten ist. Dieser Garten läßt uns erkennen, daß unsere Suche nach Einheit nicht in sinnloser Sucht enden muß.

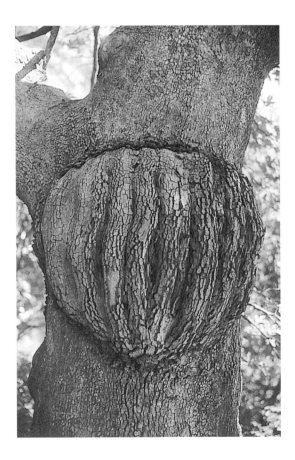

SUCHE UND SUCHT

Unsterblichkeit

Den vorläufigen Schlußpunkt bei der Suche des Menschen nach Ganzheit, bilden die zahlreichen »Ver-suche« der Wissenschaft, den menschlichen Körper in Teilen – und womöglich gänzlich – aus sich heraus reproduktionsfähig zu machen, mit dem Endziel, Unsterblichkeit in ein und derselben Körperhülle zu erreichen. Daß so etwas möglich ist, wenngleich auf ganz andere Weise, läßt sich aus dem Studium esoterischer Quellen erahnen. Die etablierte Wissenschaft versucht, sich diesem angestrebten »Idealzustand« von ganz anderer Seite aus zu nähern. Man experimentiert mit undifferenzierten, embryonalen Stammzellen, in denen noch alle Möglichkeiten zu vielgestaltiger körperlicher Ausprägung angelegt sind.

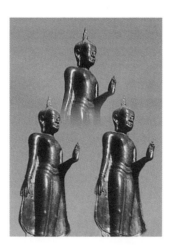

Die nahezu unbegrenzte Reproduktionsfähigkeit von Körperteilen bei Amphibien ist bekannt. Nachdem bei Mäusen eine ähnlich stark ausgeprägte Regenerationsbereitschaft beobachtet worden war, entschloß man sich, hierauf aufbauend, zu weiteren Versuchen. Ursprünglich hatte man diesen Mäusen Löcher in die Ohren gestanzt und konnte nach relativ kurzer Zeit feststellen, daß diese Stanzungen sich ohne Einbau von Narbengewebe regeneriert hatten. Sogar die feinen Blutgefäße in den zarten und durchsichtigen Ohren weißer Mäuse hatten sich erneuert.

Gleichzeitig erkannte man, daß diese unbeschränkte Regenerationsfreudigkeit immer im Verbund mit einer geschwächten Immunität einherging – wie sie u.a. beim Embryo gegeben ist – und kam nun auf die Idee, Zellen aus sogenannten Terato-Carcinomen *(Teratomen)* zu entnehmen und in defekte menschliche Körperpartien zu implantieren, um diese zur Neubildung gesunder Zellen anzuregen.

Teratome[10] sind Mischgeschwülste, die als »unvollkommene Entwicklung eines parasitären Fetus aufzufassen«[11] sind, d.h. sie enthalten Zellen aus unterschiedlichen Keimblättern, welche jedoch aus unerfindlichen Gründen entartet sind. Oftmals enthält solch eine Geschwulst sogar verstümmelte Zahnreihen.[12]

Wie dem 1. Teil einer dreiteiligen Dokumentation der BBC mit dem Titel *Leben ohne Ende – Die Entdeckung der Unsterblichkeit*[13], zu entnehmen ist, wurden einem Patienten mit Halbseitenlähmung nach einem Schlaganfall *(Apoplexie)* solche Zellen in die defekten, weil nicht mehr durchbluteten Gehirnteile implantiert, mit dem Erfolg, daß er allmählich wieder Gefühl in seinem linken Arm bekam.

Eine Homöotherapie erreicht das allerdings oft durch einen ungleich geringeren Aufwand, mit Hilfe der im KENT'schen Repertorium angeführten Mittel bei LÄHMUNG NACH SCHLAGANFALL (I,425).

Derzeit beschäftigt die Wissenschaftler die Frage, wie sie den Körperzellen beibringen können, genau jene Organe aus sich heraus neu zu bilden, die gebraucht werden. Durch Einsetzen der undifferenzierten Teratom-Zellen hofft man, dem Körper die richtigen Signale hierfür liefern zu können. Aus der Sicht der Homöopatie und der auf ihr gründenden Miasmenlehre ist das allerdings ein höchst zweifelhaftes Unterfangen.

Die Suche nach einer Unsterblichkeitsformel wird zur Suche nach dem heiligen Gral und verkommt zur Sucht des Ego, dem eigenen Körper Dauer zu verleihen. Es wird dabei übersehen, daß wir sowieso unsterblich sind. Alchimisten, wie dem Grafen von St. Germain oder Fulcanelli, soll es darüber hinaus gelungen sein, ihre Körperzellen in höhere Schwingkreise hinein zu transformieren, wenngleich auf ganz andere Art und Weise. Von St. Germain

---

[10] Griech. teratos = »Schreckbild, Mißgeburt, Ungeheuer«, eigentlich: »Wunderzeichen, Zeichen der Götter, Wahrzeichen, bedeutungsvolles Himmelszeichen«, (nach Knaurs etymologischem Lexikon).
[11] Pschyrembel, Klinisches Wörterbuch, De Gruyter, 1975, S. 1200.
[12] Aus der Sicht der Klassischen Homöopathie und der Miasmenlehre sind sie wohl dem sykotischen Formenkreis zuzuordnen.
[13] Ausgestrahlt von VOX am 9.8.2000.

wissen wir, daß er über Jahrhunderte hinweg in unverändert altersloser Gestalt an den verschiedensten Fürstenhöfen Europas aufgetaucht ist. Zeitgenössische Augenzeugen verbürgen sich, ihn dort gesehen und mit ihm gesprochen zu haben. Doch hören wir, was der große PARAMAHANSA YOGANANDA zur Sterblichkeit des Körpers und der Unsterblichkeit der Seele zu sagen hat:

Dein Totentanz

»Du liebst den wilden Tanz der Zerstörung, o Kosmische Mutter! Du zerbrichst unseren schwachen menschlichen Körper, um uns lächelnd zu zeigen, daß unsere Seele unsterblich und unverwundbar ist.

In Deinem grausam-barmherzigen Totentanz schleuderst Du unsere abgetragenen Körpergewänder beiseite und schüttelst den schon lange verkrusteten Schmutz unserer Täuschungen ab.

Da Du Freude an den Verbrennungsriten der Auflösung hast, habe ich alle meine Wünsche und Schwächen im Schmelzofen der Weisheit verbrannt. Nichts von meiner Sterblichkeit ist übriggeblieben; Du hast die letzten Spuren beseitigt.

O launische Herrin! Göttliche Gebieterin widersprüchlicher Stimmungen! Nun tanze ich gemeinsam mit Dir im harmonischen Rhythmus der Schöpfung und der sie erhaltenden Kräfte.«[14]

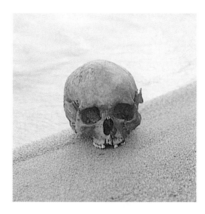

---

[14] Yogananda, Paramahansa: Flüstern aus der Ewigkeit, Perlinger-Verlag, Zweite deutsche Auflage, S. 131.

Gesellschaftlich akzeptierte Süchte
Drogen im weiteren Sinn

ESSEN
Fettsucht und Freßsucht

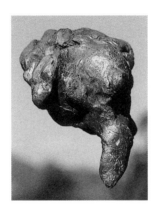

Viele Menschen versuchen, die ihnen fehlende Hälfte durch »Ein-verleibung« unterschiedlichster Nahrungsmittel oder anderer »Stoffe« zu ersetzen. Aus Vorlieben für oder Abneigungen gegen gewisse Speisen und Getränke können wir Rückschlüsse auf die Wahl bestimmter homöopathischer Arzneimittel ziehen. Solche sind im KENT'schen Repertorium einzeln aufgeführt.

Wer sich tiefer in die Feinheiten der homöopathischen Heilkunst einarbeiten will, dem sei auf jeden Fall empfohlen, sich dieses gängigste aller Symptomenregister anzuschaffen und dabei nicht auf den Preis zu schauen. Man bedenke in Abwandlung des bekannten Sprichworts von der Axt und dem Zimmermann: Der Homöopath im Haus erspart bisweilen (nicht immer) sogar das (weit kostenintensivere) Skalpell des Medizinmanns. Auch wenigstens eine, der zahlreichen und unterschiedlichen Arzneimittellehren sollte stets griffbereit stehen. Dem Neuling empfehle ich dabei von Boericke *Homöopathische Mittel und ihre Wirkungen* als fürs erste gut geeignet.

Wir müssen nun unterscheiden zwischen einer bereits konstitutionell angelegten Fettsucht *(Adipositas)* und einer oft anfallsartig auftretenden Freßsucht

(Bulimie), wobei diese Erscheinung wiederum abzugrenzen ist gegenüber einer zeitweise – etwa anläßlich einer Feier – stattfindenden Völlerei und ihren gesundheitsabträglichen Folgen.

In beiden KENT-Rubriken stehen eine Menge Arzneien, viele davon im Fettdruck, also dreiwertig, viele weitere im Kursivdruck, also zweiwertig – eine größere Anzahl hiervon überdies in beiden Rubriken. Wobei sofort anzumerken ist, daß die im Repertorium so bezeichnete Rubrik MAGEN/HEISSHUNGER (III, 421) noch nicht unbedingt mit einer Bulimie gleichzusetzen ist. Die an dieser Sucht Leidenden erklären zum Teil, daß der entscheidende Faktor, welcher zum Hunger gehört, nämlich der Appetit auf die Speisen, die da genossen werden, fehlt. Diese werden nämlich in vielen Fällen ganz einfach roboterartig hinein- und hinuntergeschlungen.

Relativ häufig kommt es zu einer weiteren Form der Fettleibigkeit nach hormonellen Entgleisungen, z.B. als unerwünschte Nebenwirkung einer Cortison-Dauerbehandlung. Hier kann – ungeachtet der sonstigen körperlichen Symptomatik oder des Konstitutionstyps – als erstes ein Mittel wie Nux vomica gefragt sein oder eine der Arzneien, die in jener Rubrik der Allgemeinsymptome des KENT'schen Repertoriums angeführt sind, die da heißt METASTASIS, womit hier ganz einfach »Symptomverschiebung« infolge einer Unterdrückung der ursprünglichen Beschwerde gemeint ist. Unter Umständen gewinnt man erst nach solch einer Initialbehandlung ein klareres Bild von der eigentlichen im Untergrund schlummernden Beschwerde und die dafür angezeigten Arzneien.

Des weiteren kommt es, wie schon weiter oben gesagt, häufig zur Fettleibigkeit durch psychogene Faktoren, wobei der jeweilige, die »Beschwerung« erzeugende kausale Zusammenhang genauestens erforscht und mit den entsprechenden homöopathischen Arzneien zur Deckung gebracht werden muß.

Es kann und soll nun nicht Aufgabe dieses Buches sein, zu versuchen, einen vollständigen Überblick über alle Mittel zu geben, welche diesen vielfältigen Möglichkeiten gerecht werden können. Das ist nach Lage der Dinge und von der Idee der Homöopathie her weder sinnvoll noch möglich. Es geht vielmehr darum, einen Eindruck davon zu vermitteln, welche Möglichkeiten der homöopathischen Einzelmittelverordnung innewohnen können und das soll anhand einiger markanter Arzneimittel und Fallschilderungen anschaulich gemacht werden.

Die fetten Dreiwertigen

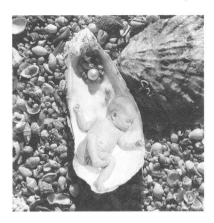

Der Bodenständige – Calcium-carbonicum

In Calcium-carbonicum, dem potenzierten Austernschalenkalk, besitzen wir eines der fundamentalsten antipsorischen[15] Mittel der gesamten Materia Medica Homoeopatica. Um das Wesen von Calcium und seinen Bezug zur Fettleibigkeit (Adipositas) besser zu verstehen, müssen wir uns vor Augen halten, wo und wie diese Auster lebt. Das eigentliche, innerhalb der beiden Schalen geborgene kleine Lebewesen gehört zur Familie der Mollusken[16], der auch die Schnecken und Kopffüßler, wie die Tintenfische, angehören. Das sind die Weichtiere oder Wirbellosen.

Da die Auster ohne schützende Umhüllung vollkommen den in ihrer Umgebung lauernden mannigfachen Gefahren ausgesetzt wäre, würde sie von anderen Tieren sofort als Beute verschlungen. Die sich bei der geringsten Berührung reflexartig schließenden harten Schalen bilden den geeigneten Schutz für ein Tier, das kein großes Bewegungsbedürfnis an den Tag legt und deshalb durch ein Haftfüßchen mit dem Meeresgrund verbunden ist.

---

[15] Unter Psora verstand Hahnemann all jene Erscheinungen, welche – ausgelöst durch falsches, der kosmischen Ordnung zuwiderlaufendes Denken – unmittelbar zu einer Veränderung der Körperchemie führen und dadurch eine Unzahl von Symptomen und Krankheitserscheinungen wie Allergien und Stoffwechselstörungen nach sich ziehen. Man heile die Psora und der Allergie wird der Boden entzogen. Ausführlich dargestellt in Raba: *Homöopathie – Das kosmische Heilgesetz,* Andromeda-Verlag, 1998.

[16] Weichtiere, von lat.: mollis = »weich«

In Analogie zu dieser Signatur des Verhaftetseins finden wir relativ häufig einen Typus Mensch, der wegen frühzeitig anerzogener Vorsicht nicht aus sich herausgehen kann und sich bei der geringsten Gefahr sofort in sein Schneckenhaus zurückzieht, sprich: seine Austernschale schließt. Ähnlich diesem wirbellosen Weichtier fehlt es ihm an »Rückgrat« und so nimmt es nicht wunder, daß wir fast sämtliche Calcium-Verbindungen in der Kent-Rubrik RÜCKGRATVERKRÜMMUNG zwei- oder dreiwertig vorfinden.

Dazu paßt, daß der Calcium-Mensch stark angstbesetzt ist und sich ganz besonders in besorgten Vorstellungen um das Wohl seiner Angehörigen ergeht, welche er ständig in bedrohlichen Situationen oder gar verstrickt in Unglück und Katastrophen zu sehen glaubt. Die Visionen schrecklicher Gesichter und Gesichte beim Schließen der Augen sind ein besonderes Merkmal von Calcium und gehören zu den typischen Wahnvorstellungen dieses Mittels. (Nur Opium* und Tarantula ist dieses Symptom in ähnlich starkem Maß zu eigen).

Wenn der Blick so stark in die eigene Vorstellungswelt gerichtet ist, resultiert daraus eine gewisse KURZSICHTIGKEIT, was die äußere Realität angeht und so ziert Calcium diese Rubrik ebenfalls dreiwertig.

Ich erinnere mich eines pubertierenden, pummeligen Mädchens, das ich vor Jahren wegen einer extremen Kurzsichtigkeit behandelte. Sie litt unter starken nächtlichen Kopfschweißen und lehnte seit Kindesbeinen Milch ab – beides ausgesprochen wertvolle Zeichen für Calcium. Nur Silicea hat diese Symptome sowie die Wirbelsäulenverkrümmung in ähnlich starkem Maß. Der Quarz paßt jedoch eher zu grazilen, feingliedrigen und äußerst gewissenhaften Menschen, was man von Calcium-Typen in der Regel nicht behaupten kann.

Besagtes Mädchen konnte ohne ihr weiches Frühstücksei den Tag nicht beginnen – ebenfalls ein typischer Hinweis auf das eierliebende Calcium. In LM 12, LM 18 und LM 30 über viele Monate gegeben, löste sich nicht nur die Kurzsichtigkeit vollkommen auf, sodaß das Mädchen schließlich nach einem Jahr keine Brille mehr benötigte, sie verlor auch die molluskenhaften überflüssigen Pfunde, wurde insgesamt straffer, weltoffener und »auf-richtiger«, was sich natürlich auch auf die Schulleistungen sehr positiv auswirkte.

Viele Calcium-Kinder haben große Probleme mit dem Rechnen. In der Rubrik FEHLER BEIM RECHNEN finden wir Calcium neben **Ammonium-carbonicum** – dem oftmals jeder Körperpflege abholden *Hirschhornsalz,* **Crotalus-horridus** – der weinerlich-redseligen *Klapperschlange,* **Lycopodium** – dem aufmüpfig-nörgelnden und kritisierenden *Bärlapp,* **Nux-vomica** – der hyperaktiven *Brechnuß* und **Sumbulus** der zappelig-hysterischen

Moschuswurzel, zweiwertig. Daß die Syphilisnosode Luesinum oft eine besondere Rolle bei dieser Mathematik-Sperre spielt, sei hier nur am Rande vermerkt.

Ein Calcium-Kind ist oft schon bei seiner Geburt übergewichtig und sorgt für eine strapaziöse Entbindung. Eine Ahnung von eventueller Calcium-Bedürftigkeit überkommt uns bisweilen bereits beim Anblick seines feisten Aussehens. Unwillkürlich denkt man an die drallen kleinen Barockengel, die Fanfaren blasend an Kanzeln bayerischer Kirchen hängen. Calcium neigt zu Milchschorf, Trommelbauch, Blähungskoliken, Verstopfung oder Durchfällen, Schwierigkeiten beim Zahnen (ähnlich Silicea und Magnesium-carbonicum), spätem Fontanellenschluß sowie zu mannigfachen Hautausschlägen. Der Kontakt mit der Außenwelt führt zu allergischen Reaktionen. Calcium erkältet sich schnell und leidet immer wieder an multiplen Drüsenschwellungen sowie an Nasen-Polypen, welche wiederkommen, selbst wenn man sie operativ entfernt. Was die erotisch-sexuelle Seite von Calcium angeht, so habe ich diese eingehend in meinem Eros-Buch beschrieben.

Innerhalb der bayerischen Bevölkerung – und hier wieder besonders unter den Bauern des Alpenvorlandes und in den Tälern der Kalkalpen – treffen wir häufiger auf Calcium-Persönlichkeiten. Die Bodenständigkeit dieser Menschen ist stark ausgeprägt. Große Reisen zu machen, liegt ihnen nicht. Allenfalls unternimmt man eine gemeinschaftliche Busfahrt, wobei viel gesungen und gezecht wird.

Calcium muß uns jedoch nicht immer in einem fettleibigen Erscheinungsbild begegnen. Wie jedes homöopathische Pharmakon besitzt es eine janusköpfige Seite, die sich in zerbrechlichem Knochenbau und Auszehrung zeigt, und so kann der potenzierte Austernschalenkalk durchaus auch zu einer hilfreichen Arznei bei Magersucht und der aus Lebensangst geborenen anfallsartigen Freßsucht *(Bulimie)* werden.

Ein Calcium-Kind inkarniert oftmals auf Grund seiner Seelenstruktur bei ebenso überbesorgten wie strengen Eltern, welche verhindern, daß das Kind frühzeitig eigene Erfahrungen machen kann und durch Versuch und Irrtum lernt. So hinkt es in seiner Entwicklung den anderen in allem hinterher: es lernt spät laufen, schwächelt in der Schule und vor allem bei sportlicher Betätigung, welche es am liebsten gänzlich vermeidet. Liebeszuwendungen müssen häufig durch Erfüllung von Pflichten verdient werden und das ist das

Sandkorn des Calcium-Menschen, das seine Wunde erzeugt: sie besteht in einer Unterdrückung des frühkindlichen Gefühlslebens und Spieltriebs. Calcium kämpft sich brav durch ein Soll an täglicher Arbeit mit dem einfachen Ziel, ohne menschliche Nähe zu überleben. Er hat sich in ein Korsett starrer Regeln gezwängt, welche ihm materielle Sicherheit garantieren. Daß er dabei relativ humorlos ist, wird nicht weiter verwundern. Ähnlich einem weichen Ei, braucht er eine harte Schale, um seinen verletzlichen Kern zu schützen, und die wird Schicht um Schicht unterbewußt aufgebaut oder ganz einfach »angefressen«. Der Calcium-Mensch hat sich gleich einer Auster verschlossen und kann sich im Extremfall isoliert und von Gott verlassen fühlen. Aus dieser Gottferne resultiert wohl auch eine ganz spezielle Wahnvorstellung, nämlich die Angst zu verhungern. Außer dem Austernschalenkalk ist in dieser Repertoriumsrubrik bei Kent nur noch Sulphur – der Schwefel – vermerkt.

Die potenzierte Arznei wird aus dem Kalk der inneren Perlmuttschicht gewonnen, welche das Tier absondert, um sich weich zu betten. Wie eine Perle sich nur runden kann, wenn die Auster ein Sandkorn einsaugt, das sie reizt, so sollte ein Calcium-Kind sanft, aber unnachgiebig gefordert werden, wenn man es fördern will, da es sonst bis ins spätere Lebensalter hinein unreif und lebensuntüchtig, weil angstgeprägt, bleibt. Zwar arbeitet Calcium langsam, ähnlich einer Auster, welche sich Schicht um Schicht in ihr Perlmuttbett einkleidet, doch mit beharrlichem Gleichmut, was letztlich doch zu – wenn auch meist bescheidenen – Erfolgen führt.

Das schließt jedoch nicht aus, daß die Beschränkung oder gar Verkümmerung einer Calcium-Persönlichkeit auf der einen Seite, zu genialen Auswüchsen in anderer Richtung führen kann. CATHERINE R. COULTER, welche in ihren Portraits homöopathischer Heilmittel Calcium-carbonicum auf insgesamt vierundvierzig Seiten ausführlich beschreibt, führt Mozart als typisches Calcium-Kind mit zerbrechlichem Knochenbau an, das von einem übermächtigen und ehrgeizigen Vater angetrieben, trotz seiner fragilen und kränkelnden Konstitution, welche Kalzium aus der Nahrung offensichtlich nicht assimilieren konnte, (Mozart lehnte Milch ab und mußte lange Zeit mit einer Haferschleimdiät ernährt werden) die in ihm angelegte Begabung zur höchsten und schönsten Blüte austrieb.

Die amerikanische Homöopathin ANANDA ZAREN handelt Calcium in ihrem Werk auf insgesamt dreiundsechzig Seiten ab und arbeitet dabei die Schichten von Wunde, Wall und Maske dieses großen Heilstoffes sehr liebevoll heraus. Ihre *Kernelemente der Materia medica der Gemütssymptome* seien jedem empfohlen, der noch tiefer in das Wesen homöopathischer Mittel-Charaktere eindringen möchte.[17]

Löst sich die »Dickköpfigkeit« des Calcium-Charakters unter der Einwirkung des potenzierten Pharmakons auf, so muß der Patient lernen, andere Strategien zu seinem Schutz zu entwickeln. Nach einer Konfrontation mit den eigenen Ängsten, kann er neue Verhaltensregeln kreieren und zu einer gelösteren und bestimmteren Sprache hinfinden, die aus seinem Inneren geboren wird und nicht den anerzogenen Regeln von Eltern und Erziehern folgt. Er muß kleine Risiken auf sich nehmen und etwaige Fehler als notwendige Lernschritte akzeptieren. Dabei wird er immer wieder auf Hemmschwellen von Schuld- und Angstgefühlen stoßen, die es langsam abzubauen gilt. Ein Calcium-Mensch wird seine Fettschichten nicht ad hoc verlieren. Bei seiner Furcht vor Selbsterkenntnis würde ihn das völlig überfordern. Was er jedoch abgebaut hat, wird von Dauer sein. Wichtig dabei ist, daß er seine schützenden Umhüllungen – selbst mit der homöopathischen Arznei – nicht bekämpft, sondern diese einnimmt in dem Bewußtsein, etwas für sich und seine körperlich-seelische Entwicklung zu tun.

Calcium muß lernen, Kritik auszuhalten ohne gleich »zuzumachen«. Er oder sie müssen lernen, Dinge die unangenehm sind, nicht auf die lange Bank zu schieben, sondern mutig anzugehen. Die eigene Schüchternheit muß zugunsten einer weltoffeneren Haltung aufgegeben werden. Bei all diesen Manövern hilft die »geistartig gemachte Wirkung der Arznei«, wie Altmeister HAHNEMANN das nannte, indem sie entweder über das Traumleben an bisher gut gehütete Vermeidungen heranführt oder indem der Patient auf geistigem Wege Situationen im täglichen Leben anzieht, die ihn auf eine neue Art und Weise fordern und über sein bisheriges Verhalten hinauswachsen lassen.

Wird eine Situation auf eine neue, bisher unbekannte Weise gemeistert, so durchströmt den Menschen sofort eine Welle von Energie. Die häufig zu beobachtende energetische Stagnation des calcium-bedürftigen Menschen, welche gepaart ist mit dem Gefühl ständiger Überforderung und Erschöpfung, bis hin zu Panikattacken im Wechsel mit chronischer Depression, beginnt sich aufzulösen.

---

[17] Verlag Ulrich Burgdorf, Göttingen.

ESSEN

In der Regel begegnen wir dem Calcium-Menschen in der Maske von Nettigkeit, Heiterkeit und übermäßiger Hilfsbereitschaft. In diesem Fall wird unter der Einwirkung des Mittels zuerst diese Fassade dahinschmelzen und dahinter der eigentliche Jammer zum Vorschein kommen. Bringt man Calcium zum Weinen, dann ist schon viel gewonnen, denn der Schutzwall um die Wunde beginnt zu schmelzen. Ob seiner Gutmütigkeit wird ein Calcium-Charakter leicht von anderen ausgenutzt. Die zumeist gemütliche Atmosphäre, welche die Dickwänste um sich herum verbreiten, wird jedoch auch geschätzt. Wir erinnern uns der Worte SHAKESPEARES, die dieser dem Cäsar in den Mund legt:

»Laßt wohlbeleibte Männer um mich sein,
Mit glatten Köpfen und die nachts gut schlafen,
Der Cassius dort hat einen hohlen Blick;
Er denkt zuviel: die Leute sind gefährlich.«

Der Calcium-Charakter allerdings schläft meist nicht sehr gut. Gedankenzudrang hindert ihn daran, einzuschlafen und »derselbe unangenehme Gedanke läßt ihn immer wieder aus leichtem Schlaf hochfahren«, weiß BOERICKE in seiner vielgelesenen Arzneimittellehre zu berichten.

Es ist mir immer wieder aufgefallen, daß übergewichtige Menschen vom Typ Calcium carbonicum ein auf die eine oder andere Weise stark »vereinnahmendes« Wesen an den Tag legen. Das bezieht sich nun nicht nur auf Nahrungsmittel. Es ist als Teil dieses Charakters zu sehen. Deshalb hat Calcium auch des öfteren Schwierigkeiten mit Geld. In einer Unterrubrik des Begriffs KLEPTOMANIE (Stehlsucht) mit der Bezeichnung STIEHLT GELD, wurde von Kent Calcium als einzige Arznei angeführt.

Das kann in abgewandelter Form auch dazu führen, daß Calcium womöglich Gelder veruntreut oder sich vorsorglich einverleibt, ohne sie dann demjenigen zukommen zu lassen, dem sie rechtmäßig zustehen. Das hängt bei Calcium mit seiner stark ausgeprägten ANGST VOR DER ZUKUNFT zusammen, unter welcher Repertoriums-Rubrik der Austernschalenkalk dreiwertig angeführt ist. Der Calcium-Typ neigt verständlicherweise dazu, diesen Fehler bei sich nicht erkennen zu wollen. Wer erkennt schon gerne seine eigenen Unzulänglichkeiten oder Ängste.

INTERMEZZO
Bauch als Schutzschild

Vor einiger Zeit nahm ein Patient auf meine Empfehlung hin Calcium carbonicum in einer LM 12-Potenz ein. Dieser übergewichtige Geschäftsmann schob damals einen regelrechten Trommelbauch als Schutzschild vor sich her. Bereits nach den ersten paar Tröpfchen war er derart stark mit seinen Vermeidungen konfrontiert, daß er die Mitteleinnahme schnell wieder abbrach.

In euphorischer Verkennung realistischer Möglichkeiten zum Vertrieb von Produkten eines seiner Geschäftspartner, schloß er mit diesem einen Vertrag ab, in welchem er sich selbst zur monatlichen Abrechnung und Zahlung verpflichtete. Er hielt die vereinnahmten Gelder jedoch zurück und mußte jedesmal über ein halbes Jahr hin gemahnt werden, bis er dann endlich damit herausrückte. In der kleinen Rubrik BESCHWERDEN DURCH SELBSTSUCHT UND EGOISMUS finden wir Calcium neben wenigen anderen Mitteln zweiwertig vor. (Die übrigen Arzneien sind: **Lycopodium, Palladium, Sulphur** und die einwertigen **Mercur** und **Silicea**).

Sein freiwilliger Entschluß abzunehmen, war der erste Schritt zur Erkenntnis des eigenen Fehlers. Vorher hatte dieser hochintelligente und ansonsten sehr liebenswerte Zeitgenosse die eigenen Unzulänglichkeiten gerne auf seinen Partner projiziert.

All das hier vorgebrachte heißt natürlich nicht, daß solch ein »Calcium-Typ« sein Leben lang immer nur von diesem einen Mittel profitieren wird. Viele, je nach auftauchender Symptomatik unterschiedliche Mittel, können im Laufe eines langen Lebens angezeigt sein. Aber durch einige wenige oder eben gar nur durch eine einzige Arznei werden entscheidende Korrekturen zum Besseren hin gesetzt werden. Der Austernschalenkalk trägt in sich die Potenz, einer dieser tiefgreifenden und richtungsweisenden Heilstoffe zu sein.

Der unbehauste Tolpatsch – Capsicum

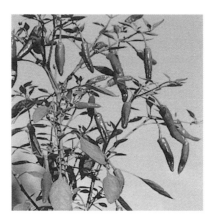

Capsicum – das ist der rote *Cayenne-Pfeffer,* ein Nachtschattengewächs Mittelamerikas. Verwendet werden die 5-7 cm langen phallischen Früchte, deren Inneres hohl und mit weißlichen, linsenartigen Samen angefüllt ist. In mäßiger Dosierung eingenommen, erzeugen sie ein Wärmegefühl im Magen, weswegen sie vielfach Verwendung als verdauungsförderndes Mittel finden, das allerdings in Maßen gebraucht werden sollte. Der Staub der getrockneten Früchte reizt zu heftigen Niesanfällen und zieht Blasen auf der Haut. Wir verstehen, daß es sich um ein Mittel handeln muß, das im Repertorium dreiwertig unter REAKTIONSMANGEL auftaucht.

Ein Mensch, der Capsicum in potenzierter Form benötigt, ist in der Regel ein fettleibiger, rotbackiger (Signatur!) Zeitgenosse, der in geistiger Trägheit erstarrt ist und sich deshalb auch in eine körperliche Erschlaffung und Schwerfälligkeit hineinmanövriert hat, aus der er ohne geeigneten Anstoß nicht mehr herauskommt. Sein Stoffwechsel ist durcheinander geraten und wir erkennen ihn manchmal an seinem Verlangen, die Speisen scharf zu würzen, speziell unter häufiger Verwendung von Tabasco oder dem etwas milderen jugoslawischen Ajvar.

Die umschriebene Backenröte finden wir auch bei **Ferrum-metallicum,** dem *Eisen* sowie bei **Sanguinaria canadensis** – der *kanadischen Blutwurzel,* einem Mohngewächs. Sie signalisiert, daß ein Capsicum-Mensch seine martialische Seite nicht auslebt und seine marsischen Triebe vollkommen unterdrückt hat. Seine Libido ist erstickt in Lethargie und Verdrießlichkeit. Unterbewußt sehnt er sich vielleicht nach einer heißen, exotischen Liebesaffäre und kompensiert das durch ein scharf gewürztes Essen. Das kann dann bei männlichen Vertretern dieses Typs bisweilen zu heftigen Erektionen bei gleichzeitiger Impotenz führen. Das eigentliche Verlangen, die Sehnsucht nach der von Aristophanes im Platon'schen Gastmahl geschilderten Ganzheit der *persona,* wird aber nicht gestillt. Der Konflikt von Capsicum besteht in der Diskrepanz zwischen dem Wunsch, alleine und unberührt von der Welt zu bleiben einerseits und andererseits in dem Verlangen nachhause – also eigentlich in die geistige Heimat – zurückzufinden, was bis zur Selbstmordneigung führen kann.

Das starke Heimwehgefühl, von dem diese Menschen bei jeder Ortsveränderung sofort befallen werden, ist lediglich der äußere Ausdruck für den Mangel an innerer Behausung. Das macht das potenzierte Pharmakon (neben Phosphoricum acidum* und Carbo animalis* – der Tierkohle – sowie einigen anderen zweiwertigen Kummermitteln)[18] zu jener großartigen Arznei bei Heimweh ganz allgemein, besonders dann, wenn sie auch vom äußeren Habitus der betreffenden Person her oder durch einige sonstige Symptome angezeigt ist. Dazu gehört beispielsweise die Besserung durch warme Anwendungen. So kann der Patient schlecht einschlafen, ohne eine Wärmflasche im Rücken zu spüren – vielleicht ein Ersatz für die fehlende Bettgefährtin?

Oft besteht auch ein starkes Verlangen nach Alkohol, mit dem der Kummer über die eigene Unfähigkeit hinuntergespült wird, was im Repertorium dreiwertig verzeichnet ist. Auf kleine Neckereien reagiert Capsicum äußerst sauer *(Gastritis!)* und fährt dabei schnell aus der Haut, wobei man ihn an seinen aufgesprungenen Lippen und einem stinkenden Mundgeruch erkennen kann, was seine schlechte Verdauung anzeigt. Seine unterdrückte hitzige Disposition hat sich in zerstörerischer Weise nach innen und gegen ihn selbst gerichtet. Interessanterweise bleiben seine roten Backen nämlich kalt.

Kommt es – selten genug – zu einer Begegnung mit dem anderen Geschlecht, welche zu einer Umarmung führt, so kann es sein, daß der Capsicum-Mensch am ganzen Körper zu zittern beginnt.

Der Cayenne-Pfeffer wirkt vornehmlich auf Schleimhäute, Knochen und Mittelohr und hier ganz besonders auf das Felsenbein des hinteren Ohrenbereichs, wo er bei den Prüfungen heftige Entzündungen mit Vereiterung er-

---

[18] **Aurum, Causticum, Clematis, Ignatia, Kalium-phosphoricum, Mercurius solubilis, Natrium muriaticum, Silicea, Staphisagria.**

zeugt, welche er in der potenzierten Form zu heilen imstande ist. Die Symptomatik beschränkt sich im allgemeinen mehr auf die linke Körperseite. Die brennenden Schmerzen – z.B. bei einem chronischen Rheumatismus der Knochen –, wie wir sie von einem zu starken Gebrauch des roten Pfeffers her kennen, sind ein Führungssymptom. Dazu gesellt sich des öfteren ein starkes Brennen der Harnröhre, vornehmlich nach körperlicher Überanstrengung, mit einem fast erfolglosen Harndrang bei lediglich tröpfelnder Entleerung. Der Blasenhals scheint gleichsam abgeschnürt zu sein. Capsicum klagt dabei besonders vor und nach dem Wasserlassen über Schmerzen.

Das Mittel paßt vornehmlich zu etwas älteren Leuten »mit erschöpfter Vitalität infolge geistiger Arbeit und dürftiger Lebensweise«, wie BOERICKE weiß. JOHN HENRY CLARKE bezeichnet Natrium muriaticum als das »chronische Capsicum«.

Einen Capsicum-Charakter können wir am ehesten mit dem Wort »un-beholfen« umschreiben. Er kann sich selbst nicht helfen und will sich von anderen nicht helfen lassen. Eine Neigung zu Karbunkeln[19] kündet von der unterschwellig schwelenden Wut. Ein Knacken der Kniegelenke, dem oftmals durch Causticum* oder Sulphur* beizukommen ist, kann jedoch ebenfalls durch Capsicum seine richtige Arznei gefunden haben, obwohl es im Repertorium nur einwertig verzeichnet ist.

Die Einnahme des Mittels in höherer Potenz wirkt befreiend auf das Gemüt und stellt nicht selten die Verbindung zum weinenden inneren Kind, sprich: zur verlorengegangenen eigenen Mitte, wieder her. Frust- und Trotzreaktionen verschwinden. Die widerspenstige Ungeschicklichkeit und eigensinnige Starrköpfigkeit lösen sich allmählich auf. Mit zunehmender Seelen- und Stoffwechselentgiftung wächst auch die Selbstsicherheit und die schützenden Schwabbelschichten können abgebaut werden.

---

[19] (**Arsenicum album***, **Belladonna***, **Silicea***, **Sulphur,** sowie die zweiwertigen Tiergifte von **Apis** – *Honigbiene,* **Bufo** – *Erdkröte,* **Crotalus-horridus** – *Klapperschlange,* **Lachesis** – *Grubenotter* und **Tarantula cubensis** – *Kubanische Spinne,* können weitere gute Mittel bei einer Neigung zu Furunkulose sein).

Der Verlegene – Ferrum metallicum – das Eisen

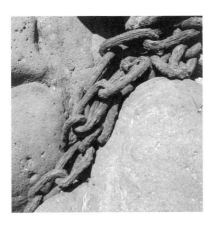

Ein Ferrum-Bedürftiger gleicht Capsicum und Calcium carbonicum oftmals von der äußeren Gestalt her. Die Unterscheidung vor allem mit Calcium fällt aber nicht sehr schwer. Bekommt Calcium Gelüste beim Anblick von Eiern, so ekelt sich Ferrum davor, denn er muß sich nach deren Genuß fast sofort übergeben. Dahinter steckt eine meist chronische Darmentzündung *(Enteritis)*. Dafür wird er statt dessen nach einem Butterbrot Verlangen zeigen. Bei tieferem Eindringen in das Verständnis der Signatur des Eisens ergeben sich sehr schnell weitere Unterscheidungsmöglichkeiten.

Noch immer ist Eisen das für den Menschen wohl wichtigste Schwermetall auf dieser Erde. Es kommt jedoch in fast reiner Form, – wie z.B. auf der Insel Elba –, nur äußerst selten vor. Für die Römer war diese Insel die wichtigste Bezugsquelle für Eisenerz, das sie zur Herstellung der von den Legionen benötigten Waffen und Rüstungen von dort bezogen.

Neben seiner Verwendung in der Autoindustrie und zur Stabilisierung von Hochhäusern in Form von Stahlträgergerüsten, dient Eisen bis auf den heutigen Tag leider immer noch überwiegend kriegerischen Zwecken.

In *Eros und sexuelle Energie durch Homöopathie* habe ich mich ausführlich mit den Beziehungen der einzelnen Metalle zu den astrologischen Urprinzipien beschäftigt. Hier sei das nur noch insoweit aufgegriffen, als an den Bezug des Eisens zum Blut als dem Träger der Lebensenergie erinnert wird und an Rot als jene Farbe, welche als ein Signal für eine Bedrohung (Halt-Schild!) oder Aggression bekannt ist. Wobei das lateinische *aggredior* erst einmal nur übersetzt werden kann mit: »festen Schrittes auf etwas zugehen«.

Genau daran aber mangelt es den meisten Ferrum-Bedürftigen. Demzufolge bildet ihr Knochenmark bei der *Erythropoese* zu wenig rote Blutkörperchen und wir sprechen von einer Eisenmangel-Anämie.

Es ist nun ein weit verbreiteter Irrglaube, daß man diese und die sich daraus ergebenden Symptome durch die Einverleibung von eisenhaltigen Tonika beheben könne, denn der Fehler liegt ja vor allem in der Unfähigkeit jener Menschen, aktiv an bestimmten Lebensbereichen teilzunehmen und so ihren Organismus zu befähigen, das in der Nahrung angebotene Eisen zu resorbieren. So kann es also sein, was kaum ein Arzt der orthodoxen Lehrmedizin zu verstehen versucht, daß unter Umständen ein Mittel wie Natrium muriaticum, unser einfaches Kochsalz, in der potenzierten Form mehr ausrichten kann bei einer Anämie, als eben die Zufuhr von Eisen, welches ja eben nicht vom Körper aufgenommen wird. Der Bezug von Salz zum Kummer ist nicht nur in der Homöopathie bekannt, und daß ein Mensch, der an tiefgreifenden Kümmernissen leidet, weniger rote Blutkörperchen bilden wird, als einer, der die Herausforderungen des Lebens mutig annimmt, wird auch dem einfachsten Gemüt einleuchten.

Aber auch das Gegenteil kann geschehen: der Proband entwickelt das Arzneimittel-Prüfungsbild von Eisen: Bereits HAHNEMANN berichtet in seiner *Reinen Arzneimittellehre* von der Beobachtung, daß Menschen, die längere Zeit von eisenhaltigen Mineralquellen getrunken hatten, eigentümliche, chronische Siechtümer entwickelten. Als ich noch regelmäßig homöopathische Colloquien in München abhielt, wurden von den Teilnehmern auch Fälle aus der näheren Bekannt- und Verwandtschaft auf den Tisch gebracht und anhand der Symptomatik durchrepertorisiert. Dabei erzählte eine Studentin von den merkwürdigen Krankheitserscheinungen ihrer Mutter, auf die in exzellenter Weise das potenzierte Eisen paßte. Die erstaunte junge Frau erzählte daraufhin, daß ihre Mutter seit geraumer Zeit Eisenpräparate einnehme, welche ihr vom Arzt verschrieben worden seien.

Der rote Blutfarbstoff, das *Hämoglobin,* unterscheidet sich übrigens nur geringfügig vom Chlorophyll, das bei der Verwandlung des Sonnenlichts in das lebendige Grün der Blätter entsteht. Das hier vorhandene Magnesium-Atom im Zentrum, ist beim roten Blutfarbstoff durch ein Eisen-Atom ersetzt. Der innige Bezug von Magnesium zum Licht als der Antriebskraft allen Lebens, ist bekannt. Die Wichtigkeit der Grüne-Blatt-Nahrung und damit der »Vitamine« für die Vitalität des Lebewesens Mensch wird schon durch diese nahe Verwandtschaft der beiden Stoffe erhellt.

Ein Eisenmangel-Charakter ist in seinem Selbstausdruck und seiner geistigen Beweglichkeit sehr behindert, was sich in ausgeprägter Furchtsamkeit und Schüchternheit kundtut. Wir erkennen ihn oder sie oft schon an einer hektisch umschriebenen Röte des ansonsten blassen, wächsernen Gesichts, das von der anämischen Neigung kündet. Bei Aufregung oder Verlegenheit schießt ihm das Blut in die Wangen. So ist die von den Alten beschriebene »Schamesröte« eigentlich nichts anderes, als die Unfähigkeit, zornig zu reagieren. Der aufwallende Zorn wird hinuntergeschluckt und zeigt sich stellvertretend auf der Haut. Allerdings kann der Ferrum-Bedürftige auch zornig reagieren und dabei rot anlaufen. Das ist aber nicht so häufig der Fall, wie eben diese Not mit der zurückgehaltenen Wut.

Bei Druck entstehen Dellen in der Haut, welche längere Zeit bestehen bleiben. Man kann darin ein Symbol für die innere Nachgiebigkeit sehen. Der Mangel an Abwehr macht den Ferrum-Menschen auch anfällig für Infekte aller Art, denn bei einer Störung der natürlichen Assimilation für Eisen aus der Nahrung, baut der Organismus in Krisensituationen rücksichtslos Eisen aus dem Hämoglobin der roten Blutkörperchen ab.

Wenn alles läuft, wie gewohnt, wenn also jeder nach seiner Pfeife tanzt, wird man einen Ferrum-Anwärter nicht gleich erkennen können. Bei Widerspruch allerdings wird der Eisen-Mensch schnell hochfahren. Er merkt dann auch, daß ihm das schadet und hat Angst, dabei einmal einen Schlaganfall zu erleiden. Ist er beleidigend geworden, hat er schnell Schuldgefühle und kommt zurück, um sich zu entschuldigen. Oft tut er Dinge für andere, die er eigentlich gar nicht tun möchte, hat aber nicht den Mut, das abzulehnen. So läuft er leicht Gefahr, ausgenutzt zu werden. Die insgeheim geballte Faust landet in seiner eigenen Magengrube, was ihm sein Verdauungssystem vergällt. Bisweilen ist ihm sogar die Anwesenheit näherer Freunde unangenehm und er zieht diesen die Einsamkeit vor. Er würde gern weinen, kann aber seine Panzerung schlecht aufbrechen, um an dieses Gefühl heranzukommen. So maskiert er sich meist mit einer hochmütigen und für andere arrogant erscheinenden Miene, welche sich nur hin und wieder durch ein verkrampftes Lachen verzieht.

Dem französischen Psychiater und Homöopath GALLAVARDIN bestätigte sich sogar, daß der Ferrum-Patient nicht gern mit der Eisenbahn fährt, wohl aus der unterbewußten Angst heraus, daß ihm durch die hierbei ins Rollen kommende Dynamik seine festgefahrene Situation zu Bewußtsein käme.

Die Leichtigkeit des Seins ist ihm oder ihr durch schlechte Erfahrungen im Leben verlorengegangen. Mangel an Geborgenheit und Prügel in der Kindheit oder andere Schreckerlebnisse haben ihm die Aktionsfreudigkeit genommen. Auch massive Blutverluste (Hauptmittel: **China*** – der *Chinarindenbaum*) können eine Ätiologie für den Einsatz von Ferrum liefern.

Vor Jahren konnte ich einem äußerst wohlbeleibten »Geistlichen« – also zu deutsch einem Pfarrer – sehr schön mit dieser Arznei helfen, als er mir schilderte, wie schwer es ihm jedesmal falle, seine sonntägliche Predigt zu halten, da er vor lauter Aufregung kaum sprechen könne und fühle, wie ihm dabei die Röte ins Gesicht schösse. Nach einem Fläschchen dieses Mittels in der LM 12, sprach er schon bedeutend leichter »von der Leber weg« und nach einem weiteren Fläschchen in der LM 18, begann auch sein Übergewicht dahinzuschmelzen.

Der Ferrum-Charakter leidet bisweilen an regelrechten Freßanfällen. Verlangt Calcium gerne nach Pfannkuchen und Süßigkeiten, so schaufelt Ferrum – mit Ausnahme von Fleisch und Eiern – wahllos alles in sich hinein. Saure Speisen sind ihm allerdings nicht gut verträglich. Oft kommt ihm das Gegessene mundvollweise wieder hoch. Magendruck und Erbrechen unmittelbar nach einer Mahlzeit sind sehr typisch. Heißhunger kann sich abwechseln mit absoluter Appetitlosigkeit. Diese Heißhungeranfälle können verstanden werden als der ebenso unbewußte wie unzulängliche Versuch, die durch den Abbau roter Blutkörperchen verlorene Energie wieder zu ersetzen. Solch ein Mensch muß einfach lernen, sich den Herausforderungen des Lebens gegenüber tatkräftiger zu stellen als bisher. Dabei hilft ihm die in unserem Heilstoff verborgene Information des potenzierten Eisens. Entwickelt er aber mehr Entschlossenheit, so wird er auch abnehmen. Der verhängnisvolle Kreislauf ist durchbrochen. Ferrum bringt ihm »Er-leichterung« – im wahrsten Sinne dieses Wortes. Das heißt nun aber wiederum nicht, daß das Erscheinungsbild eines Ferrum-Bedürftigen immer nur das eines gewichtigen Fettwanstes ist. Wie bei jedem homöopathischen Mittel kennen wir auch beim Eisen eine janusköpfige Seite, die sich uns beispielsweise in einer ausgezehrten Frau mit wächsern durchscheinender Haut zeigt. Sie kann überdies eine Neigung zu Krampfadern haben, welche sich vor allem während einer Schwangerschaft herausbilden. Leidet sie zusätzlich an einem Rheumatismus des rechten Schultergelenks mit typischen Schmerzen beim Heben des Arms, so wird sich aller Voraussicht nach auch diese Beschwerde während der Einnahme des Mittels auflösen. (**Rhus-toxicodendron** – der *südamerikanische Giftsumach* und **Sanguinaria** – die *kanadische Blutwurzel,* sind zwei weitere Hauptmittel für dieses Leiden).

Der Dickhäuter – Graphites

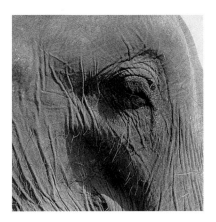

Graphit, das ist die weiche, amorphe Form des Kohlenstoffs, welcher in seiner klarsten und härtesten Ausprägung zum Diamant auskristallisiert – dies jedoch nur bei großer Hitze und unter enormem Druck. So zeigt sich der »Graphit-Typ« als ein feister, frösteliger Zeitgenosse, der sich erst noch läutern muß. Was ihn alles im Inneren kratzt, projiziert er stellvertretend an seine Außenfront, in Form von schorfigen und juckenden Hautausschlägen, von häufig nässendem Charakter. Diese können sich in oder hinter den Ohren zeigen, an Ellen- oder Kniebeugen oder generalisiert an anderen Körperstellen.

Würden wir eine Karikatur zeichnen von solch einer *persona,* dann handelt es sich um einen etwas ungehobelten, grobschlächtigen und schwerfälligen Menschen, der durch dumme Sprüche, Anmache oder Taktlosigkeiten auffällt, immer gern irgendetwas Eßbares in sich hineinstopft, dabei hilfsbereit und herzlich ist und bei rührseliger Musik in Tränen ausbrechen kann.

Daran wird deutlich, daß Menschen dieser Art eigentlich gar nicht über jene »dicke Haut« verfügen, die man ihnen immer andichtet. Die Mär vom »Dickhäuter« ist also nur bedingt richtig. Eventuell vorhandene Speckschwarten sind eher als Wallbildungen vor innerseelischen Wunden anzusehen. Deshalb wirkt Graphit auch hervorragend bei einer Neigung zu überschießendem Narbengewebe, der sogenannten *Keloidbildung,* nach einer Operation. Das allein kann bisweilen bereits ein Hinweis sein, daß das **Reißblei** auch darüber hinaus noch wohltuend auf innerseelische Wallbildungen einwirken kann.

Bisweilen finden wir solche Menschen in Berufen, in denen es etwas schmierig zugeht, z.B. in der KFZ-Branche, bei Brummi-Fahrern oder auf dem Bau. Es können Emporkömmlinge aus einfachen Verhältnissen sein, die den bekannten »Bleistift hinterm Ohr« nie ganz ablegen konnten, selbst wenn sie es äußerlich weit gebracht haben. In dem Film *Menschen im Hotel,* nach dem gleichnamigen Roman von VICKY BAUM, verkörpert der Schauspieler GERT FRÖBE in glänzender Manier einen etwas primitiven Fabrikdirektor, bei dem ein Homöopath unwillkürlich an das Mittel Graphit denken wird.

Das alles muß aber nicht generell gegeben sein, damit der potenzierte Heilstoff seine wohltuende Wirkung entfalten kann. Vor einiger Zeit behandelte ich ein attraktives junges Mädchen, welches allerdings durch ihre üppigen Formen schon ahnen ließ, daß sie sich vielleicht in gar nicht allzu langer Zeit in jene Erscheinung hineinbilden würde, die man gewöhnlich mit einem Graphit-Typ verbindet. Sie hatte mich aufgesucht wegen trockener Hautausschläge der Gelenkbeugen, welche auch ein wenig an Psorinum[20] – Hahnemanns Krätzenosode – denken ließen. Ihr Gesamthabitus sowie eine hartnäckige Verstopfung mit schafkotartigem Bällchen-Stuhl, welcher durchsetzt war mit Schleimfäden (ein typisches Graphit-Symptom), und ihre Neigung bei Musik in Tränen auszubrechen, wiesen dann aber das Reißblei eindeutig als das bessere Simile aus. In ansteigenden LM-Potenzen gegeben, wirkte es auch ganz ausgezeichnet. Die Ausschläge verschwanden und sie nahm sogar etliche Pfunde an den richtigen Stellen ab. Dahinter tauchte ihre leichte Verletzlichkeit auf und das Manko, im Leben auch schon mal »ihre Ellenbogen zu gebrauchen«, um ihre Ziele erreichen zu können.

Das ist im übrigen ein typisches Kennzeichen von Graphit. So wie das Reißblei gestaltlos weich ist, sind solche Menschen von weichem und nachgiebigem Wesen, also in der Regel gutmütig und gut verträglich. Bevor sie »aus der Haut fahren« und in der Gesellschaft »anecken« würden, bilden sie lieber an der Peripherie ihres Körpers Hornhäute zu ihrem Schutz aus, die entweder abschilfern oder in ernsteren Fällen jene honigartige Absonderung ausscheiden, welche es solchen Menschen oft unmöglich macht, sich in einem öffentlichen Schwimmbad zu zeigen, worunter sie sehr leiden. Verkrüppelte oder verhornte Finger- und Zehennägel oder schmerzhafte Risse an den Finger-

---

[20] Von griech.: *psora* = »Krätze, Räude« und *nosos* = »Krankheit«. Also ein isopathisches Heilmittel, das aus einem Krankheitsstoff – in diesem Fall, dem Inhalt eines Krätzebläschens – potenziert wird.

spitzen und Fingergelenken sowie zwischen den einzelnen Fingern oder Zehen (wie sie ähnlich auch für **Petroleum** – das *Steinöl* charakteristisch sind) sind weitere Hinweise auf diese große antipsorische Arznei.

Graphit ist »rauh aber herzlich« und läßt sich in der Regel nicht stressen. Es paßt gut zu einfacheren Gemütern, welche sich allemal wohler fühlen, wenn sie Dialekt sprechen und sich gehen lassen dürfen. Zwingen sie sich dazu, hochdeutsch zu sprechen, um mit der sogenannten feinen Gesellschaft mithalten zu können, geht es ihnen sofort schlechter. Akademisches Geschwätz ist ihnen zuwider, sie reden gern frei »von der Leber weg«. Laufen ihnen zuviele »Läuse« über dieselbe, kommt es zum Leberschmerz und den für Graphit typischen Hautausschlägen, weil die Leber ihrer Entgiftungsfunktion nicht mehr gerecht werden kann. Bedingt durch ihr einfaches Wesen unterlaufen ihnen auch Ungeschicklichkeiten und so werden sie leicht als die berühmten »Elephanten im Porzellanladen« betitelt. Weibliche Anwärter auf Graphit leiden bisweilen an einer Hypertrophie der Brüste. Durch Einnahme des Mittels in der potenzierten Form kann dem gegengesteuert werden. Auch die ungezügelte Freßsucht bessert sich in vielen Fällen und der Patient findet zu seiner eigentlichen Norm.

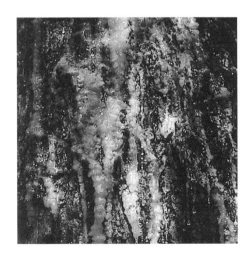

Die fetten Zweiwertigen

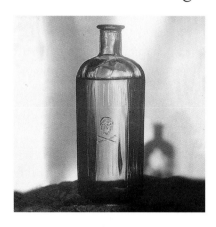

Der Lebensverneiner – Ammonium-muriaticum

Alle Ammonium-Verbindungen bewirkten bei den Prüfungen am gesunden Menschen eine Mangeloxidation, d.h. die Substanz agierte vornehmlich am Respirationstrakt und brachte die Zellatmung mehr oder weniger stark zum Erliegen. Bekannt ist das vor allem von **Ammonium-carbonicum** – dem *Hirschhornsalz,* welches diesbezüglich eine gewisse Verwandtschaft zu Lachesis zeigt. **Ammonium-causticum** – der *Salmiakgeist,* erzeugt sofort beim Einatmen ein Erstickungsgefühl, sodaß der Proband nach Luft ringen muß. Dazu gesellt sich Stimmverlust und ein kruppöser Husten. Ganz ähnlich wirkt **Salmiak** – das *Ammoniumsalz,* dessen Symptomatik hier kurz gewürdigt werden soll, weil es als ein Mittel bei Fettleibigkeit eines bestimmten Personenkreises angezeigt sein kann. Und zwar handelt es sich dabei um besonders behäbige Patienten, welche durch eine ausgeprägte Kurzatmigkeit auffallen. Diese ist darüber hinaus oftmals begleitet von einem Husten mit reichlichem, eiweißartigem Auswurf.

Etwas hat ihm »die Luft genommen«. Die zartbesaitete Gefühlswelt wurde – meist länger zurückliegend – in Disharmonie gebracht, woraufhin er sich in eine Art Handlungslähme und Abkehr vom Leben hineinmanövriert hat. Die im Erbgut angelegten kreativen Möglichkeiten werden nicht genutzt, weil durch Ängste und unverarbeitete Traumata blockiert. Solche innerseelischen Verletzungen melden sich mitunter abends, wenn er oder sie in einem Stuhl zur Ruhe kommen wollen. Die dabei auftretende Schläfrigkeit im Zwielicht wird immer wieder unterbrochen durch pulsierende Stöße im Schläfenbereich, wie sie allein typisch sind für das Ammoniumsalz. Träume, daß er gehängt wird, sind ebenfalls nur dem Salmiak zueigen und zeigen an, daß er selbst es ist, der sich ständig die Luft zum Atmen nimmt. Wie bei vielen Mitteln, welche Probleme mit der Atmung signalisieren, ist auch hier das Verhältnis von Geben und Nehmen einseitig in Richtung Nehmen verschoben. Unterbewußt hat der Patient Angst sogar seine Atemluft wieder herzugeben. Armbewegungen verschlimmern die Beklemmungen in der Brust. Zur Maximalzeit[21] des Gallen-Meridians von 23 - 24 h, kann es zu Rückenschmerzen, gepaart mit Kopfschmerzen kommen, ein Zeichen für die gestaute Aggression. Dieses Symptom kennt nur Ammonium muriaticum. Gesellt sich hierzu vielleicht noch die Neigung, in der Nacht mit Niesanfällen aus dem Schlaf hochzufahren, obwohl gar kein Schnupfen besteht, ist das ein weiteres starkes Indiz für diesen Heilstoff. Etwas in seiner Umgebung »stinkt ihm« nämlich, aber er findet nicht die Kraft, bei sich selbst eine Veränderung herbeizuführen, möchte lieber die anderen ändern. Dabei empfindet er Schmerzen zwischen den Schulterblättern (besonders der rechte Schulterblattwinkel ist als Reflexzone der Galle bekannt) und im Nacken (»hart-näckiges« Festhalten). Bei hellem Licht schmerzen ihm die Augen: er weigert sich, klar zu sehen. Die Leidenssprache der einzelnen Organe ist unbestechlich.

Alle Verbrennungsvorgänge laufen auf Sparflamme. Der Patient leidet an einer Schwäche der Milz, die ihrer Aufgabe als Technischer Überwachungsverein der roten Blutkörperchen, nicht mehr gerecht werden kann (Milzstiche). Zuviele *Erythrozythen* müssen wegen mangelnder Funktionsfähigkeit gleichzeitig von ihr abgebaut werden. Die Blutschwemme des anfallenden *Hämoglobins* führt zur Kongestion der Leber, welche ihrerseits das anfallende *Bilirubin* (den gelben Gallenfarbstoff) an die Haut rückstaut. Deshalb sehen solche Leute immer ein wenig gelb und kränklich aus. Hautausschläge neigen, vor allem am Abend und in der Nacht, zum Jucken und Brennen.

Männliche Patienten können unter brennendem Harnröhrenausfluß sowie an Prostatavergrößerung leiden. Das allein bietet aber keinen Ansatzpunkt für eine Verordnung. Zuviele andere Mittel machen hier dem Salmiak den Platz streitig.

---

[21] Zeit des größten Energiedurchflusses eines Akupunktur-Meridians – jeweils 2 Stunden anhaltend.

Ein besonders auffallendes Merkmal ist, daß häufig ein zu schwerer Körper auf zu dünnen Beinen ruht. Solche Menschen wollen gerne gewichtig erscheinen, ruhen aber nicht in sich selbst. Ihr Selbstbewußtsein steht auf tönernen Füßen, weswegen sich diese des öfteren wie taub oder lahm anfühlen. Manchmal hat ein Anwärter auf diese Arznei die Wahnidee, es befände sich ein Feind unter seinem Bett, eine Entsprechung zu den von ihnen verdrängten, schattenhaften Persönlichkeitsanteilen, die gelebt werden wollen. Der Ammonium-muriaticum-Mensch kann schlecht weinen. Er läßt seine weibliche Seite nicht zu, liegt geradezu im Krieg mit seiner Gefühlswelt. Die Verletzung des mütterlichen Prinzips ist nicht zu übersehen.

Das Mittel in der potenzierten Form befeuert sowohl die Stoffwelchselvorgänge als auch die Psyche. Unter Einnahme der Arznei werden Konfrontationen mit der weiblich-intuitiven Seelenseite und die Herausforderung, sich dem Fluß des Lebens anzuvertrauen, stetig zunehmen. Als Belohnung für die Versöhnung mit sich selbst winkt, daß der Patient in jeder Hinsicht »abnimmt«.

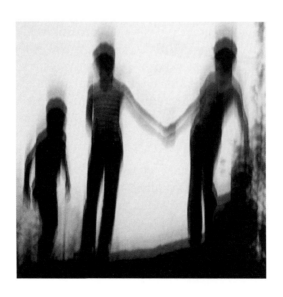

Der Unberührbare – Antimonium crudum

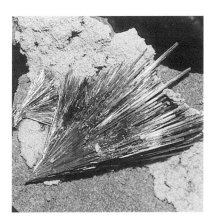

Der *graue Spießglanz,* wie das Antimon-Erz wegen seiner bleigrauen, explosionsartig nach allen Seiten strebenden Spieße auch genannt wird, ist ein relativ junges Kind des Universums. Er steht zwischen den Mineralien und Metallen und möchte eigentlich nicht auf dieser Erde verweilen, sondern drängt zurück in den Kosmos. Starke zentrifugale Kräfte wirken in diesem wohl wichtigsten Ausgangsmaterial der Alchemisten für jenen Prozeß, den sie »das große Werk« nannten.

Wie der Anthroposoph RUDOLF HAUSCHKA erkannt hat, zeigt dieses Erz den Eisenerzen gegenüber – wie zum Beispiel dem Markasit mit seinem zentripetalen Gestaltungswillen – geradezu gegensätzliche Eigenschaften. Es flieht den Erdmagnetismus: die Antimonnadeln stellen sich senkrecht zu den erdmagnetischen Kraftlinien. Auf der Ebene der Metalle bzw. der Mineralien scheint das Antimon gleichsam dem Rauhreif verwandt. Es drängt nach Auflösung. Für uns heißt das: Potenziertes Antimon muß einem Menschen, der Schwierigkeiten damit hat, auf dieser Erde Wurzeln zu schlagen und von Anfang an am liebsten wieder in seine kosmische Heimat zurückkehren würde, helfen können, sich mit den irdischen Gegebenheiten besser auseinanderzusetzen.

In Analogie zu dem stacheligen Äußeren des Minerals wird ein Mensch, der Anwärter auf die aus ihm gewonnene Arznei ist, entsprechend »stachelig« und »widerborstig« sein. Er explodiert bei Berührung, will nicht gerne mit der harten Realität konfrontiert werden und weicht den Lernprozessen der von ihm erwählten Inkarnation aus. Das Stacheldekor von Rockern kann als eine äußere Metapher für solch eine innere Abwehrhaltung angesehen werden, ebenso wie der Ausdruck »Borstenschwein« oder »Warzenschwein«. Interessanterweise wies mein hochverehrter Lehrer, der große, schweizer homöopathische Arzt ADOLF VOEGELI, vor Jahren in einem seiner Seminare darauf hin, daß fast allen Stoffwechselerkrankungen von Schweinen sehr gut mit Antimonium crudum beizukommen wäre.

Am liebsten würde Antimon gleich wieder aus dem Leben scheiden. Eine Selbstmordneigung ist für ihn oder sie nicht ungewöhnlich. Man erkennt das daran, daß bereits das Kind große Berührungsängste hat. Nicht einmal angeblickt will es werden. Es ärgert sich über jede Art von Zuwendung, ist extrem reizbar. Fleckförmige, flache, gelbliche, schuppende oder pustuläre Ausschläge künden von seiner allergischen Reaktion gegenüber der äußeren Welt. Der Stoffwechsel ist empfindlich gestört. Wir erkennen das schon an der oftmals weißen, dick belegten Zunge und den rissigen Mundwinkeln. Auch die Nase und deren Eingänge sind häufig aufgesprungen und mit schorfigen Krusten bedeckt, ebenso die Augenwinkel. In diesem Fall leiden auch die Augen meist an einer chronischen Bindehautentzündung (Blepharitis). Gespaltene und verhornte Finger- und Fußnägel können einen Hinweis auf den Einsatz von Antimonium crudum liefern.

Hornige Warzen an Händen und Füßen, wie sie in ähnlicher Weise **Causticum**, **Sepia** und **Thuja** eignen, sind oft durch Antimon kuriert worden. Schrumpfen solche äußeren Signale für die innere Dyskrasis[22] in sich zusammen oder fallen sie ab, so ist viel mehr für den Patienten getan, als eine eventuelle Warzenbehandlung auf den ersten Blick erkennen läßt. Es findet eine tiefgreifende Stoffwechselentgiftung statt. Das ganze Wesen und Verhalten der Person wird sich zum Positiven hin verändern.

Bisweilen können wir Antimon erkennen an seiner Unverträglichkeit von sauren Speisen, wie Essiggurken, vor allem aber von saurem Wein. Der führt sofort zu Magen- und Darmbeschwerden mit nachfolgendem Durchfall. Dieser Durchfall kann auch durch Überhitzung auftreten und ebenso durch zu kaltes Baden. Nur Antimonium crudum ist dieses Symptom zueigen. Bereits das Kleinkind weint sofort bei der Berührung mit dem kalten Waschlappen. Es hat auch eine Abneigung gegen Muttermilch, wie wir das vor allem von

---

[22] von griech.: *dys* = »schlecht, übel« und *krasis* = »Mischung«. Gemeint ist die schlechte Zusammensetzung der Körpersäfte Blut, Lymphe, Schleim, Galle, wie sie durch seelische Disharmonie und fortgesetztes, den kosmischen Gesetzen zuwiderlaufendes Denken und Handeln entsteht.

Silicea* kennen. Sogenannte Speikinder, die die Milch in hohem Bogen wieder von sich geben, lassen an Antimon denken. Störrische oder scheinbar geistig behinderte Kinder, welche den Eltern nicht in ihr Konzept passen und die deshalb ohne Zuneigung und Nestwärme aufwachsen müssen, liefern Ansatzpunkte für eine Behandlung mit Antimon. Das Kind macht scheinbar idiotische Dinge, zupft Federn aus dem Bett und dergleichen mehr, als wollte es sich auf diese Weise in eine größere Leichtigkeit des Seins hineinträumen, oder es stampft trotzig mit den Füßen auf und macht eigenartige Gebärden.

INTERMEZZO
Ein zu kaltes Bad

Vor Jahren behandelte ich eine etwas fettleibige Frau mittleren Alters, die nach einem zu kaltem Bad in einem See, an einer jahrelang anhaltenden Diarrhöe litt, welche es ihr wegen der vielen plötzlich einsetzenden Entleerungen beinahe unmöglich machte, am gesellschaftlichen Leben teilzunehmen. Nun hatte sie diese Abneigung gegen Menschen und Weltwirklichkeit latent schon seit ihrem Kindesalter. Als Ausgleich liebte sie Tiere, vor allem Katzen. Sie malte leidenschaftlich gerne und am liebsten malte sie Katzen. Auf jedem ihrer Bilder war irgendwo – und wenn auch noch so klein – eine Katze versteckt, als Symbol für ihre unerfüllte und enttäuschte Sehnsucht nach Wärme und Geborgenheit. Der einsetzende Durchfall gab ihr lediglich noch die äußere Legitimation für ihre innere Weltflucht, was ihr jedoch nicht bewußt war. Eine einzige Dosis von Antimonium in der zweihundertsten Potenz beseitigte diesen Durchfall für viele Wochen. Danach war dann noch einmal eine C 1000 nötig, um eine – wie ich glaube – dauerhafte Wirkung zu erzeugen. Im gleichen Zeitraum begann die Frau auch abzunehmen und ihre Hautausschläge wurden besser. Sie hat sich nie mehr bei mir gemeldet, was in den meisten Fällen bedeutet, daß eine Heilung auch ohne weitere homöopathische Intervention fortschreitet.

Die Stimme des Antimon-Bedürftigen ist oftmals hart und unmelodisch. Vielen Menschen seiner Umgebung »hustet er etwas«. Dieser Husten verschlimmert sich auffallenderweise sofort beim Betreten eines warmen Zimmers. Antimon verträgt keine Hitze. Das kann bis zum völligen Stimmverlust führen. (Der Husten von **Ambra grisea** – dem *krankhaften Sekret des Pottwals*

– verschlimmert sich in Gesellschaft anderer Menschen. Der Stimmverlust von **Causticum** – dem *Ätzstoff Hahnemanns* – bildet sich im Gegensatz zum Antimon meist durch Kälteeinwirkung oder Überanstrengung beim Reden heraus). Große Schläfrigkeit von älteren Leuten bei heißem Wetter kann ein weiteres Indiz für Antimon sein, wie große Müdigkeit generell ein Hinweis sein kann, daß viel Energie dafür verbraucht wird, um Panzerungen aufrecht zu erhalten und Klärungen zu vermeiden.

Mädchen und Frauen sind von sentimentaler Wesensart, vor allem vor der Menstruation und bei Vollmond, den sie im wahrsten Sinn des Wortes ekstatisch »anhimmeln«. Antimon projiziert seine illusorischen Vorstellungen unbedenklich auf Personen des anderen Geschlechts und leidet danach meist an der Unerfüllbarkeit seiner Wünsche. Er oder sie sind dann »liebeskrank«, d.h. der Wunsch nach dem fehlenden, im eigenen Wesen noch unerweckten andersgeschlechtlichen Teil im Sinne des von Platon angesprochenen »Kugelmenschen«, ist übermächtig stark. Deshalb auch die unterbewußte Wahnvorstellung, sich diesen Teil durch überhöhte Nahrungszufuhr gewissermaßen »einzuverleiben«.

Eine Ätiologie für Störungen, die nach Antimon verlangen, kann gegeben sein durch ein frühkindliches Abgelehnt- oder Abgeschobenwerden, das Gefühl ausgestoßen zu sein, z.B. innerhalb eines Elternhauses, in dem ständig von Scheidung gesprochen wird oder eine Trennung der Eltern tatsächlich stattfindet. Angst und Frust eines Kindes können zu dessen abnormem Eßverhalten führen. In meiner nächsten Umgebung gibt es ein Kinderheim für übergewichtige Kinder. Wie ich von einer ehemals dort angestellten Verhaltenstherapeutin weiß, kommen praktisch all diese Kinder aus solcherart gestörten elterlichen Verhältnissen oder sozial minderbemittelten Schichten, was nun aber wiederum nicht heißen muß, daß der Spießglanz unterschiedslos das heilbringende Mittel für all diese Kinder sein würde. Jeder Fall ist ganz individuell zu behandeln und die heilende Arznei exakt nach den Regeln der Klassischen Homöopathie zu bestimmen. Leider steht die Leitung des Heims der Homöopathie ablehnend gegenüber, sodaß, wie so oft in derlei Fällen, keine Chance besteht, helfend einzugreifen.

In meinem näheren Freundeskreis konnte ich ähnliches beobachten, als die Eltern sich trennten. Das aus der Verbindung hervorgegangene Töchterchen brachte im Lauf der Jahre bis zu ihrer Volljährigkeit allmählich über zwei Zentner auf die Waage. Instinktiv hatte sie anfangs noch versucht, durch ein besonders clownhaftes Verhalten ihre Mutter wieder zum Lachen zu bringen. Als das fehlschlug, weil diese, eine Journalistin, die gute Absicht des Kindes vor lauter Sorge um den täglichen Lebensunterhalt nicht wahrnahm, sah das kindliche Gemüt des Mädchens offenbar keine andere Möglichkeit mehr, die fehlenden Liebeszuwendungen anders zu ergänzen, als durch Fressen. Der Ausdruck »Kummerspeck« hat also seine Berechtigung. Erst die Schocktherapie eines Arztes, der diesem Mädchen sagte, daß es früh sterben werde, führte zu einer plötzlichen Verhaltensänderung, einem Abnehmen von über 30 kg in wenigen Wochen und dem festen Vorsatz, sich den Realitäten dieser Welt zu stellen.

Der Appetit von Antimonium kann verstärkt sein oder aber auch völlig fehlen. Trotzdem setzt der Antimon-Typ leicht Speck an, um sich gegenüber der rauhen Wirklichkeit zu schützen. Dabei hilft ihm interessanterweise wieder das Schwein, denn sein Fleisch wird außerordentlich gerne von einem Anwärter auf diese Arznei verspeist. (Ein ähnliches Verlangen zeigen nur noch **Crotalus horridus** – die *Klapperschlange* und die Nosode **Tuberculinum**).
Der potenzierte Heilstoff kann aber auch ganz einfach gefragt sein nach einer hochsommerlichen Freßorgie mit vegetativ fatalem Ausgang.

Fazit: Je besser er lernt, mit seiner Umgebung zurecht zu kommen, um so leichter wird der Antimon-Mensch abspecken können. Der graue Spießglanz kann ein unschätzbarer Katalysator bei diesem Prozeß sein.

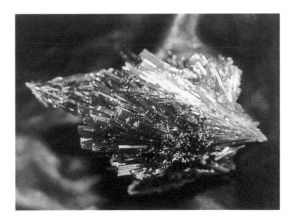

Der Schwermütige – Aurum metallicum

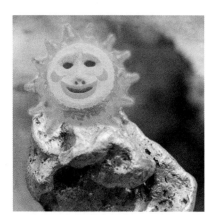

Aurum – das Gold, gilt als jenes Mittel der Materia medica homoeopathica, das am ehesten fähig ist, tiefste Depressionen in Verbindung mit schweren Herzproblemen und Neigung zum Selbstmord – vorzugsweise durch einen Sprung von einer Brücke oder einen Sturz aus dem Fenster – abzufangen und die Seele solcher Menschen wieder aufzulichten.

Auch beim Gold haben wir also, wie beim Antimon, diese Neigung aus dem Leben zu scheiden, aus Sehnsucht nach einem lichtvollen Jenseits. Aber wie ganz anders ist dieser Typus Mensch doch als der graue Spießglanz, wenn wir seinen äußeren Habitus betrachten und seiner Einzelsymptomatik nachgehen. Auch dem Neuling auf dem Gebiet der homöopathischen Heilkunst wird das sofort auffallen.

Gold, als das dem solaren Urprinzip entstammende Metall, findet auf der körperlichen Ebene seine Entsprechung im Herzen und in den Augen. Die Information der ihm innewohnenden Schwere kann »Schwer-mut« aufheben. Typische Symptome von Aurum: Der Patient hat das Gefühl, als würde sein Herz stehenbleiben, oder: Das obere Gesichtsfeld ist ihm verdunkelt. Er sieht nur die untere Hälfte der Gegenstände, was man deuten kann als ein Gefangensein in der Materie. Ein ringförmiger Kopfschmerz drückt ihn vor allem nachts, als trage er eine unsichtbare Dornenkrone. Ein ständiger Blutandrang zum Kopf läßt das Gesicht von Aurum immer ein wenig rötlich und gedunsen erscheinen und eine rote, knollige Trinker-Nase läßt den homöopathisch geschulten Beobachter unter anderem sofort an Gold als eine mögliche Medizin denken. Trinkt er und kann er es sich leisten, – was bei Aurum-Menschen nicht selten vorkommt –, so bevorzugt er die älteren Jahrgänge schwerer Rotweine.

Gold hat eine ursächliche Beziehung zur Entartung und Zerstörung von Organen und Knochen wie sie aus dem syphilitischen Miasma resultieren. Über die ursprüngliche und tiefere Beziehung von Aurum zur Zerstörung von Leben einerseits und der »Heim-suchung« durch Syphilis andererseits, habe ich mich eingehend im Eros-Buch ausgelassen. Man denke nur an die Grausamkeiten der Spanier an der westindischen Bevölkerung unter CHRISTOPHER COLUMBUS und bei der Suche nach dem Goldland El Dorado unter HERNANDO CORTEZ im 15. Jahrhundert.

Eine tiefe Entfremdung vom eigenen Selbst, wie sie durch religiöse Konflikte ausgelöst werden kann, hat solche Menschen ergriffen. Alles scheint sinnlos geworden, das eigene Leben nichts mehr wert zu sein. Die innere Schwermut findet oftmals seine Entsprechung in einem schweren, massigen Leib. Der typische Aurum-Patient imponiert durch sein gewichtiges Auftreten. Er drückt seine Wichtigkeit (oder Wichtigtuerei) durch ein ansehnliches Gewicht aus. Oft finden wir ein ausgeprägtes Doppelkinn und einen verfetteten Hals bei Anwärtern auf diese Arznei. Das Gesicht kann an Stirn und Wangen gerötet sein, woran der aufmerksame Betrachter schnell den gefäßkranken Menschen mit Herzverfettung erkennt. Der Aurum-Patient ist also überwiegend ein reizbarer Pykniker.[23] Vielen übergewichtigen und traurig dreinblickenden Frauen in der Menopause, denen man die Last des hinter ihnen liegenden Lebens ansieht, könnte hin und wieder eine Dosis des hochpotenzierten Goldes das Gemüt aufhellen und einiges an innerer und äußerer »Belastung« abnehmen.

Aurum hat sich bisweilen in ansehnliche Stellungen hinaufgedient und trägt mitunter mehr Verantwortung, als er vielleicht aushalten kann. Es kann vorkommen, daß er deswegen Zerstreuung im Alkohol und bei zahlreichen Liebesaffairen sucht. Lange aufrecht erhaltene Haßgefühle gegen Personen, die ihn beleidigt haben, richten sich letzten Endes zerstörerisch gegen die eigene Person. Er meint es gut mit anderen, gibt großzügig, wenn er dazu in der Lage ist, kann aber nicht verstehen, wenn das – beispielsweise von Frau und Kin-

---

[23] nach Kretschmer: Körperbau und Charakter; von griech.: *pyknos* = »dicht, fest, derb«.

dern – nicht entsprechend gewürdigt wird. Dann kann er urplötzlich losdonnern oder er stellt erregt Frage um Frage in den Raum, ohne auf Antworten zu warten. Seine Angst vor Armut treibt ihn zu ständiger Arbeit an, wobei er sich selbst noch mehr abverlangt als allen anderen.

ALFRED HITCHCOCK könnte vermutlich durch Aurum Erleichterung von ihn bedrängenden Pfunden sowie der dahinter versteckten Seelenpein erfahren haben. Da er aller Wahrscheinlichkeit nach von den Möglichkeiten einer homöopathischen Therapie nichts ahnte, half er sich unbewußt psycho-homöopathisch durch seine Filme.

Beladen mit dem Gewicht geschäftlicher Sorgen – oft in einer Spitzenposition – fordert sich Aurum unaufhörlich und mit zäher Verbissenheit. Es ist der Tanz ums goldene Kalb, der ihn in die Gottferne treibt. Sein Konflikt: »Du kannst nicht Gott dienen und dem Mammon«. Hat er es schließlich zu Erfolg und Reichtum gebracht, kommen deshalb womöglich Schuldgefühle in ihm auf. Ist die Profitgier zu groß, kann es sein, daß ihm durch einen Schicksalsschlag alles genommen wird. Das wird dann unter Umständen zum Auslöser für eine Aurum-Symptomatik, bei der er sich auch schon mal dem Trunk ergibt oder im Extremfall zum Clochard verkommt. Ein schmerzlicher finanzieller Verlust, eine Firmenpleite, die zum Zusammenbruch der Existenz führt, eine enttäuschte Liebe oder ein Verzicht auf Liebeserfüllung, wie im Film *Die Dornenvögel,* sind mögliche Hintergründe für eine Entwicklung, an der ein Herz zu zerbrechen droht. Lautes Beten und viel Bewegung an frischer Luft bessern die Symptomatik des Aurum-Patienten, dem wir in allen Schichten der Bevölkerung begegnen können, vorzugsweise aber in verantwortungsvoller Stellung, beispielsweise in den höheren Positionen des Bankwesens und Klerus oder in elitären Vereinigungen wie dem Lions- oder Rotary-Club. Dementsprechend fällt ein Aurum-Mensch meist durch ausgesucht vornehme, aber stockkonservative Kleidung auf. Um dieser umrißhaften Skizze noch etwas mehr Kolorit zu geben, so finden wir als zu Aurum passend: das Hörerlebnis von Bach-Chören oder einer schweren Bruckner-Symphonie.

Der Aurum-Mensch muß seine inneren »Leuchter umstellen«. Er muß lernen, »mit dem Herzen zu denken und mit dem Hirn zu fühlen«, wie HERBERT FRITSCHE das nannte. Hierbei kann Aurum als homöopathischer Heilstoff entscheidende Hilfe leisten, den Blick für die so sehnsuchtsvoll gesuchten, höheren Welten öffnen und das Herz wieder »auf den rechten Fleck« rücken.

Daß bei dieser Entwicklung auch Schutzmauern in Form überflüssiger Pfunde dahinschmelzen werden, versteht sich von selbst. Haben sich die Anschauungen von dem, was wirklich Gewicht hat im Leben, hat sich die innere Gewichtung dessen, was wesentlich und von Wert ist, verändert, so muß sich die Persönlichkeit nicht mehr durch Leibesumfang »ge-wichtig« machen.

INTERMEZZO
Die weiße und die schwarze Braut

Vor vielen Jahren behandelte ich einen im äußeren Leben sehr erfolgreichen Therapeuten, der – wie's halt so ist – sich selbst am wenigsten helfen konnte. Er war damals von etwas diktatorischer Wesensart und vertrug keinen Widerspruch. In solch einem Fall war er schnell beleidigt und zog sich dann brütend und in sich selbst gekehrt zurück – alles dreiwertige Symptome für Aurum. Dazu kam sein Hang zu allem Edlen und Kostbaren. Das Teuerste war ihm gerade gut genug. Er fuhr stets Nobelkarossen, stieg nur in vornehmen Hotels ab und reiste im Flugzeug prinzipiell erster Klasse. Darüber hinaus hatte er ständig mit Übergewicht zu kämpfen. Sein herrisches Wesen machte es mir nicht ganz leicht, erfolgreich mit ihm zu kommunizieren. Aurum leuchtete aber nicht nur durch die hier geschilderte Symptomatik durch, sondern war noch durch andere Feinheiten angezeigt, unter anderem durch einen bereits absolvierten kleineren Herzinfarkt, bei dem der Patient aber mit dem Schrecken davonkam.

Bereits nach der ersten Mitteleinnahme begann dem Mann warm ums Herz zu werden und er bekam einen im wahrsten Sinn des Wortes »richtungweisenden« Traum für sein weiteres Leben: Zwei Reiterinnen in Brautkleidern, die eine ganz in Weiß auf schwarzem Gaul, die andere in Schwarz auf einem Schimmel sitzend, versperrten ihm den Zutritt, als er sich an einer Weggabelung nach links (entsprechend seiner rechten, intuitiven, gefühlsmäßigen Gehirnhälfte) wenden wollte. Er verbeugte sich vor der weißen Braut – der bisher angebeteten lichten Seite des Lebens –, jedoch der Weg wurde ihm nicht freigegeben. Erst als er – noch widerstrebend – auch der schwarzen Braut seine Ovation darbrachte und damit kundtat, daß er nunmehr gewillt sei, der dunklen Seite seines Wesens ebenfalls Tribut zu zollen, öffneten die beiden Reiterinnen eine Schneise, durch die er an einen Teich gelangte, in dem sich Lotusblüten in der aufgehenden Sonne wiegten.

Welch eine Fülle wunderschöner Metaphern für die bevorstehende Wandlung dieses Menschen hin zur ganzheitlich denkenden Persönlichkeit. Entsprechend den nachfolgenden Veränderungen in seinem Leben hatte mein gewichtiger Kollege in der Folgezeit auch nicht mehr mit seinem Gewicht zu kämpfen.

Nicht immer aber müssen es Schwergewichtler sein, an denen Aurum seine wohltuende Wirkung entfalten kann. Auch das Gold kennt noch eine andere Seite seiner therapeutischen Bandbreite. So steht es dreiwertig im Repertorium in der Rubrik: ABMAGERUNG BEI LIEBESKRANKEN JÜNGLINGEN. (Lediglich **Lycopodium*** – der *Bärlapp* und **Tuberculinum*** sowie das zweiwertige **Natrium-muriaticum** stehen noch in dieser Rubrik). Es darf aber vermutet werden, daß es eine Auszehrung dieser Art, zumindest was die heutigen »Jünglinge« angeht, kaum noch geben wird. Bei den Mädchen allerdings sieht es anders aus. Doch davon später im Kapitel über die Magersucht.

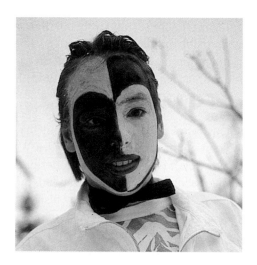

Der Leibeigene – Cuprum metallicum

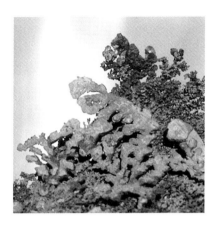

Gediegenes Kupfer – das ist das rosenfarbene Metall der Aphrodite, das homöopathisch aufbereitet, zu einem wertvollen Heilmittel nicht nur bei Übergewicht werden kann. In seiner schönsten Form bildet es sich zu fein ziselierten Bäumchen aus, die bisweilen auch an die Verästelungen von Bronchialzweigen der Lunge denken lassen. Dementsprechend bietet dieses Organ ein Hauptangriffsgebiet für die potenzierte Arznei.

Ein charakteristischer Wesenszug von Cuprum ist der Krampf. Innere Verkrampfung, bei der ihm oder ihr vor Schreck »die Luft weggeblieben« ist. Man denke an die von ihrem Gatten HEPHAISTOS beim verbotenen Liebesspiel mit ARES ertappte APHRODITE. Der griechische Gott der Schmiede fing die beiden in einem von ihm eigens für diesen Zweck geschmiedeten, feinmaschigen Netz ein, um das nackte Pärchen dem Gelächter der eilends herbeigerufenen Götter des Olymp auszusetzen. Wie peinlich! Welche Schmach! Sogar die ansonsten unverfrorene Göttin der Liebe errötete vor Verlegenheit.

Das ist in etwa die Ausgangssituation für eine Symptomatik, die nach Cuprum als ihrem Heilmittel verlangen kann. Im übertragenen Sinn bedeutet das: ausgeliefert sein an eine fremde Macht, Leibeigenschaft und Versklavung bei gleichzeitiger Unterdrückung des eigenen Gefühlslebens. Daß derlei Zwangslagen zu einer guten Schutzwallbildung in Form von Körperspeck führen können, um gegenüber Ausbeuterei und Hänseleien besser gewappnet zu sein, ist durchaus einleuchtend.

Auch der Cuprum-Mensch arbeitet hart und viel, aber diesesmal weil er sich ständig beobachtet oder von Obrigkeiten bedroht fühlt. Cuprum ist äußerst pflichtbewußt und getraut sich kaum durchzuatmen. Er erstickt seine Gefühle und fühlt sich wie mumifiziert. Das führt zu Zuckungen und Krämpfen, welche sich zuerst in den Fingern und Zehen bemerkbar machen. Sodann auch in einem spastischen, anfallsartigen Husten: Er getraut sich nicht, sich von dem ihn einengenden äußeren Druck zu befreien, aus Angst er wäre allein nicht existenzfähig. Dabei möchte er am liebsten um sich beißen oder den Leuten ins Gesicht spucken, was vor allem Frauen bisweilen sogar tun, wohingegen Männer eher innerlich mit den Zähnen knirschen, was sie dann auch tatsächlich nachts im Schlaf ausleben. In seiner Sehnsucht nach eigener Entscheidungsfreiheit kann er sich sogar in die Wahnidee hineinleben, er sei ein Offizier, der Befehle erteilt. Dieses Nach-Innen-Schauen macht sich äußerlich bemerkbar, indem solche Menschen oft nur mit halb geöffneten Augen durch die Welt laufen. Wir kennen den Ausdruck »er steht da, wie ein begossener Pudel«. Tatsächlich äußert ein Cuprum-Patient auch schon mal, er hätte das Gefühl, als würde ihm kaltes Wasser über den Kopf gegossen: Das Gefühl scheinbarer Sicherheit wird plötzlich aufgehoben, der Energiefluß zum Gehirn ist unterbrochen, der Mensch erstarrt vor Schreck. Cuprum-Anwärter können auch Grimassen schneiden, weil sie ihre wahren Gefühle nicht zulassen wollen. Um sich aus einer manchmal auch nur eingebildeten Leibeigenschaft zu befreien, müssen sie lernen, ihr Anlehnungsbedürfnis aufzugeben und Verantwortung für ihre Lust zu übernehmen. Das zeigt sich auch daran, daß Cuprum beim Versuch mit einem Geschlechtspartner zu koitieren unter Umständen von Wadenkrämpfen befallen wird.

Krämpfe der Speiseröhre oder des Magenpförtners zeigen an, daß ein natürlicher Fluß der Lebensenergie gewaltsam abgewürgt wurde. Demgemäß fühlt sich solch ein Mensch vom Magen her »wie zum Sterben«. Schnell stellt sich ein *cyanotischer* Zustand ein, der begleitet ist von großer körperlicher Erschöpfung. Wir sehen das an der bläulichen Verfärbung der Lippen, wie wir sie auch von anderen Mitteln her kennen, die eine Mangeloxidation in ihrem Wesen tragen, wie z.B. **Antimonium tartaricum*** – der *Brechweinstein,* die große Arznei für schleimrasselnde ältere Menschen mit drohendem Lungenemphysem, oder **Lachesis*** – dem Gift der *Grubenotter* oder auch **Nux-vomica*** – der *Brechnuß,* um nur ein paar der dreiwertigen zu nennen.

Cuprum gehört zu jener kleinen Gruppe von Mitteln, die bei Kent zweiwertig unter der Rubrik METASTASIS stehen. Der Homöopath versteht darunter

Symptome, die alternierend einmal hier und dort auftreten, oder unter einem Deckmäntelchen an anderer Stelle in Erscheinung treten, weil man sie durch äußere Maßnahmen (z.B. Salbenverbände) oder innere Suppression (z.B. durch eine antibiotische Behandlung) unterdrückt hatte. Stellen sich also beispielsweise nach längerer Cortisonbehandlung Krämpfe bei einem Patienten ein oder zeigt sich ein Aufquellen der Gewebe in Verbindung mit einer gewaltigen Gewichtszunahme, dann können wir, je nach individueller Symptomatik, an Cuprum, **Carbo vegetabilis** – die *Birkenholzkohle,* **Pulsatilla** – die *Küchenschelle* oder **Sulphur** – den *Schwefel,* denken.

Das Kupfer entkrampft den Menschen, führt auf diese Weise zur inneren und äußeren Entspannung und dadurch zu einem besseren Energiedurchfluß, was zur Folge hat, daß Fettpölsterchen verschwinden. Das in einer Art künstlich erzeugtem Starrkrampf liegende Schneewittchen erwacht zu neuem Leben.

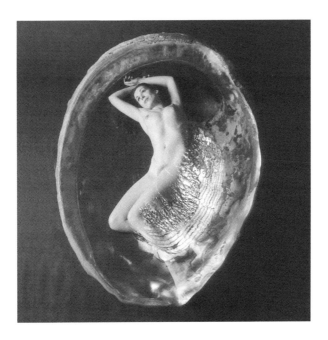

Der Schleimscheißer – Kalium bichromicum

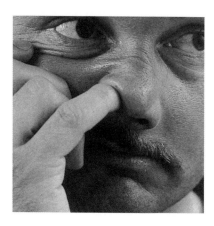

Kaliumdichromat – oder chromsaures Kali erzeugt bei Prüfungen am gesunden Menschen eine Fülle von Symptomen in Verbindung mit der Absonderung von Schleim. Dementsprechend paßt es zu einem Menschenschlag, der stets freundlich, seine eigenen Bedürfnisse mißachtet und einem anderen um des lieben Friedens willen in den Arsch kriecht.

Die Stühle von Kalium bichromicum sind groß, knotig und von Schleim bedeckt. Die Nase leidet an chronischen Absonderungen eines weißen bis gelbgrünen, mehr oder weniger flüssigen bis kaugummizähen Ausflusses. Manchmal bilden sich blutige Krusten an den Nasenscheidewänden, wie wir sie auch von **Arsenicum, Nitricum acidum** – der *Salpetersäure* und **Thuja** – dem *Lebensbaum* her kennen. Diese Krusten lösen sich nur schwer und bilden sich danach erneut. Kratzt man sie gewaltsam ab, so blutet die Nase hinterher.

Solch ein Charakter hat im wahrsten Sinne des Wortes »die Nase voll«, sieht aber keine rechte Möglichkeit, um dies anders zum Ausdruck zu bringen, als in einer Somatisierung seiner inneren Beschwerde. Er ist von mürrischem, mißmutigem Wesen, alles »stinkt ihm« und so finden wir Kalium bichromicum in der Kent-Rubrik Stinknase neben anderen Arzneien im Fettdruck. Die anderen sind stets wichtiger als er selbst und so opfert er sich für sie auf. Entweder er legt sich »ein dickes Fell« zu oder seine Nase zeigt ihm, woran er ist. Ein Schmerz an kleinen Stellen, z.B. fünfmarkstückgroß über der Nasenwurzel, oder das Erscheinen eines Schmerzes jeden Tag zur selben

Stunde, »mit dem Glockenschlag«, lassen an Kalium bichromicum denken. Seinen bitteren Geschmack im Mund versucht er durch den Konsum von bitterem Bier gleichsam homöopathisch auszugleichen. Im Extremfall erkennt solch ein Mensch die eigenen Verwandten nicht mehr, weil er eigentlich mit ihnen nichts mehr zu tun haben will oder er macht Gebärden und bedeckt den Mund mit Händen, wie um sich selbst daran zu hindern auszusprechen, was eigentlich gesagt werden müßte. Ist er lange Zeit brav seinen Geschäften nachgegangen, so kann es sein, daß er dazu plötzlich keine Lust mehr hat, weil er nicht ständig »den Deppen für die anderen machen« will. Was diesen »anderen« merkwürdig vorkommen mag, ist aber eigentlich schon ein Anzeichen für eine einsetzende Heilung.

INTERMEZZO

Es stinkt ihm

Ich kenne einen Mann im bayerischen Alpenvorland, der von seinen Altvorderen einen Bauernhof geerbt hat, den er in jahrelanger, liebevoller Kleinarbeit unter Einsatz von viel Kraft, Schweiß, Geld und Arbeit renoviert hat. Seiner Ehe entstammen zwei Kinder, welchen er – bei relativ bescheidenem Einkommen – eine bestmögliche Ausbildung zukommen läßt. Seit Jahren hat er keinen Urlaub mehr gemacht und »das stinkt ihm«. Seit Jahren versteht er sich auch mit seiner Frau nicht mehr so gut. Die beiden leben mehr oder weniger in einer Symbiose nebeneinander her, verbunden durch die gemeinsame Aufgabe, den Kindern dieses sehr schöne Anwesen zu erhalten. Das stinkt ihm ebenfalls. Aus Gewissensangst und weil die Frau seine bisweilen lauten Ausbrüche nicht ertrug, unterdrückt er nun ihr zuliebe ein gewaltsames Aufbegehren. Er spricht von unterbewußten Schuldgefühlen und kommt sich dabei vor, als habe er »ein Verbrechen begangen«. Manchmal spricht er mit sich selbst, gleichsam um sich Mut zu machen, oder mit seiner Katze, die sein Bedürfnis nach Austausch von Zärtlichkeiten stillt. Eine chronische Prostatitis zeigt an, daß er sich verbieten läßt, seiner Sexualität anderweitig freien Lauf zu lassen.

Die Jahre gehen dahin und er gönnt sich keine Reise, weil einerseits immer etwas anderes Vorrang hat und er andererseits nicht gern allein verreist. Er ist ein Mensch, der es vorzieht, Erlebnisse mit einem Gegenüber zu teilen. Die Frau lehnt eine gemeinsame Fahrt ab, mit der Begründung, man würde sich ja doch nur wegen Nichtigkeiten in die Wolle kriegen und außerdem gehe es »so zu auf der Welt, daß man sowieso nicht mehr weiß, wo man hinfahren soll«. Also bleibt er notgedrungen zuhause und schmollt. Seine Nasen-Symptomatik gleicht der oben beschriebenen. Des weiteren war er in Gefahr, sich in ein ständiges Ruhebedürfnis hineinzumanövrieren und ein Bäuchlein anzusetzen.

Kalium bichromicum in steigenden LM-Potenzen über Monate hinweg eingenommen, brachte ihn allmählich wieder in Schwung und die Nase zur Ausheilung. Das Bäuchlein verschwand, sein Verhalten änderte sich dahingehend, daß ihm die Dinge »weniger unter die Haut« gingen. Anstatt alles selbst zu machen, sich um alles selbst zu kümmern und dabei zu »ver-kümmern«, läßt er jetzt mehr machen und kümmert sich weniger ums Geld: »Dann erben sie eben weniger, ist doch mir wurscht«. Anstatt den anderen gewissermaßen »in den Arsch zu kriechen«, geht ihm jetzt alles mehr »am Arsch entlang«. Er beginnt seine Anhaftungen an den Hof und die Materie mehr und mehr zu lösen und kommt wieder zu den Dingen, die ihm wirklich wichtig sind und »am Herzen liegen«. Dementsprechend lockerten sich auch die verkrampften Gedärme und der Stuhl entschlüpfte ohne Anstrengung und gewaltsames Pressen, wie das vorher der Fall war. Er ist nicht mehr schleimig-freundlich, sondern ruhig und bestimmt, macht es weniger den anderen und mehr sich selbst recht, indem er handelt, wie es ihm gefällt. Die Begeisterung, für den optimalen Lebensrahmen der anderen zu sorgen, begann einem gesunden Egoismus zu weichen.

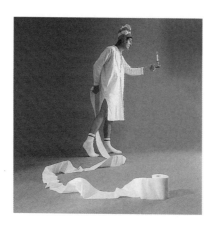

Der Umhüllte – Kalium carbonicum

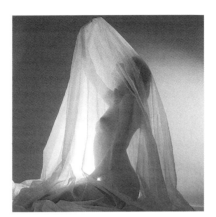

Kaliumkarbonat finden wir als Verbrennungsrückstand in der Holzasche. Es ist nun ein besonderes Kennzeichen der Alkalien, daß sie sich durch eine Art Hüllenbildung innerhalb kolloidaler Lösungen auszeichnen. So überzieht beispielsweise eine Kalilauge die in sie eingegebenen Tröpfchen einer Metallsalzlösung sofort mit einer schützenden Haut. Eine Dispersion kleiner und kleinster Tröpfchen, die man als Kolloid bezeichnet, entzieht sich auf diese Weise den üblicherweise stattfindenden chemischen Reaktionen.[24]

Die Kraft der Umhüllung ist also ein wesentliches Merkmal der Alkalien. Wie wir wissen, befinden sich unsere Körpersäfte, wie Lymphe und Blut, in eben diesem kolloidalen Zustand und wir wissen auch, wie außerordentlich wichtig für unser Wohlbefinden ein ausgewogenes Säure-Basengleichgewicht ist. Alkalien – die Basen oder Laugen – sind von quellendem Charakter, wohingegen den Säuren ein zusammenziehendes Wesen eignet. Wir können das leicht feststellen, wenn wir den Finger in eine Lauge tauchen und einen Tropfen davon auf die Zunge bringen: es fühlt sich schleimig-glitschig und auftreibend an, wohingegen sogar eine stark verdünnte Säure sofort eine adstringierende Reaktion auslöst.

---

[24] Sehr schön und ausführlich hat RUDOLF HAUSCHKA in seiner Substanzlehre über diese Zusammenhänge geschrieben. Dieses, im Verlag Vittorio Klostermann, Frankfurt a.M., erschienene Buch sei jedem empfohlen, der ein wenig tiefer in die kosmisch-geisteswissenschaftlichen Zusammenhänge hinter der Ausbildung von Pflanzen, Mineralien und Metallen eindringen will. Wäre mir dieses Buch in meiner Schulzeit zugänglich gewesen, so wäre mir ein Fach wie Chemie kein Buch mit sieben Siegeln geblieben.

Das potenzierte Kaliumkarbonat wird also im Körper das Gegenteil von dem bewirken, was es in substanzieller Form auszulösen imstande ist: es wirkt entquellend und dadurch entspannend – vorausgesetzt, es paßt von seiner Signatur her zum Charakter des Menschen, bei dem es Gutes bewirken soll. So gesehen wird Kalium carbonicum entwässern und entschlacken, wenn jemand durch innere Abschottung zuviel zurückhält.

Ein Hauptmerkmal des Kalium-Charakters ist also seine »Hüllenbildung« nach außen, die sich in einer gewissen Starre, Förmlichkeit und Unbeweglichkeit bemerkbar macht. Diese aufgeblähte Steifheit von Kalium fällt vor allem auf der Tanzfläche auf, denn seine Angst vor Berührung ist ähnlich groß, wie die von Antimonium crudum oder Arnica. Kalium ignoriert die Bedürfnisse seiner Seele, verharrt in anerzogener Reserviertheit und ist stets bemüht, »alles richtig zu machen«. Deswegen hat Kalium wenig Spaß im Leben. Wer sich jedoch nicht erlaubt, Fehler zu machen und sie als notwendige Lernschritte in Richtung einer Bewußtseinserweiterung zu begreifen, manövriert sich in eine lebensbedrohliche Stagnation hinein. Er atmet nicht mehr richtig durch. Dementsprechend wird seine Lunge nicht mehr optimal mit Energie versorgt und somit anfällig sein gegenüber Infektionen. Ich erinnere mich eines Ausspruchs des großen alten VOEGELI: »Keine TB[25] wird endgültig ausgeheilt ohne Kalium carbonicum«. Bisweilen erkennen wir einen Kalium-Bedürftigen bereits an einem einzigen Symptom, dann nämlich, wenn er uns mitteilt, er wache regelmäßig nachts zwischen 3 und 5 Uhr »wie ausgelaugt« mit Atemnot oder einem Hustenanfall auf. Das nämlich ist die »Maximalzeit« des Lungen-Meridians: In dieser Zeit wird die Lunge optimal mit Energie versorgt, was natürlich sofort zu Reaktionen führt, wenn hier etwas nicht ganz im Lot ist.

Kalium-Patienten können wir beispielsweise unter buchstabengetreuen Beamten finden, die um alles in der Welt keine Regeln verletzen wollen, damit die eigene Sicherheit nicht durch Maßregelung von oben bedroht wird. Nur nicht unangenehm auffallen, keine offenen oder zu langen Haare, keine zu farbenfrohe Kleidung, am besten alles in grau-braun, wie eben die kaliumhaltige Pottasche. Nicht umsonst wurde der Ausdruck geprägt, jemand sei »in Sack und Asche« gekleidet. Sonst würde er womöglich Gefahr laufen, daß jemand in autoritärer Haltung auf ihn zukommt und das bemängelt, was

---

[25] TB = Tuberkulose.

bereits beim bloßen Gedanken daran die typische Kalium-Angst im Bauch erzeugt. Deshalb verzichtet Kalium eher auf eine Karriere, als seine Pflichten zu vernachlässigen. Aus diesem Grund ist er auch zuverlässig und nahezu unbestechlich.

Auch Arsenicum hat diese Angst im Bauch und tatsächlich ist Arsen in seiner preußischen Korrektheit dem Kalium in gewisser Weise wesensverwandt. Beide machen schon frühzeitig die Ansprüche der Eltern zu ihren eigenen.

Bei Sodbrennen, Erbrechen und Übelkeit durch Aufregungen denkt der Routinier meist an Nux vomica. Dabei wäre oftmals Kalium carbonicum das bessere Simile. Wie HAHNEMANN sagte, die »geistigen« – also die Charakter- und Gemütssymptome – sollten unbedingt beachtet werden. Beispielsweise kann sich der Kalium-Charakter über Nichtigkeiten derart aufregen, daß er lauthals schreit. Kent vermerkt Kalium carbonicum als einziges Mittel in dieser Rubrik und das auch noch dreiwertig (Schreien um Kleinigkeiten, I,88). Offensichtlich müssen Lappalien aufgebauscht werden, damit der Blick nicht auf die wirklich zur Veränderung anstehenden wichtigen Probleme gelenkt werden muß.

Die Angst überfällt den Kalium-Menschen sogar, wenn er Hunger hat. Es scheint fast, als wolle er sich verbieten etwas anzunehmen, um keine Verpflichtungen einzugehen. Eine gewisse körperliche Fülle beruht also mehr auf wassersüchtigen Anschwellungen, als auf einer übermäßigen Ausstaffierung mit Fettpolstern. Das fällt vor allem am Bauch, den Beinen und Kniegelenken auf. Die oft vorhandenen stechenden, rheumatischen Schmerzen der Kniegelenke *(Arthritis deformans)* werden, im Gegensatz zu jenen stechenden Schmerzen, die nach **Bryonia** – der *giftigen Zaunrübe* als ihrem Heilmittel verlangen, durch Bewegung gebessert. Bei Taubheit und Absterben der unteren Gliedmaßen bei älteren Menschen, ist man versucht, zuerst an **Conium** – den *Schierling* zu denken. Dabei wäre Kalium die der Beschwerde oftmals besser angepaßte Arznei.

Die Schwellungsneigung zeigt sich übrigens bereits im Gesicht und hier besonders an den Augenlidern *(Lidödeme)* und um die Augen herum, was auf eine Schwäche der Nierentätigkeit hinweist. Ein wichtiger Ansatzpunkt für Kalium ist deshalb auch der Urogenitaltrakt. In der Kent-Rubrik Nierenentzündung steht das Kaliumcarbonat immerhin zweiwertig.

Weil ihm Kontrolle über alles geht, ist der Kalium-Typ in seinem Liebesleben gehemmt. Er hat Orgasmusschwierigkeiten, weil es hierbei um ein

Energieerlebnis geht, das jenseits der Steuerbarkeit durch das Ego liegt. Kommt es zum Orgasmus, so ist er danach – ähnlich **Acidum phosphoricum** – sehr geschwächt und hat Rückenschmerzen. Wegen Mangel an »innerem Rückgrat« ist der Rücken überhaupt sehr empfindlich. Rückenschmerz nach Verletzung, mit über die Pobacken verlaufenden und in die Beine einstrahlenden Schmerzen, finden häufig in der potenzierten Pottasche ihr Heilmittel. Bisweilen hilft das Mittel sogar noch bei Anzeichen einer beginnenden Multiplen Sklerose.

Bei einem Holzfäller, der ausgerutscht und mit dem Kreuz auf einen Baumstamm gefallen war, hatte ich vor Jahren damit Erfolg, nachdem zuvor **Arnica** und **Rhus-toxicodendron** – der häufig für solche Fälle gefragte *Giftsumach* – versagt hatten. Ebenso hat sich diese Arznei in vielen Fällen von Rückenschmerz und steifer Lähme während der Schwangerschaft und nach anstrengender Entbindung bewährt. Man halte sich dabei die Signatur des Hüllcharakters von Kalium vor Augen, in Entsprechung zur Umhüllung des Embryo mit der Fruchtblase. Im Eros-Buch habe ich mich ausführlich über diese Dinge ausgelassen.

Kalium verläßt sich lieber auf seinen Verstand als auf seine Gefühle. Alles Zufällige, Chaotische, Nicht-Kalkulierbare ist ihm suspekt. Kalium carbonicum entspricht dem vielleicht am meisten von rationalen Erwägungen gelenkten Menschentyp, den wir uns vorstellen können. Sein ganzes Denken ist auf Sicherheit und eingelernte Verhaltensweisen ausgerichtet. Kalium hat immer Angst, seine Haltung zu verlieren. Krampfhaft hält er die äußere Fassade von Korrektheit aufrecht. Suchen wir nach einer Analogie in der Architektur, so wäre solch eine Persönlichkeit am ehesten vergleichbar mit einem Fachwerkhaus, das durch seine starre Gerüstkonstruktion auffällt, die dem dazwischen liegenden Mauerwerk Halt gibt. Nächtliche Träume, in denen diese Fassaden zu bröckeln beginnen, kommen vor und deuten auf beginnende Veränderungen hin.

So gesehen ließe sich MAX FRISCHS *Homo Faber* dieser Kategorie Mensch zuordnen, weswegen auch seine Liebesbeziehungen notwendigerweise scheitern müssen. Er möchte sich nicht eingestehen, daß auch er eine »weibliche« Seite besitzt, die ihn dazu veranlaßt, Gefühle zu haben und diese zum Ausdruck zu bringen. Er sieht im Zufall nichts als Willkür, kann ihn nicht als ein Gesetz höherer Ordnung durchschauen: »Ich glaube nicht an Fügung und Schicksal, als Techniker bin ich gewohnt mit den Formeln der Wahrscheinlichkeit zu rechen. Wieso Fügung?« Und an anderer Stelle: »Ich brauche, um das Unwahrscheinliche als Erfahrungstatsache gelten zu lassen keinerlei Mystik; Mathematik genügt mir.« Er schottet sich gegenüber jedweden Erkenntnissen, die seinen eigenen Horizont übersteigen, ab.

FONTANES *Effi Briest* liefert auf andere Weise ein Beispiel für einen weiblichen Vertreter dieser Art.

Handelt es sich um selbständige Geschäftsleute, so sind es typische Workaholics, die wir jedoch leicht vom Typus eines Nux vomica-Menschen unterscheiden können. Agiert Nux meist redegewandt selbstbewußt und entscheidungsfreudig, so fällt Kalium durch eine etwas verkrampfte Freundlichkeit auf, die z.B. bei einer Besprechung, nach allen Seiten um Ausgleich bemüht ist. Der aufmerksame Beobachter und erfahrene Homöopath merkt ihm schnell seine zurückhaltende Vorsicht an, die geprägt ist von der Befürchtung, womöglich falsche Entscheidungen zu treffen. Kalium wird immer versuchen, sich nach allen Seiten abzusichern und fragt lieber noch bei drei anderen Instanzen nach, als sich zu einem spontanen Entschluß hinreißen zu lassen.

Derzeit läuft ein Werbespot für eine bestimmte Automarke im Fernsehen, der geradezu eine Karikatur von Kalium carbonicum liefert: Ein etwas unscheinbarer Mann steht morgens auf, zieht zur Sicherheit eine Schwimmweste an bevor er sich unter die Dusche stellt, nimmt dann sein Frühstück ein, nicht bevor er sich an seinem Stuhl angeschnallt hat, geht sodann an die Garderobe, an welcher vier Regenschirme hängen, und wählt einen aus, obwohl es draußen gar nicht regnet, wie man gleich sehen wird. Danach löst er mehrere Verriegelungen an seiner Wohnungstür, welche mit Vorhängeschlössern und Sicherheitsketten aller Art versperrt ist. Sodann sieht man ihn, wie er sich – in ein unauffälliges Grau-beige gekleidet – seinem Wagen nähert, für dessen Sicherheit geworben wird. Offensichtlich hatten die Art-Direktoren der Werbefirma, die sich diesen Spot ausgedacht haben, die breite Zielgruppe eines sicherheitsbewußten Beamtentyps dabei im Auge. Ich mußte jedenfalls beim Anblick des Darstellers sofort an Kalium carbonicum denken.

Der Einsatz des Mittels – so es denn gut paßt – bewirkt ein Auftauen der Halsstarrigkeit und Gemütsvereisung solcher Menschen, bei gleichzeitiger Verminderung der einengenden Ängste vor Verlust sozialen Ansehens. Die Verhaltensänderung kann mitunter so gravierend sein, daß jemand plötzlich ungehemmt seine Meinung sagt, sich farbenfroher kleidet oder eine Frau auf

ESSEN

eine Weise anmacht, wie er sich das vor Einnahme der Arznei nie erlaubt hätte. Betrachtet er sich jetzt in einem Spiegel, so wird ihm nicht mehr schwindelig, wie vorher, weil er nun bemerkt, daß er um ein gutes Stück mehr er selbst geworden ist. Der abgehärmte Gesichtsausdruck macht einer freundlicheren und entspannteren Miene Platz, die Tränensäcke und Lidödeme gehen zurück, denn er verausgabt sich weniger für andere. Es geht ihm nicht mehr alles »unter die Haut« und »an die Nieren«.

Was vorher so krampfhaft versucht wurde und nicht gelang, funktioniert jetzt unter Einwirkung der hilfreichen Arznei fast von alleine: Wenn also Traurigkeit und Depression sich auflichten, werden auch die »über-flüssigen« Pfunde in Form von Gewebswasser abfließen und dieser Mensch insgesamt an »An-sehen gewinnen«.

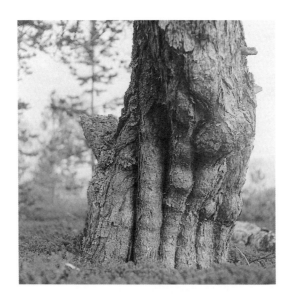

Der Besorgte – Lac defloratum

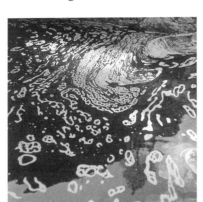

Lac – das ist »die Milch«. Deflorare, das heißt »ihrer Blüte berauben«. Der Ausdruck ist ein wenig irreführend, denn wenn wir ihn auf die Entjungferung junger Mädchen anwenden, so sind diese nach jenem Vorgang eigentlich nicht ihrer Blüte beraubt, sondern gelangen meist danach erst so recht zu derselben. Auf die Milch angewandt, bedeutet das, »die ihres Rahms beraubte«, schlicht also »Magermilch«. BOERICKE gibt in einer etwas diffus-verallgemeinernden Ausdrucksweise an, daß es sich bei Lac defloratum um »ein Mittel für Krankheiten mit Ernährungsstörungen« handelt.

Milch ist Urnahrung. Die Anthroposophen[26] hatten erkannt, daß ehemals, als die Naturreiche noch untereinander verbunden waren, eine Art Urmilch in Form eines ätherischen Fluidums die Erde einhüllte und allem Lebendigen das Gefühl einflößte, in der Einheit geborgen zu sein. Auch der Urmensch nahm über die Atmung dieses Fluidum auf und war dadurch noch mit dem Allwissen verbunden. Mit zunehmendem Sturz in die Materie und die Isoliertheit des Einzelnen, verlor sich dieses Wissen und zurück blieb die Sehnsucht nach der verlorengegangenen Einheit mit allem Seienden. Nach geisteswissenschaftlicher Anschauung hat sich im weißen Saft des Schlafmohns diese Urmilch zusammengezogen und materialisiert, wovon im Kapitel über die Suchtkrankheiten im allgemeinen und dem Arzneimittel Opium im besonderen zu sprechen sein wird.

---

[26] Anthroposophie, das ist die Lehre von der »Weisheit vom Menschen«, aus griech.: *anthropos* = »der Mensch« und *sophia* = »die Weisheit«.

Die Milch der Kuh ist nun eigentlich eine dem menschlichen Organismus fremde Lymphe, die ursprünglich für das Kälbchen gedacht war – deshalb die häufigen allergischen Reaktionen bei miasmatisch[27] belasteten Kindern gegenüber Milch. Heile die Psora und die Allergie wird verschwinden! Man vergleiche hierzu die entsprechenden Rubriken im KENTschen Repertorium unter Magen/Milch/Übelkeit/Erbrechen/Diarrhoe etc.

Lac defloratum ist angezeigt bei Menschen, denen gewissermaßen »der Rahm abgeschöpft« wurde und die zu einer kompensatorischen Fettsucht neigen, um unterbewußt ihre Frustration auszugleichen. Es besteht eine große Abneigung gegen Milch. Ihr Genuß führt leicht zu Magenverstimmungen, meist in Form eines kneifenden Bauchschmerzes. (**Magnesium-muriaticum***, **Magnesium carbonicum, Arsenicum album** und **Sulphur** können ähnlichen Beschwerden gerecht werden).

Lac-defloratum-Bedürftige – überwiegend handelt es sich dabei um Frauen – neigen zu häufiger Migräne mit Anfällen von Schwäche vor dem Einsetzen des Kopfschmerzes. Dieser ist von heftig pulsierender Natur. Er geht in der Regel von der Stirn aus und zieht sich von dort zum Hinterkopf. Oft taucht er periodisch auf und verschlimmert sich durch Licht, Geräusche, Bewegung und während der Menstruation.

Ähnlich **Sepia** und **Sanguinaria** – der *kanadischen Blutwurzel,* wird er durch Liegen im abgedunkelten Raum einigermaßen erträglich. Reichliche Harnflut während des Kopfschmerzes, vergleichbar **Gelsemium***, dem *wilden Jasmin* oder **Belladonna** – der *Tollkische* und **Veratrum album** – der *weißen Nieswurz,* bessert die Symptomatik ebenfalls hin und wieder ein wenig.

Der Kopfschmerz wird begleitet von großer Übelkeit mit der Neigung, sich zu übergeben, weil Anwärter auf diese Arznei sich nicht »übergeben« können: – nämlich an die Führung durch ihren inneren Gott. Das fällt besonders auf während einer Schwangerschaft, gegen welche die Schwangere unbewußt aufbegehrt, weswegen die potenzierte Arznei öfter als man denkt, ein gut wirkendes Mittel bei Schwangerschaftserbrechen ist, selbst wenn durch sonstige Symptomatik nicht eindeutig identifizierbar. Die Übelkeit kann auch beim

---

[27] »Geistige Entweihung«, von griech.: *miasma* = »Schandfleck«.

LAC DEFLORATUM

passiven Autofahren als Beifahrer einsetzen, weil dann keine Kontrolle mehr ausgeübt werden kann. (Die Hauptmittel, was das angeht, sind allerdings **Cocculus*** – die *indischen Kockelskörner,* **Petroleum*** – das *Steinöl* und **Sepia*** – der *Tintenfisch*).

Typisch ist in diesem Zusammenhang auch ein Schwindelgefühl mit der Neigung nach rechts zu fallen, weil die linke Gehirnhälfte – als Repräsentant der Ratio – bei der Lösung des Konflikts überfordert ist. Lac defloratum will keine Verantwortung für seine selbsterzeugten Probleme übernehmen, hebt gleichsam die Arme über den Kopf und wird dabei – ohnmächtig. Erst in der Ohn-macht wird die Macht abgegeben, gleichsam um sich Informationen aus einer höheren Instanz zu holen.

In ihrem Wahn von beständigem Mangel denkt »die entrahmte Milch«, sie könne sich nicht selbst versorgen und müsse umsorgt werden. Deshalb wollen Lac-defloratum-Menschen das, was sie einmal haben, nicht mehr hergeben und so finden wir bei ihnen oft eine handfeste Obstipation. Jeder Stuhlgang erfordert ungeheure Anstrengung, welche ihnen beim Pressen sogar Schreie abnötigt und bisweilen schlüpft der Stuhl auch in den Darm zurück. Statt zu einer Entleerung zu führen, verläuft der Druck dann in umgekehrter Richtung. Es taucht das Gefühl auf, als ob sich die Schädeldecke heben wolle. Das Einbinden des Kopfes lindert diese Empfindung sowie die typischen Kopfschmerzen.

Das Mangeldenken des Lac-defloratum-Menschen entspringt einem Infantilismus, der nie aufgegeben wurde. Im Extremfall führt das zu jener seltenen Erscheinung, daß ein bereits geschlechtsreifer Mann sich nur durch das Tragen von Windeln und Babykleidung zur geschlechtlichen Erregung und schließlich zum Orgasmus bringen kann. In einer jener TV-Sendungen über Sex und Erotik wurde solch ein Mann interviewt, der schon vom äußeren Habitus her wie ein großes Baby aussah.

Lac defloratum muß in besonderem Maße jenen Vorgang lernen, den man »Loslassen« nennt. Beim Laufen kommt es manchmal zu einer unwillkürlichen Harnentleerung, wie wir das auch von Arnica und Bryonia her kennen. Ziemlich drastisch wird hierdurch angezeigt, daß dieser Mensch gut daran täte, den Dingen »ihren Lauf zu lassen«. Der große homöopathische Arzt PIERRE SCHMIDT aus Genf beschrieb ein merkwürdiges Symptom als zu diesem Mittel passend: Der Patient hat das Gefühl die Tür könnte nicht abgeschlossen sein. Hier zeigt sich die große Angst davor, anderen Zutritt ins eigene Innere zu gewähren.

Die Einnahme des Mittels in höheren Potenzen kann ganz wesentlich dazu beitragen, den Zutritt ins eigene Selbst wieder herzustellen mit dem Erfolg, daß Existenzängste verschwinden und ein nie gekanntes Gefühl von Selbstsicherheit entsteht. Die eigene Individualität – das eigene »Un-Teilbare« darf gelebt werden und muß nicht mehr einem höchst zweifelhaften Versorgungswahn zum Opfer fallen. Haben solche Ein-Sichten innerlich stattgefunden, verliert sich auch der etwas zu lange gehütete »Babyspeck« von selbst.

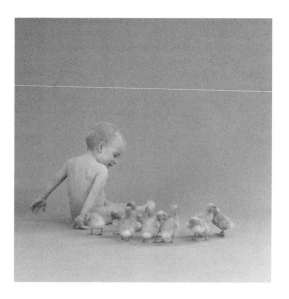

Der feige Tyrann – Lycopodium

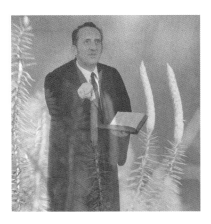

Der Bärlapp ist viele Millionen Jahre alt und trägt als eines der größten antipsorischen Mittel in sich die Kraft, entsprechend alteingesessenen, chronischen Beschwerdebildern entgegenzuwirken. Bärlappgewächse waren ehemals im erdgeschichtlichen Zeitalter des Tertiär bis zu dreißig Meter hohe Baumriesen und sind erst in relativ junger Zeit zu diesen schlangenartig kriechenden, etwas stachelig anmutenden Gewächsen verkommen, die sich häufig zu Füßen der Bäume in oberbayerischen Fichten- oder Buchenwäldern um deren Wurzelstöcke winden oder in langen Ausläufern an den Waldboden klammern.

So trägt also der Lycopodium-Charakter einerseits noch die Erinnerung an stolze Erhabenheit in sich, die nun zur Überheblichkeit geworden ist und auf der anderen Seite ein feiges kriecherisches Verhalten, das nach oben buckelt, während es nach unten Tritte austeilt.

Lycopodium hat viele Gesichter und es gibt sehr ausführliche Beschreibungen über die Symptome und Wirkungen dieses Heilstoffs. Neben meiner eigenen Studie in der *Göttlichen Homöopathie* sowie in den unzähligen Arzneimittellehren und -bildern gibt es sehr intensive Betrachtungen des Mittels bei anderen Autoren.[28] Hier wollen wir nur eine andeutungsweise Strichzeichnung geben, soweit das für unser Thema von Interesse ist:

---

[28] CATHERINE R. COULTER beschreibt diese Arznei auf insgesamt 43 Seiten in ihren *Portraits homöopathischer Arzneimittel I*. PHILIP M. BAILEY liefert uns ein über 30 Seiten laufendes, detailliertes Portrait des Bärlapp in seiner *Psychologischen Homöopathie*, (Delphi-Verlag bei Droemer).

ESSEN

Das eigentliche Mittel wird aus dem sogenannten Hexenmehl der kleinen, aber sich stolz erhebenden, kerzenförmigen Sporenköpfchen gewonnen. Dieses wird auf die übliche Weise im Porzellanmörser zusammen mit Milchzucker bis zur C3 – Trituration verrieben und anschließend weiter potenziert.

Entsprechend den hoch hinausgestreckten Sporenköpfchen des kleinen Pflänzchens, handelt es sich beim klassischen Lycopodium-Typ um einen verkopften, überheblichen Akademiker, der in der Regel im Beruf verbindlich lächelt, wohingegen er zuhause tyrannisch lospoltert: Der ockerfarbene Sporenstaub ist äußerst leicht entflammbar!

Unter dem Mikroskop sehen die Sporen aus wie winzige Nieren und dieser Signatur entsprechend haben wir im Bärlapp ein wichtiges Nieren- und Lebermittel. Ihm geht alles »an die Nieren«, (Nierensteine, griesiger, rötlicher Urin), bzw. die sprichwörtlichen »Läuse laufen ihm über die Leber«, mit dem Resultat ständiger Stoffwechselentgleisungen: Das kommt daher, daß der Lycopodium-Charakter immer Recht haben will und sich in die Anschauung anderer Menschen zum selben Thema nur sehr schwer hineindenken kann und das schlichtweg auch gar nicht anstrebt. Dieses innerliche Sich-Aufblähen führt des öfteren auch zu einem bedeutsam aufgeblähten Leib. Um diese Flatulenz irgendwie loszuwerden, kommt es zu häufigem Blähungsabgang, was zu zeitweiser Erleichterung führt, jedoch ebenso oft zu entzündlicher Wundheit des Afters oder zu blutenden äußeren und inneren Hämorrhoiden (Pfortaderrückstau wegen Leberinsuffizienz). Lycopodium ist überhaupt das einzige Mittel das KENT in der Rubrik Leberschmerz nach Kränkung anführt und das auch noch zweiwertig. Der Bärlapp ist neben und zusammen mit **Carduus marianus** – der Mariendistel wohl auch das beste Mittel in der Nachsorge einer Hepatitis.

Zwischen 16 und 20 Uhr – zur Zeit der Maximalzeit des Blasen- und Nieren-Meridians – fühlen sich Lycopodium-Menschen auffallend geschwächt. Besonders anfällig ist bei ihnen die rechte Körperseite: rechtsseitige Kopfschmerzen, rechtsseitige Mandelentzündungen oder Nierenschmerzen, rechtsseitige rheumatische Beschwerden, rechtsseitige Eierstocksgeschwülste – der rechte Fuß ist kalt, der linke heiß usw. Die Beschwerden beginnen rechts und ziehen sich dann nach links hinüber (entgegengesetzt: **Lachesis** – die **Grubenotter**).

Praktisch alle inneren Organe sind beim Lycopodium-Bedürftigen in Mitleidenschaft gezogen: außer der Leber und den Nieren besonders der Darm, sodann das Gehirn, die Lungen, die Prostata, bzw. die Eierstöcke und der Uterus bei der Frau (*Cysten* und *Myome*). Die Haut versucht, kompensatorisch zu entgiften. Deshalb finden wir Ekzeme und Hautunreinheiten aller Art bis hin zur gefürchteten Schuppenflechte *(Psoriasis)* oder auch besonders viele Leberflecke. Lycopodium fährt häufig »aus der Haut«. Er verbirgt seine innere Unsicherheit hinter dieser Fassade von Arroganz und Ich-Überhebung, kommandiert gern andere und will unbedingt ernst genommen werden. Fühlt er sich jedoch durch Größere neben oder über sich bedroht, so hängt er sein Fähnlein opportunistisch nach dem Wind und hält sich immer gern ein Hintertürchen offen (Ausnahmen bestätigen die Regel, wie wir im Anschluß an die Betrachtungen allgemeiner Art sehen werden). Begegnen wir ihm in der Funktion eines Buchhalters, so wird er verständlicherweise eher ein devotes und zu faulen Kompromissen bereites Verhalten zeigen. Schafft er es bis zum Vorstandsvorsitzenden eines Betriebes oder gar Konzerns, so wird er sich entsprechend aufgebläht und bedeutend geben und dabei seine eigenen Kinder zuhause vernachlässigen. Lycopodium kann sogar Angst vor Kindern haben.

Die Lycopodium-Symptomatik resultiert aus einer übermäßig autoritären Erziehung und Ohnmacht gegenüber den Eltern. Wenn man ständig vom Vater niedergebrüllt wird, liegt es nahe, daß solch ein Verhalten unterbewußt weitergegeben wird: »Wartet nur, wenn ich groß bin!« oder »Ich werd's Euch schon noch zeigen!«

Um endlich Oberwasser zu bekommen und Einfluß zu erreichen, kann Lycopodium zum Streber und beharrlich ausdauernden Tüftler werden. Er erwählt sich häufig Berufe, die ihm von Haus aus ein gewisses Ansehen verschaffen, wie beispielsweise Rechtsanwalt, Diplomat, Arzt oder Manager.

Da ihm als Kind nie Mut gemacht worden war, hat er später logischerweise die Befürchtung, seine Ziele nicht zu erreichen. Diese innere Unsicherheit kann bei Männern zur sexuellen Impotenz mit Erektionsschwäche und vorzeitigem Samenerguß führen. Der »Bärlapp-Mann« setzt sich selbst unter Leistungsdruck beim Sex und versagt eben deshalb, weil er nicht genießen kann. Man kann ihm aber durchaus bei der Lektüre von Penthouse- oder Playboymagazinen begegnen und wenn es darum geht, schlüpfrige Witze zu erzählen, nimmt er kein Blatt vor den Mund. Er wechselt leicht die Partnerinnen aus der Zwangsvorstellung heraus, daß es bei der nächsten besser klappen würde. Unter der bezeichnenden Überschrift »Herren-Pils und Hosenträger« bin ich auf die sexuelle Seite des Mittels im *Eros-Buch* näher eingegangen.

Lycopodium-Typen sind nur selten wirklich fett. Sie können zwar kleinwüchsig sein, wirken aber eher schmächtig, mit eingesunkener Brust und hageren Gesichtszügen, welche bisweilen von scharfen Falten auf der Stirn oder von der Nase zum Mund hin durchzogen sind. Vielen Lycopodium-Anwärtern gehen frühzeitig die Haare aus. Dafür tragen sie gerne einen Bart, vorzugsweise einen Spitzbart. Ihr Teint ist etwas fahl, bisweilen gelblich, woran man die Leberschwäche erkennen kann. Wenn der Bärlapp von KENT zu den zweiwertigen Mitteln bei Fettleibigkeit gezählt wird, so ist das ganz wörtlich zu nehmen: der Leib ist häufig etwas aufgedunsen (Bäuchlein), wohingegen die Extremitäten eher mager sind und wegen schwach ausgebildeter Muskeln leicht ins Zittern kommen. Lycopodium steht nicht fest auf dem Boden der Tatsachen dieser Welt. Er oder sie haben zahllose ÄNGSTE, so z.B. vor dem ALLEINSEIN, vor DUNKELHEIT und GEISTERN, vor VERSAGEN und TOD. Diese Menschen benötigen viel Anerkennung, damit ihr anmaßendes Wesen nicht ausartet. Sie sparen zwar nicht mit Kritik, sind aber schnell »eingeschnappt«, wenn man versucht, sie selbst zu rügen. Lycopodium muß »mit Glacéhandschuhen angefaßt« werden. Die Kent-Rubrik LEBERSCHMERZ NACH KRÄNKUNG weist allein den Bärlapp als das diesem Tatbestand angemessene Simile aus.

Die alchemistische Wandlung, aus Hochmut eine Art stolzer Demut zu machen, ohne daß solch ein Mensch dabei das Gefühl hat, gedemütigt zu sein, das ist eine vom Lycopodium-Patienten besonders schwer zu bewältigende Übung. Die geheimen Ängste, gut versteckt hinter der Fassade aus Arroganz, lassen eine homöopathische Behandlung oft nicht einmal zu. Schlimmstenfalls könnte Heilung drohen!

Lycopodium ißt gerne, viel und oft. Bisweilen ist er bereits satt nach ein paar Bissen und läßt seinen Teller noch halbvoll abtragen. Dann wieder scheint er unersättlich und sein Appetit nimmt beim Essen noch zu.
    Der Psychiater und Neurologe BENNO WITT behandelte einen jungen fettsüchtigen Mann. Dieser konnte ohne weiteres »zwei Wiener Schnitzel mit Beilagen essen, ohne rülpsen zu müssen«.[29] Als Kind hatte er nicht einmal

---

[29] WITT, BENNO: *Homöopathie in Psychiatrie und Neurologie,* S. 89, Haug-Verlag, Heidelberg, 2. Aufl. 1984.

seinen Teller leer essen können. Jetzt aber steigerte sich sein Appetit während er aß. Nach dem Essen mußte er sich hinlegen und vier Stunden schlafen, bis er wieder ansprechbar war. Er ging keinerlei körperlicher Tätigkeit nach und wurde immer dicker. Lycopodium in zunehmenden LM-Potenzen von der LM 6 bis LM 18 war das anfängliche Hauptmittel, mit welchem Witt ihn heilte. Als Dosierung ist angegeben: 2 x täglich 4 Tropfen in 4 Eßlöffeln Wasser. Im Anschluß daran bekam er – wohl aufgrund der sich ändernden psychischen Situation – in ähnlicher Weise noch LM Potenzen von Calcium carbonicum und Phosphor und zum Schluß wieder Lycopodium.

Beide Geschlechter lieben Naschwerk und Süßigkeiten (oftmals auch Alkohol) und können sich als Liebesersatz über Gebühr damit vollstopfen. Zwiebeln, Knoblauch und Kohlgemüse werden schlecht vertragen und führen sofort zu Blähungen. Nach Mehlspeisen kommt es mitunter zu Durchfall. Fasten wird ähnlich Sulphur ganz schlecht vertragen und führt zu Übelkeit.

Bei längerer Einnahme des Mittels in höheren Potenzen kommt es unter Umständen nach anfänglichen Verschlimmerungen – vor allem die anhängige Familie klagt dann vielleicht über gesteigerte Wutausbrüche des Haustyrannen – meist zu erstaunlichen Wandlungen. In lebhaften nächtlichen Träumen erkennt der Patient seine Schwächen und lernt, sie durch andere Verhaltensweisen zu ersetzen. Diese innerseelische Schulung kann bisweilen etwas anstrengend für alle Beteiligten sein, aber im Endeffekt findet man nach einigen Wochen bis Monaten einen im wahrsten Sinne des Wortes »runderneuerten« Familienvater vor.

Zum Schluß noch eine von vielen Geschichten aus meinem persönlichen Erfahrungsschatz mit Lycopodium, welche zeigt, daß oft nur wenige Leitsymptome vorhanden sein müssen, um ein Mittel mit Aussicht auf Erfolg erkennbar zu machen. Es zeigt sich daran auch sehr schön, wie achtsam auf kleine Zeichen wir bei dieser Homöopathie oft sein müssen, um zum Erfolg zu gelangen:

INTERMEZZO

Gichtfinger und Schweinebraten

In meiner näheren Umgebung »residiert« – kann man schon sagen – ein Kollege von mir, der ob seines Könnens auf dem Sektor der manuellen Therapie bekannt und berühmt ist. Dieser vermittelt nun beileibe nicht den Eindruck eines feigen Tyrannen, sondern eher den eines forschen Draufgängers. Er ist sehr erfolgreich und seine Patienten reisen sogar von Italien her an, um sich von ihm behandeln zu lassen. Dieser moderne Medizinmann – im besten Sinne dieses Wortes –, ein schon leicht angegrauter, aber sehr resoluter Herr, nötigt seinen Patienten allerdings schon durch sein zielsicheres und bestimmtes Auftreten den nötigen Respekt ab (Lycopodium!). Hat er es mit waschechten Doktores und Professores oder anderen Autoritäten zu tun, die ihm vielleicht etwas am Zeug flicken wollen, so belehrt er diese (Lycopodium!) bald eines besseren, indem er zum einen mit fundierten Fachkenntnissen auftrumpft und zum anderen sich generell nichts vorschreiben läßt (Lycopodium!). Bei aufmerksamer Betrachtung entdecken wir also doch einige Merkmale, die zum Psychogramm des Bärlapp passen könnten. Dazu gesellte sich nun folgendes:

Dieser durchaus liebenswerte Vertreter der medizinischen Zunft, klagte eines Tages über »gichtige Knoten« seiner mittleren Fingergelenke. Zunehmende Schmerzen in diesem Bereich würden ihm seine chiropraktische Arbeit immer schwerer machen. Vielleicht hatte er in den vergangenen Wochen zu sehr seinem heißgeliebten »Schweinsbraten« gehuldigt und dadurch sein System übersäuert – die Verbindung zwischen übermäßigem Fleischgenuß einerseits und harnsaurer Diathese andererseits ist ja bekannt – jedenfalls dachte ich sofort an Lycopodium und verordnete das Mittel in einer LM 12, einmal täglich 3 - 5 Tropfen. Unter der KENT-Rubrik EXTREMITÄTEN /SCHWELLUNG/FINGERGELENKE/GICHTIG, findet sich der Bärlapp jedenfalls unter nur 4 Arzneien als einzige im Fettdruck.

Bereits einen Tag nach der ersten Einnahme des Mittels gestand mein höchst verblüffter Kollege, daß der Schmerz um ein beträchtliches nachgelassen habe. Nach weiteren drei Tagen war auch von den Knoten nichts mehr zu spüren und die Finger waren wieder voll beweglich. Mein Rat, diese Medizin längere Zeit weiter einzunehmen, wurde jedoch nicht befolgt. Auf meine Frage warum nicht, ward mir die Antwort: »Sie macht mich zu weich, das kann ich bei meinem Klientel nicht gebrauchen.« Überhaupt hatte mein Kollege mit Hochpotenzen und psychischen Problemen »nichts am Hut«. Er war mehr für die handfesten Sachen und arbeitete lieber »parenteral«[30] und organbezogen mittels Tiefpotenzen, welche er durch Funktionsanalyse auste-

---

[30] Unter Umgehung des Magen-Darmtrakts, also durch Injektion.

stete und mit großer Bravour und ebensoviel Erfolg seinen Patienten zumeist »intrapopös« oder in die Vene spritzte.

Die derart schnelle Wirkung einer Hochpotenz am eigenen Leib war ihm jedenfalls unheimlich: »Wenn ich das bei mir einführen würde – nein, lieber nicht, jedem das Seine!« Dabei lachte er verschmitzt aus klein zusammengekniffenen Äuglein, die mir seine Vorliebe für Schweinebraten verständlicher werden ließen, und es wurde mir klar, daß er sein Bäuchlein, das sich unter seinem makellos weißen Hemd abzeichnete und das der Überzeugungskraft des geschätzten Kollegen noch mehr Gewicht verlieh, niemals von meiner Hochpotenz würde einschmelzen lassen.

So etwas kommt nämlich auch vor: Wenn einer merkt, daß unsere Mittel zu gut wirken, dann läßt er sie schnell weg, bevor er womöglich an sein »Eingewecktes« kommt. Suchtfrei würde ich ihn also nie bekommen, den werten Kollegen. Seine allwöchentlich sich aufschaukelnde Suche nach dem »Schweinsbraten« ist einfach nicht zu bändigen. Immerhin: Die Gichtknoten sind trotzdem seit einem Jahr nicht mehr erschienen.

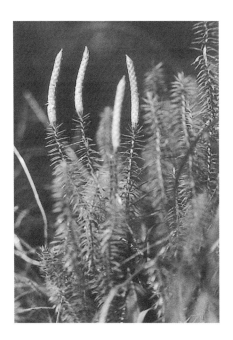

Der Vogel-Strauß-Politiker – Pulsatilla

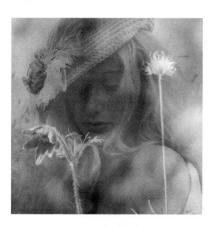

Finden wir mehr Anwärter auf Lycopodium und Nux vomica unter dem männlichen Geschlecht, so ist es bei Pulsatilla – der **Küchenschelle** eher umgekehrt. Die Fallgeschichten zur Kuhschelle, wie diese auch genannt wird, die sich im Lauf einer 25-jährigen Praxistätigkeit bei mir angesammelt haben, sind Legion. Dabei hat sich immer wieder gezeigt, daß diese Arznei, – ganz gleich wegen welcher vordergründigen Problematik sie ursprünglich verordnet worden war – den Patienten immer auch gewichtsmäßig zu seiner persönlichen Norm hinführen konnte.

Pulsatilla-Frauen können zwar oftmals etwas pummelige Rauschgoldengel sein, doch sind sie keineswegs immer nur wohlbeleibt und über die Maßen rundlich. Wir kennen sie in allen Spielarten des Körperbaus, von der schmächtigen Kindfrau und »sanften Cinderella«, wie CATHERINE COULTER sie bezeichnete, bis hin zur üppigen Juno. Wenn jedoch diesbezüglich auf die eine oder andere Weise zuviel oder zuwenig des Guten vorzufinden war, so kam es in jedem Falle nach der Einnahme des Mittels zu einem gesunden Ausgleich, wenn – ja wenn nur einige markante körperliche oder geistige Symptome in Übereinstimmung mit dem Wesen der Küchenschelle zu bringen waren:

Häufig können wir beobachten, daß das Hahnenfußgewächs Pulsatilla seine glockenförmige Anemonenblüte nach unten, in Richtung Boden, neigt. In ähnlicher Weise läßt ein Pulsatilla-Mensch den Kopf hängen, ja er steckt ihn sogar schnell in den sprichwörtlichen Sand, um sich den Herausforderungen dieser Welt zu entziehen. Pulsatilla trifft nicht gern eine spontane Wahl und übernimmt damit die Verantwortung für seine Entscheidung. Nach dieser Signatur verordnete bereits HIPPOKRATES die Küchenschelle jenen Patienten, die schnell klein beigaben und den Kopf hängen ließen.

Sehen wir eine Wiesenküchenschelle mit anmutig gesenktem, tiefvioletten Blütenköpfchen und weißlichem Babyflaum auf Blättern und Stengeln etwas genauer an, so wird dem einfühlsamen Betrachter sofort klar, daß ein daraus gewonnener Heilstoff nur zu einem entsprechend feinfühligen Menschenkind passen kann. Dabei kommen uns mehr oder weniger von selbst Bilder von etwas zartbesaiteten, blonden, blauäugigen Vertretern des weiblichen Geschlechts vor Augen:
Pulsatilla-Frauen sind stimmungsmäßig sehr labil und können unvermittelt sowohl vor Glück wie vor Schmerz losheulen. Nach altgriechischer Sage entstand die Küchenschelle als APHRODITE, untröstlich über den Verlust von ADONIS, in Tränen ausbrach, nachdem dieser beim Jagen von einem Eber getötet worden war.

In der Praxis bricht Pulsatilla manchmal schon beim Erzählen ihrer Symptomatik in Tränen aus. (Auch ihre »dunklere Schwester« **Sepia*** und **Medorrhinum** – die *Gonorrhoe-Nosode* sowie **Kalium carbonicum** kennen dieses Symptom). Pulsatilla braucht dann viel Zuspruch und Trost, was ihr ungemein gut tut. (Das Gegenteil finden wir bei Natrium muriaticum, das sich still zurückzieht und jeden Kummer selbst verarbeiten will).

Pulsatilla ist von herzlicher, gewinnender Wesensart, aber schüchtern und sehr empfindsam. Sie zeigt fast immer ziemlich offen Züge von Anhänglichkeit und Bedürftigkeit und wird leicht eifersüchtig auf ihre Geschwister, wenn sie das Gefühl hat, daß man ihr zuwenig Aufmerksamkeit zollt. Sehr gerne läßt sie sich streicheln und bemuttern und bemuttert selbst andere, wenn sie schließlich erwachsen ist. Dann ist sie in jeder Hinsicht empfänglich – sowohl fürs Heiraten wie fürs Kinderkriegen. Über eine Schwangerschaft und ihr erstes Kind kann sie »gluckenhaft glücklich« sein, weil sie das in ihrer Euphorie erst einmal für ein *happy end* hält. Wird eine Pulsatilla-Frau allerdings in der Schwangerschaft von ihrem Partner abgelehnt, weil sie allmählich einen dicken Bauch bekommt und sie hierdurch vielleicht auf ihren Mann weniger erotische Anziehungskraft ausübt, so kann das katastrophale Auswirkungen auf ihr Gemüt haben. Der Einsatz der Arznei ist dann dringend gefragt.

Die mangelnde Entscheidungsfähigkeit der Pulsatilla-Frau resultiert aus einem Mangel an Hingabefähigkeit und Vertrauen in den Fluß der Schöpfungsintelligenz. Deshalb verzögert sich auch ihre Entwicklung zur eigenen Weiblichkeit hin. In der Pubertät möchte sie noch keine Frau sein. Ist sie dann schon etwas erwachsener, möchte sie vielleicht schwanger werden, aber lieber doch nur – ein bißchen. Und wenn sie dann endlich Kinder hat, möchte sie sie nicht mehr hergeben. Verlassen die Kinder schließlich das Haus, muß dieser Heilstoff wiederum zeigen, was er kann, denn das nimmt ihr einen wesentlichen Teil ihres Lebensinhalts und macht sie extrem unglücklich.

Pulsatilla wird von zahlreichen Ängsten verfolgt. Bereits das junge Mädchen fürchtet sich vor Geistern und bekommt ängstliche Anwandlungen im Zwielicht. Ein Gang über den Friedhof in der Dämmerung jagt ihr einen Schauer über den Rücken. Sie schaut unter ihr Bett, ob auch niemand darunter liegt, wenngleich sie des nachts Vorstellungen davon entwickeln kann, daß ein nackter Mann in ihrem Bett läge – das immer dann, wenn sie ihre weibliche Seite unterdrückt oder als junges Mädchen noch nicht so recht zur Frau erwachen will. Dementsprechend träumt sie auch des öfteren von Katzen, als einem Sinnbild für ein animalisches Sich-gehen-lassen. Die Pulsatilla-Frau hat – aus vielfältigen Gründen – Angst vor dem anderen Geschlecht. Intensives Beten hilft ihr, aber dabei läuft sie Gefahr, sich in eine Art religiöse Psychose hineinzumanövrieren. Ihr Mangel an Selbstbewußtsein kann dazu führen, daß sie sich zu dogmatisch bestimmenden spirituellen Sekten hingezogen fühlt.

So haltlos wie Blüte und Samenständer des zerbrechlichen Pflänzchens im Wind hin- und herschwanken, so wankelmütig und flatterhaft ist auch die Pulsatilla-Frau.

Hysterie und spontane Ohnmachtsanfälle überfallen sie immer dann, wenn sie eigentlich Verantwortung übernehmen müßte. So etwas ist zwar heutzutage nicht mehr an der Tagesordnung, kommt aber hin und wieder bei besonders empfindsamen Naturen noch vor. Ebenso selten, aber doch wahlanzeigend für Pulsatilla ist das Einsetzen des Milchflusses bei einer Frau mit eingebildeter Schwangerschaft.

Fragen wir nach dem monatlichen Zyklus, so erfahren wir praktisch immer dasselbe: Die Blutung ist zu schwach, sie ist unterdrückt, fehlt für einige Monate gänzlich oder ist extrem schmerzhaft, sodaß die Patientin am liebsten das Bett nicht verlassen würde. Oft erwacht sie nachts schweißgebadet und »kompensiert« hierdurch die zu schwache oder gänzlich fehlende Blutung.

Über Pulsatilla in Verbindung mit den Folgen sexueller Unterdrückung habe ich mich eingehender im *Eros-Buch* ausgelassen. Nur soviel noch: Wir finden auch die reife Pulsatilla-Frau, die – auf der einen Seite braves Hausmütterchen – doch einem gelegentlichen Seitensprung gegenüber nicht abgeneigt ist. Es scheint, als wolle sie sich die erotische Süßspeise, die sie sich vielleicht als junges Mädchen zuwenig gegönnt hat, in späteren Jahren plötzlich nachholen. Erlaubt sie sich das auch dann noch nicht, so ist Pulsatilla häufig eine ausgesprochene »Torten-Amsel«, will sagen, sie liebt schwere, süße Speisen, Kuchen, Schokolade und Speiseeis. Der Fehler ist nur, sie verträgt sie nicht sehr gut, besonders dann nicht, wenn diese Teigwaren auch noch zuviel Butter enthalten. Überhaupt ist die Küchenschellen-Frau anfällig gegenüber fetten und zu heißen Speisen aller Art, speziell gegenüber Schweinefleisch. Sie bekommt dann Magen-Darmprobleme und Gallenschmerzen, Sodbrennen oder einen bitteren Geschmack im Mund sowie Durchfall mit Übelkeit und Erbrechen. (**Nitricum-acidum** hingegen, – die *Salpetersäure,* zeigt eine Vorliebe für Fette und verträgt sie auch).

Pulsatilla liebt die frische, kühle Luft und schläft gerne bei offenem Fenster. Die alpine Form dieser Untergattung der Anemonen kommt gut mit der Kälte in höheren Bergregionen zurecht. Als eine der ersten Alpenblumen taucht sie im Frühjahr unter Eis und Schnee auf, eingehüllt in ihre seidig-pelzige Behaarung, die sich anfühlt, »wie das Fell eines Tieres oder der Daunenschleier eines Vogels«.[31] Wäre eine Pulsatilla-Frau verheiratet mit einem ebenso empfindsamen, aber im Gegensatz zu ihr leicht fröstelnden Silicea-Mann, so gäbe es schnell Schlafzimmerprobleme der besonderen Art, denn letzterer besteht in jedem Fall darauf, daß das Fenster wegen »Zugluft am Kopf« geschlossen zu halten ist.

Diese beiden Mittel können übrigens gut nebeneinanderher eingenommen werden und ergänzen einander vorteilhaft. Silicea – in seiner reinsten Form kennen wir es als Bergkristall – kann wegen seines grazilen Wesens und seiner besonderen Beziehung zu den Lichtkräften sogar als eine Art »chronische Pulsatilla« angesehen werden.

Auch an dem geringen Trinkverlangen kann die Küchenschelle gut erkannt werden. Pulsatilla-Menschen haben kaum jemals wirklich Durst. Selbst nach einer langen, schweißtreibenden Wanderung nehmen sie nur kleine Mengen Flüssigkeit zu sich: Bedenken wir, daß das zarte Pflänzchen eine

---

[31] VONARBURG, BRUNO: *Homöotanik, Bd. 1* Zauberhafter Frühling, S. 75, Haug-Verlag, Heidelberg.

extrem lange Pfahlwurzel in den Boden treibt, um an das vor allem in höheren Regionen oft nur spärlich vorhandene Naß heranzukommen, so wird das verständlich. Die Kuhschelle ist es also »von Haus aus« gewohnt, mit wenig Flüssigkeit auszukommen.

Als nächstes fällt auf, daß alle Körperabsonderungen eines Pulsatilla-Bedürftigen von milder, weißlicher bis gelblich-cremiger Beschaffenheit sind, sei es, daß es sich hierbei um einen Schnupfen handelt, eine Augenentzündung *(Blepharitis)* oder um einen vaginalen Ausfluß, gleichgültig welcher Provenienz.[32]

Pulsatilla-Kinder sind sehr empfindlich gegenüber Lärm und Streit. Sie entwickeln dann Hörprobleme bis hin zu harten Ohrpfropfen und häufigen Ohrenentzündungen. Kopfschmerzen durch eine »emotionale Unterkühlung« oder Überarbeitung in der Schule sind durch diese Arznei ebenfalls gut kurierbar. Ein ständiger Wechsel, ein Hin und Her der Symptome, also »wandernde Schmerzen«, zeigen ebenfalls die bereits erwähnte innere Entscheidungsunfähigkeit an.

Pulsatilla gehört zu den Hauptmitteln, um Schwellungen der Beine in Verbindung mit schmerzhaften Krampfadern zu begegnen. Ein Hochlegen der Beine bessert. Oft tauchen Varizen verstärkt während einer Schwangerschaft auf. Bei der Einnahme des Mittels in tiefen Potenzen ist in dieser Zeit allerdings etwas Vorsicht geboten, denn die Kuhschelle wirkt geburtsfördernd, was sie auch zu einem wichtigen Mittel zur Einleitung der Geburt macht.[33] In höheren Potenzen kann sie eine Neigung zur Fehlgeburt eliminieren, nach VONARBURG vor allem im 5. und 8. Monat. Bisweilen hilft sie sogar, eine Querlage des Foeten zu korrigieren. Nach der Entbindung trägt das Mittel zu einer beschleunigten Wiederherstellung normaler Verhältnisse des venösen Systems bei. Neben **Bryonia, Calcium carbonicum, Lachesis** und **Rhus-**

---

[32] Naturgemäß ist dieser meist sykotischer Natur, was jedoch nicht heißen muß, daß er immer nur in der Folge einer Tripper-Infektion auftritt. Beispielsweise kann es auch sein, daß die natürliche bakterielle Scheidenflora der Frau durch den Einfluß von Chlorwasser in Hallenbädern gelitten hat und sich Pilzerkrankungen einstellen. (Die Scheidenbakterien ernähren sich normalerweise von den Micropilzen. Werden sie durch Chlor vernichtet, entwickeln sich die Pilze explosionsartig).
[33] Siehe diesbezüglich auch meine Ausführungen über Caulophyllum in Raba: *Göttliche Homöopathie*, Andromeda-Verlag, 1999.

toxicodendron ist Pulsatilla eine der wichtigsten Arzneien bei einer Neigung zu Venenentzündungen und zur Auflösung bereits bestehender Thrombosen im sogenannten Milchbein *(Phlegmasia alba dolens).*
Besonders gut eignet sich die Küchenschelle zum Abspecken, wenn eine Frau während der Schwangerschaft zuviel an Gewicht zugenommen hat und das nun nicht mehr so leicht los wird.

Läßt sich eine Übereinstimmung der Gemütssymptomatik des Patienten mit dem Arzneimittelprüfungsbild der Kuhschelle feststellen, so hilft diese Arznei bei einer Unzahl weiterer Beschwerden, so unter anderem bei nächtlichen Hustenanfällen, die den Leidenden entweder vom Schlaf abhalten oder aufwecken und welche nur durch ein Hochsitzen im Bett Erleichterung finden. (**Phosphor*** und **Conium*** sind dreiwertige Vergleichsmittel, was die Besserung durch Hochsitzen angeht). Ein häufiges Zucken der Gliedmaßen vor dem Einschlafen ist ein weiteres Symptom, das anzeigt, daß ein bestehender Problemdruck nicht verarbeitet ist.

Um nun noch kurz die männlichen Vertreter dieses großen Heilstoffes anzusprechen:

Ich erinnere mich eines Falles aus meinen Anfangsjahren der homöopathischen Therapie. Es handelte sich um einen jungen Mann mit hartnäckigen Magenbeschwerden, die nach einer Reihe von Mitteln »in Folge« verlangten, ohne daß ein wirklich durchschlagender »Er-folg« zu verzeichnen gewesen wäre. Da entschloß ich mich, die Einzelsymptomatik zu vernachlässigen und das für einen Mann ungewöhnlich sanfte Wesen mit ins Kalkül zu ziehen. Innerhalb von ein paar Tagen war diese chronische Magenbeschwerde wie weggewischt und ist seither auch nicht mehr aufgetreten. Gleichzeitig trat eine Wandlung insofern ein, als dieser Mann um etliches resoluter wurde und einige Kilogramm an adipöser Schutzpanzerung verlor.

So ist also durchaus auch bei Männern an diese Arznei zu denken, wenn ihre weiblich weiche Seite mehr oder weniger stark oder auch nur gut verdeckt zu beobachten ist und sie auf die eine oder andere Weise gesundheitlich leicht aus der Bahn geworfen werden. Solch eine Anfälligkeit kann sich beispielsweise in einer akuten Blasenentzündung mit Strikturen äußern, bei welcher die Küchenschelle mitunter gute Dienste tut. (**Cantharis** – die *spanische Fliege* heilt akute und besonders schmerzhafte Cystitiden, wenn sie mit Absonderung von blutig-fetzigem Urin einhergehen. **Dulcamara** und **Sul-**

phur sind Mittel für akute Blasenentzündungen nach Unterkühlung und Durchnässung oder das längere Sitzen auf kaltem Untergrund).

Ebensogut kann das Mittel bei einer schmerzhaften Entzündung der Hoden nach Mumps *(Parotitis epidemica)* angezeigt sein oder bei einer Entzündung der Samenleiter oder der Prostata nach absolvierter Gonorrhoe.

Bei Homosexuellen beiderlei Geschlechts kann man relativ oft an die Küchenschelle denken, nicht um diese Menschen zur Heterosexualität zu bekehren, sondern ganz einfach, um eine bestehende, sie bedrängende Beschwerde aufzulösen. Allerdings hat die Einnahme der potenzierten Arznei in der Folge auch schon dazu geführt, daß eine starke Wandlung in Richtung größerer Selbständigkeit einsetzte, was schließlich sogar zu einer Veränderung des sexuellen Verhaltens geführt hat.

Wer noch mehr über psychologische Feinheiten dieses *Polychrests*[34] erfahren möchte, lese die liebevoll ins Detail gehende Charakterstudie von Pulsatilla in PHILIP M. BAILEYS *Psychologischer Homöopathie* nach. In meinem Werk *Homöopathie – das kosmische Heilgesetz* habe ich versucht, der Küchenschelle gleichnishaft anhand einer Analyse des Märchens von der Gänsemagd gerecht zu werden.

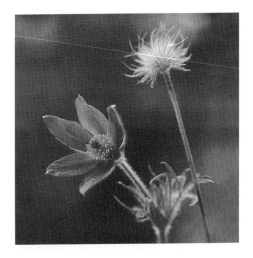

[34] Ein Mittel, das ob seiner großen therapeutischen Spannbreite, vielfältigen Krankheitserscheinungen gerecht werden kann.

Der Müllschlucker – Sulphur

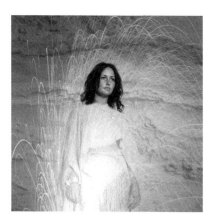

Sulphur – der Schwefel trägt in sich die Idee vulkanischen Ursprungs. Als giftiggelbe Ausschwitzung der Unterwelt haftet er an den Kraterabhängen zahlreicher noch tätiger oder zur Zeit untätiger Vulkane, wie zum Beispiel dem Stromboli oder dem Vesuv.

Der sulphurische Genius entspricht dem alchemistischen Prinzip der Transformation, denn wir begegnen dem Schwefel in vielerlei Gestalt und Ausformung. Wir kennen dünn- und dickflüssigen Schwefel, rhombische oder monokline Kristalle und die reine »Schwefelblüte«, die als Ausgangsstoff für die potenzierte Arznei dient. So begegnen wir auch dem menschlichen »Sulphur-Typus« in vielgestaltiger äußerer Ausprägung: Es gibt dicke, dünne, wohlbeleibte und schmächtige Sulphur-Typen.

Auch von diesem Mittel-Riesen oder Riesenmittel kann ich hier aus verständlichen Gründen nur einen skizzenhaften Abriß liefern, soweit er für unser Thema von Bedeutung sein mag. In meinen anderen Büchern habe ich unter unterschiedlichen Aspekten über weitere Wesenszüge von Sulphur geschrieben. Bei ANANDA ZAREN, CATHERINE R. COULTER und PHILIP M. BAILEY findet der Tieferschürfende darüber hinaus ausführliche Beschreibungen dieser großen antipsorischen Arznei.

Wenn wir von Sulphur sprechen, so denken wir zuerst einmal an die Easy-Rider- und Flower-Power-Generation der 60er-Jahre, die gleich einer vulkanischen Eruption einengende und überholte Konventionen sprengte und mit der Unterdrückung von Sex und freier Meinungsäußerung Schluß machte.

ESSEN

Dazu fallen der inzwischen schon etwas reiferen Generation musikalische Großveranstaltungen wie das Woodstock-Festival ein, auf dem die dort versammelten Hippies mit sämtlichen überkommenen Kleiderregeln brachen. Das alles paßt zur Gesamtaura von Sulphur, was nicht heißt, daß nun jeder der sich damals eine Blume ins Haar gesteckt hat oder sein Gesicht bemalte, automatisch ein Anwärter auf diese Arznei gewesen wäre – im Gegenteil. Er drückte durch sein Sosein ja eben dieses sulphurische Urprinzip aus und brauchte es sich deshalb umso weniger einzuverleiben. Der Bewußtseinsschritt in Richtung innere und äußere Freiheit wurde auch ohne Anstoß dieser Arznei bewältigt.

Der Schwefel kann jedoch gefragt sein, wenn eben solche freien Äußerungen von Lebensenergie und Lebensfreude – wodurch auch immer – gewaltsam unterdrückt worden sind.

Heutzutage begegnen wir einem potentiellen Sulphur-Patienten beispielsweise auf Flohmärkten, in Ramschläden oder bei Second-hand-Auktionen. Sulphur ist der geborene Sammler und Gammler. Er hortet und schachert gerne und ist in dieser speziellen Ausprägung einer Art modernem Raubritter vergleichbar. Er verleibt sich jede Menge Sachen ein, kann diesen Ballast aber weder psychisch noch physisch gut verdauen. Er ist der typische Sperrmüll-Verwerter. Wenn er sich nicht selbst gerade irgendwo kratzt, weil es ihn juckt, so fummelt er bestimmt an etwas oder jemandem anderem herum.

Das Sich-Einverleiben von psychischem Müll anderer – Sulphur fühlt sich als Helfer der Menschheit und hat immer gute Ratschläge zur Hand – sowie von Speisen aller Art, die er vorzugsweise an Würstchenbuden, in Schnellimbißstuben oder Kantinen in sich hineinstopft, führt unter anderem dazu, daß er oft einen etwas speckigen, ungepflegten Eindruck macht. Der klassische Sulphur-Typ ist auch kein Verächter von Süßigkeiten, vor allem nicht von Schokolade, wie er überhaupt jeder Art von Süßspeise gegenüber – auch in Form von Vergnügungen – nicht abgeneigt ist, vom Alkohol ganz zu schweigen, wie wir an anderer Stelle noch sehen werden. Außerdem kann er eine ausgesprochene Vorliebe für Rohkost und saure Sachen, wie Essiggurken, Peperoni und ähnliches entwickeln.

Nicht immer hat Sulphur einen Bärenhunger. Sulphur-Kinder können sich auch ständig bekleckern oder sie stochern lustlos in ihrem Essen herum. Besonders dann, wenn Bagatellerkrankungen, wie beispielsweise ein einfacher grippaler Infekt, vom Schulmediziner der Einfachheit halber gleich mit schweren antibiotischen Geschützen niedergekämpft wurden und somit das ganze Immunsystem einschließlich Darmflora und den Schulleistungen darniederliegt. Hier wirkt der potenzierte Schwefel wahre Wunder und bringt alles wieder auf Vordermann.

Neben einem »Schnellverbrenner« von magerer Statur – ein etwas chaotischer Wissenschaftler entspricht in etwa diesem Typus – gibt es also auch jenen Sulphurmenschen, der KENT dazu veranlaßt haben mag, das Mittel zweiwertig in die Repertoriums-Rubrik FETTLEIBIGKEIT mit aufzunehmen. Der Leser möge an die mittleren Jahrgänge der oft wohlbeleibten und bärtigen Motorradfans in ihren Lederoutfits denken, die sich zum alljährlichen »Harley-Glüh'n« oder in Amerika zum »Burning-Man« treffen, um eine Vorstellung davon zu bekommen, wovon ich hier rede. Auch bei diesem »event« – früher sagte man dazu Ereignis – trifft sich einmal im Jahr ein kunterbunt zusammengewürfeltes Völkchen in der Wüste von – ich glaube Arizona – mit Trucks, Wohnwagen oder Zelt und Motorrad, um ein paar Tage freies Leben zu feiern. Am Ende der Veranstaltung wird eine riesige Holzfigur angezündet und steht flammend gegen den abendlichen Himmel. Dieser »Brennende Mensch« kann geradezu als Symbol für den sulphurischen Menschen angesehen werden, denn was kennzeichnet den Schwefel besser, als seine Eigenschaft zu brennen.

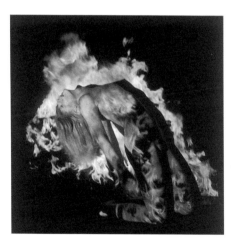

Der Sulphur-Patient klagt im besonderen über brennende Schmerzen und Hauteruptionen. (Andere dreiwertige »Brenner« sind **Phosphor***, **Arsenicum*** und **Cantharis*** – die *spanische Fliege*).

Wenn sich also dort zur feucht-fröhlichen Feier des Lebens Frauen und Männer aller Altersstufen einfinden, sind diese in der Regel durchaus gemütlich und hilfsbereit veranlagt. Geht den zumeist bärtigen Gesellen dennoch mal »der Hut hoch« oder »das Messer in der Tasche auf«, so werden wir allerdings sofort an die vulkanische Urnatur des Schwefels erinnert, so stinkt und furzt das dann sprachlich aus ihnen heraus.

Häufiger Blähungsabgang mit einem Geruch nach faulen Eiern ist zusätzlich typisch für einen Anwärter auf diese Arznei. Oft klagt er über einen Durchfall, der ihn frühmorgens aus dem Bett treibt. Der feurigen Natur des Schwefels entsprechend, ist ihm fast immer zu heiß, er schwitzt viel und oft und so läuft er auch im Winter meist nur leicht bekleidet herum. Er berichtet auch über brennende Schmerzen an unterschiedlichen Orten. Ein Leitsymptom für die Wahl von Sulphur können brennend heiße Füße sein, die nachts zur Abkühlung aus dem Bett gestreckt werden müssen. (Vor allem **Medorrhinum*** und **Pulsatilla*** sowie des weiteren **Sanguinaria** kennen diese Symptomatik ebenfalls).

Entsprechend den Ausschwitzungen aus dem Erdinneren in Form von schwefeligen Überkrustungen der vulkanischen Schlote, finden wir beim Sulphur-Bedürftigen vielerlei Hauteruptionen wie hartnäckige Ausschläge, Flechten, Aknepusteln und Ekzeme. Der Schwefel-Patient kratzt sich ständig. Er muß sich kratzen bis zum Wundwerden der Haut, vor allem beim Warmwerden im Bett. Die sulphurischen Hautbeschwerden resultieren aus einer Trägheit des Stoffwechsels. Dieser stagniert zum einen wegen der mangelnden Bereitschaft solcher Menschen, von einem Zuviel an gehortetem Hab und Gut auch wieder loszulassen, damit die Dinge in Fluß bleiben, zum anderen durch eine künstliche Unterdrückung von Aggression (»Aus der Haut-fahren« ist nicht erlaubt) und sodann durch eine Verschleppung von Krankheitskeimen und deren Toxinen, wie sie im allgemeinen zustande kommt durch die modernen Suppressionsmethoden mittels Antibiotica. Würde man die Tätigkeit eines Vulkans künstlich unterdrücken können, so provozierte man Ausbrüche an anderer Stelle der Erdoberfläche. Wie schon bei der Besprechung von Cuprum festgestellt, wird auf diese Weise lediglich eine Symptomverschiebung erreicht, was vom Prinzip her einer »Metastasierung« entspricht. Hat dergleichen bereits stattgefunden und ein Patient erholt sich nicht von einer vorangegangenen Erkrankung und kränkelt ständig weiter vor sich hin, so können wir an den Einsatz von Sulphur als Heilmittel denken, um den »eingefressenen« Zustand wieder aufzulösen und die darniederliegende Lebensenergie zu reaktivieren.

A propos Fressen: Dieses Hineinfressen ist mitunter ganz wörtlich zu nehmen. Sulphur kann fressen wie ein Scheunendrescher und er ist dabei nicht wählerisch. Ist er sehr weit heruntergekommen und hat es nicht geschafft, sich als »Aussteiger« aus dieser Gesellschaft anderweitig gut zu etablieren, so begegnen wir ihm unter Umständen als »Erfinder« in einem Schuppen mit tausend Eisen- und anderen Einzelteilen, die man »vielleicht mal irgendwie verwerten kann«. Wir können ihn im Schrebergarten antreffen oder im abgerissenen Gewand eines Clochards. Dabei ist er oftmals hochgeistig veranlagt, weswegen der altehrwürdige amerikanische Homöopath CONSTANTIN HERING vom »Philosoph in Lumpen« als einem typischen Sulphur-Menschen sprach. Sein Geltungsbedürfnis ist groß, doch seine Abneigung gegenüber jeder Art von Verpflichtung oder Verbindlichkeit ist noch größer. Wenn er sich vor etwas drücken will, hat er jede Menge guter Ausreden auf Lager. Hat er etwas verbockt, gibt er seine Schuld nicht gern zu. Ein zumeist liebenswerter Zigeuner also, der in der Regel primär lustorientiert lebt.

In der amüsanten Film-Komödie *Zoff in Beverly Hills* spielt NICK NOELTE solch einen Penner, der sich und seine Promenadenmischung von Hund aus Abfalltonnen ernährt, bis er von einem reichen Kleiderbügelfabrikanten, dargestellt von RICHARD DREYFUß, in dessen Luxusvilla aufgenommen wird und dort sowohl durch seine spontane Handlungsweise wie mit seinen philosophischen Sprüchen alles auf den Kopf stellt. Letzten Endes bringt er aber dadurch einen ungemein frischen Wind in diese »durchgeknallte« und in jeder Hinsicht »abgehobene« Familie, was jedem einzelnen Mitglied derselben auf eine ganz besondere Weise gut tut. Zuguterletzt will niemand mehr auf den liebenswerten Spinner verzichten und so holen sie ihn, als sie ihn gegen Ende doch noch aus dem Haus gegrault haben, reumütig wieder zurück.

Sulphur huldigt einer genialischen Unordnung. Meistens kann er nicht anders. Es ist seine Natur. Diesbezüglich ist er das Gegenteil eines Menschen vom Typus Arsenic, der wie aus dem Ei gepellt daherkommt und auf dessen Schreibtisch eine genau abgezirkelte preußisch-akurate Ordnung herrschen muß.

Logischerweise waschen sich viele Sulphur-Patienten auch nicht sonderlich gerne. Der eine oder andere von ihnen mag wirken, als habe er sich gerade auf dem Flohmarkt neu eingekleidet. Sulphur kann bequem bis ausgesprochen faul und schlampig sein. Er oder sie ist kontaktfreudig, entzündet sich gleich einem Streichholz schnell für neue Ideen und duzt dabei oft jeden gleich, ohne ihn näher zu kennen.

Ähnlich Lycopodium haben Sulphur-Kinder in der Jugend oft psychische Wunden durch Demütigungen erlitten. Sie reagieren jedoch hierauf anders, als der Lycopodium-Charakter. Duckt sich Lycopodium vor der Gewalt des Stärkeren, so verbreitet Sulphur »Pest und Schwefel« und begehrt furzend und stänkernd dagegen auf. Nichtsdestoweniger ist eine Wallbildung erforderlich, denn die Unterdrückung der eigentlichen Natur eines späteren Sulphur-Kindes besteht häufig aus wiederholten körperlichen Züchtigungen oder harter Kritik, welche dem Kind das Gefühl vermittelt, unfähig, dumm und absolut nichts wert zu sein. Um nicht an seine verletzten Gefühle heranzukommen, bildet der heranwachsende Mensch einen Schutzwall. Dieser kann aus ironisch-sarkastischen »coolen« Sprüchen bestehen, durch die das hitzige Aufbegehren von anno dazumal verdeckt wird. Der Wall kann auch in einer zweiten Haut aus Leder in Erscheinung treten. Eine Harley-Davidson, die er sich aus eigener Kraft erarbeitet hat, gibt dem ehemals Gedemütigten zusätzlich das Gefühl von Freiheit und Stärke. Es kann der Beweis für ihn sein, daß er es eben doch »zu etwas gebracht hat«. Deshalb sind Demonstrationen von Macht und Stärke so überaus wichtig für den Sulphur-Menschen.

Sind die Verletzungen besonders tief, so finden sich Sulphur-Kandidaten in einer zweiten Haut aus Gummi oder Latex sogar bei einer Domina ein, welche die ehemaligen Demütigungen und Kränkungen noch einmal, diesesmal sozusagen in homöopathischer Dosierung, verabfolgt und – wenn sie gut genug geschult ist – dadurch dem an sich selbst Leidenden vielleicht die Möglichkeit einräumt, die alten Kränkungen aufzuarbeiten.

Hat sich solch ein Unglücklicher mit einem Schutzwall aus Speck in Form eines »Rettungsrings« umgeben, so ist dem potenzierten Schwefel die Macht gegeben, diesen allmählich – eventuell unter »Heulen und Zähneknirschen« – einzuschmelzen und den Patienten nun auf andere Weise zu erretten.

Ich halte es für außerordentlich wichtig, meine Leser immer wieder darauf hinzuweisen, daß hinter einer übermäßigen Leibesfülle keine böse Absicht eines »lieben Gottes« steckt, sondern daß eben solche Anschoppungen von Fett und Gewebswasser bereits als gute Absicht des Unbewußten zu bewerten sind, das versucht, auf diese Weise zu verhindern, daß solch ein im wahrsten Sinne des Wortes »ge-kränkter« Mensch durch zu große Dünnhäutigkeit ununterbrochen mit dem alten Schmerz in Berührung bleibt. So bedarf es also manchmal wirklich eines heroischen Entschlusses, die Konfrontation mit Gefühlen von Haß, Zorn und Trauer auszuhalten und den für die Verletzungen

Verantwortlichen zu verzeihen, damit eine Abspeck-Kur auch dauerhaft von Erfolg gekrönt sein wird.

Wohl keinen anderen Arzneien aus dem vielfältigen Arsenal der homöopathischen Apotheke kommt in der heutigen Zeit mehr Bedeutung bei als Nux vomica und Sulphur. Ersterem, weil die Schäden durch chemische Vergiftungen jeder Art immer größer werden und Gewalt und psychischer Streß mehr und mehr zunehmen, und dem Schwefel, weil die natürlichen Regungen der Lebensenergie durch antibiotische Mittel, Cortisone und zahlreiche andere Maßnahmen der geltenden Lehrmedizin, wie z.B. die wieder verstärkt propagierten Impfungen[35], auf breiter Ebene unterdrückt werden. Sulphur darf neben Thuja – dem Lebensbaum, Silicea – dem reinen Feuerstein und Pyrogenium – der Nosode aus verdorbenem Rindfleisch (bei Folgen von Dreifachimpfungen), wohl als eines der Hauptmittel angesehen werden, um ein darniederliegendes Immunsystem nach einer Impfung wieder aufzurichten und in Fahrt zu bringen.

Sulphur ist das Mittel unserer Zeit. Überall Brände: fossile Brennstoffe, brennende Ölfelder und brennende Wälder. Potenzierter Schwefel verbrennt Schlacken und Körpergifte. So gesehen gehört er ganz sicher zu den Hauptmitteln, wenn es darum geht, abzunehmen.

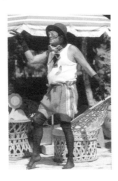

---

[35] Wer sich über Schäden informieren will, die durch Impfungen gesetzt werden können, lese die im Münchener Hirthammer-Verlag erschienenen Publikationen von L. COULTER, HARRIS: *Impfungen, der Großangriff auf Gehirn und Seele* oder: *Dreifachimpfung – ein Schuß ins Dunkle,* sowie: DELARUE, SIMONE: *Impfschutz – Irrtum oder Lüge?* Des weiteren: *Impfungen, der unglaubliche Irrtum* oder GRÄTZ, J. F.: *Sind Impfungen sinnvoll?*

Neuerdings sind erschienen: ROY, RAVI UND CAROLA: *Impffolgen und ihre Behandlung. Seelische und körperliche Auswirkungen,* Verlag Müller & Steinicke, München sowie BUCHWALD, GERHARD: *Impfen – Das Geschäft mit der Angst,* Knaur, München, Reihe: Alternativ heilen.

ESSEN

Ein paar der »Einwertigen«

JAMES TYLER KENT führt in seinem Repertorium insgesamt vierunddreißig einwertige Arzneien unter der Rubrik Fettleibigkeit an. Das heißt, daß diese wohl auch hin und wieder in diesem Zusammenhang gefragt sein können, aber eben nur dann, wenn auch sonst von möglicher Ätiologie und Symptomenbild her gute Gründe bestehen, sie zum Einsatz zu bringen. Deshalb wollen wir hier nur eine kleine Auswahl von insgesamt vier dieser »Einwertigen« bringen. Diese Auswahl erfolgte deshalb, weil es anders gesehen große Arzneien sind, über die einige Kenntnisse zu erlangen vielleicht für den interessierten Laien auch über eine eventuell vorhandene Fettleibigkeit hinaus interessant sein dürfte.

Der Schwerfällige – Barium carbonicum

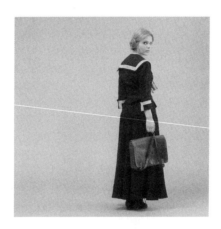

Der Barium-Mensch ist irgendwo in seiner Kindlichkeit steckengeblieben. Wir erkennen ihn relativ einfach an einer Mischung aus Schwerfälligkeit, Schüchternheit und kindischem Verhalten. Das Barium-Kind bleibt ohne homöopathische Hilfe geistig und körperlich unterentwickelt und »schwer von Begriff«. Manchmal bleibt es auch zwergenhaft klein und verhutzelt. Es wirkt in diesem Fall greisenhaft wie ein Medorrhinum-Neugeborenes und degenerative Veränderungen an Herz, Hirn und Gefäßen setzen bereits relativ frühzeitig ein. So bleibt solch ein bedauernswertes Wesen also ein Leben lang in seiner natürlichen Entwicklung zurück, wenn diese große antipsorische Arznei nicht dabei hilft, die inneren Mauern zu durchstoßen. Barium kann versuchsweise eingesetzt werden, um mongoloide Kinder zu fördern.

In späteren Jahren erkennen wir den Barium-Menschen mitunter an seinen wuchtigen Gesichtszügen mit vorgewölbten Augenwülsten und aufgewölbten Lippen, was ihn im Extremfall in die Nähe des Aussehens eines Neandertalers bringt. Solche Aufwölbungen werden »wie ein Gewicht« empfunden.

Die innere, einer Schildkröte vergleichbare Schwerfälligkeit, kann dazu führen, daß der Barium-Mensch auch äußerlich Gewicht anreichert. Frauen können dazu neigen, am Gesäß und den Hüften Fett anzusetzen *(Hirsutismus =* männlicher Behaarungstyp bei Frauen*)*. Werden solche Menschen durch das Pharmakon innerlich beweglicher, so wird sich in diesem Fall auch ihr Körpergewicht vorteilhaft verändern. Ein oftmals aufgedunsenes Gesicht entspannt sich. Das Gefühl, Spinnweben im Gesicht zu haben, verliert sich.

Eine Möglichkeit für die Entstehung einer nach Barium verlangenden Störung kann in einem Geburtstrauma – etwa einer Kopfverletzung durch Zangengeburt – gegeben sein oder einem Sauerstoffmangel, z.B. nach Strangulierung durch die Nabelschnur. (Bei psychischen Störungen nach Kopfverletzungen denke man differentialdiagnostisch unbedingt auch an Natriumsulfuricum).

Bisweilen bekommt das Kind auch einfach nur zuwenig Anregung durch Reize der Außenwelt und verharrt dann in stumpfem Desinteresse am äußeren Geschehen. Die tragische Geschichte des jahrelang in einem Kellerverlies gehaltenen und vom Licht abschnittenen Kaspar Hauser, liefert uns das Schreckensbild solch eines völlig zurückgebliebenen und geistig behinderten Kindes. Wie wir wissen, muß Hauser in späteren Jahren aber in direkten Kontakt mit der Homöopathie Hahnemanns gekommen sein, was nicht zuletzt dazu beigetragen haben mag, daß er dann doch noch einen verspäteten Anschluß an das soziale Leben fand.

Zum Wesen von Barium gehört seine Undurchdringlichkeit. Deshalb wird dieses Element in Form eines Kontrastbreis eingenommen, wenn es darum geht, den Magen-Darmtrakt röntgenologisch zu erfassen, um sich Klarheit über etwaige pathologische Veränderungen zu verschaffen.

Diese Signatur des Mauercharakters von Barium können wir uns vor Augen halten, um sie in Entsprechung zu setzen zu dem »Brett vor dem Kopf«

des Barium-Bedürftigen. Es haftet ihm etwas Geistesabwesendes an. Oft kann er einer Unterhaltung nicht gut folgen, spricht nur langsam oder brütet einfach nur dumpf vor sich hin. Diese Hemmung der eigenen Entwicklung wird unterbewußt auch oft kultiviert, um den Lernprozessen des Lebens und der Selbstverantwortung auf besonders drastische Weise zu entgehen.

Der potenzierte Heilstoff ist ein wahrer Mauernbrecher und das vor allem bei Schulkindern. Das gibt uns Anlaß zu der Feststellung, daß es keine irreversiblen Hirnschädigungen gibt, sondern nur Beschränkungen im Bewußtsein durch traumatische Verzerrungen des ätherischen Körpers. VITHOULKAS berichtet sogar von einem indischen Kind, das nach einem Geburtstrauma mit einer schweren Linkshirn-Athrophie – also quasi mit nur einem halben Gehirn – und häufigen epileptischen Anfällen geboren wurde. Die Gesamtsymptomatik sprach in diesem Fall für **Agaricus muscarius** – den Fliegenpilz als einem möglichen Simile (Vergleiche hierzu die genauere Schilderung dieses Falles im Kapitel SÄUFERWAHN unter: *Der rasende Roland – Agaricus*).[36]

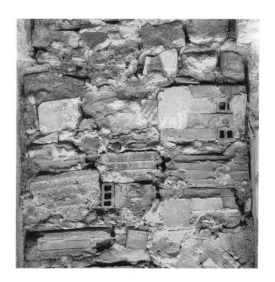

[36] GEORGE VITHOULKAS: *An Exceptional Case of Anencephaly,* in: *European Journal of Classical Homoeopathy, No. 1,* 1995, S. 17.

BARIUM CARBONICUM

Barium paßt gut zu Kindern, die Gefahr laufen, wegen Legasthenie oder Konzentrationsschwierigkeiten in der Sonderschule zu landen. Sie haben eine extreme Angst, von anderen verlacht oder schlecht behandelt zu werden. Auch ein geringer Tadel wird sofort als Zurückweisung gewertet. Das Kind versteckt sich dann sogar hinter Möbeln.

Die überaus große Schüchternheit des Barium-Menschen bewirkt, daß er sich neuen Bekanntschaften gegenüber nur sehr langsam öffnet bzw. alles Neue überhaupt ablehnt. Barium spürt instinktiv seinen Mangel und schützt sich gegenüber Veränderungen, indem er sich bis in die Kleidung hinein möglichst unauffällig gibt.

Fehlende Zuwendung und Liebe wird durch Essen ersetzt. Dabei kann Barium einen enormen Appetit entwickeln. PHILIP BAILEY berichtet von einem Teenager-Barium-Mädchen, das im College regelmäßig Leckereien, wie Kekse und Speiseeis, aus dem Kühlschrank stahl, obwohl sie genug Essen bekam.

Dem Januscharakter der Mittel entsprechend, paßt Barium auch zu alten Herrschaften, die an seniler Demenz leiden, wobei die Macht des potenzierten Pharmakons soweit reichen kann, diese Entwicklung nicht nur abzubremsen, sondern bisweilen sogar umzukehren. Deshalb ist es eine Arznei, an die wir bei dem gefürchteten *Morbus Alzheimer* denken können. Vielen in Altersheimen mehr oder weniger dahinvegetierenden alten Menschen würde dieses Mittel hervorragende Dienste im Sinne einer Revitalisierung auf allen Ebenen leisten können.

Vor Jahren fand sich ein Patient aus meinem Heimatort bei mir ein – was im übrigen äußerst selten vorkommt, weil der Prophet im eigenen Land bekanntlich nichts gilt. Dieser ältere Herr im siebten Lebensjahrzehnt hatte zwar seinen Weg zu mir her gefunden, aber nicht mehr zurück. Er war derart vergeßlich, daß ihm sogar entfallen war, wie er wieder nachhause kommt. Schon bei der Befragung war mir aufgefallen, daß er sich sprachlich recht primitiv ausdrückte und generell einen etwas beschränkten Eindruck machte. Barium in höheren Potenzen lichtete ihn spürbar und sichtbar auf.

Barium neigt zu unförmigen Drüsenschwellungen, vor allem im Gebiet der Unterkiefer- und Ohrspeicheldrüsen, weswegen das Mittel auch bei Mumps Verwendung findet. Ja sogar bei Morbus Hodgkin *(Lymphogranulomatosis maligna)* kann diese Arznei mitunter noch hilfreich sein. Jedoch sollte sich ein Laie hieran nicht versuchen. Vielfach reagieren abgezirkelte Fettgeschwülste aller Art und Genese sehr gut auf diese Arznei. Auch ständig rezidivierende Mandelentzündungen mit unförmig angeschwollenen und eiternden Tonsillen lassen an Barium denken. Der Patient klagt über stechende Schmerzen und große Schwierigkeiten beim Schlucken. Wegen Krämpfen in der Speiseröhre bringt er dann fast keine Nahrung hinunter. Trotzdem ist der Leib hart und aufgetrieben. Auch die Lymphgefäße der Eingeweide *(Mesenterialdrüsen)* können unförmig anschwellen.

Ich habe wiederholt erlebt, daß im Hintergrund solcher Erscheinungen eine tuberkulinische Erbdiathese stand, denn wenn Barium versagte, half plötzlich die Tuberculinum-Nosode bzw. Barium half erst durchschlagend nach einem Einsatz derselben. Dafür spricht auch, daß solche Patienten des öfteren ein Pfeiffersches Drüsenfieber *(Mononucleosis infectiosa)* absolviert haben.

Ein wichtiges Einsatzgebiet für Barium ist auch die senile Prostatahypertrophie sowie eine Verhärtung oder Retraktion der Hoden mit Verringerung des sexuellen Verlangens, frühzeitiger Impotenz oder unkontrollierten nächtlichen Samenergüssen. (Was das angeht, so ist Barium hier am ehesten mit Selen vergleichbar). So wie die Mandeln bei jeder Erkältung zu eitern beginnen, kommt es auch immer wieder zu eitrigen Absonderungen aus der Harnröhre mit einem Hervortreten von Hämorrhoiden beim Wasserlassen.

Ein weiteres Einsatzgebiet sind Herzerkrankungen im zunehmenden Alter mit einer Neigung zu Ausbuchtungen der großen Arterien *(Aneurismen-Bildung)*. Eine beschleunigte Herztätigkeit mit stark erhöhtem Blutdruck durch sklerotische Verhärtungen und Kontraktionen der Arterien bei schwergewichtigen Menschen, kann sich durch den Einsatz von Barium in höheren Potenzen wieder normalisieren – ein Leitsymptom: Blutandrang beim Liegen auf der linken Seite.

Der Hamster – Bryonia

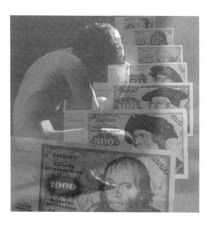

Bryonia – das ist die weiße Zaunrübe, ein mehrjähriges Kürbisgewächs Nord- und Westeuropas, deren Stengelsprossen sich an Zäune oder Hecken anklammern. Als Ausgangsstoff für die Potenzierung dient die dick angeschwollene, hochgiftige, bis zu 40 cm lange Wurzel mit Nebenverzweigungen. Diese gleicht, ähnlich der Alraune, einer aufgedunsenen menschlichen Gestalt mit stark angeschwollenen Schenkeln. Bei den Prüfungen des Mittels am gesunden Menschen stellte sich denn auch heraus, daß es zu entzündlichen Schwellungen vor allem der Gelenke und Schleimbeutel kam, mit stechenden Schmerzen, die sich unter Wärmeeinfluß und kleinsten Bewegungen sofort verschlimmerten, wohingegen sie unter Anwendung kalter Umschläge und bei Ruhe etwas abklangen. Rheumatische Beschwerden mit diesen Modalitäten kann Bryonia gut kurieren.

Die Zaunrübe paßt zu etwas untersetzten Menschen von stämmigem Körperbau, hitziger Entzündungsbereitschaft und »stacheliger Reizbarkeit«.[37] Eine Entsprechung hierzu finden wir in der etwas rauhen und stacheligen Außenseite der mächtigen, wasserführenden Wurzel. Das außerordentlich schnelle Nach-oben-Streben der Triebe findet seine Analogie in der unbändigen Geschäftigkeit des Bryonia-Patienten mit seinem Bestreben, eine höhere Plattform von gesichertem Wohlstand zu erreichen. Seine Anstrengungen richten sich also weniger auf den Erwerb geistiger Güter, als vielmehr auf

---

[37] VONARBURG, BRUNO: *Homöotanik I:* Zauberhafter Frühling, Haug-Verlag, Heidelberg.

ganz handfeste materielle Dinge. Er ist der geborene Hamster, der hortet, um für Notzeiten – die er ständig vor Augen hat – gerüstet zu sein.

Ähnlich wie die Pflanze sich festklammert an allem, was Halt bietet, um sich daran hochzuranken, so schlingt der Bryonia-Charakter seine Gedanken um materielle Güter und Besitz.

Ignatia – die Ignatiusbohne – ein Schlinggewächs der Philippinen, klammert sich an andere Urwaldbäume. Dementsprechend klammert sich eine Ignatia-Frau in ihrem Wunsch nach Unterstützung weinerlich an andere Menschen.

Bryonia klammert sich an sein Haus und seine Scholle. Von der starken Verankerung der Rübe im Boden können wir auf die Bodenständigkeit solcher Menschen schließen. Finanzielle Absicherung ist ihnen das Wichtigste auf der Welt.

Wir finden Bryonia-Anwärter unter kleinen Beamten ebenso, wie unter selbständigen aber etwas kleinkarierten Kaufleuten, welche – im Extremfall – das Sammeln und Aufstellen von Gartenzwergen oder eine Zucht von Stallhasen zu ihrem Hobby machen. Auch der selbstgefällige Immobilien-Makler, der fest mit beiden Beinen auf der Erde steht und anderen Menschen durchaus das Gefühl von Geborgenheit und Gemütlichkeit vermittelt, kann dieser Kategorie Mensch zuzuordnen sein.

Die starke Anhaftung an Besitz und die Bestrebung, sich alles »ein-zu-verleiben«, dessen sie habhaft werden können, führt bei Bryonia-Bedürftigen, ähnlich Calcium, häufig zur Auftreibung eben dieses Leibes mit schmerzhaften Anschwellungen und Ergüssen. Träume von Überschwemmungen gehen solchen Entwicklungen als Warnsignale häufig voran.

Das innere Getrieben-Sein von Bryonia resultiert aus einer Angst vor geschäftlichen Fehlentscheidungen und so spricht er tagsüber ständig von seinen geschäftlichen Angelegenheiten und träumt des nachts von Hunger, Geschäften, Chaos im Haushalt oder katastrophalen Überflutungen. Er kultiviert dabei – ähnlich Psorinum – eine zumeist grundlose Angst vor finanziellem Ruin. Seine Angst vor Armut ist noch ausgeprägter als die von **Calcium fluoratum, Psorinum** und **Sepia**. Seine Geschäftigkeit ähnelt der des Nux vomica-Menschen, welcher aber im Gegensatz zu Bryonia zumeist von hagerer Gestalt ist.

Diese Ängste wiederum erklären sich aus seinem schwachen Selbstbewußtsein mit dem Gefühl anderen Zeitgenossen, wie zum Beispiel »den Studierten«, unterlegen zu sein, weil man eben nur aus einfachen Verhältnissen kommt. Also müssen äußere Werte her, um den geringen Selbstwert zu stützen. Seine oft vorhandene Unbeholfenheit macht es einem Bryonia-Patienten in Reinkultur auch ziemlich schwer, Beziehungen zu pflegen, weswegen er sich lieber in der ihm vertrauten häuslichen Umgebung abkapselt. In seiner geradezu feindlichen Einstellung gegenüber allem Fremden ähnelt er fast ein wenig Barium carbonicum.

Diese Zurückgezogenheit kann im Extremfall zu Stumpfsinn und spezifischen Wahnvorstellungen vor allem während einer fiebrigen Erkrankung, führen. Der Patient spricht dann davon, daß er nachhause gebracht werden möchte, ohne wahrzunehmen, daß er sich längst dort befindet.

Dieses psychische Sich-Abkapseln ähnelt auf physischem Gebiet den exsudativen Anschwellungen von Gelenkkapseln und entzündlichen Ausschwitzungen im Bereich der Lunge. (Bryonia atmet nicht richtig durch). Die stechenden Schmerzen bei jeder Bewegung sowie beim Einatmen – verbunden mit dem Gefühl von heißem Dampf in der Brust – sind auch hier wieder das Leitsymptom für die Wahl dieser Arznei. Äußerlicher Druck durch Auflegen der Hand bessert.

Diese Verschlimmerung durch Bewegung kann dazu führen, daß der Bryonia-Patient allmählich recht bequem wird. Sieht er seine vertraute Sphäre von Ruhe und Sicherheit gefährdet, so erwacht die stets unterirdisch schwelende Reizbarkeit und äußert sich in zornigen Ausbrüchen, wobei er ein hochrotes, gedunsenes Gesicht bekommt. Oder er gleicht einem brummigen Bären, den man am besten in Ruhe läßt. Kann er sich auf diese Weise nicht entgiften und grollt weiter vor sich hin, so somatisiert sich sein Zorn in den bereits erwähnten ödematösen Entzündungen, die ohne geeignete Therapie zu Verklebungen und Verschwartungen führen können, z. B. im Anschluß an eine Lungenentzündung *(Pneumonie),* eine Rippenfellentzündung *(Pleuritis),* eine Herzmuskelentzündung *(Pericarditis)* oder eine Bauchfellentzündung *(Peritonitis).*

Aus gleichem Anlaß kennt der Bryonia-Patient auch einen quälenden, trockenen Husten, ohne daß ihm auffällt, daß er in vielen Fällen irgendeinem unerwünschten Gegenüber lediglich ständig etwas hustet.

Ambra – das aus dem krankhaften Sekret des Pottwals gewonnene Pharmakon – produziert einen Husten, der sich in Gesellschaft anderer Menschen verschlimmert bzw. bei dieser Gelegenheit überhaupt erst einstellt.

Entsprechend seiner Verschlimmerung durch Wärme hustet Bryonia bereits beim Betreten eines warmen Zimmers, noch ohne überhaupt näher in Kontakt mit anderen Menschen gekommen zu sein.

Seine gefühlsmäßigen Defizite gleicht der Bryonia-Charakter unbewußt durch eine übermäßige Nahrungszufuhr aus. Dabei ist er in der Auswahl seiner Nahrungsmittel ziemlich instinktlos. Oft weiß er nicht so recht, was er eigentlich will, stopft dann ziemlich wahllos alles mögliche in großen Mengen und viel zu schnell in sich hinein, woraufhin er sehr empfindlich auf Berührung reagiert und das Gegessene ihm buchstäblich »wie ein Stein« im Magen liegt. Im Gegensatz zu Sulphur kann er pflanzliche Kost schlecht vertragen und lehnt deshalb Rohkost meist ab. Während einer akuten Erkrankung kann er wie ein kleines Kind nach Speisen verlangen, die gerade nicht zu haben sind. Hat ein guter Hausgeist sie dann unter Mühen trotzdem beschafft, werden sie – ähnlich der Reaktion eines Chamomilla-Kindes – trotzig zurückgewiesen.

Die emotionale Trockenheit des Bryonia-Menschen führt zu einer Austrocknung des ganzen Organismus. Es kommt zu extremer Trockenheit von Lippen und Mund, Hals und allen Schleimhäuten. Der Stuhl wird knochentrocken, krümelig und wirkt wie verbrannt. Deshalb verlangt der Bryonia-Bedürftige nach großen Mengen Flüssigkeit. Der Durst von Bryonia ist exzessiv. Er kann literweise Flüssigkeit in sich hineinlaufen lassen, kommt dann aber wieder längere Zeit ohne zu trinken aus. Man erinnere sich, daß Bryonia zu den Kürbisgewächsen gehört, deren Wachstum zwar von der Zufuhr großer Mengen an Wasser abhängt, die aber Flüssigkeit auch lange speichern können.

Lediglich im Sommer, also wiederum bei großer Hitze, kann es zu der bekannten Sommerdiarrhoe von Bryonia kommen, vor allem dann, wenn er oder sie zu schnell kalte Getränke in sich hineinschütten oder gekochtes Obst zu sich nehmen.

Ein eigenartiges Symptom, das für Bryonia beim weiblichen Geschlecht spricht: wenn sie Nasenbluten anstelle ihrer Regelblutung bekommt. Bei unterdrückter Menses wirkt die Nase hier als eine Art Sicherheitsventil. Kommt es dazu nicht, leiden diese – fast immer zu gewichtigen Frauen – die zurecht als wahrhafte »Betriebs-Nudeln« bezeichnet werden können – an einem zersplitternden Kopfschmerz.

Unter dem Einfluß der potenzierten Zaunrübe kann der ängstlich besorgte Hamster oder die betriebsam-cholerische Hausfrau dann die beschriebenen Zustände auflösen. Gleichzeitig regeneriert die stets arg strapazierte und (vornehmlich beim Husten) schmerzhafte Leber und es findet eine natürliche Gewichtsreduzierung statt. Dabei beruhigt sich auch das Gemüt dieser Menschen und sie werden fähig, sowohl tags- wie nachtsüber »einen Gang herunter zuschalten«.

Die erschlaffte Haltlose – Sepia

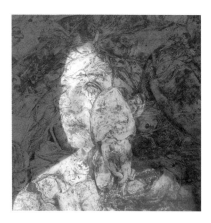

Der Tintenfisch aus der Familie der Kopffüßler, der zu recht eigentlich »Tintenschnecke« heißen müßte, bietet uns viele Aspekte und Signaturen zum Vergleich mit menschlichen Zügen an. Diesmal ist es vor allem das weibliche Geschlecht, dem wir hier unsere Aufmerksamkeit widmen, obwohl es gar nicht so wenige Männer gibt, denen Sepia aus dem einen oder anderen Grund als Heilmittel dienen kann und wenn es dabei »nur« um Warzen an den Händen geht, oder einen ringförmigen Hautausschlag (entsprechend der Ringform eines aufgeschnitten Calamar, wie wir ihn im italienischen Restaurant verspeisen können).

Hahnemanns Spürnase verdanken wir, daß dieses große Heilmittel Eingang in den homöopathischen Arzneischatz fand. Ihm war aufgefallen, daß ein Maler mit typischer Sepia-Symptomatik immer seinen Pinsel ableckte, nachdem er ihn in ein auf seiner Palette befindliches Braun getunkt hatte, das seinerzeit aus dem Tintenbeutel der Sepia gewonnen wurde.

Die typische Sepia ist eine Frau von meist etwas dunklerer Hautfarbe oder gelblichem Teint. Was ihre Körperform oder -fülle angeht, gibt es hierbei unterschiedliche Typen. Keineswegs jede Sepia-Frau muß diesem Bild allgemeiner Erschlaffung entsprechen, das uns – so vorhanden – allerdings gleich an den Tintenfisch denken läßt. Der Gesamt-Eindruck eines »Sich-Hängen-Lassens« *(Ptosis)*[38] ist jedoch für eine Sepia-Natur typisch.

---

[38] Von griech.: *pipto* = »fallen«.

Da wir hier ein Buch über Gewichts- und Suchtprobleme vorlegen, wollen wir uns bei der Betrachtung von Sepia auf diesen Typus von Frau konzentrieren und dem Leser weitere Symptome an die Hand geben, wie sie typisch für das Verhalten des Tintenfischs im allgemeinen und damit für den Charaktertyp Sepia sind, sodaß das aus seiner Tinte gewonnene Pharmakon mit Aussicht auf Erfolg zur Anwendung gelangen kann.

Unter allgemeiner Erschlaffung soll hier im besonderen verstanden werden ein Herabsinken und eine Schwere der Augenlider, wie wir sie auch von **Causticum** – dem *Ätzstoff Hahnemanns,* **Conium** – dem *Schierling* und **Gelsemium** – dem *wilden Jasmin* her kennen, schlaffe Gesichtszüge, eine Neigung zum Bläh- und Hängebauch, Gebärmuttervorfall durch eine Atonie des Uterus, sowie eine allgemeine Tendenz zum Hinsinken. Reflektorisch stellt sich ein Sakralschmerz ein, der in die Beine ausstrahlt. Sepia hat oftmals das Gefühl, es läge ihr ein Klumpen im Bauch oder ein Ball säße ihr im Schoß. Sie spricht davon, daß sie manchmal glaube, die inneren Geschlechtsteile wollten aus ihr heraustreten. So kreuzt sie instinktiv die Beine beim Sitzen. Logischerweise sind diese Beschwerden verbunden mit einer Fülle an Einzelsymptomen, was die Menstruation betrifft. Entweder ist die Blutung zu stark und durchsetzt mit dunklen Klumpen oder sie fehlt völlig, oder sie fließt immer nur morgens und hört dann auf, oder sie setzt intermittierend zur Zeit des Eisprungs wieder ein und vieles mehr.

Die häufig für den Einsatz der Arznei Sepia sprechende Putzwut von Frauen vor der Menses mag dafür stehen, daß anstelle oder in Analogie zu einer bevorstehenden inneren Reinigung versucht wird, im Außen Ordnung zu schaffen. Tiefenpsychologisch gesehen steht das Haus ja für die Persönlichkeit.

Der Leser ahnt bereits, daß wir im Tintenfisch eines der wichtigsten Mittel für die Menopause der Frau haben. Eine ebenbürtige Arznei für klimakterische Beschwerden, jedoch von anderer Ausprägung, finden wir nur noch in Lachesis – der Grubenotter vor.

Was das Sexualleben von Sepia angeht, so wurde ausführlich im *Eros-Buch* darüber berichtet. Nur so viel zum besseren Erkennen der Signatur: Der Tintenfisch kennt keinen eigentlichen Geschlechtsakt. Das Weibchen legt seine Eier in eine Sandkuhle und entweicht im Anschluß daran. Das Männchen kommt herbei und sprüht ein Samenwölkchen darüber, das ist alles.

Ähnlich dem Rückstoßprinzip des Tintenfischs entzieht sich die Sepia-Frau oft den intimen Annäherungsversuchen des Mannes, selbst wenn sie schon verheiratet ist. Meist tut sie das, ohne zu wissen warum, weil die eigentliche Wunde gut von einem Schutzwall umgeben ist. Sepia entwickelt dann nicht nur ihrem Gatten gegenüber eine ausgesprochene Ablehnung, sie wendet sich sogar von ihren eigenen Kindern ab. Sie selbst leidet intensiv darunter, ist aber ohne Anstoß der passenden Arznei unfähig zu einer Verhaltensänderung. In vielen dieser Fälle wird das adäquate Simile Sepia heißen.

Nun ist es aber nicht so, daß Sepia grundsätzlich eine geschlechtliche Vereinigung ablehnt oder gänzlich frigide ist, wie das verschiedentlich dargestellt wird. Sie geht jedoch oft nur eine kurze Liäson ein und wechselt häufig die Partner. Weil sie selbst in sich keinen Halt findet, sucht sie nach einem Mann, zu dem sie aufschauen und an den sie sich klammern kann. Aus diesem Grund gewähren Sepia-Frauen gerne ihre Gunst einem älteren, väterlichen Freund, der für sie eine Art Lehrer oder Guru darstellt.

Dieses Verhalten kann die Folge eines frühzeitigen Verlusts des geliebten Vaters sein oder es resultiert aus einem frühkindlichen Mißbrauch oder einer Vergewaltigung in der Jugend.

Die oft vorhandene profunde Erschöpfung der Sepia-Frau, macht sich bereits morgens beim Erwachen bemerkbar. Sie entspricht auf der geistigen Ebene einem Konzentrationsmangel und zunehmender Vergeßlichkeit sowie einer Abneigung gegenüber jedweder Arbeit. Im Extremfall hat Sepia kein Bedürfnis mehr, am Leben teilzunehmen und spricht sogar von Selbstmord. In diesem Fall bietet die Sepia-Frau das Bild einer klassischen Depression. Typisch ist ein Weinen ohne besonderen Grund oder ein Weinen beim Erzählen ihrer Symptome, wie wir es von Pulsatilla oder Medorrhinum her ebenfalls kennen. Sepia hüllt sich in dunkle Wolken aus dem Tintenbeutel ihrer seelischen Verwundungen. Es sollte verstanden werden, daß solch eine »Vernebelungstaktik« vom Unbewußten lediglich als gutgemeinter Schutz gegen weitere Enttäuschungen aufgebaut wird und somit also nicht im üblichen Sinn »zu bekämpfen« ist.

Ein interessantes Symptom ist in diesem Zusammenhang die Übelkeit, welche eine Sepia-Bedürftige durch die Ausdünstungen kochender Speisen befällt und die in diesem Ausmaß nur noch **Colchicum** – die *Herbstzeitlose* kennt. Es ist, als ob sie sich der Nahrung des Lebens gegenüber ebenfalls verweigert, weil der Bauch schon voll ist mit all den seelischen Ballaststoffen vergangenen Leids. Beiden Mitteln eignet eine auffallende Kälte im Magen sowie im gesamten Bauchraum und Unterleib.

Da Frau Sepia einerseits oft »sauer« ist, verlangt sie gerne nach Ähnlichem, also sauren, in Essig eingelegten Sachen. Da sie sich andererseits nach Liebe sehnt, vertilgt sie jedoch auch gerne Süßes in größeren Mengen.

Ist die Sepia-Frau jedoch an dem bewußten Zustand von Haltlosigkeit und Erschlaffung angelangt, so beobachten wir nicht selten, daß der Körper dabei vollkommen »aus dem Leim« geht. Das wird logischerweise umso schlimmer sein, je weniger die Sepia-Bedürftige an ihre Tränen herankommt. Die eingeschlossene und unterdrückte Gefühlswelt somatisiert sich in Wasseransammlungen und einer Haltloskeit des Bindegewebes mit Stauungen und Schwellungen der Beine und Füße sowie in Venenleiden. Bei dieser Art von Zirkulationsproblemen kann der Tintenfisch ursächlich eingreifen und die Leidende dazu befähigen, den alten Groll als Hintergrund der Störung wahrzunehmen und eine versöhnlichere Haltung einzunehmen.

Meine Leserinnen, die unter einem vergrößerten, vorgewölbten oder erschlafften Bauch leiden, der auch unter fettverbrennenden Pillen einfach »nicht abnehmen« will, werden gebeten, zu überprüfen, inwieweit sie unverdaute Probleme der oben beschriebenen Art mit sich herumtragen und lieber still vor sich hinleiden, anstatt ihren inneren Gott zu bitten, sie dazu zu befähigen, Verzeihung gegenüber denjenigen zu üben, die dafür verantwortlich zeichnen, daß sie soviel »in sich hineingefressen« haben. Sie mögen bitte bedenken, daß es unsinnig ist, über Schuldfragen zu reflektieren oder zu diskutieren. Sie mögen den Willen in sich entwickeln, nicht länger in vergangenem Leid herumzustochern, sondern ab sofort lösungsorientiert an sich zu arbeiten und nach vorne zu blicken. Sie mögen des weiteren bedenken, daß geheime Verabredungen zwischen Opfer und Täter bestehen und ein Opfer sich auch den Täter sucht. Der Tintenfisch kann unschätzbare Dienste bei der Auflösung von Täter-Opfer-Konfliktinhalten leisten.

Ähnlich ihrem Komplement-Mittel **Natrium muriaticum** – dem *Kochsalz,* hat die Sepia-Frau Probleme bei Gewittern. Meist äußert sich das als Angst vor dem Gewitter. Es gibt aber auch Sepia-Frauen, die Blitz und Donner lieben. Es scheint dann fast so, als erfülle das Drama am Himmel eine Stellvertreterfunktion, wobei der tintendunkle Himmel ein optisches Homoion zur den düsteren Wolken liefert, die auf ihrer Seele lasten. Die himmlischen Entladungen scheinen sie ein wenig aufzuhellen, weil sie sich selbst nicht ihres Ballasts »ent-laden« kann. (Man vergleiche in diesem Zusammenhang die wichtigsten anderen »Gewitter-Mittel«, allen voran **Phosphor***, sodann **Natrium-carbonicum, Nitricum acidum** – die *Salpetersäure* und **Rhododendron** – die *Alpenrose*. Weitere Worte erübrigen sich, wenn man erfährt, daß auch die Krebs-Nosode Carcinosinum eine Verbesserung der Symptomatik bei und durch Gewitter erlebt).

Auf der Haut zeigt sich die Anfälligkeit des darniederliegenden Stoffwechsels gegenüber Herpes-Viren in herpetischen Ausschlägen, angefangen bei den Lippen, die nicht mehr küssen wollen, bis hin zu den schon erwähnten ringförmigen Effloreszenzen, die ein äußeres Sinnbild für die innere Wallbildung und Isoliertheit darstellen. Sepia ist sehr um die Wahrung der eigenen Grenzen bemüht. Ein vermehrtes Auftreten von Muttermalen und Pigmentstörungen in Form dunkler Hautverfärbungen deuten auf massive Leberstörungen hin und oft klagt Frau Sepia auch über Schmerzen in diesem Bereich. Viele Sepia-Symptome, vor allem die der Haut, verschlimmern sich (ähnlich Lachesis) immer im Frühjahr oder treten zu dieser Jahreszeit neu in Erscheinung.

Wenn wir uns vergegenwärtigen, daß die Tintenfischtinte zum großen Teil aus dem physiologischen Farbstoff Melanin besteht, dessen Ausschüttung über die Pigmentierung von Haar und Haut bestimmt, so ist leicht einzusehen, daß eine Behandlung mit hohen Potenzen dieses Mittels auch Leberflecken und andere Hautunreinigkeiten zum Verschwinden bringen kann.

So gesehen ist Homöopathie nicht nur Therapie, sondern gleichzeitig auch eine Kosmetik von innen heraus. Der Satz »Wahre Schönheit kommt von innen« hat also tatsächlich seine tiefere Berechtigung. Wenn die dunklen Flecken der Seelenmatrix sich auflichten, dann verschwinden in der Folge auch die äußeren Male und Stigmata.

Interessanterweise enthält die Melanin-Ausschüttung des Tintenfischs einen Anteil an Schwefel von ca. 12%, was eine gewisse Wesensverwandtschaft von Sulphur und Sepia verständlich macht. Diese erstreckt sich bis in diverse Einzelsymptome hinein, was aber hier aus verständlichen Gründen nicht weiter ausgeführt werden soll. Es wird aber einleuchten, daß der potenzierte Farbstoff die Fähigkeit besitzt als Regler auf die Hormonproduktion der Nebenniere einzuwirken, denn die Ähnlichkeit der Hautsymptomatik von Sepia mit den Erscheinungen, die durch eine Nebenniereninsuffizienz an der Haut entstehen, ist auffallend.

Einer häufig beobachteten Vermännlichung *(Virilismus)* der Sepia-Frau kann so auf sanfte Weise entgegengewirkt werden. Nicht selten hat ja eine frühzeitige Verletzung der weiblichen Würde zur Folge, daß die Wallbildung über der Wunde zu einer Vermännlichung führt. Unter Umständen genügt es bereits, daß die Eltern sich anstatt eines Mädchens einen Jungen gewünscht hatten. Um mehr geliebt zu werden, beginnt das Mädchen in ihrer Kindheit und Jugend damit, Hosen anzuziehen und auf Bäume zu klettern. Später wendet sie sich dann womöglich dem weiblichen Geschlecht zu und wird zur dominanten Lesbierin, wie wir das vor allem von **Platin*** und wiederum **Sulphur** her kennen. Oder sie schließt sich einer feministischen Bewegung an und kämpft für die Interessen der Frauen.

Um ihre Energien besser zum Fließen zu bringen und drohende Depressionen schon im Keim zu unterbinden, tanzt die Sepia-Frau bisweilen ausgesprochen gerne. Es ist nicht gerade ein Tanzzwang wie bei **Tarantula hispanica** – der *Wolfsspinne,* aber es zeigt sich doch ausgeprägt. Dabei gelingt es ihr am besten, ihren Körper in Form zu halten. Auch im Fitness-Center können wir ihr des öfteren begegnen. Es können dann vor allem jene Frauen potentielle Anwärter auf diesen Heilstoff sein, die ein überzogenes Körpertraining an den Tag legen, um ihre Panzerungen weiter auszubauen und mit Männern Schritt zu halten, also ausgesprochen flachbrüstige Bodybuilder-Naturen.

So ist also die Voraussetzung für ein Wieder-Aufrichten des weiblichen Selbstwertgefühls einerseits und eine Straffung der Eschlaffung auf der körperlichen Ebene andererseits, daß es der Sepia-Frau mit Hilfe der potenzierten Arznei gelingt, ihre innere Entrüstung anzuschauen, sich im wahrsten Sinne dieses Wortes ihrer Rüstungen zu ent-ledigen und sich erneut verletzbar zu machen. Von einer höheren Bewußtseinsebene aus kann eine Enttäuschung als Geschenk betrachtet werden, das die Chance in sich birgt, denjenigen, der sie erleidet, wegzuführen von bisherigen Selbsttäuschungen.

Der kleine Tintenfisch gehört zu den homöopathischen Riesenmitteln und ist somit ein echtes Polychrest. Es liefert uns hunderte von Einzelsymptomen, die derjenige, der immer tiefer in das Verständnis der homöopathischen Materia medica eindringen will, sich am besten durch das Studium der Arzneimittellehren zugänglich macht.

Darüber hinaus bespricht CATHERINE R. COULTER den Tintenfisch in ihren *Portraits homöopathischer Arzneimittel I,* auf insgesamt einundzwanzig Seiten. Sie differenziert dabei nach der überlasteten erschöpften, emotional ausgelaugten Hausfrau[39], der Karrierefrau, der unzufriedenen Frau und schreibt auch ein paar Seiten über die Anwendung von Sepia bei Männern und Kindern.

Auf ebenfalls zwanzig Seiten beschreibt PHILIP M. BAILEY das Mittel sehr differenziert in seiner lesenswerten und auch vom Laien gut zu begreifenden *Psychologischen Homöopathie,* wobei er Unterteilungen macht in »Die Hexe – Die Tänzerin – Die Kurtisane – Die Xantippe – und – Die Abgestumpfte«. Sodann äußert auch er sich noch über den Sepia-Mann.

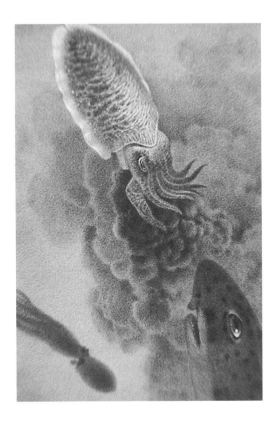

[39] Ein Tip: Für die melancholische, lustlose, erschöpfte Hausfrau mit Rückenschmerzen und Gebärmutter-Erschlaffung hat mir das Mittel **Helonias** – die *»Einkornwurzel«* – (ein nordamerikanisches Liliengewächs in LM-Potenzen, 1 x tgl. 3 - 5 Tropfen) hervorragende Dienste geleistet, wenn durch Sepia nicht der gewünschte Erfolg zu erzielen war.

Die Schwammige – Thuja occidentalis

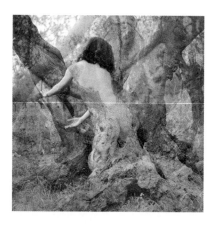

Thuja occidentalis – der abendländische Lebensbaum entspricht vielfach einem düsteren, mit Scham- und Schuldkomplexen beladenen Charakter, dessen dunkle Seelen-Schatten sich in Form fleischiger Warzen auf der Haut abzeichnen. Da die Thuja-Persönlichkeit viel zu verbergen hat, vor allem wenn es um ihre unterschwellig schwelenden sexuellen Begierden geht, die sie unterdrückt oder nur heimlich auslebt, befinden sich diese dunklen Flecken vorzugsweise an oder nahe den Geschlechtsteilen sowie am Bauch, Rücken, Hals oder den Brüsten. Sitzen sie direkt im Gesicht, so ist Thuja ziemlich leicht zu identifizieren. Am ehesten **Nitricum acidum** – die *Salpetersäure* und **Silicea,** – vielleicht noch **Causticum** und **Phosphor,** kommen hierbei differentialdiagnostisch infrage, um sie vielleicht auf sanfte Weise zu entfernen. Diese Warzen können alle farblichen Schattierungen aufweisen, von bläßlich-fleischfarben bis dunkelbraun. Bisweilen sind sie gestielt, wie ein häßlicher, dunkler Pilz und gleichsam ein Symbol für die Entfernung vom natürlichen Fluß der Lebensenergie. Bisweilen – in ernsteren und weiter fortgeschrittenen Fällen – entarten die schwarzen Male unter der Haut zum Hautkrebs *(Melanom).*

Thuja-Persönlichkeiten wirken manchmal etwas geheimnisvoll und verschlossen. Sie wollen niemandem gestatten, sie zu durchschauen. Jedoch erkennt der homöopathisch eingeweihte und nur einigermaßen geschulte Beobachter relativ schnell, unter Umständen an einer einzigen auffälligen Warze, wen er da vor sich hat.

Der Leser wird ahnen: Wenn es gelingt, diese Warzen und Male durch die Einnahme homöopathischer Mittel von innen heraus zum Abfallen oder Austrocknen zu bringen, so ist viel mehr für den betreffenden Menschen getan, als es eine oberflächliche Warzenbehandlung von außen je tun kann. Eine tiefgreifende seelische Befreiung wird sich einstellen und der Organismus entlastet werden von Giftstoffen, vor allem der sykotischen[40] Genese. Thuja ist ja vor allem eine hochkarätige Arznei gegen dieses Erbübel, das oft mit einer Neigung zur Anfälligkeit gegenüber gonorrhoischen Erkrankungen *(Tripper)* vergesellschaftet ist.

Der Sykotiker ist darüber hinaus in besonderem Maße anfällig gegenüber Nässe und Kälte. Eine Unterkühlung durch zu langes Baden im stürmischen Meer, kann bereits zu einem als »Windtripper« bekannten Ausfluß führen.

Insgesamt jedoch berichten Sykotiker – insbesondere der Medorrhinum-Patient – von einer erstaunlichen Besserung ihres Gesamtbefindens bei einem Aufenthalt am Meer. Das geht wohlgemerkt weit über die üblichen urlaubsbedingten Verbesserungen des Wohlbefindens hinaus. So kam es beispielsweise vor, daß eine meiner Patientinnen mit einem chronischen Gelenkrheuma, die sich zuhause kaum noch bücken konnte, mir berichtete: »Kaum bin ich am Meer, komm' ich mit den Händen bis zum Boden runter, kann Stöckelschuhe anziehen und zum Tanzen gehen.«

INTERMEZZO
Die doppelte Brustwarze

Vor einigen Jahren badete die junge Frau eines Freundes in unserem am Haus gelegenen Teich und legte dabei ihr Bikini-Oberteil ab. Sie erlaubte sich das in der Regel nur, wenn sie sich einigermaßen sicher vor neugierigen Blicken fühlte, denn eine häßliche, dunkelbraune, erhabene Warze saß direkt neben ihrer linken Brustwarze, sodaß es aussah, als hätten sich zwei Brustwarzen

---

[40] von griech.: *sykosis* = »Feigwarze«. In übertragener Bedeutung: »Schandfleck«. Die Sykosis ist jenes Miasma, das durch eine Neigung zu Zell-Wucherungen imponiert. Miasmen nennt der Homöopath Siechtümer, die durch »geistige Entweihung« des Erbguts entstehen. Dazu gehört unter anderem auch das syphilitische Miasma, das zu »Zerstörungen« von Organen, Nerven und Knochen führt, oder das tuberkulinische, das zum »Hinschwinden« der *persona* führt, wovon der Begriff »Schwindsucht« kündet.

ausgebildet. Ich erlaubte mir, ihr anzubieten, diese Verunstaltung ihres ansonsten makellosen, schlanken Körpers homöopathisch zu behandeln, und sie griff diesen Vorschlag verständlicherweise sofort begeistert auf. Bereits 6 Wochen nach der täglichen Einnahme von Thuja in einer LM 12, war von der Warze nichts mehr zu sehen. Zuerst hatte sie zu jucken begonnen, dann vertrocknete sie und löste sich danach in krümeligen Schuppen ab. Die Dankbarkeit der jungen Frau kann man sich unschwer vorstellen. Entfernt man nämlich diese Warzen operativ, so bilden sie sich fast immer an derselben oder anderer Stelle erneut, weil ja das auslösende Informationsmuster durch eine Operation nicht gelöscht werden kann. Darüber hinaus ist das nicht ganz ungefährlich, weil der Organismus diese Kampfansage unter Umständen mit schnell fortschreitenden weiteren Neubildungen (Entartung in Richtung *Neoplasmaphase*) beantwortet.

Auch hier stellt also die Homöopathie wieder ihre großartigen Möglichkeiten einer Kosmetik von innen heraus unter Beweis, was besonders die Damen unter meinen Lesern interessiert aufhorchen lassen wird. Denn sie wollen ja nicht nur dem heutigen Schönheitsideal entsprechen, also möglichst schlank sein, die Haut soll nach Möglichkeit ebenfalls schön und rein werden. Thuja ist nun unter anderem überhaupt eine großartige Hautmedizin, wenn von der sonstigen Symptomatik her angezeigt. Unter der Einnahme ist es allerdings auch schon vorgekommen, daß sich – vorübergehend – Warzen herausgebildet haben, die vorher nur als unsichtbare Schandflecken im Organismus vorhanden waren. Das ist aber durchaus positiv zu sehen, denn alles was sich von den inneren Organen weg an die Peripherie projiziert, belastet den Organismus weniger. Sobald also die Lebensenergie unter der Informationswirkung eines gut gewählten Heilstoffes erwacht, wird sie gleich einem unterirdischen Strom dafür sorgen, daß belastende Schlacken nach außen geschwemmt werden. Solch ein Pharmakon kann allerdings »not-wendigerweise« nur ein homöopathisches sein. Jedes Mittel chemischer Provenienz sorgt eher dafür, daß dieser Prozeß in umgekehrter Weise abläuft und Energien in Stagnation geraten bzw. Symptome unterdrückt werden.

So hat sich einer meiner Patienten, bevor er den Weg zu mir fand, mehrere Warzen im Analgebiet wiederholt wegätzen lassen, mit dem Erfolg, daß sie nach einiger Zeit an derselben Stelle wiederkehrten. Gott sei Dank, muß man sagen. Hätten sie sich nur äußerlich verabschiedet, so wäre der Prozeß nach innen geschlagen und dieser Mann hätte – das kann man mit Sicherheit sagen – weniger lange zu leben gehabt. Unter der Einwirkung von Thuja tat sich in diesem Fall allerdings gar nichts. Es war die andere große antisykotische Arznei **Nitricum acidum,** unter der diese Kondylome[41] bereits nach 8 Tagen abzufallen begannen.

Finden sich derart schwarze Stellen im Seelenmuster eines Menschen, so heißt das, daß er von unbewußten Haßgefühlen überschattet ist und da wir ernten, was wir säen, richtet sich dieser Haß zunächst einmal gegen uns selbst.
    Erst als einer meiner Patienten, ein noch junger Mann von achtundzwanzig Jahren, sich mit seiner Mutter aussöhnen lernte, blieben seine häßlichen Gesichtswarzen – die unter der Einwirkung von Thuja abzufallen begannen – dauerhaft verschwunden. Unter dem Titel *Ich wollte ein Monster sein* habe ich diese Geschichte in meinem Erstlingswerk *Homöopathie – das kosmische Heilgesetz* ausführlich geschildert. Dieser Mann, der ob seiner anfänglichen Unversöhnlichkeit seiner Mutter – und damit allem Weiblichen gegenüber – homosexuell geworden war, konnte sich danach erstmals einem Mädchen zuwenden.

Das Potential an Thuja-Menschen verteilt sich ziemlich gleichmäßig auf beide Geschlechter. Thuja kann von zierlichem Körperbau sein. In der Regel, so glaube ich festgestellt zu haben, treffen wir aber eher auf den vollschlanken bis leicht schwammigen Typus. Wir erkennen die Labilität des Wasserhaushalts solcher Personen meist schon an dem etwas aufgedunsenen Gesicht mit leicht umschatteten Augen oder regelrechten Augenringen. Sie neigen zu Nasenpolypen, weißer Schuppenbildung am Kopf *(Seborrhoe),* chronischem Gelenkrheumatismus und übel riechenden, öligen Schweißen, welche vorzugsweise nur an bedeckten Körperstellen auftreten. Beide Geschlechter leiden mehr oder weniger stark unter sykotischem Ausfluß und Sakralbeschwerden. Eine Anfälligkeit gegenüber einer gonorrhoischen Infektion ist vorgegeben. Frauen klagen darüber hinaus häufig über – vorzugsweise linksseitige Eierstockgeschwülste und -zysten.
    Die Neigung zu entzündlichen Reaktionen in gestochenen Ohrläppchen unter der Verwendung von Modeschmuck deutet – wie schon festgestellt – fast immer auf eine sykotische Konstitution. Über erstaunliche Erfolge in dieser Hinsicht können versierte homöopathische Praktiker berichten, welche hier die Tripper-Nosode Medorrhinum zum Einsatz bringen.

---

[41] griech.: *kondyloma* = »Feigwarze, harte Schwellung«.

Diese Konstitution ist in besonderem Maße auch anfällig gegenüber Impfungen aller Art, vornehmlich aber gegenüber der Pockenimpfung, die ja heutzutage auf weiter Ebene abgeschafft wurde, wohingegen andere Impfungen – aus der Sicht des Homöopathen leider – wieder verstärkt propagiert werden. Es hat sich herausgestellt, daß Thuja als das Haupt- und Staatsmittel gegen böse Impffolgen anzusehen ist, gefolgt von Silicea (vor allem bei Schweiß- und Krampfneigung nach Impfungen) und Sulphur.

Bisweilen berichtet ein Thuja-Anwärter, er habe das eigenartige Gefühl, sein Körper sei aus Holz oder Glas und ein Tier wühle in seinem Unterleib herum. In diesem Fall hat er sich schon recht weit von sich selbst entfernt und liegt vor allem im Konflikt mit seinen erotischen Wahn- und Wunschvorstellungen, die sich unterbewußt in ihm aufbäumen. Das kann im Extremfall zu einer Persönlichkeitsspaltung führen. Die eine Person lebt ein biederes und nach altmodischen Moralvorstellungen rechtschaffenes Leben, während die andere *persona* des nachts in provozierender Aufmachung ihre Gelüste an dunklen Örtlichkeiten mit unterschiedlichen Partnern auslebt. Leder- und Gummi-Fetischismus kommt beim Thuja-Charakter relativ häufig vor.

Thuja-Bedürftige beiderlei Geschlechts klagen über häufige nächtliche Fallträume. Diese stehen symbolisch für eine moralische Selbstverdammung der Thuja-Patienten. Durch einen Sturz in die Tiefe signalisiert die Thuja-Psyche, daß sie davon überzeugt ist, ihr Seelenheil verwirkt zu haben und in immer tiefere Abgründe von Gottesferne zu stürzen. Aus dieser Überzeugung resultiert auch der Ekel von Thuja gegen die eigene Person und ihre erotischen Wünsche. Das kann sich in Wutausbrüchen und streitsüchtigen Bösartigkeiten äußern, die sich vorzugsweise zu Hause – und bei Frauen vor oder zu Beginn der Menstruation – entladen.

Man beachte übrigens den sprachlichen Zusammenhang von Haß und Häßlichkeit, Selbsthaß hier – und das Auftreten »häßlicher« Warzen dort.
Was die Eßgewohnheiten angeht, so sind keine wirklich hervorstechenden Merkmale festzustellen. Insgesamt neigt sich Thuja mehr den sauren und salzigen Sachen zu. Zwiebeln werden schlecht vertragen und führen zu Blähungen. Der Appetit kann gänzlich fehlen oder kompensatorisch zu Anfällen von Freßsucht ausarten. Es kann dann zu reichlichem, schmerzhaftem Stuhlabgang mit Afterrissen kommen.

Unter einer Behandlung mit Thuja-Hochpotenzen geht die »gute Erziehung« – so vorhanden – den Bach hinunter. Die Person wird ehrlich und beginnt, ihre vorher abgekapselten, dunklen Seelenanteile in ihre Verantwortung zu nehmen. Die selbstzerstörerischen Tendenzen nehmen mehr und mehr ab. Gleichzeitig nehmen diese Menschen auch an überflüssigen Pfunden ab und erreichen so das für sie vorgesehene Idealgewicht. Das oftmals etwas Schmierig-Schwammig-Ölige ihres Aussehens verschwindet. Der Schwamm wird ausgedrückt.

Ein so behandelter Thuja-Mensch kommt dann an seine Gefühle von Trauer heran und kann mit aufrichtiger Reue über seine Entgleisungen sprechen. Damit hören auch seine nächtlichen Fallträume auf.

Eine Ätiologie für die Entstehung einer Thuja-Symptomatik ist gegeben, wenn der gerade Wuchs der sich formenden Persönlichkeit in jungen Jahren verdreht wird. Man beachte, daß die Stämme des Lebensbaumes ebenfalls häufig in sich verwunden und verdreht sind, um von dieser Signatur auf die Homöopathizität von Thuja zu dem hier beschriebenen Persönlichkeitstypus schließen zu können.

Eine frühzeitige und heimlich betriebene Abtreibung, eine Beschneidung, Folgen unterdrückter Gonorrhoe, wurzelbehandelte tote Zähne, zerfallende Zahnhälse und Zahntaschenbildung, Impfungen – das alles kann zum Auslösemechanismus einer bestehenden sykotischen Anlage führen.
Übrigens besteht eine Affinität von Thuja und anderen Antisykotika und Antisyphilitica der Homöopathie zur modernen Immunschwächekrankheit AIDS. Doch das nur nebenbei.

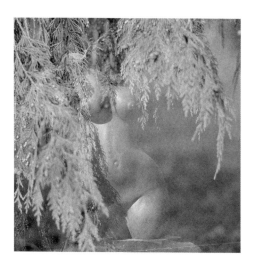

Begleitende Unterstützung beim Abnehmen

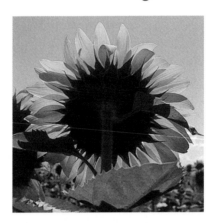

Helianthus tuberosus – die Topinambur-Sonnenblume

Topinambur – (nach dem brasilianischen Indianerstamm der Tupinambour) ist eine etwas kleinere Verwandte von **Helianthus annuus** – der *Sonnenblume*. Sie hat unscheinbarere gelbe Blüten und man sieht sie hin- und wieder an den Zäunen von Bauerngärten bei uns im Voralpenland. Sie verausgabt ihre Kraft nicht in einem riesigen Blütenkopf, wie die Sonnenblume, sondern speichert sie in ihren ingwerähnlichen, ockerfarben bis bräunlich violetten Wurzelknollen, die man auf vielfältige Weise zubereiten kann und welche Anfang des 17. Jahrhunderts zum Modegemüse fürstlicher Höfe in Europa wurde. Diese Knollen enthalten, ähnlich den Wurzeln von Dahlien und Zichorien, Inulin, ein stärkeähnliches Kohlehydrat, das mit Wasser oder verdünnten Säuren zu Fruchtzucker *(Fructose)* hydrolysiert wird. Dieser kann ohne Hilfe von Insulin abgebaut werden, weswegen diese Knolle zu einem wichtigen Mittel in den Anfangsstadien eines Diabetes werden kann, um die »Götterkraft« zu wecken. Diese Botschaft brachte seinerzeit der berühmte »schlafende Prophet« Edgar Cayce aus den geistigen Welten mit. Nach der anthroposophischen Lehre RUDOLF STEINERS wirkt die Sonnenwurzel Topinambur als Vermittler solarer Lichtkräfte. Sie mineralisiert also Sonnenlicht zu Fruchtzucker.

Der Gehalt an derart energetisierten Mineralstoffen ist weitaus höher, als der der Kartoffel. Dasselbe gilt für das der Blutbildung dienende Eisen, welches ebenfalls wesentlich höher ist, als das im diesbezüglich immer wieder hochgerühmten Spinat. Auch der Kaliumgehalt ist um das sechsfache gesteigert, im Vergleich zu dem in einer Banane oder Aprikose. Das erklärt die stark entwässernde und Stoffwechselschlacken ausschleusende Wirkung von Topinambur. Darüber hinaus ist die Knolle außerordentlich reich an B-Vitaminen sowie Calcium und Silizium, was zur Bildung kräftiger Knochen und Zähne führt. Durch ihren Fruchtzuckergehalt trägt sie zur Gesundung des Dickdarms bei, der durch die moderne Lebensweise in zunehmendem Maße verpilzt ist und damit zur Quelle von starken Vitalitätseinbußen und auch äußerlich wahrnehmbarer Mykosen und Hautausschläge wird. Der Abbau des Fruchtzuckers anstelle von Kohlehydraten regt die Verdauung an und sorgt im Organismus für ein Gefühl von Sättigung auch ohne regelmäßige Nahrungszufuhr. Deswegen können wir die Topinamburknolle als einen der besten organischen Appetitzügler bezeichnen.

Reformhäuser bieten ein Saftkonzentrat als Diätmittel an, das auch für Diabetiker geeignet ist.

Fucus vesiculosus – Der Blasentang

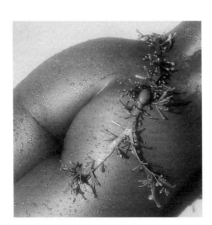

BOERICKE bezeichnet den Blasentang (auch unter der Bezeichnung **Ascophyllum nodosum** bekannt) als »ein Mittel für Fettleibigkeit und nicht-toxischen Kropf«. Das will sagen, als bestens geeignet, einer Unterfunktion der Schilddrüse entgegenzuwirken. Diese Tangform wird nach Stürmen an der Atlantikküste angeschwemmt und ist von dem einen oder anderen meiner Leser vielleicht auch dort schon bei einem Strandspaziergang entdeckt worden. Es handelt sich um ein Gewächs von sattem Dunkelgrün mit fleischigen, flachgedrückten, bandnudelartigen Stielen, die ähnlich einem »Weihnachtskaktus« in Abschnitten von ein paar Zentimetern seitliche Einkerbungen aufweisen. Auffallend sind die zahlreichen etwa erbsengroßen, luftgefüllten Blasen, welche die flachgedrückten Stiele in unregelmäßigen Abständen ausbeulen. Diese Ausbuchtungen erinnern in ihrer Signatur an einen stark aufgeblähten Leib und wir können uns gut vorstellen, daß eine homöopathische Affinität zur Fettleibigkeit gegeben ist.

Es hat sich herausgestellt, daß ein aus dem getrockneten Tang hergestelltes Pulver Blähungen vermindert, die Verdauung stark anregt und einer Stuhlverstopfung entgegen wirkt. Deswegen wird dieser Tang inzwischen professionell im atlantischen Nordmeer zwischen Grönland und Island abgebaut, kommerziell verwertet und zumeist in Form von Kapseln als Nahrungsergänzungsmittel angeboten.

Außer einem relativ hohen Anteil an natürlichem Jod enthält Ascophyllum nodosum ein massives Konglomerat an Spurenelementen, essentiellen Aminosäuren und Vitaminen in ausgewogener Form und Zusammensetzung. Interessant ist außerdem, daß ein besonderes Filtersystem die Alge befähigt, sich Umweltgiften gegenüber refraktär zu verhalten, indem sie diese erst gar nicht in ihr Inneres gelangen läßt.

Larus argentatus – die Silbermöwe

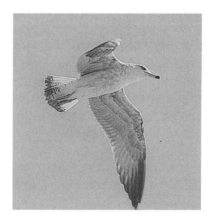

Die Effekte einer aus dem Abrieb des Ansatzes einer Mövenfeder hergestellten Arznei wurden erstmals von WILFRIED FINK in einer kleinen Schrift mit dem Titel *Larus argentatus – die Silbermöwe –, Dokumentation der Ergeb-*

nisse der homöopathischen Arzneimittelprüfung und Repertorium im Eigenverlag herausgegeben.[42] Es handelt sich dabei um die erstmalige Einführung eines Mittels aus dem Bereich der Vogelwelt in den homöopathischen Arzneischatz.

Bei den ersten Prüfungen, die mit C4 bzw. C5-Verreibungen betrieben wurden, welche Wilfried Fink selbst hergestellt hatte, stellte sich heraus, daß dieses Mittel die Prüfungsteilnehmer befähigte, ihr Leben von einer Metaposition aus besser zu überblicken. Hin und wieder tut es wohl jedem von uns gut, ein wenig Abstand zum irdischen Getriebe zu gewinnen und sich selbst gleichsam aus der Vogelperspektive zu betrachten.

Das Mittel Larus argentatus kann in diversen Potenzen von der C10 über die C200 und bis zur 1MK und 10MK bei der Firma Remedia Homöopathie in Österreich bestellt werden.[43]

In RICHARD BACHS gleichnishafter Geschichte von der *Möwe Jonathan* kommt sehr schön zum Ausdruck, daß es nicht Sinn eines Möwenlebens sein kann, sich immer nur im Kampf ums tägliche Brot zu verzehren. Es geht vielmehr darum, die Kunst des Fliegens zu perfektionieren, um daraus Freude zu gewinnen und sich dadurch letztendlich zu befähigen, in eine höhere und lichtere Daseinsform aufsteigen zu dürfen. Das gilt im übertragenen Sinn auch für die menschliche Existenz. Wir sind nämlich nicht dazu bestimmt, immer nur durch Leid lernen zu müssen. Genausogut können wir uns durch Freude weiterbringen, nur scheint der Mensch weitgehend von der durch das Christentum ausgesandten Botschaft umnebelt, daß er in jedem Fall »sein Brot im Schweiße seines Angesichts essen« müsse und daß dies – seit der Vertreibung aus dem Paradies – überhaupt nur durch die Erfahrung von Leid möglich sei. Was aber hindert uns eigentlich daran, den Satz zu formulieren: »Siehe, ich habe das Paradies wieder betreten?«

So werden also durch die Einnahme der aus dem Möwenflügel potenzierten Arznei höhere Bewußtseinszentren stimuliert oder, wie Wilfried Fink sagt: »Sie berührt damit auch die spirituelle und kollektive Ebene.« So das aber geschieht, wird das Bewußtsein in Erkenntnis seiner wahren Größe und sei-

---

[42] WILFRIED FINK, Jungmannufer 9, 24340 Eckernförde, Telefon (0 43 51) 8 71 01.
[43] Siehe: Homöopathisches Arzneimittelverzeichnis der Firma *Remedia Homöopathie,* Hauptstraße 4, A-7000 Eisenstadt, Telefon 0043-(26 82) 6 26 54-66, Fax -62

ner ursprünglichen Gewichtigkeit dafür sorgen, daß sich auch die äußeren Gewichtsverhältnisse paradiesischen Normen anpassen und in Ordnung kommen.

Anläßlich einer weiteren Prüfung, an der rund vierzig Probanden teilnahmen, kam es zu interessanten Erfahrungen, von denen ich nach Absprache mit Wilfried Fink hier einige zitieren darf:
Ein Prüfling hatte »das Gefühl als würde eine Art Barriere, ein Schloß weg- bzw. aufbrechen«. Danach folgte »eine wahre Flut von Träumen in der ersten Nacht«. Auch ein anderer berichtet von fünf Klarträumen als seinem stärksten Erlebnis. Eine Prüferin: »Unglaublich viele Träume mit tiefen Inhalten. Höhenflüge und Tiefpunkte«. Wieder ein anderer: »Bilder von Eingesperrtsein, wie in einem Hundezwinger als Kind. Befreiung des eingesperrten Kindes durch Wegfliegen als ein Vogel nach oben. Gefühl von Freiheit, Leichtigkeit, Erhobensein über alles Schlechte.«
   Zu tieferen Erkenntnissen über Willensfreiheit gelangte eine Schriftstellerin, die sich unter den Prüflingen befand:

»Erkenntnis, daß, was kommen soll, sowieso kommt. Der sogenannte freie Wille besteht lediglich darin, daß ich mich freiwillig entscheide, meinen Weg zu gehen, und damit meine Entscheidung beschleunige, oder unfreiwillig, d.h. gezwungen werde. Solange wir aus der Unkenntnis handeln, kommt es vor, daß wir verkehrt oder zu spät entscheiden. Dann müssen wir die Konsequenzen tragen. Aber besser sich verkehrt entscheiden als überhaupt nicht. Wenn ich mir das Unbewußte bewußt mache, kann ich mich auch klar entscheiden und damit meine Entwicklung beschleunigen.«

   Fast alle Prüfer berichteten übereinstimmend von Heißhungergefühlen und wahren Freßattacken: »Seit einiger Zeit habe ich keine Freßbremse, ich könnte pausenlos etwas in den Mund schieben, egal welcher Geschmacksrichtung.«

Wenn wir uns vor Augen halten, mit welchem Futterneid sich die Mehrzahl der Möwen um irgendwelche Brocken auf Abfallhalden balgt, nimmt uns das nicht wunder. Es durfte also erwartet werden, daß höhere Potenzen bei bereits vorhandener unkontrollierbarer Freßsucht und entsprechender Gewichtszunahme helfen würden, was sich dann in der Tat auch bestätigte.

Unter der Mitteleinnahme kam es außerdem zu beschleunigten Ausscheidungen über Harn und Stuhl. Ein besserer Energiefluß war auch deutlich an dem gesteigerten sexuellen Verlangen abzulesen, von dem sowohl männliche wie weibliche Teilnehmer berichteten.

Inzwischen wurde die Wirkung von Larus argentatus bei Fettleibigkeit sogar durch eine Dissertation von JENS NACKENHORST an der Universität Kiel nachgewiesen.

Nackenhorst weist darauf hin, daß – übrigens ganz im Sinne der Ausführungen eines Aristophanes zu den »Kugelmenschen« in Platons Gastmahl –

> »die isoliert betrachtete Gewichtsreduktion heute nicht mehr als Erfolgskriterium einer Adipositas-Therapie angesehen wird. Als erfolgreich ist eine Therapie zu bewerten, wenn die Patienten ihrem persönlichen Zielgewicht (= »Wohlfühlgewicht«) möglichst nahe kommen und das erreichte Gewicht möglichst lange stabilisieren.«[44]

Dabei zeigte sich, daß diesem Ziel vor allem jene Personen am schnellsten und dauerhaftesten nahekamen, denen es gelang, die Harmonie innerhalb der Familie wieder herzustellen und das Gefühl in sich zu erwecken, geliebt zu werden.

Ein Mehr an beruflichem Erfolg führte dagegen überhaupt zu keiner nennenswerten Änderung. Das »Gefühl, ihr Leben als sinnvoll zu erleben,« sowie »Freude an der Freizeit«, lagen an nächster Stelle, gefolgt von der Möglichkeit zu »sexueller Befriedigung«.

Alle Personen, die an dem Versuch teilnahmen, erlangten eine bessere Kontrolle über ihr Eßverlangen. Die erlebten Hungergefühle hatten bei allen Probanden abgenommen und das blieb auch über die Beendigung der Therapie hinaus bestehen.

WILFRIED FINK selbst machte zahlreiche erfolgreiche Versuche mit der von ihm entwickelten Silbermöwen-Arznei, wobei er das Mittel durchaus nicht nur zur Behandlung von Adipositas einsetzte. Ich erlaube mir, aus seinen diesbezüglichen Berichten zu zitieren:

> »Neben ersten Versuchen das Mittel bei Rücken- und Halsschmerzen einzusetzen ist der bisher schönste Fall eine Pastorin, die im Alltagsfrust stecken geblieben war und keine Vision mehr für ihren Beruf hatte. Extreme Erschöpfung, Probleme, ihre Familiensituation zu planen, und Schmerzen zwischen den Schulterblättern waren die Leitsymptome, Larus argentatus in C30 zu versuchen.
> Kurz nach Mitteleinnahme hatte sie ein wunderschönes Traumbild, wie der Geist Gottes wie ein Vogel über den Wassern schwebte, und sie hatte plötzlich wieder Energie und verlor ihre Rückenschmerzen. Aus dem nächsten Buß- und Betgottesdienst machte sie eine echte Feier mit Gospelliedern in der Kirche.«

---

[44] NACKENHORST, JENS: *Erste Ergebnisse einer Adipositasselbsthilfetherapie als Kombination aus Aufgaben mit Verhaltenstherapeutischen Elementen und Homöopathie,* Kiel 2000, S. 40.

Nach einem Selbstversuch hatte Fink eine ähnliche Vision: »Aus silbrig glänzenden Wellen formte sich eine liegende 8 und darüber schwebte eine stilisierte Möwe.«

Bei meinem ersten eigenen Versuch mit dem Möwen-Mittel in einer Q9, anläßlich einer nachmittäglichen Ruhepause, formte sich in mir – trotz derzeitiger schwerer Belastungen unterschiedlichster Art – ein starkes Gefühl der Dankbarkeit, daß ich bin, der ich bin, und daß ich gut aufgehoben und eingebettet bin in diesem Universum.

Wilfried Fink legt Wert auf folgende Feststellung:

»Die Anwendung von Larus argentatus Q6-Q9 ist keine klassische homöopathische Behandlung, sondern die Ausnutzung des Hauptsymptoms der Silbermöwe ›Heißhunger‹, um zunächst einmal rein symptomatisch Ihnen beim Abnehmen zu helfen.«

Als Norm für die tägliche Einnahme wird von Fink empfohlen, jeden Morgen über 10 Tage hinweg, 3 Globuli (Kügelchen) von Larus argentatus Q6 einzunehmen. Sollten sich im Laufe des Tages Hungergefühle einstellen, sollen weitere 3 Globuli eingenommen werden. Bei weiteren Hungergefühlen sind wiederum 3 Kügelchen, in einem Glas Wasser aufgelöst, schluckweise im Abstand von 5 Minuten zu konsumieren.
Sehr wichtig ist bei diesem Vorgehen, sich immer wieder zu fragen, welche verdeckten Wünsche durch das Verlangen nach Essen kompensiert werden sollen – Hunger nach Liebe, Zärtlichkeit und Kontakt? Wilfried Fink hat ein kleines Büchlein darüber mit weiteren Ratschlägen zusammengestellt.[45]

---

[45] WILFRIED FINK: *Natürlich abnehmen mit Homöopathie,* Natura Med Verlagsgesellschaft mbH, Breslauerstr. 5, 74172 Neckarsulm, Telefon (0 71 32) 98 64-13, Fax (0 71 32) 8 25 56.

Süßhunger als Liebesersatz

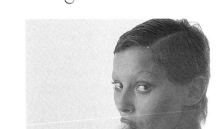

Der Lutscher als Ersatz für Sex

In einer Modezeitschrift entdeckte ich vor ungefähr einem Jahr das Bild einer einhundertunddreijährigen Amerikanerin, die da mit schlohweißem Haar in einem himmelblauem Kleid lächelnd vor der Kamera posierte und auf die Frage, wie sie es geschafft habe, bis in ein derart hohes Alter so fröhlich und gesund zu bleiben, antwortete: »Mit Schokolade und jungen Männern.«

Man kann dagegen sagen, was man will, – aber diese Frau hat etwas ganz sicher begriffen: Niemand kann einen anderen Menschen lieben, wenn er sich nicht auch selbst liebt und niemand wird von einem anderen Menschen wahrhaft geliebt werden können, wenn er sich nicht selbst gut ist. Auf alle Fälle wußte die alte Dame, wie und in welcher Form sie sich die Liebe zuführen mußte, die ihre Seele brauchte, um sich wohl zu fühlen. Und wer bei gutem Wohlbefinden ist, der bleibt länger jung.

Wessen Eltern von Anfang an dafür gesorgt haben, daß ihr Kind ein gesundes Selbstbewußtsein aufbaut und ihm in Augenblicken des Zweifelns oder der Ver-zweiflung den Rücken gestärkt haben, die haben auf alle Fälle Vorsorge getroffen, daß die sich entwickelnde Persönlichkeit immer mehr an sich zu glauben beginnt und damit auch im Leben erfolgreicher sein wird als andere Menschen. Solch ein Mensch wird nicht abhängig sein von Süchten irgendwelcher Art. Wenn er trotzdem Schokolade liebt und ißt, wie die beschriebene Großmama, dann aus Genuß und Lebenslust, nicht weil er sich damit Ersatz für entgangene Liebe einverleiben will.

Wohl nichts symbolisiert deutlicher den Wunsch nach Zuwendung, Zärtlichkeit, Liebe, Sex, Versorgung mit Energie und der Süße des Lebens als der berühmte Lutscher. Fast jedem meiner älteren Leser wird sich irgendwann das Bild der Lolita mit herzförmiger Sonnenbrille und Lutscher im Kirschenmund eingeprägt haben, das seinerzeit für den gleichnamigen Film nach dem Roman von Nabokow warb. Diese Lolita steht stellvertretend für ein Heer von Jugendlichen, die ohne Liebe und Zuwendung aufwachsen. Als Babies haben sie sehr oft die Zärtlichkeit der mütterlichen Brust vermissen müssen und sind überwiegend mit der Flasche aufgezogen worden. Im Kleinkindalter werden sie von der gestreßten Mutter irgendwo abgestellt, vor den Fernseher gesetzt oder am Quengeln mittels eines Lutschers gehindert. Es wird ihnen buchstäblich »der Mund gestopft«. Die profunde Angst, verlassen oder nicht genährt und mit Liebe umsorgt zu werden, zeigt sich durch ersatzweise Handlungen. Für Sex oder den Schnuller der Erwachsenen, die Zigarette, sind sie noch zu klein. Was bleibt, ist eine Zuführung von Liebe über den Mund in Form von Süßigkeiten.
    Die Angst aber sitzt tief eingraviert in der Seelenmatrix und führt auch im Erwachsenenleben eines solchen Menschen zu eigenartigen Verhaltensmustern und körperlichen Symptomen.

Wir wollen hier nun einige Mittel besprechen, deren Wahl angezeigt sein kann bei einem extremen Süßhunger, und aus deren Beschreibungen der mündige Patient entnehmen wird, was vielleicht auf ihn passen könnte. Das heißt nicht, daß er sich nicht in professionelle Hände begeben sollte, wenn es um eine wirklich gravierende Beschwerde geht. Ich habe in solch einem Fall aber immer wieder festgestellt, daß es von enormem Vorteil ist, wenn ein Patient schon Vorkenntnisse in der Homöopathie hat.

Manche meiner Kollegen schätzen das weniger und sagen dem Patienten auch oft nicht, was sie ihm geben. Sie verabfolgen in solchen Fällen oft Mittel in hohen Potenzen ab der C200 aufwärts in nur einer Gabe, um keine Voreingenommenheit entstehen zu lassen und bestellen ihn erst wieder vier Wochen später. So ist er mit der Wirkung des Mittels wiederum mehr oder weniger alleingelassen, was nicht unbedingt von Vorteil ist, wenn es z.B. darum geht, die in einem gesteigerten Traumleben zutage tretende Seelenproblematik zu bearbeiten.

Ich selbst bevorzuge nach wie vor den Einsatz der LM- oder Q-Potenzen und mein Patient darf – zumindest in den meisten Fällen – auch ruhig wissen, was er da gerade einnimmt.

Angst vor Entscheidung – Argentum nitricum

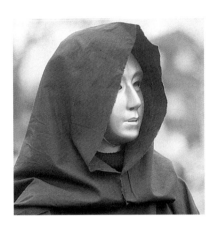

Silbernitrat oder »Höllenstein«, wie das Mittel auch genannt wird, ist eine jener Arzneien, bei denen die Sucht nach Süßem – Hunger kann man das nicht nennen – mit am ausgeprägtesten in Erscheinung tritt. Es ist zugleich auch eines jener Mittel, das am meisten Angst in seinem Prüfungsbild aufweist. Das geht von der Angst in engen Räumen *(Claustrophobie)* und auf weiten Plätzen *(Agoraphobie)* über die Höhenangst und Flugangst bis hin zur Prüfungsangst.

Argentum nitricum meidet hohe Plätze, weil die Tiefe ihn anzieht und er Angst davor hat, zu springen. Schreckliche nächtliche Träume von Schlangen, wie wir sie ansonsten fast nur von **Lac caninum** – der *Hundemilch* kennen, künden von einem tiefen Sturz aus dem Urvertrauen in die selbst erschaffene Hölle.

Vor und bei Prüfungen hat sich diese Medizin in zahlreichen Fällen immer wieder sehr bewährt. (Differentialdiagnostisch kann man dabei auch an **Gelsemium** denken, das vor allem den Schauspielern und Sängern bei Lampenfieber vor einem Auftritt gute Dienste erweist, sowie an **Helleborus** – die *Christrose* – bei totalem »blackout« und **Strychninum phosphoricum** zur Anregung der Denkfähigkeit).

Die aus dem Höllenstein durch Potenzierung gewonnene Arznei wirkt ihrer Natur gemäß am besten, wenn sie auch zur Konstitution des Patienten paßt, welcher im allgemeinen von schlanker, drahtiger Erscheinung ist. Man vergleiche das Erscheinungsbild von Silber in Form drahtiger, in sich verschnörkelter, oft etwas schwärzlich angelaufener Bäumchen:

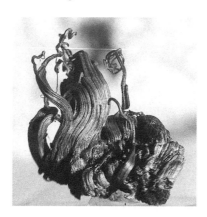

Der Silbernitrat-Charakter neigt zu einer verschnörkelten, intellektuellen Denkweise und fällt meist durch flinke, angstvoll geweitete oder eingefallene Augen auf, die bisweilen etwas elektrisierendes an sich haben. Entsprechend der schwärzlichen Oxidationsneigung des Silbers handelt es sich bei solchen Menschen eher um dunkelhaarige Typen, die sich gerne auch dunkel, wenngleich durchaus künstlerisch einfallsreich, zu kleiden wissen. Selbst ein harlekineskartiges Schwarz-Weiß kommt vor.

Der Argentum-Mensch ist ein Exzentriker und versucht das auch nicht zu verbergen. Seine Energien zerstreuen sich, er ist oft nicht fähig, seine Gedanken auf einen Punkt zu konzentrieren. Er ist der Prototyp des hypochondrischen Patienten, der an tausend »Ein-Bildungen« leidet und oft auch befürchtet, schwer krank oder gar verrückt zu werden.

Das Edelmetall Silber ist auf der Himmelsebene korreliert mit dem Mond. Auf der Ebene der Körperorgane mit dem Gehirn, und hier vor allem mit der Linkshirnhemisphäre – also dem rationalen Denken. Bringt uns unsere ratio, also unser Intellekt, »um den Verstand«, so schafft Silber hier den gesunden Ausgleich und rückt die Dinge wieder zurecht, sprich: bringt linke und rechte Gehirnhälfte – also Intellekt und Intuition wieder in Harmonie miteinander, sodaß ein »Durchdrehen« vermieden wird.

ARGENTUM NITRICUM

Durchdrehen nennt man im allgemeinen jenen Vorgang, bei dem ein Motor auf hohen Touren läuft, ohne daß das Gefährt sich vom Fleck bewegt, weil die Räder nicht greifen. Genau das passiert in einer Prüfung, bei der der Prüfling den »Boden unter den Füßen verliert« und ungeheuer viel Energie für zahlreiche »Kopfgeburten« verbraucht. Das will sagen, er benutzt seine Kreativität dergestalt, daß er sich alle möglichen Bilder erschafft, die ihm ein Endergebnis vorgaukeln, das seinem eigentlichen Wunsch nach Erfolg entgegengesetzt ist. Diesen Spannungsbogen zwischen dem, was ist, und dem, was schlimmstenfalls sein könnte, nennen wir Angst. Sitzt also einer in einer von ihm selbst kreierten Hölle dieser Art, so ist der »Höllenstein« das adäquate Simile.

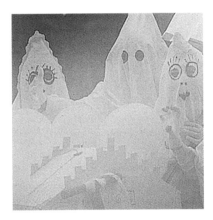

Ist die pathologische Situation sehr ausgeprägt, so leidet der Argentum-Typ an zwanghaften Phantasien, wie z.B. einem regelrechten Verfolgungswahn, oder er denkt, Häuser würden auf ihn herunterstürzen und ihn erdrücken.

In ROMAN POLANSKIS Frühwerk *Ekel* haben wir solch eine Situation vor Augen, als die junge Frau (eindrucksvoll dargestellt von CATHÉRINE DENEUVE), belastet von dem Trauma einer frühkindlichen Vergewaltigung durch den eigenen Vater, in zunehmende Umnachtung gerät und nacheinander mehrere Männer in ihrer Wohnung ermordet. Gegen Ende des Films sieht man sie durch einen Gang gehen, aus dessen Wänden zahlreiche Hände hervorkommen, die sie zu ergreifen versuchen.

Wenn jemand Angst hat, so sagt der Volksmund »er hat Schiß«. Das ist ganz wörtlich zu nehmen, denn Argentum nitricum kennt eine Neigung zu Durchfällen, weswegen diese Arznei sogar schon in hartnäckigen Fällen von chronischer Enteritis mit Blutstühlen *(Morbus Crohn)* geholfen hat. Dahinter steht letzten Endes wieder die Angst »durchzufallen«, nicht durchzukommen, eingeengt zu sein.

Da das Silber wegen seiner Eigenschaft, Dinge zu spiegeln – sie also zu reproduzieren – auch auf das Reproduktionssystem – sprich: die Genitalien – wirkt, so haben wir ein weiteres Einsatzgebiet des Silbers bei einem energetischen Einbruch in diesem Bereich.

Es ist eigentlich ganz einfach: Angst und Liebe sind Antipoden, also einander entgegengesetzte Energien. Wo Angst vorherrscht, ist Liebe ausgelöscht und umgekehrt. RAINER WERNER FAßBINDER hat das in einem seiner ersten Filme *Angst essen Seele auf* eindrucksvoll dargestellt. So nimmt es also nicht wunder, daß wir auf Argentum nitricum in verschiedenen Repertoriumsrubriken stoßen, wo es um Hodenschmerzen, Mangel an sexueller Energie, zu schnellem Samenerguß *(ejaculatio praecox)* und völliger, psychisch bedingter Impotenz geht.

Ähnlich Lycopodium leidet auch Argentum-nitricum an großer Beklemmung, wenn er befürchten muß, daß irgendetwas von ihm erwartet wird. Da heutzutage Sexualität immer noch auf breiter Ebene mit Leistung gleichgesetzt wird und diese beiden Charaktere ständig befürchten, den in sie gesetzten Anforderungen nicht zu genügen, oder wie man heute sagt – es »nicht zu bringen« –, erklärt sich ihre Versagensangst. Auf der anderen Seite will es Argentum jedem recht machen und entwickelt sofort Schuldgefühle, wenn er glaubt, jemanden über Gebühr für sich zu beanspruchen.

Die innere Schwäche, der Mangel an »Rückgrat«, an dem Argentum leidet, zeigt sich im Körper auch an periodisch auftretenden Schwächezuständen der Wirbelsäule. Das kann im Extremfall bis zu einer Sklerose des Rückenmarks und einem Sensibilitätsverlust der Extremitäten führen. So kann diese Arznei unter Umständen sogar bei *Multipler Sklerose* mit eingesetzt werden.

In *Homöopathie – das kosmische Heilgesetz* habe ich mit der Überschrift »Er hat Schiß« die ausführliche Fallschilderung von einem Polizisten mit eingebracht, der an einer ständigen Erwartungsangst litt, die ja nun ein Polizist garnicht brauchen kann. In dem gut ausgefüllten Fragebogen war auch von einem periodisch auftretenden Durchfall die Rede, der schon seit Urzeiten bestand, sowie von Schmerzen der Hoden, was alles auf unser Heilmittel Argentum nitricum hinwies. Das Mittel wirkte derart gut, daß nicht nur diese gesamte körperliche Symptomatik verschwand, der Mann war danach fähig, sogar mit gelassener Umsicht zu reagieren, als ein Nebenbuhler sich vor dem Fenster seiner Wohnung das Leben nahm, was ihn mit Sicherheit vorher in vollkommene Panik und unauslöschliche Schuldkomplexe gestürzt hätte.

Silber und seine Verbindungen gehören zu den dreiwertigen antisykotischen Mitteln. Ohne um diese Zusammenhänge zu wissen, benutzt sogar der Schulmediziner eine Silbernitratlösung gegen die eitrige Bindehautentzündung des Neugeborenen, die ihrem Ursprung nach nur auf dem Boden einer hereditären Sykosis entstanden sein kann.

Fragen wir nach der möglichen Entstehung solcher Phobien, so finden wir sie unter Umständen sehr weit zurückliegend in der Kindheit oder bei einem Geburtstrauma, das der Patient unter Einwirkung dieser Arznei eventuell – diesmal aus einem reiferen Bewußtsein heraus – noch einmal erlebt. So kann es sein, daß das Baby eine Höllenangst erlitt, weil es im Geburtskanal steckenblieb, wobei es egal ist, ob es die Angst der Mutter vor der Entbindung ist, die sich auf das Kind projiziert, oder des Kindes eigene Angst, welche bereits vorgeburtlich in seiner Seelenmatrix eingraviert ist.

Nach der Entbindung kann das Ungeborgensein in einer desolaten Familiensituation dazu führen, solche Ängste zu kultivieren oder später auch geistige Überanstrengung, wobei in jedem Fall der potenzierte Höllenstein die Fähigkeit hat, einen aus der eigenen Hölle herauszuholen. Unter solchen Aspekten kann man an diese Arznei sogar noch bei einem Gebärmutterhals-Carcinom denken – natürlich nicht ohne Rücksprache mit einem versierten homöopathischen Arzt, der sich der Einzelmittel-Homöopathie verschrieben hat. Der Laie kann dieses Mittel und vor allem Argentum metallicum – seine metallische Schwester, bei Heiserkeit und Stimmverlust durch Singen oder Reden einsetzen.

Der Süßhunger – weswegen wir das Mittel hier etwas ausführlicher besprochen haben – richtet sich vor allem auf Zuckerwaren und alles mögliche Naschwerk sowie Schokolade und Speiseeis zur Kompensation von Angst. Da die Angst von Argentum gegen Abend und in der Dunkelheit zunimmt, wird der Argentum-Mensch von dieser Gier nach Süßigkeiten vor allem abends überfallen.

Um die Angst allmählich zu überwinden, sollte sich der Argentum-Mensch seinen Ängsten Schritt für Schritt durch selbstauferlegte Prüfungen stellen. MARTIN BOMHARDT empfiehlt in seiner Symbolischen Materia Medica Kopfsprünge ins warme Wasser eines Schwimmbassins.

Belohnung für Fleiß – Calcium carbonicum und Lycopodium

Beide Mittel haben wir weiter oben schon ausführlicher besprochen, weswegen wir sie nur noch kurz ansspechen. Das geschieht vor allem deshalb, weil sie beide auch bei KENT in der Rubrik VERLANGEN NACH SÜßEM auftauchen. Der Bärlapp übertrifft mit seiner Dreiwertigkeit in dieser Beziehung sogar noch Calcium.

Da beide Charaktertypen großen Fleiß an den Tag legen, um geachtet und geliebt zu werden und möglichst oft im Mittelpunkt der Betrachtung zu stehen, entsteht der Süßhunger vor allem dann, wenn sie sich nicht genügend bewundert fühlen.

Den Calcium-Patienten erkennen wir bisweilen auch an seinem zusätzlichen Verlangen nach unverdaulichen Dingen, wie Kalk, Kohle, Tonerde oder Bleistiften. Ein Calcium Kind kaut mitunter an Bleistiften herum oder kratzt den Kalk von den Wänden. Ein ähnliches Verlangen finden wir in der Hauptsache nur noch bei **Nitricum acidum*** der *Salpetersäure* sowie bei **Alumina** – der *Tonerde* und **Nux vomica,** bisweilen noch – einwertig – bei einem vollkommen gefrusteten Natrium-Kind.

Belohnung für Faulheit – Sulphur

Sulphur haben wir uns schon etwas eingehender angesehen. Bei Kent steht der Schwefel dreiwertig in der Rubrik VERLANGEN NACH SÜßEM. Nur kann man nicht sagen, daß sich Sulphur wie der brave Calcium-Charakter vielleicht für seinen Fleiß eine Belohnung zukommen läßt, denn Sulphur ist eher faul als fleißig. Da trifft es denn schon eher zu, wenn wir festellen, daß sich der Schwefel-Mensch ganz einfach mit der Süßspeise auch ein kleines Stück vom imaginären Schlaraffenland zukommen läßt.

CHINA

Der Traum vom Schlaraffenland

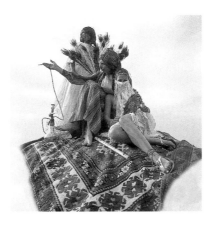

Der Versklavte – China

China – das aus dem Chinarindenbaum gewonnene Mittel war jene Arznei, an der sich HAHNEMANNS Glaube an das von ihm schon vorher entdeckte und zur Initiation von Heilung geeignete Ähnlichkeitsprinzip bestätigte und endgültig festigte.

Der China-Patient ist eine innerlich versklavte Natur, die ihre Ketten zu sprengen versucht, indem sie einen imaginären Helden auf Phantasiereisen schickt und zahlreiche Abenteuer bestehen läßt. Es ist eine Überreizung des gesamten Nervensystems, an welcher ein Anwärter auf diese Arznei leidet. Man denke an dieses Mittel bei extremer Empfindsamkeit, welche gepaart ist mit verlegener Furchtsamkeit gegenüber der äußeren Welt und ihren Menschen. Vielfach wird diese Arznei von etwas oberflächlich denkenden Homöopathen nur rein organotrop oder bei akuten Schwächezuständen angewandt. Es verbirgt sich aber weitaus mehr hinter diesem Heilstoff.

Der Chinarindenbaum wächst in sumpfigen Gewässern des tropischen Amerika und Hinterindiens, in Gegenden also, wo auch die Tsetse-Fliege als Überträgerin der Malaria lebt. Seinem Wesen entsprechend wird die aus seiner Rinde hergestellte potenzierte Arznei also fähig sein, vor allem dort hilfreich einzugreifen, wo es um Verlust von Vitalität geht, speziell um Verlust vitaler Flüssigkeiten, wie Blut, Sperma, Milch (z.B. durch übermäßig langes Stillen) – und natürlich bei periodisch auftretenden Fiebern. Ein spezielles

Leitsymptom von China ist seine 7-tägige Periode. Das half mir einmal dabei, einen Jungen von einem Knieschmerz zu kurieren, welcher mit schöner Regelmäßigkeit nur alle sieben Tage auftrat. Zusätzlich war bemerkenswert, daß leichte Berührungen des Knies als unerträglich schmerzhaft empfunden wurden, wohingegen starker Druck besserte. Dieses eigenartige Symptom ist sehr typisch für die Chinarinde. Dem ätherischen Wesen eines konstitutionellen China-Typs ist es bereits äußerst unangenehm, wenn man ihm nur sanft übers Haar streicht.

Vor allem etwas bläßliche, dunkeläugige Frauen, welche vor der Menstruation zu beleidigenden Wutausbrüchen neigen, können oft sehr von dieser Arznei profitieren.

Warum nun dieser starke Süßhunger? China steht diesbezüglich bei KENT dreiwertig im Repertorium:

Eine Ätiologie für Störungen, die nach China verlangen, ist oftmals bereits in einer frühkindlichen starken Entbehrung gegeben, wenn nämlich die Mutter ihr Kind beim Auftauchen natürlicher Hungergefühle schreien läßt und lediglich nach »Stillplan« füttert oder wenn ein autoritär tyrannischer Vater die Bedürfnisse des Kindes mißachtet und seinen Willen bricht. Notwendigerweise flüchtet sich das Kind dann in eine exotische Traumwelt. Es träumt sich selbst in eine Heldenrolle hinein, in der es wie *Don Quichotte* zahlreiche Abenteuer besteht. Es ist das ein Schutzmechanismus seiner Seele, um es wenigstens in seiner Phantasie mit der Stärke auszustatten, die es braucht, um erfolgreich zu überleben. Diese Überlebensstrategie des Bauens von Luftschlössern wird es dann unterbewußt sein ganzes Leben lang begleiten. Süßigkeiten helfen dabei, Entbehrungen zu überwinden.

In der amerikanischen Filmkomödie *Das Doppelleben des Walter Mitty* von 1947 liefert Boris KARLOFF eine herrliche Vorstellung eines von seiner Mutter abhängigen, etwas schusselig-tolpatschigen Groschenroman-Autoren ab, dem jeder äußere Anlaß recht ist, um sich in die verschiedensten Heldenrollen – als Schiffskapitän einer Windjammer, eines unbesiegbaren Fliegerhelden, berühmten Chirurgen, genialen Modeschöpfers oder unschlagbaren Abzockers beim Pokerspiel – hineinzuträumen. Das Schicksal will es, daß der Überängstliche sich plötzlich in Wirklichkeit inmitten einer aufregenden Verfolgungsjagd befindet. Die Liebe zu seiner Angebeteten hilft ihm schließlich, sich aus der Rolle des versklavten Abhängigen zu befreien und zum Vizedirektor seines Verlegers aufzusteigen.

Der China-Patient hängt auch gerne erotischen Phantasien nach. Um der harten Wirklichkeit zu entfliehen, flüchtet er sich in erregte, geile Vorstellungswelten hinein, masturbiert häufig und ist danach besonders erschöpft. Aus der phantasierten Omnipotenz wird schließlich Impotenz. Der übermäßige Verlust von Körpersäften führt zu Auszehrung und Anämie. In beiden Rubriken steht China dreiwertig. Diese Impotenz kann sich auch auf geistige Bereiche erstrecken. Der China-Bedürftige gebraucht dann falsche Worte, verdreht Worte oder stellt sie verkehrt und macht Fehler beim Schreiben. Die anhaltende Schwäche schafft eine Apathie und Abneigung gegenüber geistiger Arbeit, was dann von Lehrern unter Umständen als *Legasthenie* beurteilt wird.

China-Kinder können kleine Tyrannen sein. Nichts kann man ihnen recht machen. Läßt man sie gehen und behandelt sie völlig antiautoritär, kann das genauso üble Folgen haben, wie wenn man ihnen mit Härte begegnet. Eventuell werden sie dann noch widerspenstiger und kritiksüchtiger. Oft sehen sie sehr blaß und durchsichtig aus. Ihr Teint ist gelblich bis erdgrau. Die Augen können eingesunken und von dunklen Ringen umgeben sein. China-Kinder und Erwachsene sind empfindlich, erschöpft, genervt, fühlen sich angegriffen und lebensmüde, verfolgt von Feinden, quälen sich mit Gedanken, was sie alles hätten besser machen können und holen im Geiste das Versäumte nach. Erst nachts erwachen sie zu etwas mehr Leben und beginnen wieder Pläne zu schmieden, um das Gold in ihrem ganz persönlichen Eldorado zu suchen.

Auch die häufigen Anfälle von Freßsucht, welche den China-Patienten ebenfalls hauptsächlich nachts überfallen (ähnlich **Ignatia, Lycopodium, Phosphoricum acidum, Phosphor*** und **Psorinum**), können das geistig-seelische Loch nicht füllen. Man ist versucht, in diesen Freßanfällen verspätete Ausgleichsversuche für die frühkindlichen Deprivationen zu sehen, welche von Anfang an die Verdauung störanfällig gemacht haben.

Manchmal vergeht ihm der Appetit schon beim Essen oder umgekehrt, er ist appetitlos, beginnt trotzdem etwas zu sich zu nehmen und fängt plötzlich an, die Nahrung wie besessen in sich hineinzuschaufeln. Man kann also an China auch bei *Bulimie* denken, wenn es zur übrigen Symptomatik paßt. Allerdings schlingt der China-Bedürftige nicht alles wahllos in sich hinein. Er oder sie haben bestimmte Vorlieben, z.B nach extravaganten Dingen, Delikatessen, gut gewürzten Speisen und Obst. Heiße Speisen und Getränke sowie Milch verschlechtern ihr Befinden und werden vielfach abgelehnt. Dafür besteht ein instinktives Verlangen nach der chininhaltigen Bitter-Lemon-Limonade oder nach Kaffee. Auch süße, rote Getränke, wie Kirschsaft, Trauben- oder Rote-Beete-Saft werden gerne getrunken, vermutlich um einer meist in solchen Fällen vorhandenen Blutarmut instinktiv entgegenzuwirken.

In den bisweilen weißlichen oder blutigen Stühlen finden sich Beimengungen von Unverdautem. Der oftmals trübe und schaumige Harn kann durchsetzt sein von rötlichen Sedimenten.

Die Wahrnehmung der Außenwelt war oft schon vom Antritt auf dieser Erde an unangenehm. Zahlreiche Ohrgeräusche, vom Brummen und Singen, bis hin zu knallenden Effekten, sind als Bewußtseinsfilter zu bewerten, um einer unerträglichen akustischen Wirklichkeit zu begegnen. Vor den Augen tanzen schwarze Flecken, sogenannte mouches volantes oder feurige Funken. China blickt viel nach innen, was dazu führen kann, daß sie tatsächlich eine übersinnliche, mediale Begabung entwickelt. PHILIP BAILEY schreibt über eine junge Frau mit dunklen Augen und spanischem Anhauch, welche nicht ganz von dieser Welt zu sein schien. Sie erzählte, daß sie regelmäßig in eine andere, astrale Realitätsebene eintauche, in der sie auch einen Partner habe. Sie schrieb dann sogar in einer auf Erden unbekannten, aber ästhetisch reizvollen Schrift:

»Diese Frau war weder geisteskrank noch hysterisch. Sie ging wirklich in jene andere Welt, in der sie sich weit mehr zuhause fühlte als in unserer. Es fiel ihr schwer mit der Ignoranz und Brutalität unserer Welt zurecht zu kommen, und sie lebte ein beschütztes Leben in einem spirituellen Haushalt.«[46]

Bisweilen denken Anwärter auf diese Arznei an Selbstmord, würden sich am liebsten aus dem Fenster stürzen, jedoch fehlt es ihnen an Mut das auch auszuführen. Vor Tieren, besonders Hunden, haben sie (ähnlich Tuberculinum) große Angst. Es ist die profunde Übersensibilität, Angst und Schwäche, die von solchen Menschen ausgeht, welche ein Tier spürt und es womöglich tatsächlich auf sie losgehen läßt.

Es sind also die mehr oder weniger häufigen Ausflüge in ein exotisches Schlaraffenland, welche dem konstitutionellen China-Typen den Aufenthalt hier auf Erden erträglich machen. Meine Leser, welche erste Erfahrungen mit dieser Arznei sammeln wollen, mögen an China vor allem denken, wenn es darum geht, eine verbleibende Schwäche nach einer schweren Entbindung mit großem Blutverlust aufzuheben oder um dem Gelbwerden des Babys nach der Geburt *(Ikterus-neonatorum)* entgegenzusteuern.[47]

---

[46] *Psychologische Homöopathie*, S. 107.
[47] Dieser *ikterus* tritt ein, wenn nach der Umstellung von Placenta-Atmung auf Lungenatmung beim Baby vermehrt rote Blutkörperchen von der Milz ausgeschieden werden. Die Leber kann das freiwerdende und schwallartig anfallende Hämoglobin nicht alles über den Darm ausscheiden und staut es in Form von Bilirubin über die Haut zurück.

Die Gehorsamen – Lyssinum und Carcinosinum

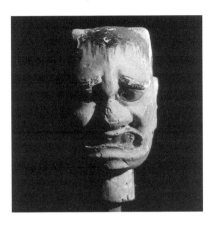

Der innere Amokläufer – Lyssinum

Lyssinum – das ist die Nosode aus dem Speichel eines tollwütigen Hundes. Das Hauptmerkmal von Lyssinum oder Hydrophobinum, wie dieses Pharmakon wegen seines abnormen Verhaltens gegenüber fließendem Wasser auch genannt wird, ist eine ohnmächtige Wut. Dieses Gefühl führt zu einer vollkommen unterdrückten Libido, sodaß die pervertierte Lebensenergie sich in eigenartigen Symptomen äußert, wie zum Beispiel dem Wunsch, das Fleisch auf dem Teller mit dem Messer zu stechen, in einen Löffel zu beißen oder ein Kind, das gerade auf dem Arm getragen wird, aus dem Fenster zu werfen. Solche kaum mehr zu kontrollierenden Impulse erklären sich aus einem über Gebühr lange ertragenen »Kadavergehorsam« gegenüber irgendeiner Obrigkeit.

Die Stillung des Süßhungers, vor allem ein Verlangen nach Schokolade (was auch Carcinosinum zueigen ist) oder ein unwillkürlich einsetzendes Singen, sind in solch einem Fall womöglich die einzigen Sicherheitsventile, welche ein Durchbrennen verhindern.

Visionen von Folterungen zeigen an, in welch starkem Maß sich Lyssinum selbst unter Druck setzt, um nicht Amok zu laufen.

Das eigenartige Symptom, beim Anblick von fließendem Wasser in Krämpfe zu verfallen, resultiert aus der Ähnlichkeit des Fließwassers zum Charakter der fließenden Lebensenergie. Ist dieser natürliche Fluß unterbunden, so bewirkt der Anblick von Wasser in Bewegung, daß auch die unterdrückte Lebensenergie sich regt und in Bewegung kommen möchte. Das führt zu den bekannten Konvulsionen immer dann, wenn ein starker innerer Gegenpart in Form eines Gewissenskonflikts das gleichzeitig zu verhindern trachtet. Ähnliches geschieht beim Anblick von gleißenden, in Licht gebadeten Gegenständen, da Licht ebenfalls ein energetisches Stimulans ist.

Bei einem gesunden und lediglich gestreßten Menschen führt der Anblick von fließendem Wasser zur Beruhigung seines aufgewühlten Gemüts. Bereits die meditative Betrachtung eines Posters von einem Wasserfall kann sehr beruhigend sein. Sind jedoch die natürlichen Regungen, vor allem die des Sexualtriebs, auf Dauer und ohne eigenes Bestreben unterdrückt, so kann es zu aggressiven Anwandlungen kommen. Werden diese ebenfalls lange Zeit abgewürgt, so haben wir einen potentiellen Lyssinum-Anwärter vor uns. Bei Hengsten kann das zum sogannnten Samenkoller führen, Schafe springen, wie CLARKE in seiner großen Arzneimittellehre berichtet, querfeldein über Gräben und Zäune.

Die Tollwut bei Füchsen ist noch nie aus der Perspektive von Umweltstreß, Revierkonflikten und unterdrücktem Sexualtrieb betrachtet worden.
    Da er sich selbst nicht mehr zu helfen weiß, bittet der Lyssinum-Patient andere, für ihn zu beten. Ursächliche Zusammenhänge für Störungen die nach Lyssinum verlangen, liegen zumeist in der Unterdrückung frühkindlicher Kreativität.

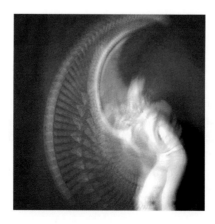

Das Aschenputtel – Carcinosinum

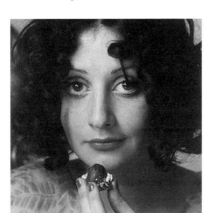

Äußert sich der Lyssinum-Charakter in Wut, so ist die Carcinosinum-Persönlichkeit eine stille Dulderin. Ihre Persönlichkeit wird geprägt von dem Schlagwort Verzicht. Mitunter besteht die einzige Möglichkeit ihr Liebesbedürfnis zu stillen und sich ein klein wenig von der Süße zuzuführen, die das Leben bieten kann, in dem Genuß von Süßigkeiten, Zuckerwerk und Schokolade, dem Schmökern in Büchern und dem Verlangen zu tanzen. Carcinosinum verhält sich sehr sensitiv gegenüber Musik.

Carcinosin wurde ausführlich in meiner *Göttlichen Homöopathie* beschrieben, weswegen hier einige kurze Hinweise genügen mögen. Es handelt sich zumeist um stille, sich für andere aufopfernde, äußerst aufmerksame, über Gebühr fleißige und ehrgeizige Kinder und Erwachsene, denen frühzeitig zu viele Pflichten aufgebürdet wurden, als daß sie deren Last auf Dauer tragen könnten.

Carcinosinum ist also weniger eine Arznei für den bereits bestehenden Krebsfall, sondern ein Pharmakon, das verhindern kann, daß solch ein junger Mensch später zu einem Krebspatienten wird. Nach Einsatz des Mittels kommt es vielleicht dazu, daß ein übergewissenhaftes, in Kleinigkeiten peinlich genaues Kind (vergleiche Silicea) anstelle von fast ausschließlich Einsern im Zeugnis, auch schon mal eine Drei oder Vier dort stehen hat. Man sieht es dann aber öfter lachen oder sich selbst mehr Raum für kleine Unregelmäßigkeiten geben. Auch die Gesichtsfarbe verändert sich von einem oftmals fahlen Aussehen wie Milchkaffee mehr hin zu einem rosig durchbluteten Teint. Bei einem frühzeitigen, stark vermehrten Auftreten von Muttermalen und braunen Hautflecken habe man nicht immer nur Thuja, Lycopodium und Sepia im Auge, sondern denke durchaus auch einmal an Carcinosinum, wenn die weitere Symptomatik es nahelegt.

Carcinosin kann versuchsweise bei solch armen Geschöpfen wie oben beschrieben gegeben werden, um deren Hang zu ständigem Nägelkauen oder dem Abreißen der Häute am Nagelbett zu verhindern. Dieses Verhalten resultiert meist aus der Erfahrung, daß zuviel Eigenständigkeit nicht erwünscht ist, weswegen solch ein Mensch sich selbst »die Krallen stutzt«.

Da sie den in sie gesetzten überhöhten Erwartungen der anderen sowieso nicht gerecht werden können, kommt es zur Teilnahmslosigkeit gegenüber Angehörigen, deren Zuwendung und Liebe eigentlich gesucht wird. Ihr Selbstbewußtsein ist derart »im Keller«, daß sich ihr Lebensgefühl sofort verschlechtert durch einen Aufenthalt in Kellergewölben oder fensterlosen Kammern.

Seltsame Ängste und Wahnvorstellungen können in ernsteren Fällen auftreten, so zum Beispiel die Vorstellung, ihre Arme würden nicht zu ihr gehören, woraus man eventuell die Ohnmacht eigener Handlungsfähigkeit herauslesen kann, oder eine übermäßige Furcht beim Überqueren frequentierter Straßen, aus Angst überfahren zu werden, denn Carcinosinum ist es ja gewohnt, von anderen »überfahren« zu werden, die eigenen Bedürfnisse hintan zu stellen und sich zu fügen. Übermäßige Kritik führt zum Rückzug ins eigene Schneckenhaus.

Carcinosinum-prädestiniert sind besonders frühreife Menschen, welche, ähnlich Causticum oder Phosphor, sehr mitfühlend sind mit anderen Menschen und Tieren und argwöhnisch und eigensinnig das kleine eigenständige Territorium zu schützen trachten, das ihnen noch verblieben ist. Das typische Aschenputtel also, in dessen nächtlichen Träumen aber kein Prinz auftaucht. Die Träume sind eher beladen mit Bildern von Mord und Gefühllosigkeit. Da jeder Teil eines Traumes einem Teil von uns selbst entspricht, zeigt das an, inwieweit ein Carcinosinum-Kind die Gefühllosigkeit sich selbst gegenüber schon getrieben und sich dabei selbst umgebracht hat.

Das Kind zeigt ein Verlangen, in den Schlaf gewiegt zu werden. Auffallend ist (ähnlich Medorrhinum) die Knie-Ellenbogen-Lage beim Einschlafen.

Eine Ätiologie für die Genese einer Carcinosinum-Persönlichkeit haben wir in einer frühzeitigen analen Erziehung zur Sauberkeit, einer ständig aburteilenden und demütigenden Bewertung durch Eltern und Erzieher, die alles kontrollieren und ihr Kind bei der geringsten Unregelmäßigkeit streng tadeln.

Die verschnupften Allergiker – Psorinum und Sabadilla

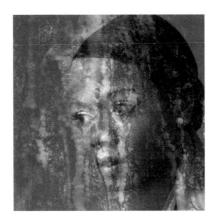

Der »Aussätzige« – Psorinum

Psorinum – das ist die aus dem Gewebswasser eines Krätze-Bläschens hergestellte, vielleicht allumfassendste Nosode der Homöopathie überhaupt. Kein Mittel ist mit dem Begriff der Erbsünde stärker verknüpft, als eben dieses. Von der Krätzemilbe befallen zu werden, das bedeutete »aussätzig« zu sein. Im Morgenland waren die Aussätzigen die Leprakranken. Sie wurden gemieden und »ausgesetzt«, lebten in Höhlen, abseits der sozialen Gemeinschaften.

Aus geisteswissenschaftlicher Sicht bedeutet das Befallenwerden mit Milben, daß der betreffende Mensch sich in einem sehr niedrigen Schwingungsniveau befindet und somit weit abgefallen ist von der paradiesischen Welt der Einheit von Fühlen, Denken und Handeln. Nicht der Milbenbefall führte also zu einer Abkehr von Gott, sondern die Abkehr von ehernen kosmischen Gesetzmäßigkeiten, die zunehmende Umnachtung des Bewußtseins durch egozentrisches Denken, ging solch einem Befallenwerden voran. Das wiederum führte konsequenterweise zu der berühmten *dyskrasis* des HIPPOKRATES, der inneren Verstimmtheit der Körpersäfte. In dem Abfallen einzelner Glieder vom unversehrten Organismus bei der Lepra, erfährt das nicht nur seinen symbolischen, sondern auch einen ganz realen Ausdruck. Aus eben diesen Anschauungen erwächst auch HAHNEMANN'S *Psora*-Begriff. Das Abfallen aus göttlicher Ordnung schließt aber die »Heim-Suchung« ebenfalls schon mit ein.

So gesehen wird der Süßhunger von Psorinum in besonderer Weise verständlich. Psorinum kennt darüber hinaus Heißhungeranfälle, vor allem nachts, sodaß es vorkommt, daß ein Patient des nachts wieder aus dem Bett aufsteht und den Eisschrank plündert. Das Gefühl inneren Mangels wird notdürftig durch äußere Nahrungszufuhr ausgeglichen. Logischerweise findet aber hierdurch die gequälte Seele keine Befriedigung.

Kein Mittel der Homöopathie (nicht einmal Bryonia oder Calcium fluoratum) hat mehr Angst vor geschäftlichem Mißerfolg und finanziellem Ruin wie eben dieses Psorinum, was aus dem oben gesagten verständlich wird. Selbst wenn ein Psorinum-Patient reich geboren wird, so lebt er doch in ständiger Sorge, sein »Vermögen« zu verlieren. Vermögen aber bedeutet Macht. Diese Macht muß er sich zurückerobern. Das bedeutet, er muß sich als »Daniel in der Löwengrube« seiner Ängste bewähren, und die ihn – nur scheinbar bedrohenden Löwen – zähmen lernen, aus einem Alleinsein wieder ein All-Einig-Sein machen.

Entsprechend ihrem niedrigen Schwingungsniveau riechen Psorinum-Patienten oft ein wenig schmutzig und schweißig. Sie können von Kopfgrind befallen sein sowie schorfigen und unerträglich juckenden Hautausschlägen, vor allem an Ellenbogen- und Kniegelenken. Psorinum kratzt sich bis die Haut blutet. Außerdem ist es gegen fast alles allergisch. Nicht von ungefähr steht die Psora-Nosode im Fettdruck in KENT'S Heuschnupfen-Rubrik. Unterdrückt man die Ausschläge, was durch die übliche Cortison-Behandlung nicht selten vorkommt, so stellen sich oft massive asthmatische Beschwerden ein, die etwas gelindert werden durch Flachliegen und ein Abspreizen der Arme. Suchen wir in der Vergangenheit nach Auslösern für diese Symptomverschiebung in Richtung Lunge, so stoßen wir nicht selten auf eine als Kind durchgemachte und gewaltsam coupierte Lungenentzündung *(Pneumonie)*.

Das gibt mir wieder einmal Anlaß zu der Feststellung: keine Allergie ohne dahinterliegende *psora*. Heile die Psora und die Allergie wird verschwinden; zu deutsch: Eine Allergie ist nur die Spitze des Eisbergs, nicht das Urübel. Dieser Zusammenhang wird von der konservativen Lehrmedizin bis auf den heutigen Tag nicht erkannt, sonst würden die umständlichen und kostenintensiven »Desensibilisierungsmaßnahmen« als das begriffen werden, was sie sind: eine oberflächliche Symptombehandlung.

Der klassische Psorinum-Patient ist ein stark eingeschüchterter Mensch, dessen innere Armut schon daran erkennbar wird, daß er sich ständig für irgend

etwas entschuldigt, letztlich sogar dafür, daß er überhaupt existiert. Er lebt in völliger Isolation, Mutlosigkeit und Griesgrämigkeit und zweifelt in jeder Hinsicht daran, daß ihm jemals geholfen werden kann. Er fröstelt leicht. Seine innere Kälte und Furcht vor dem geringsten Luftzug läßt ihn sogar im Sommer warme Kleidung anziehen. Das zeigt eine auf allen Ebenen und durch alle Organe sich ziehende Unterfunktion. Spricht man ihn an, so kann er dabei erschreckt zusammenfahren. Ein Gefühl wie Lebensfreude kennt er nicht und ähnelt in diesem Punkt den Natrium-Salzen.
Wir begegnen dem Psorinum-Anwärter keineswegs nur als Schnorrer, Landstreicher, Gebrauchtwarenhändler oder Obdachlosen. Auch die durch Brechanfälle geplagte Schwangere oder die von Hitzewallungen geplagte Frau im Klimakterium kann unter Umständen von der allumfassenden Wirkung dieser großen Arznei ebenfalls zu einer profunden Änderungen ihres Befindens kommen. Ein auffallendes Symptom im Sinne des § 153 des *Organon der Heilkunst* von SAMUEL HAHNEMANN (als da sind die »merkwürdigen, sonderlichen« Symptome) ist die Merkwürdigkeit, daß der Psorinum-Patient eine Zeit besonderen Wohlbefindens vor einem Krankheitsausbruch erlebt. Frauen kennen so etwas, bevor es zu einem besonders heftigen Einsetzen einer Migräne kommt.

Ein REAKTIONSMANGEL auf gut gewählte Arzneien, läßt uns immer an die großen Nosoden denken. Psorinum kann solch ein Blockadebrecher sein. Auch wenn rein äußerlich diese Beschreibung nicht in Übereinstimmung zu sein scheint, so stellt sich diese Nosode womöglich als ein wichtiges Umstimmungsmittel im Klimakterium der Frau heraus, weil eben gerade in solch einer Zeit hormoneller Umstimmung die zugrundeliegende Psora zum Tragen kommt.

Der »letzte Dreck« – Sabadilla

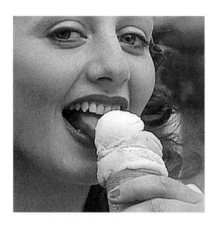

Das »Läusekraut«, ein mexikanisches Liliengewächs, wirkt vor allem auf Nasen- und Tränenschleimhäute. Von Allround-Homöopathen wird es deshalb mehr oder weniger routinemäßig oftmals mit recht beachtlichem Erfolg bei Heuschnupfen eingesetzt.

Der Hunger auf Süßspeisen ist sehr ausgeprägt bei diesem Mittel. Der Sabadilla-Patient liebt Mehlspeisen und Honig und entwickelt geradezu einen Heißhunger auf Pudding. Die harte Nahrung des Lebens will er nicht so gerne kauen und das, was ihm zu einer stabileren Gesundheit verhelfen würde, nämlich Knoblauch und Zwiebeln, lehnt er vollkommen ab. Somit nährt er seine eigenen Vampire und das sind merkwürdige Wahnideen, die geboren werden aus seiner irrigen Vorstellung über sich selbst und seinen Körper. Er kultiviert die Einbildung, Teile von ihm seien eingeschrumpft, sein Magen sei angefressen und es sei Zeit, zu sterben. Frauen manövrieren sich in eine Scheinschwangerschaft hinein, Männer glauben, ihre Hoden seien unförmig angeschwollen. Diverse Patienten hegten die Vorstellung, ihr Geist sei von ihrem Körper getrennt und wäre nicht länger fähig, die Führung über den Körper zu behalten.

Das häufige Waschen des Gesichts sowie das Aufstützen des Kopfes bessert einen Schwindel, der ihn oder sie vor allem beim Hinunterblicken erfaßt. Sabadilla glaubt dann unter Umständen, ähnlich **Argentum nitricum,** hohe Mauern würden auf sie fallen und sie erdrücken. Es sind das die Mauern des selbsterschaffenen Gefängnisses, in das sich die Patientin eingesperrt fühlt. Eine Fallneigung nach links (wie wir sie vor allem von **Natrium muriaticum*** sowie von **Aurum, Causticum** und **Lachesis** kennen) zeigt, wie weit die rechte intuitive Gehirn- und Bewußtseinssphäre Mangel leidet.

Beißt Carcinosinum auf seinen Nägeln herum, gleichsam um sich selbst seine Waffen zu beschneiden, so bildet Sabadilla die Nägel besonders dick und stark aus, wie um sich damit besser schützen zu können. Die Übelkeit bei körperlicher Liebkosung teilt sich das Läusekraut nur noch mit **Antimonium crudum,** bei dem wir ebenfalls diese Nagelanomalien und Weltflucht feststellen können.

Diese Übelkeit beim Schmusen resultiert aus einer völligen Disharmonie mit sich selbst. Genau wie Psorinum fühlt sich Sabadilla wie »der letzte Dreck«. Logischerweise gerät die Seele in Zwiespalt, wenn sie gegen ihre eigene Überzeugung eine liebevolle Zuwendung erfährt. Also weicht sie lieber aus auf infantile Nahrungsgelüste wie Mehlspeisen und Pudding. Eine Sabadilla-Patientin verlangte ständig nach einer leicht süßlichen Breinahrung in Gläsern, wie man sie in den Supermärkten für Babies kaufen kann.

Die Schizophrenie des Sabadilla-Patienten besteht darin, daß er sich ja eigentlich nichts sehnlicher wünscht, als geliebkost zu werden. Aber da er sich selbst als wertlos empfindet, entwickelt er sofort allergische Symptome. Die Abneigung gegen den alljährlichen Pollenflug im »Wonnemonat Mai« signalisiert nichts anderes als die Aversion gegen die Sendboten des Andersgeschlechtlichen.

Das innere Frösteln gleicht dem von Psorinum, die Abneigung gegenüber der Wärme des Lebendigen bewirkt einen Tränenfluß beim Anblick eines lodernden Feuers.

Das Mittel führt in nächtlichen Träumen und Tagtraumvisionen zu einer enormen Selbstkonfrontation mit den eigenen negativen Glaubensmustern. Diese können allmählich transformiert werden und somit verschwinden auch die allergischen Erscheinungen. Das Verhalten des Patienten, insbesondere dem anderen Geschlecht gegenüber, verändert sich vorteilhaft. Das kindhafte Harmoniebedürfnis nach heiler Welt und sterilem Märchenprinzen weicht einer realistischeren Auseinandersetzung mit der Wirklichkeit und ihren Wirkmechanismen.

Noch mehr Heilstoffe für die Zuckerschlecker

Der Vollständigkeit halber gebe ich hier noch eine Zusammenstellung weiterer zweiwertiger und einwertiger Mittel wie sie angezeigt sein können bei einem abnormen Süßhunger nach KENT, ohne daß in jedem Fall eine genauere Beschreibung des zuständigen Mittelbildes mitgeliefert wird. Der Interessierte hat die Möglichkeit, sich in den Arzneimittellehren näher über diese Arzneien zu informieren:

Mittel im 2. Grad	Mittel im 1. Grad
Ammonium carbonicum	Argentum metallicum
Bryonia	Arsenicum album
Calcium sulfuricum	Chininum arsenicosum
Carbo vegetabilis	Kalium arsenicosum
Elaps – die *Korallennatter*	Kalium phosphoricum
Kalium sulfuricum	Mercurius solubilis
Magnesium muriaticum	Natrium arsenicosum
Medorrhinum- die Trippernosode	Natrium muriaticum
Natrium carbonicum	Nux vomica
Plumbum – das *Blei*	Opium
Rheum – der *Rhabarber*	Petroleum – das *Steinöl*
Rhus tox. – der *Giftsumach*	
Secale cornutum – das *Mutterkorn*	
Sepia – der *Tintenfisch*	
Tuberculinum	

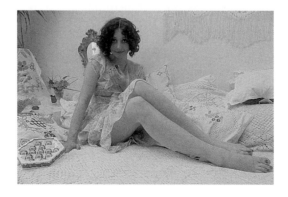

Diabetes – Suche nach Liebe
oder
»Zuckersucht« und »Liebesdurchfall«

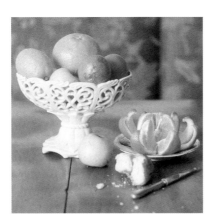

Noch ein paar Anmerkungen zur »Zuckerharnruhr«, dem *Diabetes*. Das Wort kommt aus dem griechischen *diabeinein,* was soviel heißt wie »dazwischengehen, hindurchwerfen«. Es gibt verschiedene Formen der Zuckerkrankheit. Die gravierendste ist bekannt als sogenannter *juveniler Diabetes.* Er beruht auf einer vererbten Anlage, führt zu vorzeitiger Arteriosklerose und peripheren Durchblutungsstörungen der Extremitäten und des Augenhintergrundes *(diabetische Angiopathie).* Eine andere Form der Zuckerkrankheit begegnet uns im sogenannten *Alters-Diabetes.*

Die Erkrankung beruht in jedem Fall auf der mangelhaften bis gänzlich fehlenden Fähigkeit des innersekretorischen *(endokrinen)* Anteils der Bauchspeicheldrüse, das Hormon *Insulin* zu produzieren. Dieses sorgt normalerweise für die Assimilation des Zuckers aus der Nahrung. Da er beim Diabetes nicht ins Blut aufgenommen werden kann, »fällt er durch« und wird über den Harn wieder ausgeschieden.

Die bekannten Autoren THORWALD DETLEFSEN und RÜDIGER DAHLKE übersetzen nun in ihrer gemeinsamen Publikation *Krankheit als Weg* das Wort Diabetes mit »Durchfall der Liebe« – und in der Tat geschieht letztlich nichts anderes bei einer Persönlichkeit, die mit diesem Leiden behaftet ist. Gleichgültig welche Ausprägung einer Zuckerharnruhr wir auch immer untersuchen, wir werden wohl stets auf diesen Hintergrund stoßen, daß sich die von ihr befallenen Menschen nicht getrauen, Liebe auf eine Art und Weise zu leben, wie sie vom kosmischen Fluß des Lebens vorgegeben ist. Diese Abgrenzung gegenüber der Liebe, diese Unfähigkeit, sie im Leben zu verwirklichen, führt zu der entsprechenden Somatisierung. Der Körper zeigt in symbolischer Form das Manko im Leben der *persona:* es »tönt«, ja es schreit förmlich aus diesem Menschen heraus, er möge doch der Stimme seines Herzens folgen – allein, die »Vernunft« spielt ihm einen Streich. Er folgt seinem Intellekt und nicht der Stimme der Liebe. Also lebt er von »Ersatznahrung«, vom »Ersatz für seine echten Wünsche«, wie die oben genannten Autoren das ausdrücken.

Es verwundert nun nicht, daß ein Organismus, der sich Liebe versagt, im wahrsten Sinn dieses Wortes »sauer« wird. Die unterdrückte Wut, nicht den Wünschen seiner Seele nachkommen zu dürfen, führt unter Umständen bis zum Koma:

»Immer wieder begegnen wir dieser Polarität von Liebe und Aggression, von Zucker und Säure (mythologisch: Venus und Mars). Der Körper belehrt uns: Wer nicht liebt, wird sauer; oder – um es noch eindeutiger zu formulieren: Wer nicht genießen kann, wird bald selbst ungenießbar!«[48]

Ich habe einen langjährigen Freund. Er leidet seit seiner frühen Kindheit an *Diabetes mellitus.* Auslöser war ein Sturz vom Heuwagen. Sein ganzes Leben lang sehnte er sich nach »der richtigen« Frau. Als er sie endlich gefunden hatte, getraute er sich nicht, sich rückhaltlos zu dieser Liebe zu bekennen, aus Angst, er könnte die Krankheit an ein Kind weitergeben. Dabei war gar nicht sicher, ob die von ihm Angebetete ihn überhaupt erhört hätte. Diese litt ihrerseits an einer *Retinopathie* mit Blutungen der Netzhaut, war aber keine Diabetikerin. Sie lebte nacheinander in verschiedenen Beziehungen mit Männern, die alle Diabetiker waren. Der Mann, den sie schließlich heiratete und mit dem sie inzwischen zwei fast erwachsene Kinder hat, wurde inzwischen selbst zum Diabetiker. Diese Frau fragt sich heute, was die immer wiederkehrenden Koinzidenzen wohl zu bedeuten haben.

Mein Freund ist ein nüchterner Mann, der sich ganz den Naturwissenschaften verschrieben hat, ohne an eine Beseelung der Materie zu glauben. Er muß

---

[48] *Krankheit als Weg,* S. 191, Bertelsmann-Verlag, 1993.

sich jeden Tag seine Insulinspritze geben. Ich bot ihm an, wenigstens einen einzigen Versuch mit der Homöopathie – an die er im übrigen nicht glaubt – zu machen. Nach genauer Aufnahme der Anamnese kristallisierten sich aus der Fülle der Möglichkeiten allmählich zwei Mittel heraus: Sulphur und Lachesis. Auf eine Gabe Sulphur C30 hatte er einen sehr plastischen Traum, in dem er von einem hohen Felsen überglücklich in das »Wasser des Lebens« sprang. Danach mußte er sich drei Tage lang kein Insulin mehr spritzen und sein »ganzer Zuckerhaushalt kam durcheinander«, wie er das ausdrückte. Das führte dazu, daß er wünschte, die Behandlung abzubrechen, bevor sie richtig begonnen hatte. Weil nicht sein kann, was nicht sein darf!

In der KENT-Rubrik URIN/BEIMENGUNGEN/ZUCKER (III,718) gibt es neun Mittel im 3. Grad, sodann zweiunddreißig im 2. Grad und weitere siebzehn im 1. Grad, darunter – wie könnte es anders sein – in der Hauptsache die großen antipsorischen Heilstoffe.

Der oben in Kurzfassung beschriebene Fall möge zur Erkenntnis führen, daß es sehr wohl Möglichkeiten einer Behandlung – vor allem bei Altersdiabetes – gibt, was allerdings voraussetzt, daß sich der Patient in professionelle homöopathische Behandlung begibt.

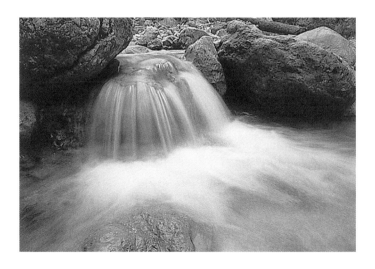

Wassersucht – Suche nach Leben
Orangenhaut – Stau der Gefühle

Wassersucht ist ein volkstümlicher Ausdruck für Gewebswasser *(seröse Flüssigkeit)*, das sich in den Zwischenräumen der Gewebe einlagert und zu Schwellungen *(Ödemen)* führt. Venöse Stauungen, Stauungen des Lymphflusses und Störungen der Kapillarsekretion infolge einer Herz- und Nierenschwäche, vor allem bei Frauen im Klimakterium, können zu Schwellungen führen, wovon bevorzugt die Extremitäten befallen werden. Zusätzlich kann es zu Fettablagerungen kommen.

In der Regel wird versucht, die Beschwerde zu »ummanteln«, ihr also lindernd *(palliativ)* zu begegnen. Das bedeutet in der Praxis, daß eine von ihren, ihr zu unförmig erscheinenden Oberschenkeln geplagte Frau, sich zum Chirurgen begibt, um sich das Fett mittels sogenannter Liposection absaugen zu lassen. Das hilft eine gewisse Zeitlang. Danach macht sich die dahinter liegende Unfähigkeit des Organismus erneut bemerkbar, mit Stoffwechselschlacken und Ansammlungen von Gewebswasser selbständig fertig zu werden.

Wenn wir bedenken, daß das Urprinzip des Lebens die Bewegung ist und wir gleichzeitig davon ausgehen, daß der Geist den Körper lenkt, so bedeutet ein Stau jedweder Art immer, daß die äußere Bewegung und die innere Beweglichkeit gelitten haben. Das heißt zum einen, dieser Mensch bewegt sich körperlich zu wenig und zum anderen, er ist emotional gestaut und läßt seinen Gefühlen keinen »freien Lauf«. Der Mensch »sucht« nach dem »Wasser des Lebens«, aber auf der falschen Ebene. Anstatt sich »gehen zu lassen«, hält er sich zurück und projiziert seine Suche in den Körper hinein. Die unterdrückten Gefühle stauen sich auf. Das innere Fließgleichgewicht ist gestört, es kommt zum Gewebswasserstau, vornehmlich natürlich da, wo man es am wenigsten gern sehen möchte – am Rumpf und Bauch sowie an den Oberschenkeln und Beinen. Es entstehen Dellen beim Hineindrücken, wie wir sie vom Arzneimittelprüfungsbild von Ferrum metallicum her kennen. Aber auch eine Reihe anderer Mittel können hier Gutes bewirken. Aus der Fülle der Möglichkeiten, die natürlich im einzelnen Fall genau differenziert werden sollten, schälen sich dennoch ein paar Arzneien heraus, die unter Umständen im einen oder anderen Fall zu einer Besserung der Symptomatik führen können, selbst wenn keine exakte Repertorisation der Gesamtsituation vorgenommen wurde.

Apis mellifica – das fleißige Honig-Bienchen

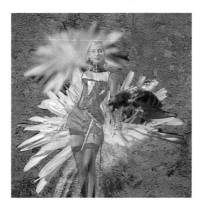

Wenn eine Biene sticht, so haben wir sehr schnell die klassischen Symptome einer Entzündung vor Augen, nämlich Hitze, Rötung und Schwellung, also alles Zeichen, die wir auch bei vielen wassersüchtigen Schwellungen antreffen. Die Biene ist ein sehr emsiges Geschöpf. Das Mittel wird aus der ganzen Arbeitsbiene angefertigt, die in ihrem Geschlechtsleben vollkommen unterdrückt ist. Dementsprechend paßt das Mittel gut zu Frauen, deren Sexualität – z. B. durch Verlust ihres Partners – gestaut ist und die ihre mangelnde Aktivität auf erotischem Sektor durch eine übersteigerte Betriebsamkeit und Putzwut ausleben. Apis, das ist die – gar nicht so sehr – lustige Witwe.

Abgesehen davon, daß wir die potenzierte Biene natürlich gut bei Insektenstichen anwenden können, hat sie ihr eigenes Arzneimittelbild, das uns viele weitere Anwendungsmöglichkeiten erschließt, auf die wir hier nicht weiter eingehen können. In Bezug auf Orangenhaut-Ödeme ist aber wissenswert, daß Apis in fast jedem Fall – zumindest als begleitendes Mittel – viel Gutes tun kann, vor allem um dem abfließenden Gewebswasser über Niere und Blase zu einer besseren Kanalisation zu verhelfen. Dabei muß diese Arznei gar nicht immer so sehr hoch potenziert eingenommen werden – es sei denn, man geht damit womöglich tieferliegende psychisch-miasmatische Entsprechungen an, wie sie sich z. B. hinter einer Eierstockgeschwulst verbergen (was aber in jedem Fall in die Hände des versierten homöopathischen Behandlers gehört). Um zu »entschlacken« und die Niere zu reinigen, genügt unter Umständen auch schon mal eine D6 oder D12 von Apis, die dann, je nach Konstitution, eben 2 - 3 x täglich eingenommen wird. Bei einer drohenden Thrombose der Beine kann Apis übrigens von großem Wert sein.

Lachesis – die rastlos Angespannte

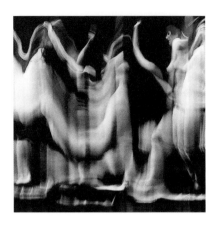

Ein weiteres »tierisches« Mittel, mit dem häufig sehr gute Erfolge bei Cellulitis gemacht werden, ist das aus dem Gift der Buschmeisterschlange Südamerikas gewonnene Lachesis.

Die Lachesis-Frau ist womöglich sexuell noch angespannter und unterdrückter als Apis. Kann sie ihre starke Sexualität ausreichend verlebendigen, so fühlt sie sich weitgehend ausgeglichen. Ist das nicht der Fall, so vergiftet sie sich durch stark aggressiv eingefärbte Emotionen selbst. Die ihr aufgezwungene Zurückhaltung bricht sich dann verbal in ironisch-sarkastischen Redetiraden Bahn. Züngelnd und ihr Gift verspritzend, fährt die Lachesis-Frau ihren Liebhaber oder Gatten an, von dem sie sich vernachlässigt fühlt. Ist dieser physisch stark genug, sie daraufhin »ordentlich ranzunehmen«, so ist sie danach wieder lammfromm. Wenn nicht, kann es zu ebenso heftigen wie unbegründeten Eifersuchtsszenen kommen, oder die gewaltsam unterdrückten Gefühle somatisieren sich und führen zu einem Gefühlsstau in den Geweben und zu starken Menstruationsunregelmäßigkeiten.

Vor Jahren behandelte ich eine elegante, blonde Frau von dreißig Jahren, die mir frank und frei erklärte: »Wenn ich nicht regelmäßig Geschlechtsverkehr habe, werde ich krank.« Das potenzierte Gift der Buschmeisterschlange war ihr Heilmittel, dessen Wirkungen sie aber anfangs nicht sehr gut aushielt. Es konfrontierte sie ungeheuer stark mit den im Schattenbereich ihrer Seele liegenden Anteilen. Sie wechselte häufig ihre Liebhaber und hatte auch des öfteren mehrere nebeneinander, was naturgemäß zu heftigen Auseinandersetzungen führte. Auf alle Fälle sorgte das Mittel dafür, daß eine Entwässerung einsetzte und eine bereits an den Oberschenkeln sichtbar gewordene Cellulitis innerhalb kurzer Zeit verschwand.

Wahlanzeigend für diese Arznei war unter anderem, daß es sofort zu entzündlichen Reaktionen kam, wenn diese Frau versuchte, unechten Schmuck in den dafür gestochenen Löchern ihrer Ohrläppchen zu tragen. Eine bestehende Dyskrasis macht sich hier sofort bemerkbar.

Für alle, die es noch nicht wissen, sei an dieser Stelle vermerkt, daß in der entsprechenden KENT-Rubrik: GESCHWÜRE/OHRLÄPPCHEN/IM LOCH FÜR OHRRING (III,87), nur drei Arzneien angeführt sind, nämlich das zweiwertige **Lachesis** sowie Medorrhinum – die Tripper-Nosode und Stannum – das Zinn. Es darf hinzugefügt werden, daß sich hinter dieser Erscheinung fast immer das sykotische Miasma verbirgt, das in vielen Fällen über Medorrhinum eine Ausheilung oder zumindest weitgehende Blockadeauflösung erfährt. (Diesbezüglich sollte der Laie aber nicht selbständig tätig werden, ohne zumindest zusätzlichen Rat einzuholen). An Medorrhinum kann gedacht werden, wenn gut gewählte Arzneien gegen wassersüchtige Schwellungen versagen oder nur kurzfristig in ihrer Wirkung anhalten. Dann ist nach einer eventuell dahinter verborgenen Sykosis zu fahnden. Sehr oft stößt der homöopathische Sherlock Holmes bei seinen Recherchen dann auch auf einen vorhandenen oder coupierten Ausfluß und dergleichen Zeichen mehr für dieses Miasma.

Lachesis kann keine engen Kleidungsstücke ertragen, vor allem nicht am Bund und um den Hals. Sie fühlt sich dann »wie abgeschnürt«. Vor allem linksseitige Beschwerden, gleichgültig welcher Art, deuten in Richtung Grubenotter als einem möglichen Heilmittel. Sei es nun eine Mandelentzündung, die immer nur auf der linken Seite auftritt, oder eine Herzmuskel- oder Eierstockentzündung. Ein weiteres auffälliges Zeichen ist die Verschlimmerung nach Schlaf. Durch die innerlich angereicherten Gifte kommt es zu einer Art »Blutvergiftung« mit Mangeloxidation. Der Schlaf eines Lachesis-Patienten hat oft etwas Reptilartiges.

INTERMEZZO
»Wie eine Bombe«

Ein kleiner Fall zur Illustration: Eine 35-jährige Frau konsultierte mich wegen ihrer »Orangenhaut« an den Oberschenkeln. Sie litt seit vielen Jahren an geschwollenen Beinen und fühlte sich manchmal »wie eine Bombe« – ein Zeichen für die gewaltsam zurückgehaltenen Gefühle in einer für sie unglücklichen und unbefriedigenden Ehe. Seit ebenso langer Zeit nahm sie die üblichen »Wassertabletten«, die jedoch nur kurzfristig Erfolg brächten. Sie mußte überdies oft damit aussetzen, weil sich diese »auf die Leber schlügen«. Auf gezielte Nachfragen ergab sich noch, daß am Morgen alles viel schlimmer sei. Vor allem die Beinvenen würden ihr dann Schmerz verursachen. Nach der monatlichen Regel fühlte sie sich insgesamt besser. Hitze konnte sie überhaupt nicht vertragen, da sei sie jedesmal »total hin«. Rollkragenpullover waren unmöglich, sie hatte dann das Gefühl, keine Luft zu bekommen. Außerdem schwitzte sie leicht. Insgesamt war die linke Körperhälfte, respektive das linke Bein stärker befallen. (Anm.: Die inneren Organe der Buschmeisterschlange sind linksseitig verkümmert). Das Schlimmste aber war, daß sie sich wegen ihres Zustandes schämte, ein öffentliches Bad zu besuchen – (was wohl noch mehreren meiner Leserinnen so geht).

Es würde zu weit führen, alle Einzelheiten dieses Falles hier aufzuzählen. Ich verabfolgte der Dame jedenfalls zuerst einmal eine Dosis Apis C200, vor allem wegen der von ihr angeführten stechenden Schmerzen, der Hitzeunverträglichkeit und ihres aufgeblasenen Gefühls. Daraufhin mußte sie »ständig rennen« und verlor Unmengen Wasser. Die Wassertabletten konnte sie absetzen. Die stechenden Schmerzen waren kurzfristig verstärkt aufgetreten und dann abgeklungen. Dieser Anfangserfolg hielt aber nicht an, sodaß ein besseres Simile auf den Plan zu treten hatte.

Immerhin war die Frau von der ungeheuren Wirkungsdauer der drei kleinen Kügelchen so erstaunt, daß sie – die sie »Homöopathie zum ersten Mal ausprobiert« – versprach, durchzuhalten.

Ich sah mir die Patientin noch einmal genau an: das Gesicht – gedunsen, die Arme – immer noch ziemlich aufgeschwemmt, obwohl die Biene hier schon gute Arbeit geleistet hatte, die Beine bläulich – KENT: EXTREMITÄTEN/SCHWELLUNG/BLÄULICH (II, 531) – ein einziges Mittel steht da: Lachesis – man denke an bläuliche Verfärbungen durch den Biß einer Schlange mit blutzersetzendem *(hämolytischen)* Gift – und dann war alles klar.
Die Besserung ihrer Beschwerden durch Absonderung (bei den Menses) war nicht wegzuleugnen und das paßte ebenfalls auf die Grubenotter oder Buschmeister und so verordnete ich jetzt Lachesis in einer LM 12. Damit war der Bann endgültig gebrochen. Diesmal verlor die Frau sozusagen fast über

nacht und ohne jede Anstrengung 3 kg an Gewicht. Das gesamte Allgemeinbefinden veränderte sich zum Besseren hin. Beim nächsten Besuch nach vier Wochen erzählte sie von einem Spaziergang mit der Familie während einer frühsommerlichen Hitzewelle. Das wäre früher einfach unmöglich gewesen. Jetzt aber mache ihr die Sonne nichts mehr aus. Die Wassertabletten habe sie schon lange abgesetzt. Das Mittel wurde insgesamt 2 Monate lang gegeben. Bei einem erneuten Besuch erzählte die Frau, sie sei »ja so glücklich über ihre festen, strammen Oberschenkel«, ein Freibadbesuch sei »kein Thema mehr«.

4 Monate später gab es einen leichten Rückfall, der auf ein Fläschchen derselben Arznei in der LM 18 sofort reagierte. Vorsorglich wurde noch eine LM 30 aufgeschrieben. Ein Jahr darauf im Sommer folgte eine Einzeldosis Lachesis in der C200. Danach war aus einem hin und wieder labilen Gleichgewicht endgültig ein stabiles geworden.

Es ist ein häufiger Fehler, daß Mittel zu früh vom Patienten abgesetzt werden, wenn diese sich über die mitunter überwältigenden Anfangserfolge derart freuen, daß sie glauben, die Arznei bereits nicht mehr zu benötigen. Dabei wird übersehen, daß sowohl das Bewußtsein, wie auch der Körper dazu neigen, in den alten Fehler zurückzuverfallen und dieses eingefahrene Gleis noch einmal zu befahren. Jede Auflösung körperlicher Beschwerden zieht ja auch notwendigerweise Verhaltenskorrekturen nach sich, die manchmal nicht so ganz einfach zu bewerkstelligen sind. Diese Frau hat sich jedenfalls einige Zeit später von ihrem Mann getrennt, weil es in dieser Verbindung für beide keine gemeinsame weitere Entwicklungsmöglichkeit mehr gegeben hätte.

Mehr über Lachesis findet sich weiter unten in den Angaben über die »Zweiwertigen Magersüchtigen«.

Weitere dreiwertige Arzneien bei Wassersucht sind das bereits weiter oben angesprochene **China*** – das potenzierte Pharmakon aus dem *Chinarindenbaum* sowie **Lycopodium*** und **Sambucus*** – der *schwarze Hollunder*. Ein Stau, der dieser Arznei zugänglich ist, rührt ähnlich dem von Colocynthis, von unterdrücktem Ärger her.
Geht die Wirkung von Sambucus mehr auf die Beine, so wirkt Colocynthis – ein rankenartiges Kürbisgewächs, mehr auf Wasseransammlungen im Gesäß (Vergleiche die Signatur eines angeschwollenen Kürbis).
Sambucus leidet oft unter fürchterlichen, erstickenden Hustenanfällen, die sich vor allem gegen Mitternacht einstellen und die begleitet werden von pro-

fusen Schweißausbrüchen. Besser wird dieser Husten beim Aufsitzen im Bett. Die Schmerzattacken des Colocynthis-Patienten werden gebessert durch ein Sich-Zusammenkrümmen und starken Gegendruck. Es kann sich um Magen-, Nieren-, oder Unterleibskoliken handeln, die den Colocynthis-Patienten quälen. Die Schmerzen ziehen vom Sacralgebiet in die Beine hinunter. (Ähnlich **Agaricus** – der *Fliegenpilz,* **Graphit, Lac caninum, Medorrhinum, Picricum acidum** und **Sepia**).

Bei Anwärtern auf diese beiden Arzneien ist die Komponente ihres unterdrückten Ärgers zu beachten und zu bearbeiten.

Die Hauptrubrik der wassersüchtigen Schwellungen der Extremitäten enthält allein neunundzwanzig zweiwertige Arzneien und weitere zweiundzwanzig einwertige. Selbstverständlich können wir all diese Mittel hier nicht ausführlich besprechen. Der Fachmann weiß sowieso, wie er vorzugehen hat, der interessierte Laie ist aufgerufen, sich entsprechend weiterzubilden durch das Studium guter Arzneimittellehren.

Diesbezügliche Schlüsselrubriken im KENT'schen Repertorium sind die Spalten:
EXTREMITÄTEN/SCHWELLUNG/WASSERSÜCHTIG (II, 531 ff.) mit den entsprechenden Unterrubriken.

Ich möchte jedoch dieses Kapitel nicht abschließen, ohne vor allem die Therapeuten darauf aufmerksam gemacht zu haben, daß sie bei wassersüchtigen Schwellungen der Beine, Füße und Knöchel immer auch mit einem Auge auf die sykotische Nosode Medorrhinum schielen, welche in all diesen Rubriken im Fettdruck vertreten ist. Vor allem dann, wenn gutgewählte Mittel nur vorübergehend helfen, möge die berühmte »Ohrläppchen-Frage« gestellt werden. Da sehr viele Frauen sich zu irgend einem Zeitpunkt ihres Lebens die Ohrläppchen haben stechen lassen und diese sehr oft beim Einbringen unechten Modeschmucks zu eitern beginnen oder sich zumindest entzünden, erhalten wir allein durch diese Tatsache wertvolle Bestätigungen in Richtung einer Wahl von Medorrhinum.

Gibt es des weiteren noch Hinweise auf wuchernde Entartungen der Haut, wie Warzen, oder sind Geschwülste und Cysten der Eierstöcke vorhanden, so darf das als weitere Bestätigung für die Wahl von Medorrhinum – oder zumindest einer antisykotischen Arznei – gelten. Ein Ausfluß von fischigem Geruch ist ein eindeutiges Indiz für eine Lykosis.

Ein kleiner Fall zur Illustration:

Ein Schauspieler brachte seine rothaarige, sommersprossige, etwas pummelige und irgendwie gedunsen wirkende 30-jährige Freundin zu mir zur Behandlung. Die junge Frau hatte soeben einen Wespenstich am Augenlid davongetragen und benötigte dringend Apis, was – in einer C30 gegeben – auch sofort den Schmerz linderte und die Schwellung zurückgehen ließ. Mir war jedoch klar, daß die allgemein heftigen allergischen Reaktionen, über die die Frau klagte, nicht nur in der Honigbiene ihre Entsprechung finden konnten. Eine der Hauptbeschwerden bildeten die ständig schmerzenden, weil dick angeschwollenen, ödematösen Beine. Es mußte also ein tiefgreifenderes Simile gefunden werden, das der profunden Dyskrasis dieses ganzen Menschenkindes gerecht werden konnte. Routinemäßig fragte ich nach den durchstochenen Ohrläppchen und eventuellen Folgeerscheinungen bei unechtem Schmuck. Die Frage wurde sofort positiv im Sinn meines Verdachts beantwortet. Des weiteren kam heraus, daß es wiederholt zu Infektionen mit Trichomonaden gekommen war. Der bewußte Ausfluß mit Fischgeruch – vor Jahren mittels antibiotischer Mittel abgewürgt – war auch noch in deutlicher Erinnerung.

Das genügte. Medorrhinum wurde aufgeschrieben. Die Frau verlor auf Anhieb mehr Flüsssigkeit, als sie durch Getränke zu sich nahm und berichtete bereits nach drei Tagen von einer wohltuenden Entspannung ihrer ganzen Figur, was sich vor allem an Schenkeln, Beinen und Füßen bemerkbar machte.

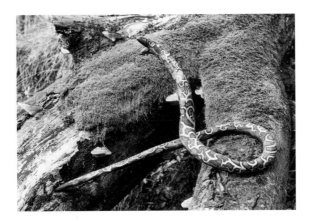

Venenleiden – Schwerfälligkeit und Erdgebundenheit

Venenleiden und speziell Krampfadern treten oft dann auf, wenn Menschen ihre Erdverbundenheit zu stark betonen, bewegungsfaul und träge werden. Nicht von ungefähr sind Frauen in der Schwangerschaft besonders anfällig für dieses Leiden, weil sich eben durch den allmählich schwerfälliger werdenden Körper auch eine zunehmende Bewegungsunlust einstellt. Wenn das zusätzlich verbunden ist mit einem schwachen Bindegewebe, worin sich ein Mangel an innerem Halt ausdrückt, kommt es leicht zu Stauungen im venösen System, d.h. der Rückfluß des Blutes aus den Extremitäten funktioniert nicht so, wie er das sollte.

Untersuchen wir die psychischen Komponenten solcher Patienten, so stellen wir fest, daß sie praktisch alle leicht verletzbar und nachtragend sind. Sehen wir uns daraufhin jene Mittel näher an, die bei Krampfaderbeschwerden ins Kalkül genommen werden können, so ergibt sich eine Entsprechung zu eben dieser Anfälligkeit gegenüber seelischem Leid.

Die Hauptmittel bei schmerzhaften Krampfaderbeschwerden sind allen voran **Pulsatilla*** sodann **Causticum, Hamamelis, Lycopodium, Millefolium** – die *Schafgarbe,* und **Zincum metallicum.**

Sind die Beschwerden schlimmer bei Einfluß von Wärme, so sind die entsprechenden Mittel **Fluoricum acidum** – die Fluoressigsäure, sowie **Sulphur.**

Bei den unschönen »Besenreisern« *(Teleangiektasien)* hilft oft **Carbo vegetabilis** neben **Hamamelis, Pulsatilla** und **Sulphur.**

Konstitutionelle Anlagen zu Venenleiden sind erfaßt in: EXTREMITÄTEN/VARIZEN (II,552) mit der Unterrubrik VENENLEIDEN (*Phlegmasia alba dolens,* was frei übersetzt etwa soviel heißt wie »schmerzhaft entzündliche, weiße Schwellung«).

Als dreiwertige Hauptmittel finden wir hier neben **Lachesis*** die weiter vorne schon ein wenig näher beleuchteten Arzneien **Bryonia*** – die *Zaunrübe* (bei stechenden Schmerzen, die sich durch Wärme und Bewegung verschlimmern), sowie **Calcium carbonicum*** und **Rhus toxicodendron** – den südamerikanischen *Giftsumach,* dessen Schmerzen sich beim Warmwerden und bei fortlaufender Bewegung bessern.

Als zweiwertig sind angeführt: **Allium cepa** – die *Zwiebel,* **Arnica** – der *Bergwohlverleih, Arsenicum album, Chamomilla, China, Hamamelis* – der *virginische Zauberstrauch,* auf den wir wieder stoßen werden, wenn wir über die Unsitte des Rauchens sprechen. Sodann noch **Jodum, Kalium carbonicum, Ledum** – der *Sumpfporst* (ein wunderbares Mittel bei Stichverletzungen aller Art, vom Mücken- bis zum Messerstich und Folgen unsachgemäß verabfolgter Spritzen). Des weiteren stehen hier noch **Lycopodium, Natrium sulfuricum, Pulsatilla, Sepia, Silicea** und **Sulphur.** Insgesamt fällt auf, daß praktisch alle Mittel auch der Leber sehr gut tun, vornehmlich Arsenicum, China, Kalium carbonicum, Lycopodium und Sepia. Ein venöser Stau signalisiert ja immer auch eine Belastung des Pfortadersystems und diese eine Überforderung der Leber. Praktisch alle Patienten, die diese Mittel benötigen, geben auch an, mehr oder weniger stark unter Hämorrhoiden zu leiden. So nimmt es nicht wunder, daß sich eben jene Arzneien auch in den Hämorrhoiden-Rubriken wiederfinden.

Diese Angaben erfolgen, wie gesagt, nur zur ersten Orientierungshilfe für den Neuling der homöopathischen Heilkunst.

Fazit: Freude an der Bewegung ist das A und O, um venöse Beschwerden erst gar nicht aufkommen zu lassen.

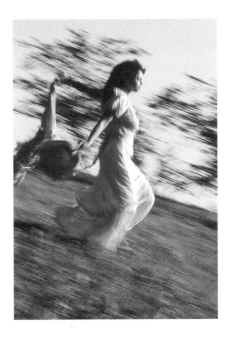

Das Fasten als Psycho-Homöopathisches Simile

Seit Urzeiten sehen die Weisen das Fasten als Gelegenheit zu einer besonders intensiven Begegnung mit sich selbst an, im Sinne des *gnoti s'e auton*, wie es in Delphi in den Marmor geschrieben steht. Durch Auszehrung und Verbrennung der in den Zellen eingelagerten Körperschlacken findet automatisch auch eine Begegnung mit festgehaltenen, weil unverarbeiteten Erfahrungen statt, welche nun endgültig »verdaut« werden können. Das kann geschehen, weil der Mensch bei diesem Vorgang nicht nur *physisch* leichter wird. Gleichzeitig findet auch eine *psychische* Erleichterung statt. Die Schwingungsrate der Zellen erhöht sich, weil mehr Energie Zutritt erhält. Lichtkräfte können vermehrt eindringen. Somit wird das Bewußtsein fähig, alte »Kränkungen« von einem erhöhten Standpunkt aus zu betrachten und als nicht mehr wichtig abzuhaken. Auch selbstsüchtige Verhärtungen des eigenen Wesens können auf diese Weise erkannt werden und beginnen sich aufzulösen. Der Mensch wird weicher, lebendiger, liebevoller. Der stets tief schürfende, deutsche Geisteswissenschaftler HERBERT FRITSCHE schrieb einst in seiner *Erhöhung der Schlange:*

»Das in den Schmutzwinkeln und minderwertigen Geweben abgelagerte Selbstgift-Material führt dadurch, daß der Fastende es verstoffwechselt zu einer Auseinandersetzung seines Organismus mit dessen pathologisch körpereigenem Simile.«[49]

In der Fülle der Fasten-Literatur stellt JÖRG BAUM eine Fasten-Fibel der besonderen Art vor, ein Büchlein, das sich nicht damit begnügt, Anleitungen zum Wie des Fastens zu geben, sondern die Hintergründe des Warum ausleuchtet. So findet beim Fasten eine Konfrontation mit jenen Anteilen des biblischen KAIN statt, der im Schatten unseres Bewußtseins haust. Jeder von uns trägt ihn in sich als männlich aggressiven Teil, der alles, was ihm nicht in den Kram paßt, verurteilt, dadurch den Urzustand der Einheit teilt und dabei entsprechend »sauer« wird. Das Herzdenken des ABEL ist unter dem Ansturm von KAINS dominierendem Intellekt aus dem Paradies der Einheit von Füh-

---

[49] HERBERT FRITSCHE: *Die Erhöhung der Schlange,* Verlag Ullrich Burgdorf, Göttingen, 1982, S. 87.

len, Denken und Handeln vertrieben worden. Die Begegnung mit den im Organismus abgelagerten Schlackstoffen und deren beschleunigte Ausschleusung, führt »not-wendiger-weise« auch zur Erkenntnis der dahinter verborgenen Seelengifte.

Der Fastende betreibt seine eigene *religio* im Sinne einer Rückbindung an das Göttliche. Fast automatisch stößt er dabei auf seinen inneren Arzt, der eine *Anamnese* in des Wortes ursprünglicher Bedeutung aufnimmt, als eine »Erinnerung der Seele an ihre vorgeburtlichen Ideen«, mit denen sie auf dieser Erde angetreten ist, um ihrem Lebensplan zu folgen.
So gesehen können wir im Fasten eine Facette des allumfassenden homöopathischen Heilgesetzes erkennen, welches das uns heilende Ähnliche in uns selbst für unsere Ganzwerdung bereithält.

Fasten ist also viel mehr als eine Anleitung zum Abnehmen. Wer nur fastet, um abzunehmen, befindet sich auf dem Holzweg und wird keine Dauererfolge erringen. Wer aber willens ist, seinen ganz persönlichen, während des Prozesses erkennbar werdenden Wahnvorstellungen, Vermeidungen und Verdrängungen ins Antlitz zu blicken und sich auf diese Weise zu verändern, wird großen Gewinn vom Fasten davontragen. Wie schon ganz zu Anfang unserer Betrachtungen im Vorwort kundgetan, wird ihm eine dauerhafte Erleichterung an Pfunden jedoch nur beschieden sein, wenn die Fettzellen sich selbst verzehren und das geschieht erfahrungsgemäß erst nach einem Zeitraum von rund 40 Tagen Safari durch die eigene innere Wüste.

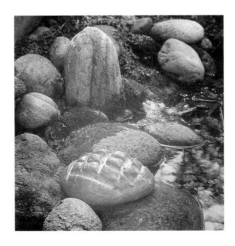

Magersucht

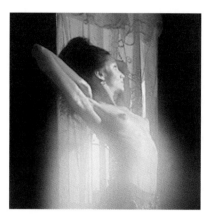

Von der Qual, eine Frau zu werden

Wie das Anhängsel Sucht, in dem Wort Magersucht *(anorexia nervosa)* schon sagt, ist es gerechtfertigt, dieses merkwürdige Verlangen immer dünner und dürrer zu werden, tatsächlich den Suchterkrankungen zuzuordnen. Meist sind es nämlich keine vorübergehenden pubertären Krisen, sondern schwere seelische Disharmonien, wenn auf der einen Seite – und das praktisch ausschließlich beim weiblichen Geschlecht – versucht wird, immer mehr zu »ver-schwinden« und auf der anderen Seite dieses Dahinschwinden durch unmäßige Freßattacken *(Bulimie)* wieder aufzuheben. Tatsächlich handelt es sich bei beiden Erscheinungen – die jede für sich, aber auch miteinander vergesellschaftet auftreten können – um eine pervertierte Suche.

Untersuchen wir die beiden hierfür gebräuchlichen Fachausdrücke, die sich aus dem Altgriechischen gebildet haben, näher, so können wir die *Anorexia nervosa* in etwa übersetzen mit: »Weg von der Begierde« und *Bulimie* mit: »Ochsenhunger« oder – was uns vertrauter ist: »Wolfshunger«. Sollten also Ochsen tatsächlich hungriger sein als Stiere, dann wäre es darauf zurückzuführen, daß der unterdrückte Sexualtrieb durch ein Mehr an oralem Genuß in Form von Essen ausgeglichen wird.

Das bringt uns bereits ziemlich nahe an den Kern der Sache, denn wir können die Anorexia nervosa durchaus als eine spezielle Form der Hysterie ansehen und *hystera* – das ist bekanntlich »die Gebärmutter«.

Irgendetwas muß also hier im Bewußtsein des jungen Menschenkindes durcheinandergeraten sein, dergestalt, daß es mit seiner aufkeimenden Weiblichkeit im Hader liegt. Wird Sexualität gewaltsam unterdrückt, ohne daß die Zeit hierfür reif wäre, so kommt es, wie wir wissen, zu allen möglichen, meist sehr ernsten Krankheitsbildern, bis hin zu krebsigen Entartungen im Genitalbereich.

Der ob seiner hellseherischen Schau und besonderen heilerischen Fähigkeiten seinerzeit an den Hof des Zaren beorderte RASPUTIN pflegte hysterische oder schwer depressive Frauen, die zu ihm geführt wurden, auf eine ebenso einfache wie wirksame Art und Weise zu behandeln. Hartnäckig hält sich das Gerücht, er habe sie je nach ihrem Temperament mehr oder weniger sanft zur körperlichen Liebe mit ihm überredet. In der Folge hätten sich diese Frauen dann in jeder Hinsicht wieder ganz normal benommen.

Nun, wir waren zwar damals nicht mit der Laterne danebengestanden, um das in Augenschein zu nehmen. Wer jedoch über die wechselseitigen Beziehungen zwischen den Urbedürfnissen Sex sowie Essen und Trinken nur einigermaßen Bescheid weiß, dem wird einleuchten, daß es hier einen Zusammenhang geben muß, wenn wir einer Erscheinung wie krankhafter Magersucht begegnen.

Als einziges Mittel gibt KENT in der Rubrik ALLGEMEINES/VERHUNGERNDE (I, 453), das zweiwertige **Ignatia** an. Nun ist die *Ignatiusbohne,* wie der Homöopath weiß, eine dreiwertige Arznei bei Kummer im allgemeinen und Liebeskummer im besonderen, Grund genug also, diesen in vielen »schlechten Liebeslagen« bewährten Heilstoff bei einem Fall von Magersucht versuchsweise mit einzusetzen.

Wie wir immer wieder beobachten können, kommt es bei magersüchtigen Mädchen auch zu einem um Jahre verspäteten Einsetzen der ersten monatlichen Blutung *(Menarche)* oder aber die Blutung ist viel zu schwach oder setzt für Monate ganz aus, während schwere emotionale Störungen einsetzen.

In diesem Zusammenhang sei dem Leser empfohlen, sich besonders in das Arzneimittelbild von **Cimicifuga** – dem sogenannten Wanzenkraut, einem Hahnenfußgewächs des nördlichen Amerika, zu vertiefen. Diese Arznei wurde von KENT als einzige angegeben in der Rubrik: MENSES UNTERDRÜCKT DURCH GEMÜTSBEWEGUNGEN. Eine ähnliche Rubrik mit ebenfalls nur einer einzigen dreiwertigen Arznei heißt: MENSES UNTERDRÜCKT DURCH KUMMER.

Hier finden wir lediglich **Ignatia,** welches bei vielen Kümmernissen unterschiedlichster Art immer wieder Hervorragendes leistet.

Vor Jahren konnte ich eine Frau mittleren Alters von einer schweren Depression heilen, welche von diesem Zusammenhang zwischen Menses und Schwermut berichtete. Setzte nämlich ihre Blutung nach vielen Monaten plötzlich ohne äußerlich ersichtlichen Grund ein, so war ihre Depression wie weggeblasen und umgekehrt: Blieb die Blutung aus, so war die Trübsal wieder da. Cimicifuga in einer LM 12 heilte sofort und dauerhaft.

In diesem Zusammenhang ist eine Gemüts-Rubrik des KENT'schen *Repertoriums* beachtenswert, die da heißt: GEISTIGE SYMPTOME WECHSELN MIT KÖRPERLICHEN. Hier stehen nur 5 Arzneien und außer dem einwertigen Arnica haben sie alle einen starken Bezug zur Sexualität. Es sind das die Mittel: **Cimicifuga, Crocus sativus** – der *Safran,* ein vorderasiatisches Schwertliliengewächs, sowie **Lilium tigrinum** – die *Tigerlilie* und **Platina** – das Metall *Platin.*

Crocus fällt durch einen starken Wechsel der Gemütssymptome in Verbindung mit dunklen, fädigen Blutungen während der Menses auf. Die Patientin neigt zu einem extremen Wechsel von lachender und singender Fröhlichkeit zu hysterischer, zorniger Manie oder großer Mattigkeit, Schläfrigkeit und Melancholie. Das auffälligste Symptom: Die Erinnerung an einmal gehörte Musik regt sie unwiderstehlich zum Singen an.

Für Lilium tigrinum ist vor allem ein Hin-und-Hergerissen-Sein zwischen lüsternen sexuellen Begierden und religiöser Selbstverdammnis bemerkenswert und von Platin wissen wir ähnliches. Platin paßt zudem zu besonders hochmütigen Frauen vom Typ »Schöne Helena« oder Marlene Dietrich. Doch das nur nebenbei, denn diesem Frauentypus werden wir kaum unter magersüchtigen Mädchen begegnen, sondern eher als Domina in der SM-Szene.

In einer durch falsche Idealbilder erschaffenen, abnormen nervlichen Überreizung, flieht ein junges Mädchen die Realität (Vergleiche z.B. das weiter oben besprochene Arzneimittelbild von China) und strebt »weg von« ihren natürlichen »Begierden« als Frau.

Solch ein Idealbild wurde in den 60er-Jahren des 20. Jahrhunderts unter anderem durch die Erscheinung einer zaundürren Engländerin namens TWIGGY am internationalen Modehimmel geprägt, woraufhin viele junge Mädchen bestrebt waren, in Aussehen und Verhaltensweise dem nachzueifern.

So etwas kann wiederum nur geschehen, wenn ein Mensch über wenig bis gar kein Selbstbewußtsein verfügt, denn sonst würde er auf die Weisungen seines Inneren hören und sich nicht an äußeren Modeerscheinungen orientieren. Aber in dem Bemühen, das nachzuahmen, was äußerlich erfolgreich ist, unterliegt er einer bedauerlichen Verblendung. Eine Manie der besonderen Art war über viele Jahre hinweg auch das, was ich als »Barbie-Puppen-Wahn« bezeichnen möchte.

Schön ist, was in seinen proportionalen Verhältnissen zueinander in einer ausgewogenen Beziehung steht. Die Regeln des goldenen Schnitts gelten auch für den Menschen, denn schließlich sind sie von ihm abgeleitet.

Deshalb ist es immer verdächtig, einem *Trend* zu folgen, der ein intellektuell konstruiertes und vom Streben nach kommerziellem Gewinn diktiertes Idealbild an den Himmel – oder heutzutage besser: »auf die Mattscheibe« – projiziert. Man muß also schon etwas »geistig unterbelichtet« sein, um solchen Trends zu folgen, und einen innerlich freien Menschen erkennen wir daran, daß er unbeeindruckt von Trends jeder Art seinen Weg geht.

Einen weiteren geistigen Hintergrund für eine andere Variante der Magersucht haben wir bei jenen jungen Mädchen, welche mit ihrer Eßunlust und der inneren Parole »Verhungern vor vollen Tellern« mehr oder weniger unbewußt gegen unsere Konsumgesellschaft protestieren. Dazu gesellt sich bisweilen auch ein ausgesprochener Ekel vor denaturierter Nahrung, welche bei einem Menschen, der sowieso schon zur Weltflucht neigt, dieses Bestreben noch verstärkt. RUDOLF STEINER wies auf den mangelnden Willen zur Ich-Inkarnation in diesem Zusammenhang hin.

Junge Mädchen dieser Kategorie streben des öfteren ein engelhaftes ätherisches Idealbild an. Sie entwickeln imaginäre Flügel in den Himmel und wollen, ähnlich dem Grauen Spießglanz, diesem Dasein entfliehen. Interessanterweise gibt es auch einen »ätherischen« Antimon-Typus, wohingegen Antimon ja gemeinhin eher zur Fettsucht neigt. In der KENT-Rubrik ABMAGERUNG findet sich auch der Graue Spießglanz – wenngleich nur einwertig.

Die Therapie muß vor allem darauf ausgerichtet sein, diesen jungen Menschenkindern Wurzeln in das Diesseits zu geben und ihnen die Angst vor dem »Sich-Inkarnieren« – also vor einer Gewichtszunahme – und vor ihrem Frau-Sein zu nehmen.

Bereits in den frühen 90er-Jahren des 20. Jahrhunderts ergaben Erhebungen, daß eine krankhafte Magersucht bei rund 0,5 - 1 Prozent der Jugendlichen in der westlichen Welt auftritt und der Häufigkeitsgrad der Bulimie sogar bei 2 Prozent liegt, wobei die dazugehörigen geistig-seelischen Anomalien bereits im vorpubertären Alter für den aufmerksamen Beobachter erkennbar werden.

Der anthroposophische Kinder- und Jugendpsychiater KARL-HEINZ RUCKGABER von der Stuttgarter Filderklinik weiß zu berichten, daß solche Kinder sich oft schon beim »Schritt über den Rubikon«, also in der Mitte der Kindheit um das neunte Lebensjahr herum, ängstlich zurückziehen, wobei sie »verunsichert sind durch ihre körperliche Entwicklung, wenig Selbstvertrauen zeigen und dafür nach außen sehr leistungsorientiert erscheinen.«[50]

Erste Anzeichen können sich zeigen in einem häufigen Schritt auf die Waage, einem lustlosen Zerpflücken der Nahrung und wiederkehrenden Fragen nach deren Kalorienwert. Ab einem bestimmten Punkt verselbständigt sich solch ein Verhalten. Es ist dann ohne intensive psychotherapeutische Betreuung zur Bearbeitung der Konfliktinhalte und den Einsatz von Medikamenten – welche sinnvollerweise homöopathische sein sollten – nicht mehr umkehrbar.

Die Gefahren für Leib und Leben sind größer als es zunächst den Anschein hat, denn etwa jedes zehnte Mädchen ist nicht zu retten und verstirbt an irreversibler Auszehrung.

Auffallend sind Blutbildveränderungen in Richtung einer Anämie, sklerotische Tendenzen sowie ein fortschreitender Knochenschwund *(Osteoporose)* und gravierende Mineralstoffverluste *(Elektrolyt-Defizite)*.

Schwere Fälle müssen eingeliefert werden und erhalten fürs erste eine zwangsweise Ernährung über Sonden bzw. *Infusionen*. Aus anthroposophischer Sicht werden eine Reihe psychoaktiver, pflanzlicher Pharmaka eingesetzt, um die häufig mit Magersucht einhergehende depressive Verstimmung aufzuhellen oder einer Verkrampfung und Schlaflosigkeit entgegenzuwirken. Hierbei haben sich vor allem Präparate aus Johanniskraut *(Hypericum)* in substanzieller Dosierung als hilfreich erwiesen, da gerade diese Pflanze große Lichtkräfte gespeichert hält. Das aus den Blüten gewonnene rote Öl ist ja nichts anderes, als die materialisierte Antwort auf das belebende Weltenfeuer aus dem Kosmos.

---

[50] RUCKGABER KARL-HEINZ in WELEDA-Korrespondenzblätter für Ärzte 149, Mai 2000: Allergie und Sucht, S. 62.

Von anthroposophischen Ärzten werden unter anderem in solchen Fällen Präparate aus homöopathisiertem Silber zur Korrektur des einseitig intellektuell verschobenen Bewußtseins verordnet oder zur Anregung der Periode potenzierte Organpräparate aus Ovarien oder zur Aufhebung der Energielosigkeit und Anregung des Blutes ein Präparat aus vegetabilisiertem Eisen.
Kunsttherapien, und hier vor allem eine Maltherapie, kann viel begleitende Unterstützung bieten.

Die Erfolge bei diesen schweren Fällen von Anorexia sind nach Angabe von Ruckgaber immerhin erfreulich, insofern als aus einer tabellarischen Übersicht herauszulesen ist, daß eine Besserung bei rund 50% der Patienten mit der Bewertung »gut« eingestuft wurde. 30% erreichten immerhin noch eine Bewertung unter der Einstufung: »mittelmäßig«. Bei rund 15% war der Erfolg »schlecht« und etwa 5% waren verstorben.
Diese Übersicht teilte sich auf in die Beobachtung durchschnittlicher Heilungsverläufe in 130 früheren Studien sowie eine spezielle davon getrennt verlaufende Untersuchung anhand von 57 Patientinnen der Filderklinik.

Um die ganze Problematik aufzuzeigen, mit welcher ein Therapeut unserer Couleur konfrontiert ist, wenn er einen schweren Fall von Anorexia nervosa übernimmt, möchte ich hier ausnahmsweise eine Krankengeschichte en detail schildern, weil ich glaube, daß es vor allem für den Laien von großem Interesse ist, Einblick in die Feinarbeit eines Homöopathen und Psychotherapeuten zu gewinnen. Der vorliegende Fall liegt inzwischen 14 Jahre zurück, hat aber nichts an Aktualität eingebüßt. Er ist vor allem auch wegen der ungeheuer einfallsreichen Traumszenen beachtenswert. Jedesmal nach Einnahme ihrer homöopathischen Arznei berichtete die Patientin von nächtlichen Träumen, in denen ihr Unbewußtes versuchte, den Genesungsprozeß zu stimulieren und Anstöße zu ihrem Gesinnungswandel zu geben, damit sie ihrem ureigensten Lebensweg folgen solle. Der Leser kann hierbei besonders gut die Technik einer ganz persönlichen, von ihm selbst zu bewerkstelligenden Traumdeutung lernen, die er versuchsweise auf eigene Träume anwenden kann.

Pan-ische Angst

Im März 1986 kommt auf Anraten eines meiner Kursteilnehmer ein 22-jähriges Mädchen zu mir. Klinische Diagnose: Magersucht. Sie war deshalb schon in Kliniken gewesen, wo man sie »zwangsernährt« hatte.

Um einen ersten Rapport mit dem Mädchen herzustellen, sage ich ihr, daß ich die Einwände ihres Unbewußten gegen Nahrungsaufnahme voll respektiere und größte Hochachtung vor der Weisheit ihres Unbewußten habe, das sie dazu anhalte, möglichst nichts zu essen. Da es mir darum geht, Widerstand zu erzeugen, fahre ich fort, indem ich sie darauf hinweise, daß ich die Bestrebungen ihres Unbewußten dahin unterstützen würde, daß ich ihr gegebenenfalls verbieten würde, überhaupt irgend etwas zu sich zu nehmen. Ich betrachte sie aus den Augenwinkeln. Es arbeitet in ihr. Ihre Gesichtszüge entspannen sich etwas. Sie hat offenbar nichts von mir zu befürchten.

Ihr Problem ist, wie oft in derlei Fällen, die Loslösung vom Elternhaus, speziell von der Mutter. Sie hat eine Lehre als Industriekauffrau hinter sich gebracht, beherrscht relativ gut zwei Fremdsprachen, arbeitet aber im Augenblick in der Lagerverwaltung eines Großbetriebes, weil sie sich nicht zutraut, diese ihre Fähigkeiten auch anzuwenden.

Nach der unglücklichen Liebe zu einem Mann, der sie nicht erhörte, gab sie sich einem anderen hin, obwohl ihr Verstand und ihr Gefühl mit dieser Handlung nicht im Einklang waren. In der Folge bekam sie Ekel vor allem Geschlechtlichen, welche Grundhaltung sie aber schon mit auf diese Welt gebracht zu haben schien, denn sie hatte sich eine Mutter gewählt, die diese Thematik ebenfalls abfällig behandelte. Inzwischen ist sie von einer panischen Angst gegen jede männliche Annäherung erfüllt und fürchtet, vergewaltigt zu werden, was sich auch in ihren Träumen zeigt.

Nun ist es ja in der Regel so, daß sich das Lebensprinzip, wenn es im Bereich des Geschlechtlichen unterbunden wird, auf einen anderen Teil des Organismus verlagert, in welchem sich der betreffende Mensch die Liebe zukommen läßt, die er sich auf dem sexuellem Gebiet versagt. So können wir häufig feststellen, daß z.B. geistliche Würdenträger gerne und gut speisen, wenn sie sich ansonsten der Regel des Zölibats unterworfen haben.

Dieses Mädchen jedoch hat sich – seltener Fall – auch untersagt, im Bereich der Gaumenfreuden Genuß zu empfinden. Es mangelt ihr also auf allen möglichen Gebieten an Selbst-Ständigkeit. Obwohl sie sich gerne beruflich verändern würde, bekommt sie beim Abfassen von Bewerbungsschreiben Schreibkrämpfe. Seit einem Jahr hat sie starke Schmerzen in der rechten Schulter und dem Arm, sodaß sie zeitweise völlig ruhig gestellt werden mußte – eine äußere Manifestation ihrer Handlungsunfähigkeit bzw. des Versuchs ihres Unbewußten, sie vor der ungeliebten Arbeit zu schützen, wie sich das in einer Intervention mittels neurolinguistischem Programmieren (NLP) ergab. Ihre berufliche Situation schildert sie als »unerträglich«.

Ein sorgfältig von ihr ausgefüllter Fragebogen zur homöopathischen Anamnese ergibt eine Fülle von Einzelsymptomen, die feinsäuberlich nach § 153 Organon (die »merk-würdigen, sonderlichen« Symptome) hierarchisiert werden.

Am auffälligsten sind derzeit TRÄUME, VERFOLGT ZU WERDEN, TRÄUME VON VERGEWALTIGUNG DURCH EINEN MANN (I,401) und das Gemütssymptom FURCHT BEIM GEDANKEN AN COITUS BEI EINER FRAU (I,5).

Nimmt man hierzu noch die herpetischen und juckenden Hautausschläge an den Schamlippen, von denen das Mädchen spricht, sodann das Erbrechen vor Menstruation, ein Spannungsgefühl des Magens und Abdomens mit Verschlimmerung durch Kleider- oder Gürteldruck, das Gefühl eines Klumpens oder Steins im Magen, die Angst beim Essen, eine Taubheit der Hand und Finger in Verbindung mit Schulterschmerz, welcher sich beim Hochheben der Arme verschlimmert, und schließlich noch die Rubrik Magersucht in den Allgemeinsymptomen, so sehen wir, daß praktisch ein einziges Mittel fast überall zwei- oder dreiwertig durch sämtliche Rubriken läuft. In den ersten drei Spalten von Verfolgung und Vergewaltigung steht es gar als einzige Arznei angeführt.

Der Praktiker repertorisiere diesen Fall anhand der Symptomatik nach. Der Neuling studiere das Arzneimittelbild von **Kreosot** – dem potenzierten Destillat aus ***Buchenholzteer.***

Am auffallendsten sind zweifellos die als das Bedrückendste hingestellten Ängste vor sexuellen Kontakten. Das liest sich im Fragebogen unter anderem so:

»Wenn ich einen Mann kennenlerne, der sich für mich interessiert und sich verliebt, bekomme ich panische Angst, sogar Angst vor Umarmung und einem Kuß. Das ist seit 4 Monaten so stark ausgeprägt, daß ich am liebsten wegrennen würde. Seit 1981 besteht die Angst vor sexuellem Kontakt, mich vor Männern auszuziehen, nackte Männer anzusehen oder ihre Geschlechtsteile zu berühren. Berührt mich ein Mann im Genitalbereich, habe ich Schmerzen oder ich empfinde gar nichts; habe auch keine Lust darauf, ist mir eher unangenehm. Seit Oktober 1985 hat sich alles noch verstärkt. Nur wenn ich weiß, daß der Mann in mir einen ›Kumpel‹ sieht und nicht eine ›attraktive Frau‹, dann habe ich keine Angst vor einem Kuß oder einer Umarmung, aber Angst vor dem Verkehr ist immer da.«

Damit sie sich entsprechend unattraktiv macht, hat sie sich bereits vor 6 Jahren auch noch einen Hautausschlag am Rücken zugelegt und verhindert dadurch Berührung von Männern (z.B. im Schwimmbad) – so die direkte

Anwort ihres Unbewußten bei der psychotherapeutischen Arbeit mittels NLP. Die Haut ist ja neben der Lunge unser größtes Kontaktorgan, um mit der Umwelt und anderen Menschen, insbesondere Liebespartnern in Berührung zu kommen. Dieses Mädchen hatte aber im Augenblick allergrößtes Interesse daran, nicht »an-gerührt« zu werden.

Als sie das erste Mal zu mir kommt, ahnt sie wohl schon, worauf das Ganze hinauslaufen soll, nämlich auf eine langsame, schrittweise Annäherung an das so angstbesetzte Thema Mann und persönliche Freiheit. Das homöopathische Mittel, so einfach die Wahl nach der oben angeführten Auflistung auch ist, wird die Beschwerde nicht einfach aus der Welt wischen. Es wird die körperlichen Symptome abbauen und im gleichen Maß eine Konfrontation mit der Angst, aber auch mit den eigenen kreativen Ressourcen zur Bewältigung eben dieser Angst bewirken. Ein gut gewähltes Pharmakon homöopathischer Provenienz kann einen Bewußtwerdungsprozeß entscheidend beschleunigen. Im hier vorliegenden Fall heißt das, es wird darauf hinarbeiten, dieses Mädchen so sanft wie möglich zu einer Entscheidung zu bringen, zu allererst einmal zu einer Scheidung vom Elternhaus und zur Suche nach einer eigenen Wohnung.

Aufschlußreich sind nun die nächtlichen Träume, welche gleich nach der Einnahme von Kreosot in einer LM 12 beginnen. Zuerst wiederholen sich Träume von Katzen. Diese kannte sie schon aus früheren Jahren. Damals hatte sie die Katzen im Traum immer vergiftet, worüber sie sich dann sehr aufregte. Verständlich – denn was sie hier vergiftete, war ihre ureigenste, schnurrende Weiblichkeit, wofür die Katze ein archetypisches Symbol ist. Vor allem Pulsatilla hat Träume von Katzen zweiwertig in ihrem Mittelbild und das ist ja nun einer der vorrangigsten Heilstoffe bei Magersucht. Der aufmerksame Homöopath wird also diese Katzenträume sofort in seinem Hinterkopf speichern.

Als nächstes gab es Träume von einer Ratte, von der das Mädchen verfolgt und schließlich gebissen wurde. Beide Träume waren ihr bis zur ersten Sitzung bei mir total unverständlich geblieben. Aufgefordert, die Ratte zu spielen und ihr eine Stimme zu geben, da sie ja ein Teil von ihr selbst sei, der sie etwas lehren wolle, brachte sie zuerst zögernd hervor:

»Ich bin eine Ratte.«
»Was sagt denn die Ratte zu Ihnen, wenn sie spricht?« ermunterte ich sie. Da

kam es wie aus der Pistole geschossen:
»Ich tu, was ich will!«
»Na, das ist ja hochinteressant« erwiderte ich, »sagen Sie das gleich nochmal!«
»Ich tu, was ich will!«

Noch immer begriff sie nicht. Erst allmählich ging ihr auf, daß sie einen sehr starken Teil in sich hatte, einen Teil der freiheitsliebend war und sie hinausführen wollte in die Welt, nach des Hl. AUGUSTINUS Grundsatz: »Liebe Gott und tu, was du willst!« Die Ratte ist ein starkes und unabhängiges Tier. Sie »verläßt das sinkende Schiff« und schwimmt an Land. Sie will ihr sagen: Ich beiß' dich, damit du endlich aufwachst und zu dir findest! Komm mit mir, ich finde immer eine Futterstelle, hab keine Angst, wir kommen überall durch! (Interessant ist übrigens, daß im *Repertorium* nur eine einzige Arznei unter der Rubrik TRÄUME VON RATTEN (I,397) vermerkt ist, nämlich Sepia, – die dunkle Schwester der Pulsatilla und ebenfalls ein häufiger gefragtes Mittel, um einer Anorexia wirkungsvoll zu begegnen).

Das junge Mädchen lernte nun als erstes ein völlig neues Verständnis ihrer Träume. Sie begriff, daß jene aus ihrem innersten Wesenskern kommen, der es immer gut mit ihr meint, selbst wenn der Traum beim ersten Hinsehen auch unverständlich oder schreckerregend zu sein scheint.
 So begriff sie nun auch, daß es nichts »Böses« ist, wenn ihre Mutter im Traum auftaucht und sich darüber freut, daß ihre Tochter stirbt. Was hier sterben soll, ist lediglich jenes alte Bewußtsein, jene veralteten Anschauungen über das Leben. Auch wenn ihr Vater sie aus der Wohnung boxt, steht das lediglich symbolisch für jenen Teil in ihr, der ihr sagen will: Verlaß diese Wohnung und stell dich auf eigene Füße. Immer wieder bekommt sie im Traum auch Babies – als Metapher für ihre kreative Kraft. Noch läßt sie sich diese aber wieder wegnehmen.

Nach unserer ersten Sitzung kurz vor Ostern sowie dem an sie gerichteten gleichnishaften Satz: »Bedenken Sie, Ostern bedeutet Er-lösung!«, bekommt sie in der gleichen Nacht den folgenden Traum:
 Sie fährt an Ostern nach Paris (für sie die Stadt der Lebensfreude) und trifft dort auf eine Französin (einen lebenslustigeren Teil ihrer selbst). Obwohl der französischen Sprache mächtig, hat sie Angst diese Frau anzusprechen. Da kommt ihr die Französin entgegen und spricht sie ihrerseits auf Deutsch an, wonach der Bann gebrochen ist und das Französische nur so aus

ihr heraussprudelt. In einem Schlafsaal mit sieben übereinanderliegenden Betten (in ihrer Deutung: die Sieben ist eine »heilig-heilende Zahl« – und das Bett macht sie heil) trifft sie auf alte Freunde und spricht mit Leo (dem Löwen als Urbild des Männlichen). Sie bleibt jedoch auf der Hälfte der Leiter zum nächsthöher gelegenen Bett stehen, solange bis die Freunde herunterkommen, in den Eßsaal stürmen und alle Tische belegen, sodaß sie keinen Platz mehr bekommt (die Nahrung des Lebens ist ihr durch ihr Zögern nicht zugänglich).

Während sie an sich herunter sieht, bemerkt sie, daß sie ein Dirndl anhat (ihre Bemerkung hierzu: »Ein Dirndl ist eine, die es mit einem Mann im Heu treibt!«). Sie hat dieses Dirndl aber verkehrt herum an, worüber sie sich sehr wundert. Wie sie sich bei der anschließenden Deutung gleich selbst beantwortet, »weil der Ausschnitt hinten ist und auf diese Weise niemand meinen Busen sieht.«

Nun sollte man annehmen, daß ein Mädchen, dem es nicht darum zu tun ist, Blicke auf sich zu lenken, auch nicht den Wunsch hat, einen großen Busen zu besitzen. Nicht so hier. Dieses Mädchen gesteht mir, daß sie größtes Interesse daran hätte, die ihr zu klein dünkenden Brüste zu vergrößern. Merkwürdigerweise flirtet sie nämlich sehr gerne, d.h. unterbewußt fordert sie sogar heraus, daß Situationen entstehen, die ihr dann Angst einjagen.
Im nächsten Traum erlebt sie sich nackt in einem fremden Haus. Sie bemerkt, daß die Nachbarn kommen und versteckt sich schnell.

Dann bekommt sie den vielsagenden Traum, in dem ihre Mutter ihr gegenüber steht und verstümmelte Beine hat, von einem »Verkehrsunfall«. Die Mutter beteuert aber, es ginge ihr gut und läuft fröhlich weg, sie alleine zurück lassend. Wie sie gleich durch ihre eigene Deutung erfährt, raubt ihr der gefürchtete »Verkehr« nicht ihre Standfestigkeit. Ihr ureigenstes mütterliches Wesen ist ihr in Gestalt der Mutter erschienen, um ihr zu zeigen: Gib dich ruhig hin, das gehört zu deiner Bestimmung als Frau.

All das arbeitete ich mit ihr durch, sodann bekam sie Affirmationen zum Schreiben als »Hausaufgabe«, sowie den Hinweis, insgeheim Zwiesprache mit ihrer Mutter zu halten, bei der sie diese freispricht von irgendwelcher Schuld, ihr aber gleichzeitig einschärft, sich aus ihrem Schlafzimmer, sprich: Liebesleben, herauszuhalten. Sie sei alt genug, um selbst zu entscheiden, was gut für sie sei. Dafür sei sie aber dankbar, wenn die Mutter ihr beim Kochen innerlich zur Seite stehe. Das alles vorerst nur in Gedanken.

MAGERSUCHT

Es gibt einen Mann, der ihr gut gefällt und der nach ihren Angaben sehr behutsam und zärtlich mit ihr umgeht. Ich empfehle ihr, diesen in ihr Problem einzuweihen und ihm ganz ehrlich zu gestehen, woran es bei ihr »krankt«. Sodann solle sie ihn fragen, ob er damit einverstanden sei, sich weitgehend zurückzuhalten, ihr aber Raum gäbe, um selbst aktiv zu werden und auszuprobieren, inwieweit sie Berührungen zulassen könne, ohne dabei Angst zu bekommen. So solle sie in kleinen Schritten auf ihre Angst zugehen, immer in dem Bewußtsein, daß diese Angst nichts Negatives sei, sondern lediglich Warnfunktion zu ihrem eigenen Schutz habe. Indem sie sie zulasse und in einen inneren Dialog mit ihr eintrete, würde sie besser mit ihr umgehen lernen und ihr gleichzeitig einen Teil der Anerkennung zukommen lassen, den sie – ihre Angst – wirklich verdiene.

Sie sollte weiterhin diesen Mann, der übrigens schon von sich aus angeboten hatte, ihr helfen zu wollen, bitten, mit ihr manchmal essen zu gehen und dabei in einen inneren Dialog mit ihrem »Steingefühl« im Magen eintreten – diesen inneren Zensor, der da sagt: »Genuß ist nicht angezeigt«. Bei dieser Arbeit zeigt sich, welche Glaubenssätze das Mädchen mit sich herumträgt. Da kommen Überzeugungen ans Licht, wie: »Salat ist schwerverdaulich!« und ähnlicher Unsinn. Da man unbewußte Glaubensmuster mit Glacéhandschuhen anfassen muß, wies ich sie in etwas umständlicher Manier an, ihr »Steingefühl« zu fragen, ob es sich denn etwas zurückziehen würde, wenn sie ihrerseits die Verantwortung dafür übernähme, sich zu erlauben, Freude beim Essen von Salat zu empfinden. Daraufhin könne sie Sätze, wie »Salat ist schwerverdaulich«, in eine imaginäre Seifenblase hineinhauchen, um diese dann mit einer Nadel zum Platzen zu bringen.

Ihre Bewerbungsschreiben und ihre Wohnungssuche solle sie weiterbetreiben, auch wenn sie Angst dabei habe, wobei sie das ständige Gespräch mit der Angst nicht vergessen dürfe. Ich erklärte ihr auch, daß es immer zwei Möglichkeiten gibt, um mit einer Situation gut umzugehen: entweder, davon zu laufen und es woanders zu versuchen oder aber das Beste aus der Situation zu machen. Bei ihrem gegenwärtigen Bewußtseinsstand würde sie sich aber vermutlich nach einem Wechsel der Arbeitsstätte bald wieder in einer »Lagerhaussituation« befinden – es sei denn, sie hätte bis dahin ihre innere Einstellung geändert. Allerdings könne man auch aus solch einer Situation schrittweise etwas machen, dann nämlich, wenn man mit Liebe und Aufmerksamkeit auch bei der »geringsten« Arbeit gegenwärtig sei und darüber hinaus immer etwas mehr tue, als einem abverlangt würde. – Ich erzählte ihr als Gleichnis eine Geschichte, die MILTON ERICKSON, der große amerikanische Therapeut, einmal in einem Seminar zum Besten gab. Diese handelte von einem Aushilfskellner, der sich unentbehrlich machte und nach einigen Jahren zuerst Geschäftsführer eines Restaurants wurde und schließlich seine eigene Restaurant-Kette leitete.

Ich stelle hier diese einzelnen Schritte absichtlich einmal in dieser Ausführlichkeit dar, um zu zeigen, daß man bei einer chronisch eingefressenen Panzerung gegen die eigene Heilung, die Beschwerde nicht auf Anhieb mit ein paar Kügelchen einer homöopathischen Hochpotenz vom Parkett fegt, und sei das Pharmakon auch noch so gut gewählt.

Zehn Tage nach Beginn der Behandlung mit Kreosot erhalte ich einen Anruf der jungen Frau, in dem sie berichtet, es käme jetzt erstmals zu Gefühlsdurchbrüchen in ihren Träumen. Sie sei mit dem Mann, von dem berichtet wurde, auf dem Bett gelegen – zwar noch bekleidet – aber sie habe Neigung verspürt, sich hinzugeben und dabei ein Gefühl der Wärme empfunden.

Das ist immer ein entscheidender Schritt, der einen wesentlichen Fortschritt ankündigt. Wenn nämlich zusätzlich zu den Traumbildern auch Gefühle geträumt werden, beginnt die Neurose sich aufzulösen.

Dann häuften sich die Träume mit erotischen Signalen. Der nächste handelt von der Aufforderung, im Bankhaus Romeo und Julia zu investieren. Wenn das nicht deutlich ist!

Wieder ein neuer Traum zeigt sie in einem Restaurant, in den Händen ein Tablett mit belegten Broten, das sie soeben Freunden bringen will, die an einem Tisch sitzen. Als die Kellnerin erscheint, versteckt sie das gesamte Tablett schnell unter ihrem Pullover. Die Kellnerin hat das natürlich bemerkt und wird sehr wütend. Sie berechnet ihr 4% Preisaufschlag.

In ihrer eigenen gestalttherapeutischen Arbeit mit dem Traum kommt folgendes heraus: Sie soll sich den Freunden (dem ihr freundlich gesinnten männlichen Prinzip) als Speise des Lebens (Brot) präsentieren. Sie soll diese Speise nicht denen vorenthalten, für die sie bestimmt ist – ihr Licht als Frau also nicht unter den Scheffel stellen – (to pull over: »etwas darüber ziehen, verstecken«). Als Kellnerin ist sie bemüht, andere zu »be-dienen«. Verständlich, daß dieser Teil ihrer selbst wütend wird über die Diskrepanz, die in diesem Punkt noch herrscht – deshalb der Preisaufschlag: Wenn Du nicht endlich bereit bist, deiner Bestimmung zu folgen, wird alles noch teurer und zwar um

4 Prozent. Die Zahl Vier hat zu tun mit neuen Problemen. Es wird also nur neue Probleme geben, wenn du nicht nachgibst und dich weiter versteckst.

Aber sie gibt nach. Sie tut den nächsten Schritt und kauft sich anderntags – mit zitternden Knien zwar – ein Buch über tantrische Liebeskunst und ein paar Stöckelschuhe, was sie sich immer schon gewünscht hatte, wozu ihr aber bislang der Mut gefehlt hatte.

Brot, um noch einmal darauf zurückzukommen, ist eines jener Ursymbole, die fast für jeden Träumer ähnliche Bedeutung haben. In Brot-Träumen geht es um eine Rückführung zu Grundnahrungsmitteln, also Ur-Bedürfnissen. So scheint es mir wichtig, in einem Werk, das sich mit Nahrung und Süchten beschäftigt, den Blick auch einmal auf ein Gundnahrungsmittel, wie Brot, zu lenken.

Aus einer Abneigung gegen Brot können wir fast stets eine Abkehr vom Prinzip des diesseitigen Lebens ablesen. Nicht zufällig stehen in der KENT-Rubrik ABNEIGUNG GEGEN BROT (III,417) Mittel, wie **China*** und die Natrium-Verbindungen, allen voran **Natrium muriaticum***. Weitere Arzneien, die diese Abneigung teilen, sind u.a.: **Conium** – der *Schierling* (man denke nur an den tödlichen Schierlingsbecher des Sokrates), sodann **Kalium carbonicum, Lycopodium, Nitricum acidum, Nux vomica, Phosphoricum acidum, Phosphor, Pulsatilla, Sepia,** also alles die Welt fliehende und zum Teil äußerst giftige Stoffe.

ERNST AEPPLI schreibt in seinem schönen Werk *Der Traum und seine Deutung* unter anderem zum Brot:

»Das geerntete Korn wird zu Brot. Dieses hat auch in den Träumen seine große, urtümliche Bedeutung als eine Grundspeise, die als ein ausgesprochenes Kulturprodukt das Endergebnis sorgfältiger Mühe ist. Brotträume des nicht physiologisch hungrigen Menschen reden von der Lebensspeise, sei sie geistiger Art, etwa im Abendmahl, oder seelisch-naturhaften Wesens. Von der Gottheit des Lebens erbitten wir als wichtigste Nahrung unser tägliches Brot: all das, was uns wirklich not tut. Damit steht Brot für vieles, aber es steht immer für das, was wirkliches Bedürfnis, nicht Luxus ist. So erhält eine Frau im Traum ein dreifach gefaltetes, schön gebackenes Brot. Es war offensichtlich ihre kleine Familie, die sie nach seelischen Schwierigkeiten innerlich wiederfand. Brot und Brotlaib können auch einen geliebten menschlichen Körper meinen. Man hat auch wohl zu beachten, welch sexuelle Formen kleine Brote haben. Alle einfachen, lebenswichtigen Werte, die uns nähren, können im Traum als Brot in unsere Hände gelegt werden. Wer dieses Brot erhält, hat einen positiven Wert erhalten, den zu vergeuden ihm nicht erlaubt ist.«[51]

---

[51] AEPPLI, ERNST: *Der Traum und seine Deutung,* Rentsch-Verlag, Zürich, S. 238

Das Mittel beginnt nun, auch das Steingefühl im Magen zu bearbeiten. Die Patientin stellt fest, daß »eine ganze Menge Wut im Bauch sitzt«, die herauskommen will. Um damit nicht ihre Arbeitskollegen und Mitmenschen zu treffen, empfehle ich ihr, sie an einem stillen Ort in der Natur loszuwerden oder zu Hause auf einen Stapel alter Telephonbücher mit einem Stock einzudreschen.
   Auch äußerlich ergibt sich plötzlich eine Umstellung im beruflichen Bereich. Sie soll innerhalb des Betriebes eine verantwortungsvollere Position erhalten. Noch ist wiederum Angst da, dieser nicht genügen zu können. Auch melden sich plötzlich Wünsche, die ihr signalisieren, daß ihre eigentliche Bestimmung im Hotelfach läge, und sie erwägt, ob es für sie eine Möglichkeit gäbe, eine – allerdings schlechter dotierte – Stelle als Praktikantin in einem Hotel anzunehmen.

Acht Wochen nach Therapiebeginn zeichnen sich zwar deutliche Ansätze zu persönlichen Veränderungen auf diversen Gebieten ab, was aber nicht darüber hinwegtäuschen kann, daß der Magenschmerz immer noch nicht gänzlich verschwunden und die Eßlust auch noch nicht in einer Stärke vorhanden ist, daß man darob in Jubel ausbrechen könnte. Ich ließ das inzwischen auf LM 18 erhöhte Kreosot weiterlaufen und ergänzte es durch Pulsatilla in einer LM 12. Letzteres war im Wechsel mit dem Buchenholzteer zu nehmen und zwar in einer Dosierung von 1 mal täglich 3 - 5 Tropfen.

Meine Wahl gründete sich auf die anfänglich noch vorhandenen Katzen-Träume sowie auf eine Rubrik in den Gemütssymptomen, die da heißt ABNEIGUNG/RELIGIÖSE/GEGEN DAS ANDERE GESCHLECHT (I,1). Es gibt nur drei Mittel, wovon die Küchenschelle als einzige dreiwertig angeführt ist. Als besonders störend gab die Patientin darüber hinaus die Empfindlichkeit gegen den Druck eines Gürtels um den Leib an, was die Wahl von Pulsatilla bestätigte.
Ihrem Freund war die Sache inzwischen offenbar doch etwas zu mühsam geworden sodaß er es vorzog, eine andere feste Bindung einzugehen. Die junge Frau gab zu, daß sie das trotz ihrer Unfähigkeit, sich ihm hinzugeben, sehr eifersüchtig stimmte. Auch in der Rubrik EIFERSUCHT finden wir Pulsatilla zweiwertig (I,26).

Im Bereich der Träume ging die positive Entwicklung weiter:
Sie hilft vielen Menschen aus einem brennenden Hochhaus heraus – das unmenschliche Eingesperrt-Sein in der selbstzementierten Betonpanzer-Cha-

rakterschale wird durch die Flammen des Lebens aufgebrochen. Die geretteten Menschen springen, gleich Wildpferden, auf einer Wiese herum und freuen sich. Unter ihnen ist auch ihr Traum-Mann. Sie tollt ebenfalls mit ihm umher, bis er sich in einen Dachs verwandelt, der sich nicht mehr einfangen läßt. Wie sie sich das selbst gleich ausdeutet, steht dieser für einen starken, freiheitsliebenden Teil in ihr. Dieser Dachs führt sie in einen Raum, in dem eine Bauchtänzerin tanzt, die sie auffordert: »Probier's doch mal!« Der Dachs wärmt sich an einem Gasfeuer und entkommt dann wieder ins Freie. Bei seiner Rückkehr trägt er ein Brennnesselblatt in seinem Maul. Eine Freundin rät ihr, Brennnesseln zu essen.

Wie die gestalttherapeutische Arbeit ergibt, bedeutet das Gasfeuer in diesem Fall, daß die Flamme des Lebens der Patientin genährt wird von einem äußerst flüchtigen, geistartigen Stoff, der frei beweglich und überall zuhause ist.[52] Das Brennnesselblatt verkörpert wiederum, ähnlich dem Feuer, das Urprinzip Mars, welches die junge Frau in besonderem Maße nötig hat, um ihrer gleichzeitig bestehenden Anämie zu begegnen. Deshalb der freundschaftliche Rat eines Teils ihrer selbst: »Iß Brennnesseln«, was frei übersetzt soviel bedeutet, wie: »Laß dich anfeuern und begeistere dich für das Leben.«

Auch die Bauchtänzerin steckt immanent in ihr, als ein Teil, der sie mit Lebenskraft erfüllen will. Bauchtanz ist der Tanz, der den Fluß der Lebensenergie in den unteren Chakren am besten zum Fließen bringt. (Wie wir uns erinnern, tanzt die Sepia-Frau instinktiv recht gerne und auch an Sepia könnte man bei dieser Patientin zum gegebenen Zeitpunkt denken). PATRICIA GARFIELD, die in ihrer Jugend gleich unserer Patientin ein verschüchtertes, mageres und vom Asthma befallenes Mädchen war, beschreibt in ihrem zweiten Buch über Träume *Der Weg des Traum-Mandala*[53], wie sich nicht nur ihre Figur, sondern ihr ganzes Wesen positiv veränderte, als sie anfing, den Bauchtanz unter Anleitung zu üben.

Ich empfahl also meiner Patientin einen Kursus für Bauchtanz. Noch hat sie große Angst davor, weil sie nicht an dem Punkt ist, wo es ihr egal ist, was andere Menschen über sie denken oder sagen, aber sie versprach mir mutig, es zu tun.

---

[52] Vergleiche hierzu die Etymologie des Wortes »Mensch« aus dem Sanskritwort Manjuscha = »Geistwesen«.
[53] Die sehr lebendig geschriebenen Bücher von PATRICIA GARFIELD erschienen im Ansata-Verlag.

Inzwischen sind wiederum drei Wochen vergangen. Unter der Pulsatilla-Wirkung träumt das Mädchen nicht nur von Katzen, sondern gleich von Tigern, auf denen sie reitet. Sie beginnt also, ihre sexuellen Energien zu meistern. Im Traum zerbricht ihr auch eine Glasvase und eine Perlenkette bricht auf, wobei die Perlen im Bad verstreut werden. Zur Vase fällt ihr ein, daß sie selbst »aufbrechen soll, denn Scherben bedeuten Glück«, zur Perlenkette, daß sie ihre Weiblichkeit in Fluß bringen, ihren inneren krampfhaften »Halt verlieren«, also »un-gehalten« sein soll.

In einem weiteren Traum erlebt sie sich noch einmal als pickeliges Mädchen an einer Schreibmaschine. Dazu fällt ihr ein, daß sie sich immer noch »häßlich macht, um ein ›un-beschriebenes Blatt‹ zu bleiben.« Mit ungeheurem Ideenreichtum bringt ihr Unbewußtes immer neue homöopathische Traum-Gleichnisse für ihren Zustand hervor. Der nächste Traum handelt von einer Glühbirne, die in einer Fassung aus Schokoladenguß steckt, welche »bei Körperwärme schmilzt«. Die Gestaltarbeit ergibt, daß die Glühbirne – ihr Kopf, der vom vielen Grübeln glüht – endlich »aus der Fassung geraten soll«, damit ihr Gefühlsleben aufbrechen und sie »bei Körperwärme schmelzen kann«.

Insgesamt war ein gutes halbes Jahr Arbeit erforderlich, bis als gesichert angenommen werden konnte, daß die junge Frau sich sowohl den Genuß von Essen, wie von körperlicher Liebe ohne gleichzeitige Angstgefühle gönnen konnte. Ohne den Einsatz gut gewählter homöopathischer Pharmaka dauert so etwas wesentlich länger und ist weitaus schwieriger. Ich muß sagen, daß diese Patientin hervorragend mitgearbeitet hat, wobei sie ein echtes Interesse an den Tag legte, um aus ihrem desolaten Zustand herauszukommen, was bei vielen anderen jungen Mädchen in ähnlicher Situation leider nicht so ist.

Dieser eine Fall mag für viele stehen. Wenden wir uns nun der gegenteiligen Eßstörung zu und sprechen über den unkontrollierten Eßzwang.

Bulimie

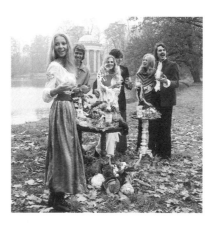

In der frühgriechischen Zeit war die Orgie gleichzeitig ein ekstatischer Dank an die Götter, deshalb war hierbei auch alles »in schönster göttlicher Ordnung«. Indem man sich alles ohne Schaden einverleibte – Wein, Weib, Gesang und kulinarische Genüsse – bekundete man gleichzeitig, daß man mit allem in Harmonie zu leben fähig war. Niemand mußte sich »übergeben«, denn man hatte sich ja der göttlichen Führung übergeben.

War es dann in späteren Jahrhunderten bei den Freß-Sauf- und Sexorgien der alten Römer noch einer unersättlichen Gier nach Lust auf allen Ebenen zuzuschreiben, wenn sie das Verspeiste durch Kitzeln des Rachens mittels Straußenfedern wieder von sich gaben, um danach erneut zur Nahrungsaufnahme bereit zu sein, so handelt die an Bulimie Erkrankte keineswegs aus Lust, sondern aus einem ihr unerklärlichen Zwang, hinter dem sich eine profunde Lebensangst verbirgt.

MARCO FERRERIS Film *Das große Fressen* liefert diesbezüglich eine Variante, indem sich – hier weitgehend aus Langeweile und Lebensüberdruß – diverse Männer und Frauen in einem abgeschiedenen Haus zusammenfinden, um sich systematisch zu Tode zu fressen.

Bei der Bulimie haben wir es mit unkontrollierbaren, periodisch auftretenden Freßanfällen zu tun, welchen dann ritualisierte Techniken zum Erbrechen der soeben aufgenommenen Nahrung folgen. Hierbei ist nun leider gar nichts mehr in göttlicher Ordnung, denn man verweigert sich der Führung durch den inneren Gott. Die an Bulimie Erkrankte hat ihre *religio* – ihre Rückbindung an Gott – längst verloren.

Tritt die Bulimie isoliert auf und nicht in Verbindung mit einer Anorexia, so ist ihr eher beizukommen. Die Mädchen sind dann auch nicht so ausgezehrt. Es tritt jedoch diese »Freß-und-Brech-Sucht« meist in Verbindung mit zusätzlichen anderen Süchten, wie Alkohol- und Nikotinmißbrauch, auf. Darüber hinaus womöglich mit dem Verlangen nach weiteren Drogen, um der diesseitigen Wirklichkeit zu entfliehen.

Auch hier kann eine von Psychotherapie (Gestalt, NLP und Traumarbeit) begleitete Maltherapie viel Gutes bewirken. Wenn ein Mädchen dem Dämon ihres pervertierten »Hungers« auf dem Papier Gestalt geben kann, ist es schon sehr viel eher möglich, mit diesem inneren Quälgeist ein Gespräch zu beginnen. Es kann dann unter anderem auch die Frage gestellt werden: »Was sollte oder müßte ich lernen, damit du aufhörst, mich weiter zu nötigen?«

In den periodisch auftretenden, sich jeder rationalen Kontrolle entziehenden Freßanfällen, können wir den verzweifelten Versuch des einen Seelenteils erkennen, sich durch Einverleibung von Materie dieser Wirklichkeitsebene zu stellen. Das nachfolgende Erbrechen signalisiert dem gegenüber den anderen Teil der Seele in Form einer Angst vor der eigenen Courage. Unter anderem bietet sich einem jungen Menschen durch kompensatorische Freßsucht die Möglichkeit, sich um die Lösung emotionaler Anforderungen und Schwierigkeiten herumzudrücken.

MONIKA GERLINGHOFF und HERBERT BACKMUND haben in einem Buch über *Bulimie*[54] Aussagen von jungen Mädchen zusammengestellt, die an dieser Sucht leiden und gleichzeitig nicht von ihr lassen wollten. Aus all diesen Äußerungen spricht die Sehnsucht nach Liebe und Geborgenheit, nach der fehlenden Ganzheit. Ein paar Beispiele aus diesem lesenswerten Buch, in dem Wege aufgezeigt werden, um aus dem Teufelskreis unkontrollierbarer Freßsucht mittels psychotherapeutischer Hilfestellungen herauszukommen:

»Essen bedeutet mir alles. Essen ist mein Leben, mein Halt, meine Struktur, Ersatz für Beziehungen, Freunde, Entspannung, Tröster, einfach alles.«

»… Ich kann mir nichts Besseres vorstellen, als zu stehlen und zu kotzen, um mich an meinem wohlanständigen, perfekten, immer korrekten Vater zu rächen.«

---

[54] GERLINGHOFF, MONIKA und BACKMUND, HERBERT: *Der heimliche Heißhunger, Wenn Essen nicht satt macht, Bulimie,* dtv-Ratgeber, 1997, S. 60ff.

BULIMIE

»Längst ist Fressen und Kotzen zu meinem absoluten Lebensinhalt geworden. Längst kann ich mir ein Leben ohne Bulimie gar nicht mehr vorstellen. Ich lebe ein Doppelleben: Das eine heißt Perfektion, Korrektheit, das andere Gier, Verwahrlosung, Lust, Überfluß.«

»Ich hungere nach Liebe, Verstehen, Freude und Lust, und ich verschlinge Nahrung ohne Ende, seit vielen Jahren immer wieder und wieder. Ich zerstöre mich durch Erbrechen und Abführmittelmißbrauch, aber ich fresse weiter. Ich kann nicht mehr aufhören. Ich fresse bis zum Platzen. Ich will endlich satt werden. Ich will mich endlich geborgen und geliebt fühlen.«

»... Ich habe danach geschrien, es gesucht, es verschlungen, es wieder ausgekotzt, und niemals habe ich es gefunden, dieses Nahrungsmittel, das mir alles geben sollte, was ich so lange Zeit entbehren mußte.«

»Ich fühlte eine große Leere in mir und um mich herum und hatte riesige Angst davor, in lauter Leere zu versinken. Diese Leere mit Essen zu füllen, um es dann wieder auszukotzen, schien mir anfangs eine geniale Idee.«

Die unkontrollierte Überfüllung von Magen und Gedärmen führt natürlich in vielen Fällen zu schweren körperlichen Begleiterscheinungen. Vor allem kommt es oft zu Komplikationen durch den Verlust von Körpersäften infolge des häufigen Erbrechens mit der Folge gravierender Störungen des Elektrolythaushalts. Einer Entgleisung des Mineralstoffwechsels muß in schweren Fällen durch Zufuhr von Elektrolyten auf *parenteralem* Wege (durch Tropf) begegnet werden. Das kann vor allem dann gefordert sein, wenn eine Patientin zugleich magersüchtig ist und durch das häufige Erbrechen der Gefahr der Austrocknung *(Exsikkose)* unterliegt. In weniger schweren Fällen von Flüssigkeitsentzug *(Dehydrierung)*, genügt die Zufuhr tiefer Potenzen (D3, D4, D6), vor allem von Natrium- und Kalium-Salzen, z.B. in Form der bekannten Schüßler-Mineralsalze.

Bei großer Schwäche infolge eines Verlusts von Körpersäften denke man immer auch an Mittel, wie **China**, Chininum arsenicosum, Chininum sulfuricum*, Carbo vegetabilis, Calcium phosphoricum*** oder **Phosphoricum acidum,** je nach individueller Fallanalyse. Diese Arzneien wirken dann aber intensiver in Form von LM-Potenzen, weil hierdurch gleichzeitig noch der psychische Hintergrund mitbearbeitet und der ätherische Körper wieder aufgebaut wird. Weitere Mittel bei übermäßigem Verlust von Körpersäften findet der Interessierte in der KENT-Rubrik ALLGEMEINES/MODALITÄTEN/SÄFTEVERLUST (I,518).

Aufgrund einer Übersäuerung kann es auch zu Magenerweiterungen und Zahnschäden kommen. Der häufige Einsatz von Chemotherapeutica in Form von Appetitzüglern, Schlafmitteln, Antidepressiva sowie ein gesteigerter

Kaffeekonsum kann nach Nux vomica verlangen. Der zusätzliche Einsatz von **Gratiola** – dem *Gottesgnadenkraut,* kann bei introvertierten Mädchen von »anmaßendem Stolz« – wie BOERICKE das ausdrückt – von Vorteil sein, vor allem deshalb, weil dieses »weibliche Nux vomica« besonders auf den Magen-Darmtrakt wirkt. Die Patientin hat Hungergefühle bei gleichzeitiger Furcht, zu essen – als einzige Arznei (I, 42).

Sie ißt für zwei – Scheinschwangerschaft

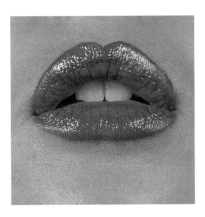

Interessant ist der Fall einer jungen Frau, welche mir gleich zu Beginn meiner Tätigkeit als Klassischer Homöopath von einem bekannten Psychotherapeuten geschickt worden war, der mit ihr nicht so recht weiterkam. Diese Geschichte ereignete sich im Jahr 1977 und ich hatte damals erst 3 Jahre aktive Erfahrungen mit der Homöopathie gesammelt, war also noch relativ grün hinter den Ohren.

Dementsprechend lange brauchte ich auch, um diese knifflige Kriminalarbeit erfolgreich abzuschließen, nämlich insgesamt 1 1/2 Jahre. Wenn ich diese Geschichte meinen Lesern trotzdem zum Studium anbiete, dann deshalb, weil man sowohl homöopathisch wie psychologisch enorm viel aus ihr lernen kann. Vor allem das kann man lernen, daß wir mit unserer Mittelwahl nicht bis zum Kern einer Beschwerde vorstoßen, wenn unsere Suche nach dem heilenden Pharmakon auf einer falschen Voraussetzung gründet.

Damals arbeitete ich noch nicht unter Verwendung eines großen, in späteren Jahren von mir erarbeiteten Fragebogens zur homöopathischen Anamnese, was mir inzwischen bei chronischen, therapieresistenten Beschwerden – und um solche geht es ja überwiegend – ein absolutes Muß ist. Dieser Fragebogen läßt sowohl nach möglichen Ursachen, wie auch nach Symptomen innerhalb jeder Körperregion, keine Wünsche offen und so kommt man meist schneller auf des Pudels Kern und damit zum heilenden Mittel als durch stundenlanges Abfragen, wobei dann oft wesentliche Details vergessen werden können.

Zur Sache: Im August 1976 suchte mich eine damals 24-jährige, dunkelhaarige Studentin auf, die wegen ihres Leidens schon von Pontius zu Pilatus gelaufen war, wobei unter Pontius in diesem Fall die klinischen Untersuchungen und Laborwerte zu verstehen waren, die objektiv nicht die Spur eines organischen Leidens zutage förderten, und unter Pilatus der Psycho- und Hypnosetherapeut, welcher sich wochenlang vergeblich bemühte, mit seinen Suggestionen das Unbewußte der Patientin dahingehend zu beeinflussen, daß diese eine Erlösung von ihrem zwanghaften Verhalten erfahren sollte.

Jedermann weiß, was derlei kostet. Es waren jedenfalls Zig-Tausende am Horizont verschwunden. Die homöopathische Behandlung war demgegenüber zwar wesentlich preiswerter, aber die Hartnäckigkeit, mit der die Störung allen Behandlungsversuchen zu trotzen schien, war beachtlich und kostete Hirnarbeit und Nervenkraft. Die an Kummer gewöhnte Patientin brachte Geduld mit, was auch bitter nötig war. Immerhin hatte ich wenigstens in Teilbereichen mit meiner anfänglichen Mittelwahl Erfolg, was sie in Erstaunen versetzte und ihr Mut machte, bis zum glücklichen Ende durchzuhalten.

Wie die Überschrift schon sagt, litt die Patientin an einem Eßzwang. Heißhunger könne man es nicht unbedingt nennen. Sie müsse einfach essen, aber ohne Appetit. Es laufe immer auf die gleiche Art und Weise ab: Zuerst würde sie von einer inneren Unruhe befallen. Diese steigere sich bis zu einem Zustand ungeheurer Nervenanpannung mit gleichzeitigem Kopfschmerz und Zittern der Gliedmaßen. Sie könne dann an nichts anderes mehr denken, als eben an Essen. In diesen Augenblicken sei es ihr auch völlig egal, was sie an Nahrung gerade vorfände, solange nur ein Eisschrank in der Nähe sei. Sie wäre fähig, Schaufenster auf der Straße einzuschlagen, nur um an etwas Eßbares heranzukommen. Das habe sie Gott sei Dank noch nicht tun müssen, weil sie bisher immer Vorsorge getroffen hatte, daß genügend im Haus war. Danach kämen »völlig normale Tage«, an denen das Essen sie überhaupt nicht interessiere. Nach einer Periode von drei bis vier Tagen sei es dann erneut soweit. Sie würde »roboterartig« alles in sich hineinschlingen, was ihr zwischen die Zähne käme – Ölsardinen, Büchsenfleisch, Brot, Süßspeisen usw. Allerdings glaubte sie eine besondere Vorliebe für alles Weiche, Breiige – Pudding, Milch, Joghurt, Frischkäse etc. – bei sich festzustellen, was sie mit dem Oberbegriff »Babynahrung« belegte.

Letzteres brachte mich sogleich auf die Idee, mich etwas näher mit der Vergangenheit der jungen Dame zu beschäftigen. Dabei kam folgendes heraus: Sie wird als uneheliches Kind geboren und wächst unter der Obhut einer Kinderfrau auf, die sie mit »Mammi« anspricht. Zur wirklichen Mutter besteht von Anfang an ein gespanntes Verhältnis.

Solange sie von ihrer Kinderfrau »gepäppelt« wird, fühlt sie sich einigermaßen geborgen. Als diese aus ihrem Leben verschwindet, frißt sie allen Kummer in sich hinein. Weinen kann sie sozusagen gar nicht. Seither hat sie auch eine handfeste Verstopfung mit extrem trockenem Stuhl.

Dieser Ausdruck vom »hineingefressenen Kummer« war es, der mich fürs erste auf eine falsche Fährte, nämlich zu Natrium muriaticum – dem potenzierten Kochsalz – lockte. Dieses, in vielen Fällen eingefressener Kümmernisse überragende Mittel, hatte mir schon öfters in den vergangenen Jahren sehr gute Dienste getan – unter anderem bei einem alten Juden, der das Konzentrationslager zwar überlebt hatte, aber daran seelisch zerbrochen war, und den ich mit dieser Arznei wieder zum Lachen und zur Teilnahme am gesellschaftlichen Leben bringen konnte.

Überdies ist bekannt, daß der Natrium-Patient nicht gerade dick zu nennen ist, und in der Rubrik HEISSHUNGER ist das Mittel ebenfalls dreiwertig vermerkt. Wobei man sich darüber im Klaren sein muß, daß diese Rubrik auf tönernen Füßen steht, da die Patientin immer wieder versichert, daß es geradezu ein Spezifikum dieser Anfälle sei, daß sie ohne Appetit oder Hungergefühl über die Bühne gingen. Will man diesem Zeichen einigermaßen Rechnung tragen, muß man darauf abstellen, daß unser Mittel auch in der Rubrik APPETIT FEHLT enthalten ist.

Diese Freßanfälle hätten sich seit ungefähr 5 Jahren eingestellt, wegen ihrer inneren Isolation, wie sie glaube, und gewissermaßen als »Ausgleichsbewegung« für einen ungeliebten subalternen Beruf, den sie seither ausübt. Dazu kam dann noch eine unglückliche Liebschaft, die sie um ihren Schlaf brachte, sodaß sie seither nicht mehr bzw. nur unter Zuhilfenahme von Schlafmitteln chemischer Provenienz einigermaßen schlafen könne. Drei Selbstmordversuche mit eben diesen Tabletten runden das Bild ab. Hätte ich diese Versuche, sich das Leben zu nehmen, damals als Symptom höher bewertet, so wäre ich vielleicht früher auf die heilende Arznei gestoßen, denn in der Rubrik SELBSTMORDNEIGUNG ist zwar Natrium-sulfuricum im Fettdruck vertreten, nicht jedoch Natrium muriaticum.

Bei oberflächlicher Betrachtung scheint also die Marschroute festzustehen, d.h. wir suchen unser Mittel in der Oberrubrik KUMMER.
 Ein brauchbares Symptom ist die PERIODIZITÄT. Diese muß die heilende Arznei auf jeden Fall enthalten und Natrium erfüllt diese Bedingung.
 Ansonsten muß noch die Bedingung der SCHLAFLOSIGKEIT und der VERSTOPFUNG *(Obstipation)* erfüllt sein und auch diese Beschwerden werden vom Kochsalz dreiwertig abgedeckt. Was also lag näher, als einen Versuch damit zu starten.
In einer LM 12 gegeben, bewirkte es innerhalb von 14 Tagen auch nicht die leiseste Veränderung, d.h. die Fresserei ging nach ein Paar Tagen munter weiter. Sicherheitshalber ließ ich das Mittel noch weitere vierzehn Tage einnehmen. Danach stand endgültig fest, daß wir uns damit auf einem – wenn auch vorerst unbegreiflichen – Holzweg befanden.

Das ist ja immer wieder das Bestechende an dieser Heilkunst: Wir erzielen gesetzmäßig Heilungen, wenn die »Diagnose« – sprich: das Mittel – stimmt.

Dieser erste Mißerfolg hätte mich nun stutzig machen können, tat es aber nicht. Wenn man sich die Krankengeschichte vor Augen hält, kommt man auch schwerlich auf den Gedanken, die heilende Medizin in einer anderen als der Kummer-Rubrik zu suchen. Ironie der Homöopathie: sie ist auch tatsächlich hier vertreten, jedoch nur unter ferner liefen – also einwertig. Bei einem Leiden, wie dem, mit welchem ich hier konfrontiert war, hielt ich es für legitim, den gesuchten Heilstoff unter den fettgedruckten Mitteln zu suchen.

Es soll nicht unerwähnt bleiben, daß ich vorerst einmal die durch häufigen Arzneimittelmißbrauch unterdrückte Menstruation der Patientin bei meinen Überlegungen ausklammerte. Diese ist ein Artefakt und hat somit nichts mit der ursprünglichen Situation zu tun.

Mit dem bis dato herausgequetschten Material war jedenfalls nichts anderes anzufangen, als die nunmehr verdächtigsten Mittel der Reihe nach durchzuprobieren. Es folgten also Petroleum – das Steinöl, Lycopodium und Staphisagria – der Rittersporn. Dieser letztere bewirkte, daß die Patientin erstmals ihrer Mutter gegenüber Stellung bezog und nicht mehr »alles schluckte« (man beachte den Zusammenhang mit dem »In-sich-Hineinfressen«), was jene ihr »auftischte«.

Es war anfangs schwierig gewesen, die junge Frau davon zu überzeugen, daß unsere Mittel eine so starke Wirkung auf die Psyche ausüben können, daß sie fähig seien, eine Störung, wie die ihre, zu überwinden. Nur der nach der reinen Lehre Hahnemanns arbeitende Homöopath, der weiß, welche Kraft in einer richtig gewählten Hochpotenz steckt, wird in solchen Fällen fähig sein, seinen Patienten zum Durchhalten zu ermuntern. Obwohl das eigentliche Leiden durch Staphisagria hier nur unterschwellig beeinflußt werden konnte, war die Erfahrung der Befreiung aus der bisherigen Abhängigkeit von ihrer Mutter für die Patientin bereits derart überzeugend, daß sie den Entschluß faßte, weiterzumachen.

Es ging also weiter mit Zincum metallicum, bei welchem Mittel ich erstmals auch die starke Selbstmordneigung berücksichtigte. Aus demselben Grunde wurde auch Aurum versucht – vollkommen ergebnislos. Von einem Versuch mit Ignatia war ich selbst nicht recht überzeugt. Bei Sulphur hatte ich nur noch den Eßzwang im Auge und bei Sabadilla vor allem das starke Verlangen nach Süßigkeiten und Babynahrung. (Man erinnere sich, daß diese Arznei vor allem Verlangen nach Pudding und Milchspeisen in ihrem Mittelbild mit einschließt).

Ich kam allmählich »ins Schwimmen«, weil ich merkte, daß bei diesem Fall irgendetwas Entscheidendes außer acht gelassen worden war. Ich fing jetzt an, die Dinge zu interpretieren, wie ein Psychologe, d.h. es wurde mir von der Patientin gewissermaßen in den Mund gelegt, daß das Verlangen nach breiigen Sachen gleichzusetzen sei mit Verlangen nach Zärtlichkeit und Geborgenheit und damit rückte Pulsatilla ins Feld der Betrachtungen. Nichts geschah – jedenfalls nichts Entscheidendes – außer daß die Vorliebe für Pudding und Babynahrung verschwand. Dafür wurde jetzt wieder wahllos alles hineingeschlungen und notfalls wieder erbrochen. Alle Mittel waren in der 12. LM-Potenz verabfolgt worden, also hoch genug, um Steine ins Rollen zu bringen, wenn, ja wenn ...

Nun ließ ich erstmals eine C200 folgen und zwar von Nux vomica, wegen des enormen Zigaretten- und Weinkonsums, von dem die Patientin mir berichtete. Dieses Mittel brachte dann die durch Tablettenkonsum gestörte Menstruation in Ordnung und nahm der jungen Frau das Verlangen nach Alkohol. Für andere vielleicht ein Grund zum Jubeln. Für mich lediglich ein Achtungserfolg.

Im Sommer 1977 erreichte mich ein Brief, der in einer entfernteren Stadt Lebenden, den ich auszugsweise wiedergebe:

»... Jedenfalls habe ich in den letzten 10 Tagen 5 kg zugenommen und pausenlos gefressen (›essen‹ kann man das nicht mehr nennen), vorzugsweise Milchprodukte wie Joghurt, Quark – also im Endeffekt wieder Babynahrung (Milch = kein Kauen). Verlangen nach Alkohol ist nicht mehr aufgetreten. Tabletten konnte ich – bis auf Riesenmengen Abführmittel – absetzen. Schlaftabletten habe ich seit rund einem Monat nicht mehr genommen.«

Interessant, jedoch nicht verwunderlich ist, daß die Brechnuß die bestehende Verstopfung nicht beseitigen konnte. Sie war ja nicht durch den Tablettenkonsum entstanden, sondern bestand seit Kindesbeinen – so streng sind da die Bräuche.
Wie wichtig war das Milchverlangen wirklich? Mußte das Mittel unbedingt diese Milch-Rubrik zieren? Es zierte! Aber es war nicht das Leitsymptom, das den Schlüssel zur Lösung dieser harnäckig insistierenden Bulimie lieferte. Dieses Leitsymptom enthüllte sich mir erst, als im Herbst 1977 ein zweiter Brief kam, der endlich den Schwerpunkt der ganzen Angelegenheit verlagerte und damit die Lösung brachte.

Folgender Auszug sei hier wiedergegeben:

»Ich habe in der letzten Zeit eine Entdeckung gemacht, die Ihnen bezüglich meines Falles vielleicht nützlich sein könnte: Die wilde periodische Drauflos-Fresserei, mein hoher Tablettenkonsum und auch meine Neigung zum Alkohol und zu Zigaretten haben alle eine gemeinsame Ursache: ANGST! – So wie viele Leute Angst vor dem Sterben haben, habe ich Angst vor dem Leben! Meine Mutter hat mich so erzogen, daß ich mich den Anforderungen des Lebens (und seien sie noch so simpel) einfach nicht gewachsen fühle – obwohl ich mir schon wer weiß wie oft bewiesen habe, daß ich den Anforderungen gewachsen BIN! Trotzdem fühle ich mich oft so schwach und hilflos wie ein Säugling oder ein kleines Kind. Daher meine Vorliebe für Babynahrung. Die Fresserei ist nichts als eine Flucht aus dem Erwachsenenleben mit seinen Anforderungen, in die Welt der Kindheit (wo Erwachsene alles für einen erledigen – und man selbst nichts zu tun braucht). Man könnte meine Freßanfälle als ›Konditionsschwächen‹ im täglichen Lebenskampf bezeichnen – immer wieder ein Rückfall in die Kindheit, um mich für die Erwachsenenrolle wenigstens für die nächsten paar Tage zu ›stärken‹ – verstehen Sie ungefähr, was ich meine? – Auch meine Sehnsucht nach Zärtlichkeit und die Angst vor der Einsamkeit resultieren aus dieser Lebensangst! (Auch meine drei Selbstmordversuche). Ich hoffe, Ihnen mit dem eben Dargelegten in Ihren Bemühungen etwas behilflich sein zu können.«

Da war er also, der Schlüssel zu diesem hermetisch verriegelten Schloß. Ein einziges Wort hatte endlich Aufschluß gebracht: ANGST! – nicht Kummer! Jetzt war alles ganz leicht. FURCHT VOR ALLEINSEIN – da gibt es außer dem dreiwertigen Phosphor nur noch ein weiteres fettgedrucktes Mittel, und das

läuft auch durch alle anderen Rubriken mehr oder weniger fett durch: Es hat die Periodizität dreiwertig, die Selbstmordneigung – zweiwertig, den »Heißhunger« – dreiwertig, das Milchverlangen – zweiwertig, die Obstipation, man höre und staune – dreiwertig. Man denkt nur an dieses Mittel nicht unbedingt bei Verstopfung, weil es u.a. als großes »Durchfall-Mittel« bekannt ist: **Arsenicum album** – aber es ist eben auch ein großes Angst-Mittel.
Nach einem einzigen Fläschchen in der LM 12 fühlte sich die Patientin »wie neugeboren«. Das Mittel wurde in den Weihnachtsferien 1977 genommen. Mitte Februar 1978 zeigte sich dann, daß die Wirkung anhielt und sich noch aufbaute, nachdem die Arznei längst abgesetzt war.

Inzwischen war ihr auch klar geworden, daß sie durch ihre Fresserei gleichsam versucht hatte, ihre Sehnsucht nach einem Kind zu befriedigen, sich gewissermaßen ein Kind anzufressen – eine Art Scheinschwangerschaft also. In Wirklichkeit drückte sich hierdurch aber nichts anderes aus, als die Suche nach ihrem eigenen inneren Kind, das unerfüllt ein kümmerliches Dasein im Dunkel ihrer Seele fristete.

Warum so spät, wird jetzt mancher Ungläubige oder mit der Homöopathie noch nicht Vertraute fragen, worauf man mit VOEGELI antworten könnte: »Besser spät, als nie!« Ich tröstete mich also mit dem Gedanken, daß auch dieser »alte Adler« mit seinem Raubvogelblick solche Fälle gekannt hatte, an denen er sich lange den Schnabel wetzen mußte, bis der Brocken geschluckt war.

Man kann an dieser Geschichte vielerlei lernen – vor allem, wie schwer es ist, selbst den mündigen Patienten, und um einen solchen handelte es sich hier zweifellos, dazu zu bringen, genau und noch genauer zu artikulieren, was den Kern seiner Beschwerde ausmacht, genau in sich hineinzuhorchen, ohne gleichzeitig dabei ein Hypochonder zu werden. Die Klassische Homöopathie verlangt diese Feinheiten, diese Zwischentöne, die im allgemeinen Pauken- und Trompeten-Materialismus von heute unterzugehen drohen. Anders sind keine dauerhaften Ergebnisse zu erzielen.

Eine einzige Möglichkeit eröffnet sich dem aufmerksam Studierenden, diesen Fall zu knacken, ohne das Angst-Symptom zu kennen. Diese Spur führt über die Träume der Patientin – diese Träume von Wasser und dem auseinanderbrechenden Motorrad, was wir wohl gleichsetzen können mit: der KENT-Rubrik TRÄUMEN VON EINEM UNFALL. In beiden Rubriken ist Arsenicum vertreten. Einmal zweiwertig – beim Wasser und einmal dreiwertig – beim Unfall. Diese Rubriken zu benutzen wäre deshalb legitim gewesen, weil beide Träume im Vorleben der Patientin relativ häufig vorkamen, was sie zu Symptomen von »sonderlichem« Rang nach § 153 Organon erhebt. Aber schon hier kann man wiederum auf das »Natrium-Gleis« kommen, denn es gibt eine kleine Rubrik, die da heißt: Träume wiederholen sich, und hier stehen – außer Arnica – wiederum nur die Kummer-Mittel Ignatia und Natrium.

Diese beiden etwas ausführlicher besprochenen Krankengeschichten von Anorexia und Bulimie führen, so glaube ich, recht anschaulich vor Augen, welchen Schwierigkeiten sich der Homöopath in derlei hartnäckigen Fällen gegenüber sieht. Das sollte aber auch den mündigen Patienten nicht abschrecken, tiefer in die Materie und das Verständnis einzelner Mittel einzudringen, weswegen wir in der Folge einige dieser Arzneien näher betrachten wollen, die auf die eine oder andere Weise einen Bezug zur konstitutionellen oder anerzogenen Magersucht haben. Natürlich ist die Fülle der Möglichkeiten überwältigend, sodaß wir nur eine kleine Auswahl hier vorstellen können. Die übergeordnete Rubrik ABMAGERUNG innnerhalb der Allgemeinsymptome des KENT'schen *Repertoriums* (I,407) enthält allein dreiundzwanzig fettgedruckte – also dreiwertige – Heilstoffe. Sodann gibt es sechzig Pharmaka im Kursivdruck – also zweiwertige und weitere zweiunddreißig einwertige.

Wie wir an der zuerst geschilderten Geschichte über das Mädchen mit der Anorexia sehen, müssen es also nicht immer nur die sogenannten großen Arzneien sein, die hier zum Einsatz gelangen. Auch ein innerhalb dieses Themas als Außenseiter-Mittel zu betrachtendes Pharmakon wie Kreosot kann sich plötzlich aufgrund der individuellen Symptomatik der Leidenden zum Favoriten aufschwingen. In der Regel werden wir in den übergeordneten Rubriken von Angst und Kummer zu suchen haben, um eine Vorauswahl zu treffen.

BENNO WIPP schildert auf nur einer Seite in seinem Buch *Homöopathie in Psychiatrie und Neurologie* einen Fall von Magersucht mit einem Untergewicht von 10 Kilogramm bei einer Frau, welche sich im Alter von dreißig Jahren noch im jungfräulichen Zustand befand, »weil sie nur unter strengsten Kautelen zu einer intimen Beziehung bereit ist«. Wipp untersuchte sie in Gegenwart ihrer Mutter, da sie ohne diese offensichtlich nicht existenzfähig war. Er gab »nach langer Untersuchung« Arsenicum album von der LM 6 bis zur

LM30, worauf die Frau allmählich weibliche Formen entwickelte und »wie ein normaler Mensch« aussah.

Wipp spricht übrigens nur selten von Heilung in diesem Buch. Er schreibt:

»Normalisierung ist mehr als Heilung. ›Heilung‹ ist ›restitutio ad integrum‹, ›Normalisierung‹ ist weit mehr, nämlich eine völlig neue Art von Gesundheit und eine völlig neue Lebensqualität, weil durch die homöopathische Behandlung der Patient zu einer differenzierteren Persönlichkeit als vorher wird.«[55]

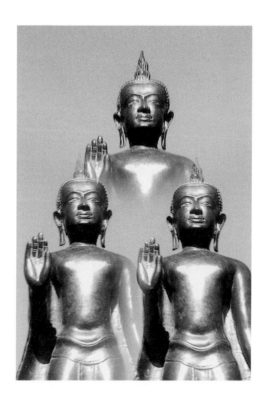

[55] WIPP, BENNO: *Homöopathie in Psychiatrie und Neurologie*, S. 85 f.

Die »mageren Zwei- und Dreiwertigen« nach Kent mit Kurzsignatur

Rubrik: Magen/Heißhunger/bei Abmagerung (III, 421)

In dieser relativ kleinen Rubrik finden wir ein paar der wichtigsten Arzneien, die bei einer Bulimie mit gleichzeitiger Magersucht infrage kommen können. Zuerst eine allgemeine Übersicht zur Orientierung:

Mittel im 3. Grad:	Mittel im 2. Grad:
Calcium carbonicum*	**Abrotanum**
Jodum*	**Phosphor**
Natrium muriaticum*	**Sulphur**
Petroleum*	**Tuberculinum**

Mittel im 1. Grad:

Psorinum

Es gibt noch eine kleine Unterrubrik zu dieser Spalte mit der Bezeichnung MARASMUS. Das ist ein alter Begriff, der ein »Dahinschwinden« zum Ausdruck bringt, womit meist die Auszehrung bei einem Tuberkulosekranken gemeint war. Das in dieser Rubrik dazugekommene dreiwertige **Cina*** – die turkestanischen *Zitwerblüten,* ist jedoch auch ein Hauptmittel bei Wurmbefall und kann sich somit auf eine Magersucht durch Darmparasiten beziehen.

An zweiwertigen und einwertigen Mitteln kommen in dieser Rubrik dazu:

Mittel im 2. Grad:	Mittel im 1. Grad:
Barium carbonicum	Arsenicum jodatum
Calcium phosphoricum	Barium jodatum
Causticum	Petroleum
China	
Lycopodium	

Magnesium carbonicum
Nux vomica
Silicea
Sulphur

Nehmen wir uns nun die große Rubrik MAGERSUCHT in den Allgemeinsymptomen des Repertoriums vor, die sehr viele Arzneien enthält, und verlieren wir jeweils ein paar Worte zu denjenigen, die dort in der höchsten Stufe der Wertigkeit angeführt sind:

Rubrik: ALLGEMEINES/ABMAGERUNG (KENT I, 407)

Suchen wir uns zuerst die Dreiwertigen heraus, so beginnt diese Auflistung mit:

Abrotanum* – der Eberraute. Ein gutes Mittel bei Symptomverschiebungen durch Unterdrückung von Sekretionen, also z.B. einem Rheumatismus, welcher einer unterdrückten Diarrhoe folgt. Eine Auszehrung und Abmagerung von der vor allem die unteren Extremitäten befallen sind. Der dieses Heilstoffs Bedürftige, steht nicht sicher auf seinen zwei Beinen und traut sich nicht, sich selbstbewußt in Bewegung zu setzen. Das Mittel steht für einen geistigen Zustand von Versklavung.

(Artverwandt: **Carbo vegetabilis** – die *Birkenholzkohle,* eine bewährte Arznei für Zustände von Mangeloxidation, mit großem Lufthunger bei alten Menschen, z.B. nach einer Lungenentzündung *(Pneumonie), gekennzeichnet durch* große Schwäche, kalte Haut, bläuliches Aussehen, mangelhaften Stoffwechsel mit Darmproblematik. Signatur: Unterdrückung von Sauerstoffzufuhr bei der Herstellung von Holzkohle! Eine wichtige Arznei für Menschen, die sich von anderen die Luft zum Atmen rauben lassen und ihre Lebenskraft nicht genügend einsetzen, um ihre Eigeninteressen zu verfolgen – ein Mangel an gesundem Egoismus. Der Laie studiere die Einzelsymptomatik im BOERICKE).

Barium carbonicum*. Siehe die ausführliche Beschreibung des Mittels im Kapitel über die Fettleibigkeit.

Calcium carbonicum* und **Calcium jodatum***. Man studiere die andere Seite, den magersüchtigen »Januskopf« dieses Mittels, das meist als die unbewegliche »dicke Nudel« eingestuft wird. Siehe Mittelbesprechung weiter vorne im Buch.

China* – der ***Chinarindenbaum.*** Die Auszehrung durch Säfteverluste bei Magersüchtigen mit durchscheinendem Teint, die – ein wenig »abgehoben«, sich gern in Phantasiewelten flüchten. Siehe Beschreibung Seite 147. Diesbezüglich vergleichbar ist das zweiwertige **Nux moschata** – die ***Muskatnuß,*** eine interessante Arznei bei Hellsichtigkeit *(Clairvoyance)* in Verbindung mit einem Gefühl als wolle sich die Schädeldecke öffnen. Eine ausführliche Besprechung folgt auf Seite 301 im Kapitel über den Säuferwahn.

Ferrum-metallicum* – auch diese zur Fettsucht neigende Arznei hat ein zweites magersüchtiges Gesicht. Sie kann ähnlich China zu den »blutleeren Typen« mit unersättlichem Heißhunger passen. Eine ausführlichere Beschreibung findet sich auf Seite 53 bei den »Fetten Dreiwertigen«.

Graphit* – das ***Reißblei.*** Bemerkenswert, daß es sich auch bei diesem, als dem »fetten Dickhäuter« eingestuften Heilstoff, ähnlich verhält. Auch Graphit hat eine »magere« zweite Seite.

Helleborus* – die ***Christrose*** – eine hervorragende Arznei bei Altersdemens und »geistigem Weggetretensein«. Deshalb ist dieses Mittel auch gut vor Prüfungssituationen zu gebrauchen, und unter Umständen lebensverlängernd. Die Christrose bringt Licht ins hohe Alter. (Signatur: Blüht im Winter!)

Iodum* – ***Jod*** – ein Mittel für ruhelose gute »Futterverwerter«, die ihre Nahrung schneller verbrennen, als sie für Nachschub sorgen können. Jodum ist ruhelos und immer in Eile, hat vieles »nicht schlucken können«, was dann als Kloß im Hals sitzt. Die gestaute Wut kann bisweilen explosiv zum Ausbruch kommen. Jod kann dann sogar zum Amokläufer werden. Auf alle Fälle fühlt sich der Jod-Mensch derart von einer inneren Macht getrieben, daß er seine zerstörerischen Impulse nur durch Bewegung kontrollieren kann. Ansonsten können wir ihn erleben, wie er – ebenso ängstlich, wie leidenschaftlich – Dinge zerreißt oder Teller an die Wand knallt. Der unmäßige Hunger des Jod-Menschen beruht auf einer Schilddrüsenüberfunktion *(Hyperthyreose).* Der Schlüssel zum Verständnis dieses Stoffes und seiner Wirkungen im Organismus ist die Idee der gesteigerten Oxidation. So gesehen ist die Wirkung von Jod genau entgegengesetzt dem Schwelbrand von Carbo vegetabilis – der Birkenholzkohle. Für letztere ist eine Stagnation der Verbrennung charakteristisch.

(Ähnlich autoaggressiv, heißhungrig, ausgezehrt, voller Bewegungsdrang und Arbeitswut ist **Tarantula** – die spanische ***Wolfsspinne,*** wenngleich von

KENT unter ABMAGERUNG nur zweiwertig angeführt).
Das Arzneimittelbild von Jod ist in seinen Einzelheiten gut zu studieren.

Iod* selbst sowie seine Verbindung mit Kalium als **Kalium jodatum*** sind übrigens besonders gefragte, weil dreiwertige Arzneien bei etwas zu klein geratenen oder gänzlich ATROPHIERTEN weiblichen Brüsten und BRUSTWARZEN (II, 233), was besonders jene Frauen interessieren wird, die darunter leiden, diesbezüglich etwas zu kurz gekommen zu sein. Weitere hierfür infrage kommende Mittel sind in der Reihenfolge ihrer Wichtigkeit das dreiwertige **Conium*** – der *Schierling,* sowie folgende

Mittel im 2. Grad:

Chimaphila umbellata – das *Wintergrün*
Kreosot – das *Buchenholzteer-Destillat*
Natrium muriaticum – das *Kochsalz*
Nitricum acidum – die *Salpetersäure*
Nux moschata – die *Muskatnuß*
Secale cornutum – das *Mutterkorn*

Der Vollständigkeit halber für die ganz genauen Frauen noch die Mittel im 1. Grad:

Anantherum muricatum – ein indisches Gras
Arsenicum album
Barium carbonicum
Lac defloratum – die entrahmte Milch
Plumbum – Blei
Saccharum album – Milchzucker
Sarsaparilla – die südamerikanische Sarsaparillwurzel

Noch genauere Einzelheiten zu den einzelnen Mitteln lese der Interessierte in den Arzneimittellehren nach.

Fahren wir in unserer Aufzählung der dreiwertigen Mittel zur Magersucht fort:

Lycopodium* – der hochmütige und kritiksüchtige *Bärlapp.* (Siehe ausführliche Darstellung auf Seite 89 im Buch).

Natrium hypochlorosum* – ein sehr selten gefragtes Mittel. Alle Natrium-Salze haben einen Bezug zur Auszehrung. Siehe die im Anschluß folgende ausführlichere Besprechung von Natrium muriaticum*.

Nux vomica – die *Brechnuß,* hauptsächlich eine »Männerarznei«. Kann jedoch auch bei etwas virilen, hyperaktiven Frauen angezeigt sein, vor allem wenn – wie im vorne beschriebenen Fall – ein enormer Tablettenkonsum oder ein Hang zum Rauchen und Trinken besteht.
   (Vergleiche: Gratiola – das Gottesgnadenkraut, eine Art weibliches Nux vomica. Es ist die einzige von KENT angeführte Arznei mit Furcht zu essen, trotz Hunger. Frauen, die dieses Mittel benötigen, sind im allgemeinen von anmaßendem Stolz und des öfteren nymphoman veranlagt, weswegen bisweilen in solchen Fällen Platin verordnet wird, wenngleich Gratiola besser passen würde).
   Die Affinität von Nux vomica zum Ärger als einer auslösenden Ursache ist bekannt. Interessant, aber eigentlich logisch ist, daß auch die anderen »Ärger-Arzneien« Chamomilla, Colocynthis und Staphisagria in der Rubrik Abmagerung vermerkt sind: Wer sich viel ärgert, wird nicht fett.

Plumbum* – *Blei.* Diese saturnine Medizin paßt aufgrund ihres Charakters der Verhärtung eher zu ausgemergelten, sklerotischen Patienten älterer Jahrgänge. (Ähnlich **Alumina,** das hier zweiwertig angeführt ist).

Selenium* – das Element *Selen,* ebenfalls ein Mittel für ältere Menschen, vor allem für Männer mit Prostata-Beschwerden im Alter. Ein Leitsymptom: zunehmendes erotisches Verlangen bei abnehmender Kraft.

Stannum* – *Zinn,* paßt zum Typus des »Dahinschwindenden« nach einem Schicksalsschlag, der dem davon Betroffenen »die Luft weggenommen« hat. Der Bezug von Stannum zu Lunge und Leber (Urprinzip Jupiter) bildet den geisteswissenschaftlichen Hintergrund. Bei Stannum haben wir das Bild des Tuberkulinikers vor Augen. Die Leitsymptomatik: Erschöpfung, Müdigkeit und zunehmende, sich allmählich einstellende Schwäche. (Man vergleiche diesbezüglich die pseudopsorisch-tuberkulinischen Mittel: Kalium carbonicum, Phosphor, Tuberculinum und eben Stannum, soweit es ihre Lungensymptomatik angeht).

Sulphur* – der *Schwefel.* Ausführliche Beschreibung: siehe Seite 103 unter den zweiwertigen Arzneien bei Fettleibigkeit.

Tuberculinum* – die *Tuberkel-Nosode.* Die Affinität zur Auszehrung bei einem Tuberkuliniker ist bekannt. Das Mittel wurde ausführlich in meinen anderen Büchern besprochen.

Eine Auswahl an Zweiwertigen bei Magersucht mit Kurzsignatur

Pulsatilla findet sich in der Kent'schen Auflistung nur zweiwertig. Im Hinblick auf die besondere Problematik, der sich die nicht zur Frau erwachen wollenden jungen Mädchen oder auch schon etwas reifere »Kindfrauen« gegenüber sehen, ist jedoch die Küchenschelle im Zusammenhang mit einer Anorexia und Bulimie wohl eine der wichtigsten Arzneien überhaupt.

Ich bin versucht, dieses Mittel für das pubertierende Mädchen mit derartigen Problemen als dreiwertig mit zusätzlichem Stern zu versehen. Zumindest ist es fast immer einen Versuch wert, diesen Heilstoff zur Anwendung zu bringen, wenn die Menarche spät einsetzt, die Blutung viel zu schwach ist und besonders schmerzhaft verläuft, sodaß dem Mädchen unter Umständen sogar übel wird und es das Bett hüten muß. Die ausführliche Beschreibung findet der Leser auf Seite 96 im Buch.

Argentum nitricum – der *Höllenstein.* Da, wie wir festgestellt haben, Angst eine große Rolle bei diesen Persönlichkeitsstagnationen spielt, rückt eine weitere Arznei in den Mittelpunkt der Betrachtung und das ist das von KENT für den Bereich der Auszehrung als zweiwertig eingestufte Argentum nitricum, das wir auf Seite 141 bereits einer näheren Betrachtung unterzogen haben.

Cocculus – die *indischen Kockelskörner,* können auch bei Magersucht zu einer wichtigen Arznei werden, wenn wir uns nur die folgenden vier Leitsymptome vor Augen halten:
Folgen von Kummer allgemein – dreiwertig.
Schwäche infolge von Schlafverlust – dreiwertig (Einziges Mittel!)
Heißhunger – zweiwertig, jedoch die Speisen schmecken nicht.
Übelkeit mit Erbrechen beim Fahren im Auto oder auf hoher See.

Ignatia – die Verkümmerte

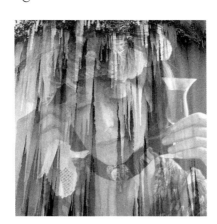

Bei Ignatia handelt es sich um ein dornenloses Lianengewächs der Philippinen, das seinen Namen von einem Pater Camelli, dem Stifter der Gesellschaft Jesu, bezog, der damit Ignatius von Loyola ehren wollte. Diese Liane klammert sich mit hakig gebogenen, holzigen Trieben an hohe Urwaldbäume an – ist also aus eigener Kraft nicht fähig, sich aufrecht zu halten.

Dem entsprechend haben wir in der Ignatia-Persönlichkeit ein junges Mädchen oder eine Frau vor uns, auf die wohl am besten die Kurzbeschreibung »hysterisches Klammeräffchen« paßt. Gibt man ihr den kleinen Finger, grapscht sie nach der ganzen Hand.

Fräulein Ignatia weint, stöhnt, seufzt viel, gerät schnell aus der Fassung, hängt fixen Ideen nach und kümmert vor sich hin. Sie drängt sich anderen Menschen auf und hängt sich an diese an. Ignatia ist eine dreiwertige Kummer-Arznei. Wenngleich sie unter der Rubrik ABMAGERUNG nur zweiwertig vermerkt ist, bewirkt ihr Einsatz eine Wende im Geschehen, wenn die oben genannte Hauptcharakteristik zutrifft. Ähnlich Silicea hängt auch Ignatia ihrer romantischen Sehnsucht nach einem Ideal nach, aber der ersehnte Märchenprinz taucht eben erst auf, wenn das arme Mägdelein den beschwerlichen Weg durch den Irrgarten der Verblendungen hin zur selbstlosen Herzensliebe gefunden hat.

Die Idealisierung ihrer Liebespartner führt notwendigerweise zur Enttäuschung. Es kann sein, daß Ignatia dann in einen erpresserischen Hungerstreik tritt. (Vergleiche: Natrium muriaticum). Oder sie versucht, ihrem Gegenüber mit Selbstmord zu drohen. Ignatia wird diesen aber nicht ausführen. Bei einer Abmagerung aus unglücklicher Liebe ist die potenzierte Ignatiusbohne also gut indiziert.

Die Ignatia-Bedürftige kann von Weinkrämpfen geschüttelt werden, was ihre Symptomatik zeitweise bessert, oder auch an stillem Kummer leiden. Ein verkrampftes Lachen als Maskierung für Kummer kann vorkommen. Ignatia kann auch an stiller Eifersucht leiden, wenn es sich gegenüber Geschwistern zurückgesetzt fühlt.

Wiederholungsträume sind, ähnlich Natrium, typisch. Das zu einem Lernschritt auffordernde Problem wird in solchen Träumen wiederholt von der Seele vorgelegt. Die Patientin ist jedoch ohne den Anstoß des potenzierten Heilstoffes unfähig, Erlösungs-Strategien zu kreieren.

Der emotionale Knoten sitzt ihr als Kloßgefühl im Hals und kann nicht weggeschluckt werden. Ein hysterisches Asthma kann ebenfalls auftreten. Die an den Tag gelegte Theatralik erfordert viel Energie, weswegen Ignatia rasch ermüdet und oft in krampfhaftes Gähnen verfällt. Ein Kopfschmerz, als ob ein Nagel von innen nach außen getrieben wird, bessert sich beim Wasserlassen. Zeigt sich solch eine Symptomatik, so erleichtert es dem Homöopathen die Wahl.

Der Appetit von Ignatia kann gesteigert sein (Essen aus Frust) oder gänzlich fehlen. Ähnlich **Phosphoricum acidum*** und **Veratrum album*** – der *weißen Nieswurz,* zeigt die Dame oft ein Verlangen nach Früchten. Kalte Speisen sind ihr lieber als heiße. Eine Abneigung gegen Kaffee ist kennzeichnend. Dieser wird auch nicht gut vertragen und erzeugt, wie vieles andere, schnell Übelkeit. Darüber hinaus besteht auch eine Aversion gegenüber Milch und Fleisch. Ein Verlangen nach Süßigkeiten kann darüber hinaus bestehen, obwohl es von KENT nicht angeführt ist.

Hämorrhoiden kommen relativ häufig vor bei dieser ständig beleidigten »Leber-Wurst«, denn Kummer schlägt sich auf die Leber und das führt zu einem Rückstau auf das Pfortadersystem. Hämorrhoiden haben zwar viele homöopathische Mittel in ihrem Bild, interessant ist aber, daß die Ignatia-Hämorrhoiden durch Laufen ganz erhebliche Besserung erfahren. KENT führt diese Arznei in der betreffenden Rubrik als einzige an und das noch dazu in der höchsten Wertigkeit. Zu deutsch: Ignatia, bleib' nicht lange stehn, dann wird es dir gleich besser gehn!

Diese großartige Arznei kann natürlich auch ganz einfach bei Kümmernissen jeder Art eingesetzt werden, die in Verbindung stehen mit dem Verlust geliebter Personen durch Tod oder Trennung. Dahinter wird folgendes Muster sichtbar: Die Ignatia-Persönlichkeit ist unfähig, Schicksal als gottgegeben zu akzeptieren und demütig genug hinzunehmen. Sie begehrt theatralisch und verkrampft dagegen auf. Ähnlich Natrium, scheint sie zwar nach Trost geradezu zu lechzen, entzieht sich jedoch bei Zuwendung.
Die KENT-Rubrik I,453 sagt es mit einem Wort. Nur die Ignatius-Bohne ziert diese Rubrik. Ignatia ist eine: »Verhungernde«.

Ipeca – der »Kotzbrocken«

Ipecacuanha – die *brasilianische Brechwurzel* kann, wie ihr deutscher Name schon sagt, zu einem wichtigen Mittel bei Folgen von Überessen im Fall einer Bulimie werden. Dieses Pharmakon kann jedoch auch ganz einfach dann eingesetzt werden, wenn sich Verdauungsprobleme als Folge ausgedehnter Schlemmereien auf einer Abendgesellschaft einstellen. Sind die aufgetischten Leckerbissen darüber hinaus zu fett gewesen, so kommen Arzneien wie **Causticum, Natrium phosphoricum, Ptelea** – die *nordamerikanische Ulme,* **Sepia** und **Sulphur** infrage, – allen voran aber **Pulsatilla***.

Leitsymptome für Ipeca sind eine andauernde Übelkeit und ein heißer Kopf mit kalten Händen und Füßen, wie wir das auch von Arnica her kennen. Die Leidenden erbrechen – vor allem beim Bücken: Nahrung, Blut, Schleim, Galle.

Hellrote Blutungen aus Uterus oder Lunge, bei einem akuten Husten mit Auswurf von metallischem Geschmack, können weitere Hinweise auf eine zusätzliche Einsatzmöglichkeit dieses Mittels sein. Deswegen kann an diesen Heilstoff durchaus auch bei einem Keuchhusten oder rasselndem Krupp gedacht werden, wenn er durch die kleinste Anstrengung ausgelöst wird und verbunden ist mit Nasenbluten und Übelkeit. Eine Ohnmachtsneigung bei sommerlicher Hitze kann ebenfalls nach dieser Arznei verlangen.

Lachesis – die eifersüchtige Giftschlange

Die Grubenotter oder Buschmeisterschlange ist ebenfalls eine wichtige Arznei aus der Gruppe der zweiwertigen Mittel. Lachesis, das ist – im Extremfall – die eifersüchtig Geifernde. Auf Frauen, die zu dieser Kategorie

Mensch gezählt werden können, treffen wir ziemlich häufig. Diese müssen auch nicht unbedingt magersüchtig sein. Wenn wir aber daran denken, auf welche Weise Schlangen ihr Opfer verschlingen, so nimmt es nicht wunder, daß dieser Persönlichkeitstyp mitunter über mehr verfügt als das, was wir unter einem »gesegneten Appetit« verstehen. Lachesis kann sich also durchaus auf »Freßtour« begeben und das nicht nur in Bezug auf Füllung ihres Magens. Somit ist sie eine jener Arzneien, welche bei Bulimie mit in Augenschein zu nehmen ist. Die Lachesis-Freßgier kann auch im übertragenen Sinn als ein zwanghafter kompensatorischer Kaufrausch angesehen werden. Die Lachesis-Frau beschwichtigt auf diese Weise ihren Hunger nach ihr entgangener und veräußerlichter Liebe.

Dieses falsche Verständnis von Liebe läßt sie oft »herzlos« erscheinen. Dementsprechend leidet sie auch an zahlreichen Herzbeschwerden (ähnlich ihrer Reptilienschwester **Naja tripudians** – der *Kobra*). Ein linksseitiger Brustschmerz mit Ausstrahlung in den Arm ist sehr typisch für diese Arznei.
Vor Jahren behandelte ich eine geradezu aberwitzig eifersüchtige Frau mittleren Alters, deren Gesicht buchstäblich zerrissen war, von dem inneren Zwiespalt, in dem sie sich befand. Ihre Menses waren völlig durcheinander und sie klagte über ständige Stiche im Herzgebiet. Unter Lachesis in einer LM 12 setzte nach drei Tagen Heilung ein. Die Frau berichtete, sie habe sich kurz nach Einnahme der Tropfen, wie in Trance, auf ihr Bett legen müssen und sei kurz darauf eingenickt. In einer Vision habe sie erlebt, wie ein giftgelbes Männchen sich aus ihrem Herzen herausgelöst habe. Es habe einen Dreizack in Händen gehalten. In ihm erkannte sie das Instrument, welches ihr die ganze Zeit über diese Stiche ins Herz versetzt hatte. Was die Frau hier wahrnahm, war das von ihr in vielen Jahren aufgebaute eigene *Elemental*.[56]

Im Gegensatz zu Ignatia besteht ein starkes Verlangen nach Kaffee und – wie wir noch sehen werden – auch nach Alkohol. Obst bessert ein wenig die Beschwerden. Hat sie gespeist, so will sie am liebsten ruhen und versinkt mit-

---

[56] Der Ausdruck geht zurück auf den griechischen Geistheiler STYLIANOS ATESHLIS, genannt DASKALOS, der bis in die 90er-Jahre des 20. Jahrhunderts auf Cypern lebte. Er meinte damit eine durch ständige gedankliche Aussendung bewußt oder unbewußt in den psychonoetischen Raum projizierte innere Vorstellung, welche dadurch allmählich bildhafte Gestalt annimmt.
 Über Daskalos und sein Wirken gibt es drei Bücher seines Landsmannes KYRIACOS MARKIDES, welche unter den Titeln: *Der Magus von Strovolos, Heimat im Licht* und *Feuer des Herzens* als Taschenbücher der Reihe Knaur-Esoterik erschienen sind.

unter in einen reptilartigen Schlaf. Wegen einer psychischen Selbstvergiftung kommt es zur *dyskrasis* mit Mangeloxidation, d.h. nach Schlaf geht es der Lachesis-Frau immer noch viel schlechter.

Die krankhafte Eifersucht der Lachesis-Frau wird manchmal sogar als unvernünftig von ihr selbst erkannt, ohne daß sie aber fähig wäre, sie zu überwinden. Eifersucht fällt esoterisch gesehen unter die Oberrubrik Neid: Man beneidet einen vermeintlichen Nebenbuhler um einen scheinbaren Lustgewinn. Das Verhältnis von Geben und Nehmen ist einseitig in Richtung Nehmen verschoben. Lachesis will ihr Opfer umschlingen und – auch sexuell – ausbeuten. Die sexuelle Komponente ist stark ausgeprägt. Dahinter steht das unbewußte Gefühl, vom Lustgewinn her zu kurz gekommen zu sein. Der eigentliche Akt kann bei Grubenottern bis zu 8 Stunden andauern. Das ist das genaue Gegenteil von **Sepia,** bei der überhaupt keine Vereinigung der Partner stattfindet. Obwohl in ihrem Wesen grundverschieden, haben sich beide Mittel einen Namen gemacht als wichtige Arzneien in der Menopause der Frau.

In dem filmischen Psychodrama *Die Hölle* zeichnet CLAUDE CHABROL einen männlichen Lachesis-Charakter, der an der Treue seiner schönen Frau zu zweifeln beginnt und sich mehr und mehr in Wahnvorstellungen hineinsteigert.

Die weibliche Lachesis-Persönlichkeit ist eine Intrigantin. Wenn sie nicht gerade »mit gespaltener Zunge« spricht, so spricht sie auf jeden Fall sehr viel und schnell, wobei sie sich des öfteren mit der Zunge über die Lippen fährt. Besonders am Abend »quatscht sie ganze Opern«. Ähnlich der Rückenzeichnung bei Reptilien, läßt sich Lachesis gerne ein Muster auf die Haut setzen, d.h. wir finden bei beiden Geschlechtern eine Neigung, sich tätowieren zu lassen. Die Lachesis-Frau trägt auch gerne Schlangenringe sowie enge Röcke und Taschen aus Schlangenhaut. Man erinnere sich an das Südstaaten-Drama *Der Mann in der Schlangenhaut* von TENNESEE WILLIAMS, das mit MARLON BRANDO in der Hauptrolle im Jahr 1960 von SIDNEY LUMET verfilmt wurde: Ein abgebrannter Herumtreiber gerät in einen emotionalen Konflikt zwischen der reifen Frau eines todkranken Mannes, die ihn als Verkäufer in ihrem Laden einstellt, und einer jungen Trinkerin.

Eine Unverträglichkeit gegenüber Einschnürungen am Hals (keine Rollkragenpullover!) oder einem engen Rockbund läßt den aufmerksamen Beobachter zunächst an den Einsatz der Grubenotter als Arznei denken. Natürlich muß das differentialdiagnostisch noch weiter abgeklärt werden. Es besteht eine starke Aversion gegenüber jeder Art von Beengung, weswegen Lachesis-Frauen es auch mit der Treue nicht sehr genau nehmen, obwohl sie ja selbst über die Maßen eifersüchtig sein können.

Jede Unterdrückung ihres übermächtigen Sexualtriebs führt sofort zu Menstruationsstörungen unterschiedlichster Ausprägung. Entweder fehlt die Regel gänzlich oder sie verläuft zu stark und ist durchsetzt mit dunklen Klumpen. Alle Beschwerden schaukeln sich vor der Periode auf und werden beim Einsatz derselben gebessert. Lachesis unterliegt hier dem gleichen Prinzip auf der sexuellen Ebene, wie Sulphur ganz allgemein, nämlich: Besserung durch Absonderung. Nur **Melilotus** – der *Steinklee,* sowie **Veratrum album** – die *weiße Nieswurz,* haben, außer Lachesis als dem Hauptmittel, noch einen Kopfschmerz in ihrem Mittelbild, welcher sich beim Einsetzen der Regel bessert.

Magnesium-carbonicum – Die Lichtlose

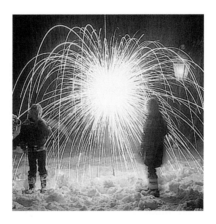

Eine leider viel zuwenig beachtete Arznei, die in unserem Zusammenhang sehr wichtig sein kann, wenn sich die betreffende Anorexie eingestellt hat in der Folge eines frühkindlichen Traumas von Verlassensein. Es kann sich um Waisenkinder handeln oder um Kinder, die zu früh auf die Welt kamen und im Brutkasten hochgepäppelt wurden. Dabei waren sie zwar technisch versorgt, mußten aber die Wärme der Mutter entbehren. Wenn Kinder zuwenig Streicheleinheiten erhalten haben, sollte man immer auch ein wenig an Magnesium carbonicum denken.

Wichtig ist dabei, sich der besonderen Beziehung des Magnesiums zum Licht zu erinnern. Dieses hat enorme Lichtspeicherkräfte, die in den Anfangszeiten der Photographie zur Aufhellung einer Szene in Form eines Blitzes aus dem Magnesiumpulver freigesetzt wurden. Denken wir auch daran, wie besonders intensiv ein abendliches Alpenglühen in den Dolomiten abläuft. Das Dolomitgestein enthält bekanntlich hohe Anteile an Magnesium. Die Lichtkräfte des Magnesiums bewirken die Entfaltung der Pflanzen und zeichnen mit verantwortlich für die Photosynthese. Chlorophyll gleicht im molekularen Aufbau dem Hämoglobin, hat im Inneren lediglich ein Magnesium-Atom anstelle des Eisenatoms beim roten Blutfarbstoff. Es leuchtet also ein, daß wir mit potenziertem Magnesium die Blutbildung stimulieren können. Dem entsprechend findet sich dieses Mittel auch in der Rubrik Anämie. Magnesium ist schon aufgrund seiner Strukturähnlichkeiten ein natürliches Homöon zum Blut.

Wenn eine Pflanze im Keller steht, vergilbt sie. Sie bildet lange Triebe, die das Licht suchen. Ähnlich ging es vielen sogenannten Keller-Kindern in der Nachkriegszeit. Sie hatten womöglich ihre Eltern verloren, waren blutleer und von wächsernem Teint. Kinder, die irgendwann Unterstützung gebraucht hätten und sie nie bekamen, sind potentielle Magnesium-Anwärter. Sie können zu einsamen Einzelgängern werden.

Ein Verlangen nach Fast-food im Steh-Imbiß, nach trockenem Brot, welches hastig hineingeschlungen wird, eine Abneigung gegen Milch, welche Durchfall erzeugt, viel Durst auf kaltes Wasser, das alles kann ein Signal für den Einsatz von Magnesium sein. Das Kind oder der junge Mensch hat eine säuerliche Ausdünstung. Das kann unter Umständen wahlanzeigend für diese Arznei sein.

Bei dieser Art von Anorexia kann das potenzierte Magnesium carbonicum von unschätzbarem Wert sein. Es lichtet die betrübte Seele auf und bringt die rosige Inkarnatfarbe zurück in die Wangen ausgezehrter Kinder.

Es ist also immer wichtig, bei einer Magersucht auch die Vergangenheit eines jungen Mädchens nach möglichen ursächlichen Zusammenhängen und auslösenden Ursachen zu durchforschen. Magnesium kann angezeigt sein bei Wirkungen von »Schock, Schlägen und Betrübnis«, wie WILLIAM BOERICKE das in seiner Arzneimittellehre bezeichnet, sowie bei starken nervlichen Belastungen.

Das Hervorkommen der Zähne wird durch die Lichtschiebekräfte des Magnesiums bewirkt. Schwierigkeiten beim Hervorkommen der Weisheitszähne werden neben Calcium und Silicea in der Hauptsache durch potenziertes Magnesium beseitigt.

Bei akuten Schmerzzuständen hilft eine Dosis von 10 Tabletten Magnesium phosphoricum aus der Reihe der sogenannten Schüßler-Salze, aufgelöst in heißem Wasser. Schmerz signalisiert einen Mangel an Licht in dem betreffenden Organ. Eine häufige Neigung zu Krämpfen oder zu Muskelkater zeigt an, daß die Gewebe unter akutem Energiemangel leiden.

Magnesium-Menschen befinden sich auf einer geradezu zwanghaften Suche nach dem Glück auf dieser Erde. Sie können das Glück durch Geld suchen, wie das Sterntalerkind, weil sie so viel Entbehrung erlitten haben und »nie mehr so arm sein wollen«, wie SCARLET O'HARA in dem Film *Vom Winde verweht*. Sie können aber auch einfach aufgeben und am liebsten wieder von dieser Erde verschwinden wollen, was dann in einer Anorexia zum Ausdruck kommen kann.

Papaver somniferum oder **Opium** – der *Schlafmohn,* in hohen Potenzen, kann angezeigt sein als Zwischenmittel, wenn durch einen Schock – gleichgültig zu welchem Zeitpunkt im Leben der Patientin dieser stattgefunden hat – der ätherische Körper verzerrt ist und eine Mittelwirkung mit noch so gut gewählten Pharmaka hierdurch unterbunden wird.

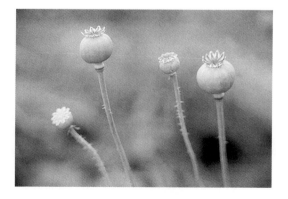

Opium kann einen Heißhunger entwickeln, ohne daß ein Geschmack der Speisen wahrgenommen werden kann. Auch eine Schluckhemmung kann vorkommen. (Das gleiche Symptom haben dreiwertig auch **Natrium muriaticum*** sowie der mediterrane **Oleander***, sodann **Rheum*** – *Rhabarber,* und **Rhus toxicodendron*** – der *Giftsumach.* Eine Reihe zweiwertiger Arzneien gibt es ebenfalls noch in dieser Rubrik).

Petroleum – das *Steinöl,* ist eine interessante Arznei im Zusammenhang mit Bleich- und Magersucht junger Mädchen bei gleichzeitigem Heißhunger. Das Mittel kann vieles in Ordnung bringen, wenn zugleich chronische Ekzeme (ähnlich Psorinum oder Sulphur) vorhanden sind. Anwärter auf diese Arznei stehen ähnlich **China***, **Lycopodium***, **Phosphor*** oder **Psorinum***, ebenfalls nachts auf, um womöglich den Eisschrank zu plündern.

Die Hautprobleme von Petroleum verschlimmern sich im Winter. Die psychische Komponente ist unübersehbar: schnell verschreckte, beleidigte, reizbare, »verkopfte« Menschen mit sofortiger Verschlimmerung aller Symptome durch Erregung oder durch emotionales »Berührt-Werden«.

Wenden wir unsere Aufmerksamkeit nun noch einmal den im KENT'schen Repertorium fett gedruckten und somit dreiwertigen Arzneien aus der Rubrik ALLGEMEINES/ABMAGERUNG zu, und hier im besonderen 5 Arzneien, die wir weiter vorne ausgespart haben, um sie zum Schluß unserer Betrachtungen über die Magersucht etwas eingehender zu würdigen.

Eine Auswahl Dreiwertiger bei Magersucht mit näherer Beschreibung und Fallgeschichten

Es verbleiben nun als weitere Dreiwertige die folgenden Arzneien, mit denen wir uns im Anschluß ein wenig näher beschäftigen wollen: **Arsenicum album*** und seine antisyphilitische Variante **Arsenicum jodatum***, **Iodum** – *Jod*,* **Natrium muriaticum*** – das *Kochsalz,* **Nitricum acidum*** – die *Salpetersäure,* **Lachesis** – die *Grubenotter,* **Nux vomica*** – die *Brechnuß,* **Silicea*** – der *reine Feuerstein,* und **Stannum*** – das *Zinn.*

Die Überängstliche – Arsenicum album

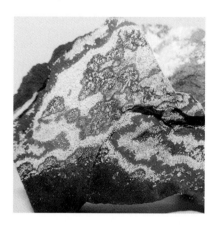

An der Fallgeschichte zur Bulimie haben wir schon einige Wesenszüge von Arsenicum studieren können. Sehen wir uns diese große Arznei im Hinblick auf Magersucht noch etwas näher an.

Arsen kommt meist als metallisch glänzender Arsenkies vor. In gediegener Form findet es sich etwas seltener und zwar in Bleierzgängen, als sogenannter Scherbenkobalt. Dieser ist von schaligem, spröden Aufbau. Die blättrigen Ablagerungen zerfallen schnell zu trockenem Staub. Demgemäß paßt das Mittel besonders gut zu diesem englisch aristokratischen, staubtrockenen Typus von Mensch, den der Schauspieler ALEC GUINNES in diversen seiner Filme verkörpert, z.B. im *Kleinen Lord Fountleroy* und, nicht zu vergessen, in *Arsen und Spitzenhäubchen*.

Der ständige Gebrauch von Arsen in minimaler materieller Dosierung führt zu einem schleichenden Verfall des Organismus in Richtung eines trockenen Brandes. Durch Zerstörung der Gewebe wird der Körper mit dem eigenen Leichengift konfrontiert.

Arsenic-Zustände können sich einstellen, wenn sich zwei Menschen bewußtseinsmäßig auseinandergelebt haben, aber durch Bande der Ehe und gesellschaftliche Konventionen erzwungenermaßen zusammenbleiben müssen. Wenn das Bewußtsein sich verändert, verändert sich auch die Körperchemie. Lebt man nun in ständiger Symbiose mit einem Menschen zusammen, den man »nicht mehr riechen kann«, so verändert sich die Chemie der Körper in

Richtung einer *dyskrasis*. Bevor sich heute zwei Menschen auf eine engere Beziehung miteinander einlassen, stellen sie fest, ob »die Chemie stimmt«. Aber auch wenn sie stimmt, heißt das nicht, daß das für alle Zeiten so bleiben wird. Menschen entwickeln sich – jeder auf seine Weise – weiter. Das ist weder gut noch böse. Aber vielfach versuchten dogmatische Regeln von Kirche und Staatsraison festzulegen, daß man auch noch zusammenbleiben muß, wenn das für beide Teile nicht mehr gut ist.

Da Scheidungen in der verlogenen, gehobenen Gesellschaft früherer Zeiten verpönt waren, suchte und fand man andere Auswege, um sich eines verhaßten Ehepartners zu entledigen. Arsen war das Gift, dessen sich englische Aristokraten bedienten, wenn sie ihrer Ehefrauen überdrüssig waren. Die Benetzung der Ecken der Seiten ihrer Lieblingslektüre genügte, um die Gemahlin einem schleichenden Verfall preiszugeben. Ihre Haut wurde fahl und pergamentartig, das Gesicht fiel ein, die Augen traten hervor, die Lippen wurden blau, kalter Schweiß trat ihr auf die Stirn, es wurde ihr ständig übel, großer Durst quälte sie, aber schon nach der geringsten Flüssigkeitsaufnahme mußte sie diese wieder von sich geben. Schwächende reiswasserartige Durchfälle setzten ein, es kam zu Gewebswasseraustritten in Form von Ödemen vor allem an den Beinen, eine unerklärliche Unruhe und Todesangst trieb sie des nachts aus dem Bett und ließ sie rastlos in ihrer Kemenate hin- und hereilen. Der ruchlose Ehemann spielte derweilen den liebevoll besorgten Gemahl. Herbeigerufene Ärzte standen vor einem Rätsel. Arsen ist geruch- und geschmacklos. Erinnern wir uns auch an die Anwendung dieses Gifts in dem Film *Im Namen der Rose*.

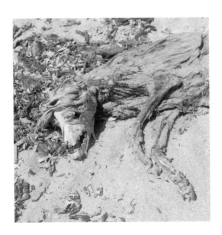

Der eine oder andere meiner Leser wird solche furchtbaren Zustände tödlicher Schwäche kennen. Sie überfallen uns besonders dann, wenn wir uns mit einer biologischen Noxe vergiftet haben, schlechtes Fleisch, verdorbenen Fisch, Eier oder Scampi gegessen haben. Die Nosode **Pyrogenium** ist das aus *verdorbenem Rindfleisch* hergestellte Simile hierfür.[57] Oft aber entspricht Arsenicum diesen Zuständen noch besser. Solch eine Schwäche kann auch einen Bergsteiger in großen Höhen befallen. Arsenicum ersetzt in diesen Fällen das noch passendere Coca. (Man denke an die Indios, welche das Kauen von Coca-Blättern befähigt, sich frei von Erschöpfung in großen Höhen der Anden zu bewegen).

So gibt es also eine Magersucht, deren Beginn unter Umständen zurückgeht auf eine Salmonellenvergiftung im exotischen Urlaub oder auf einen Weihnachtskarpfen, der schon etwas »hinüber« war. Hierfür wird Arsenicum meistens das adäquate Mittel sein.

Betrachten wir Arsenic als konstitutionellen Typus, so entspricht dem ein sehr akkurater Mensch, der peinlich genau in Kleinigkeiten ist und jedes Stäubchen von seiner farblich genau abgestimmten Kleidung wischt; ein Mensch, auf dessen Schreibtisch Bleistifte, Kulis und Füllfederhalter in militärischer Ordnung ausgerichtet sind, oder eine Frau, die ängstlich um alles besorgt ist und bis in die Wäscheschränke hinein peinlich genau Ordnung in ihrer Wohnung hält. Ein übertriebener Putzfimmel bei Hausfrauen läßt immer den Gedanken an Arsen im Hinterkopf des Behandlers aufkommen.

Der typische Arsen-Mensch, das ist ein graziles, erregbares, übersensibles Rennpferd, das über kurze Distanzen zu außergewöhnlichen Leistungen fähig sein kann, aber schnell in abgrundtiefe Verzweiflung fällt, wenn es die von ihm gesetzte Zielmarke nicht erreicht. Mein großer Lehrer ADOLF VOEGELI erzählte mir von einem Studenten, der sich das Leben nahm, nachdem er im Staatsexamen nur eine Ein minus erreichte. In seiner Studierstube fand man Zettelkästen mit hunderten von Prüfungsfragen, die mit pedantischer Akribie geordnet waren. Arsen stirbt lieber, als Strategien zu einer Veränderung seines Bewußtseins anzustreben. Diese Übergenauigkeit des Arsenic-Menschen zeichnet sich bis in seine Handschrift hinein ab. Auch diese ist oftmals grazil und sehr präzise, ebenso wie die sprachliche Ausdrucksweise. Arsenic kann sich auffallend darüber aufregen, wenn jemand sich ungenau ausdrückt und

---

[57] Neuerdings gibt es auch ein **Pyrogenium piscis** (aus *verdorbenem Fisch*) sowie ein **Pyrogenium crustaceae** (aus *verdorbenen Schalentieren*).

neigt dann dazu, diesen sofort zu korrigieren. Auch kann er sein Gegenüber geradezu mit Blicken festnageln, um ihm diktatorisch seine Meinung aufzuzwingen. Er verhält sich dann wie ein preußischer Offizier, der keine Widerrede eines Untergebenen duldet. Übersensibel und äußerst leicht reizbar wie er ist, kann es vorkommen, daß er (ähnlich **Nux vomica**, **Hepar sulfur** oder **Platin**) einen plötzlichen Impuls verspürt, jemanden umzubringen und das auch sagt. Richtet sich diese Energie aus »Anstand« nicht nach außen, so mündet sie in die für Arsenic typische Selbstmordneigung.

Wie wir an dem auf Seite 196 beschriebenen Bulimie-Fall gesehen haben, hatte die junge Frau bis zum Einsatz von Staphisagria nicht den Mut, bestimmte Dinge ihrer Mutter gegenüber auszusprechen und ihren Standpunkt zu klären. Ihre mit Angst gepaarte Wut richtete sich einmal nach innen (3 Selbstmordversuche) und einmal nach außen in Form der Freßattacken.

Ähnlich **Tarantula** können Arsenic-Menschen eine ungeheure Arbeitswut bis zur vollkommenen physischen Erschöpfung an den Tag legen, um eine Konfrontation mit sich selbst und ihren Ängsten zu vermeiden. Der selbstauferlegte Druck und das Streben nach absoluter Perfektion lassen sie alles übergenau organisieren, um für jede Eventualitität gewappnet zu sein. Ganz anders Sulphur, der sich – etwa anläßlich eines von ihm zu haltenden Vortrags – treiben läßt, oder Phosphor, der auf seine Genialität vertraut und alles »aus dem Bauch heraus« holt.

Nicht immer ist Arsen spindeldürr. Es gibt durchaus auch den etwas beleibteren »Ackergaul«.

Übrigens wird Arsenic vielen Fällen unterschiedlichster Krankheiten von Pferden gerecht, da das Pferd von seinem Wesen her ein aristokratisches Tier ist. Dabei scheint es von relativ untergeordneter Bedeutung, an welcher Beschwerde das Pferd leidet. Ich hatte damit bei einer aufgerissenen, eiternden Flanke genauso Erfolg, wie bei einem chronischen Husten mit Schluckbeschwerden.

Der Arsen-Mensch wird getrieben von seinen zahlreichen Ängsten, als da sind: ANGST UM DIE ZUKUNFT, ANGST VOR DEM ALLEINSEIN, um Geld (Arsenik ist extrem geizig aus Furcht vor Armut), eine hypochondrische ANGST UM SEINE GESUNDHEIT und vieles mehr. Im Gegensatz zu Arnica, die den Arzt zornig nach Hause schickt, liebt Arsenic Ärzte und würde sich am liebsten gleich von mehreren gleichzeitig behandeln lassen, wenn die finanziellen Möglichkeiten es erlaubten. Regelmäßige Gesundheitschecks und peinlich genau eingehaltene Krebsvorsorgeuntersuchungen – denn »man kann ja niemals sicher sein« – weisen in die Richtung einer Arsen-Bedürftigkeit – ebenso ein peinlicher Sauberkeitsfimmel »wegen Krankheitserregern«. Diese Furcht vor Schmutz kann geradezu abenteuerliche Ausmaße annehmen: Ich kenne einen jungen Mann, der bisweilen mit einer Staubmaske durch sein Heimatdorf läuft, aus Angst vor Ansteckung durch Bakterien und Allergene. Er ist ebenso stinkfaul, wie seine Eltern fleißig sind, und bringt diese durch seine Drogenabhängigkeit zur Verzweiflung. Sein Vater schickte ihn zu mir, damit ich ihn von den Drogen wegbringen sollte. Ich äußerte meine Zweifel, denn wenn ein Mensch nicht aus freien Stücken und mit dem festen Willen kommt, etwas in seinem Leben zum besseren hin zu verändern, werden wir ihm schwerlich helfen können. Als dieser Junge schließlich höchst widerwillig erschien, sagte er mir, er wäre schon dazu bereit, »Homöopathie zu nehmen«, weil er sich davon erhoffe, daß er damit die negativen Auswirkungen der Drogen besser verkrafte. Davon abzulassen habe er allerdings nicht im Sinn.

Arsenic wäre unter anderem vermutlich ein gutes Mittel für ihn gewesen, denn hinter der Staubmaske gegen Allergene verbirgt sich eine profunde Angst vor dem Leben und dem, was »anders« ist. So ist dieses Mittel eben auch eine große Arznei bei allergischen Erscheinungen wie Heuschnupfen und Asthma.

INTERMEZZO

Der potenzierte Dackel

In einem meiner Seminare saß vor zwei Jahren eine junge, hübsche, dunkelhaarige Frau mit etwas südländischem Einschlag, zu der ihr Vorname Carmen wirklich gut paßte. Weil eine andere Seminarteilnehmerin einen Dackel dabei hatte und Carmen mir von ihrer intensiven Hundeallergie berichtete, wollte sie sich eigentlich schon bedauernd verabschieden, bevor der Kurs überhaupt angefangen hatte.

Ich erinnerte mich daran, daß eben diese junge Frau auch in einem meiner Traum-Seminare gesessen und dort von ihrer großen Angst vor dem Tod erzählt hatte. Während ich mit einer älteren Dame an deren häufig sich wiederholenden Friedhofsträumen arbeitete, vollzog sich bei Carmen eine auffallende Wandlung. Ihre Gesichtszüge entspannten sich und sie sagte danach, auf eine geheimnisvolle Weise habe sich ihre Angst vor dem Tod verringert.

Eingedenk dieser starken psychohomöopathischen Wirkung, entschloß ich mich nun zu einem für alle Seminarteilnehmer ebenso lustigen, wie nachdenkenswerten Auftritt. Ich ging zu dem kleinen Hund, streichelte ihn ausgiebig und nahm auf diese Weise seine Ausstrahlung in meine Hände auf. Auf eindrucksvolle Weise bewegte ich dann meine Hände in kreisender Bewegung gegeneinander, um, wie ich sagte, »den Dackel zu potenzieren«. (Ein bischen Show muß manchmal auch sein). Zum großen Gaudium der Seminarteilnehmer ging ich sodann zu der sich nur noch geringfügig sträubenden Carmen und bestrich ihr mit der so gewonnenen – und wie Hahnemann gesagt haben würde – »geistartig gemachten« Hundemedizin beide Wangen. Sei es nun, daß diese Suggestion besonderen Eindruck gemacht hatte, oder daß dies tatsächlich auch eine Desensibilisierungsmethode der besonderen Art sein könnte – es wirkte. Carmen »hielt den Dackel aus« und konnte das ganze Seminar über dableiben.

Als ich dann später noch mehr über sie, ihr Asthma und ihren alljährlich wiederkehrenden Heuschnupfen erfuhr, verordnete ich ihr schließlich Arsenicum album in einer LM 12 – mit ausgezeichnetem Erfolg, denn kurze Zeit darauf erreichte mich folgender Brief, den ich hier auszugsweise autorisiert habe, wiederzugeben:

>»Ich kann es mit Worten fast nicht ausdrücken, wie sehr Sie mir geholfen haben. Schon nach zweitägiger Einnahme von Arsenicum hatte ich drei schwere Träume hintereinander, danach ging es dann nach ca. zwei Wochen wieder besser. Doch ist es nicht die Tierhaarallergie alleine, die sich erheblich gebessert hat, sondern in erster Linie mein Heuschnupfen. Ich leide seit zwanzig Jahren an Heuschnupfen und im Juli/August an chronischem Asthma. Zwei Desensibilisierungen, die letzte vor drei Jahren, haben nichts gebracht. Normalerweise nehme ich schon ab April Augen- und Nasentropfen, ab Juli dann ein Asthmaspray ein. Trotz dieser Medikamente konnte ich in den letzten Jahren an mehreren Tagen in den Monaten Mai/Juni das Haus nicht verlassen. Ich lag mit Medikamenten und Tempotaschentüchern im Bett. Durch das viele Niesen war ich dann so geschwächt und im Gesicht so entstellt, daß ich 1 - 2 Tage im Bett bleiben mußte. Dies wiederholte sich in den beiden Monaten Mai/Juni mehrmals. Ab Juli bekam ich dann regelmäßig bis Ende August Asthma. Sie können sich sicher vorstellen, wie sehr ich in meiner Lebensqualität hierdurch beschränkt war. Dank Ihrer Hilfe geht es mir nun seit über zwanzig Jahren zum ersten Mal im Frühjahr blendend. Ich nehme jeden Abend 5 Tropfen Arsenicum, momentan in einer LM 18. Ich habe noch keine Augen- und Nasentropfen genommen und noch keinen der schönen Frühlingstage im Mai im Bett verbracht. Ich kann es sogar genießen spazierenzugehen, im Garten zu liegen oder mit offenem Verdeck Auto zu fahren. Ich kann das Gras und das Heu riechen ohne größere Probleme.«

Dieser Bericht darf nun die in der homöopathischen Heilkunst noch weniger bewanderten Leser nicht in den Glauben versetzen, daß jeder Fall von Heuschnupfen oder Asthma durch Arsenic Erlösung erfahren könnte, denn es gibt noch viele andere Arzneien, die dieser Problematik gerecht werden können. Aber wenn, wie hier, wesentliche Leitsymptome mit dem Arsenic-Bild übereinstimmen, dann wird dieses Mittel zu einem echten Simile.

Ganze sechsundsiebzig Seiten widmet CATHERINE COULTER diesem *Polychrest* in ihren *Portraits homöopathischer Arzneimittel I.* Mit geradezu arsenartiger Akribie sammelte sie selbst Fallgeschichten, Details und Zitate der Großen der Homöopathie vergangener Zeiten, um ein umfassendes Portrait dieses großartigen Heilstoffes zu formulieren.

Die Überkorrekte – Silicea

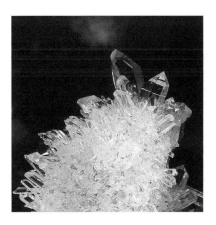

Ähnlich Arsenic hat auch der Reine Feuerstein oder Quarz einen Hang zum Perfektionismus. Seine Gewissenhaftigkeit entspringt jedoch nicht einer kleinlichen Pedanterie, wie bei Arsen, sondern dem Bedürfnis nach äußerster Klarheit, wie er einem Bergkristall zueigen ist. Dieser stellt ja nichts anderes dar, als Silicium in reiner Form.

Der Silicea-Patient will möglichst makellos sein – und ist es gerade deswegen oft nicht. Interessanterweise findet sich diese Arznei als einzige im Fettdruck in der Rubrik HAUT/VERFÄRBUNG/WEISSE FLECKEN, was in der Fachsprache mit dem Begriff *Vitiligo*[58] belegt wird. Diese Flecken können sich auch an den Fingernägeln zeigen, welche Wachstumsstörungen aufweisen, sowie an den Zähnen, was häufig ein äußeres Indiz für den Einsatz die-

---

[58] Von lat.: *vitium* – »Fehler«.

ser Arznei liefert. Auch die Neigung zu harten geschwollenen Drüsen und eiternden Entzündungen, z.B. der Nagelbetten, verlangt oft nach dieser Arznei. Nicht nur die Fingernägel können unter dem Einfluß von Silicea besser nachwachsen, auch das zarte, brüchige, engelhafte, meist blonde Haar gewinnt an Festigkeit. Alte überschießende Narbengewebe, sogenannte *Keloide*, können sich (ähnlich Graphit) unter der Einwirkung von Silicea auflösen. Darüber hinaus hat KENT dieser Arznei die höchste Wertigkeit bei Nasennebenhöhlen- und Stirnhöhlenentzündungen zugesprochen.

Der Silicea-Patient hat hohe Ideale. Oft möchte er am liebsten nur von Luft und Liebe leben. Neuerdings wurde es in speziellen esoterisch angehauchten Kreisen Mode, gar nichts mehr zu essen, was unter Umständen zu einer echten Anorexia führen kann. Er oder sie – eine Bedürftigkeit für diesen Heilstoff findet sich ziemlich gleichmäßig auf beide Geschlechter verteilt – hat sich oft ein wenig von der Welt abgesetzt und lebt in einer Art unsichtbarem Glashaus.

Unwillkürlich sind wir geneigt, dabei an Schneewittchen in ihrem gläsernen Sarg zu denken, mit alabasterfarbener Haut, unter der die Adern ein wenig bläulich hervorschimmern.

Das potenzierte Pharmakon ist also durchaus geeignet, einer konstitutionellen oder vom Ego angestrebten Magersucht entgegenzuwirken, wenn sie einer im wahrsten Sinn des Wortes »ein-gebildeten« Idealvorstellung folgt. Diese entspricht einer ganz persönlichen Wahnvorstellung. Das Mädchen wähnt, zu dick zu sein, d.h. ganz offensichtlich erlebt sie sich bei einem Blick in den Spiegel dicker, als sie in Wirklichkeit ist.

»Essen und Trinken hält Leib und Seele zusammen«, heißt es. Wenn wir nichts mehr essen, löst sich allmählich die Seele, das Bewußtsein vom Körper, so wie es das in anderen Extremsituationen ebenfalls tut. Der Bergsteiger REINHOLD MESSNER erlebte sich in sauerstoffarmen, großen Höhen als neben sich selbst hergehend, bzw. demjenigen zuschauend, der sich da den Berg hinaufkämpft. Bei einer Anorexia kann ähnliches stattfinden.

Silicea ist zwar äußerst »dünnhäutig«, kann seine eigenen Gefühle aber nur schwer zeigen. Sie gleicht einem ätherischen Burgfräulein, in deren Kemenate immer alles ordentlich aufgeräumt ist. Wir könnten uns vorstellen, daß das Mädchen auf dem Gemälde von ALBERT BELASCO auf dem Schutzumschlag dieses Buches ein wenig diesem Typus Frau entspricht. Es könnte aber auch zu **Pulsatilla** passen und in der Tat gibt es Entsprechungen zwischen den beiden Mitteln, ja man könnte Silicea als eine Art chronischer Pulsatilla bezeichnen. Beide Mittel können auch gut im Wechsel miteinander gegeben werden, wenn ein Fall zwar für die Küchenschelle spricht, wir aber noch mehr Tiefgang erreichen wollen, denn das potenzierte Pharmakon wirkt langsam und tiefgreifend, mit strukturbildender Kraft. Es wirkt auf Bindegewebe und Knochen und hier vor allem auf Kieferknochen, Zähne und Wirbelsäule. Es gibt innerlich Halt und fördert Aufrichtigkeit, Standfestigkeit und Geradheit. Viele Wirbelsäulen-Anomalien konnten durch den Einsatz der hochpotenzierten Arznei korrigiert werden, wenn sie rechtzeitig genug – also noch während der Wachstumsphase – gegeben wurde.

Die Gestaltungskraft von Silicea auf Sehnen, Bänder und Bindegewebe ist ebenfalls beachtlich.

Um eine Vorstellung hiervon zu bekommen, bedenke man, daß Pflanzen, welche durch eine besondere Biegsamkeit auffallen, wie Bambus oder **Schachtelhalm (Equisetum arvense),** einen über 60% hohen Anteil an Kieselsäure aufweisen.

Böse Impffolgen, speziell eine Krampf- und Schweißneigung nach nicht verkrafteten Impfungen, sind dieser Arznei zugänglich, denn sie ist fähig, das artfremde Eiweiß auszutreiben.

Weitere Ursachen, die den Einsatz von Silicea rechtfertigen können, sind Folgen von Unterkühlung durch Zugluft, Unterdrückung von Schweißen, Verletzungen durch Glas und Folgen von langdauernder Computerarbeit. (Es empfiehlt sich übrigens einen Bergkristall gedanklich mit Licht aufzuladen und neben oder auf den PC zu stellen. Silicium eignet sich hervorragend zur Programmierung von Informationen, weswegen es in der Computer- und Solartechnologie vielfältige Verwendung findet. Hin und wieder – wenigstens ein mal pro Woche – sollte der Kristall gewaschen und neu aufgeladen werden)[59].

Das Mittel ist bisweilen nicht ganz einfach von Calcium carbonicum zu unterscheiden, denn auch der Calcium-Typ zeigt sich ja mitunter in einer abgemagerten Form. Silicea ist jedoch feingliedriger, graziler, wirkt zerbrechlicher und ist vom Wesen her weitaus schüchterner, schamhafter und feinfüh-

---

[59] Sehr gute Anleitungen zum Programmieren von Kristallen erhält der Interessierte in speziellen Kristall-Seminaren des Weisheitslehrers HERBERT HOFFMANN, Aufeldstraße 32, 82362 Weilheim, www.herberthoffmann.de.

liger als Calcium. Wenn ein Mädchen sich ständig für etwas entschuldigt, läßt das an Silicea denken. Dieses Sich-Zurückhalten, das bis zur Feigheit gehen kann, kommt auch bisweilen zum Ausdruck, indem die Patientin über eine eigenartige Form der Verstopfung klagt, bei der der Stuhl wieder zurück in den Darm schlüpft.

In der oft vorhandenen nächtlichen Kopfschweißneigung sind sich beide Mittel ähnlich, ebenso in ihrer Abneigung gegenüber Milch. In längeren Abständen zueinander gegeben, können sich die beiden Arzneien auch gegenseitig ergänzen.

Auffallende Leitsymptome für die Wahl dieser Arznei können ein eigenartiges Haargefühl auf der Zunge sein oder eine abnorme Angst vor Nadeln, Spritzen und anderen spitzen Gegenständen. Das Mittel zeigt hervorragende Eigenschaften bei der Austreibung von Holz- oder Glassplittern sowie zur Öffnung von chronischen Gerstenkörnern und Abszessen, welche unter seinem Einfluß einen dünnflüssigen übelriechenden Eiter absondern (diesbezüglich ähnlich: **Hepar sulphur** und **Myristica sebifera**).

Silicea – ob jung oder alt – ist äußerst kälteempfindlich und zittert wie Espenlaub. Sie möchte sich am liebsten immer warm einhüllen, besonders am Kopf, damit sie sich nicht erkältet, was aber trotzdem häufig vorkommt. Ein vom Nacken aufsteigender Kopfschmerz, der sich über den ganzen Hinterkopf nach oben hin erstreckt und über den Augen festsetzt, kann für Silicea sprechen. Ähnlich sind in dieser Hinsicht noch das dreiwertige **Gelsemium*** – der *wilde Jasmin* sowie das zweiwertige **Rhus toxicodendron** – der *Giftsumach*. Oft stellen sich derlei Beschwerden ein, weil die zarte Patientin sich zuviel aufgeladen und sich innerlich zu sehr unter Druck gesetzt hat. Diese Verhärtungen machen sich dann durch Knirschgeräusche beim Drehen des Kopfes bemerkbar. Nach längerem Einsatz des potenzierten Quarzes verschwinden auch diese Geräusche meist »sang- und klanglos«. Die Verhärtungen im Cervicalgebiet können dazu führen, daß der Silicea-Persönlichkeit durch die in der Folge gestörte Innervation nachts oder beim Liegen Arme und Hände absterben, worin man in weiterem Sinn auch wieder ihre zurückhaltende Scheu und Handlungsbeschränkung erkennen kann. Ihre insgesamt scheue Art kann auch zu einer Angst führen, in Prüfungssituationen zu versagen. Bei einem ausgesprochenen Silicea-Mädchen wird also der potenzierte Quarz besser geeignet sein, »Licht in die Birne« zu bringen, als es unsere berühmten Prüfungsangst-Mittel Argentum nitricum und Gelsemium vermögen.

So gesehen ist Silicea auch gut geeignet zur Aufhebung von einsetzender »Hirnmüdigkeit« bei überwiegend geistig arbeitenden Menschen (vergleiche diesbezüglich auch **Kalium phosphoricum** als eine der besten Arzneien gegen die Folgen geistiger Erschöpfung).

Für einen blassen, »ewigen Studenten«, was immer ihm sonst fehlen mag, ist Silicea mit Sicherheit auf irgendeine Weise gewinnbringend.

So zart sie oft ist, so kann Silicea doch äußerst »hartnäckig«, »halsstarrig« ihre Ziele verfolgen. Mit höflicher aber eigensinniger Beharrlichkeit werden Bitten solange vorgetragen, bis die genervten Eltern zermürbt ihr Einverständnis geben – z.B. ihr Kind aus einem ungeliebten Internat wieder nach Hause zu holen. Diesbezüglich wird von der filigranen Silicea auch Krankheit – und nicht zuletzt eine Nahrungsverweigerung – eingesetzt.

Der große amerikanische Homöopath und Psychologe EDWARD C. WHITMONT verglich Silicea in einem Vortrag mit einer scheuen, weißen Maus, die dennoch ihr Territorium mit zäher Verbissenheit verteidigt.

Aus ihrer inneren Kälte heraus sehnt sich Silicea nach Wärme und seelischer Nähe, einer oft nur platonischen Verbundenheit mit einem warmblütigen und warmherzigen Menschen. In ihrer gewissenhaften Fürsorge für andere Menschen und einem bisweilen enormen Pflichtbewußtsein erinnert das Mittel auch bisweilen an Carcinosinum, mit dem es sich ebenfalls ergänzt.

Nachdem die grazile Silicea-Patientin im Extremfall so zurückhaltend ist, daß ihr sogar der Stuhl zurückschlüpft, nimmt es nicht wunder, daß diese Arznei auch zweiwertig in der Rubrik Sterilität zu finden ist.

Immer wieder einmal ist es mir gelungen, mithilfe dieser Rubrik sowie einem sauber ausgefüllten Fragebogen und dem hieraus zu erkennenden homöopathischen Mittel, einer Frau auch zu ihrem sehnlich gewünschten Kind zu verhelfen, nachdem alle vorherigen anderweitigen Versuche fehlgeschlagen waren.

Anfang des Jahres 2000 begab sich eine junge Frau von 27 Jahren in meine Behandlung, die schon auf dem mitgelieferten Paßphoto Züge von Silicea erkennen ließ. Der Fragebogen war einer der am sorgfältigsten ausgefüllten, die ich in meiner ganzen Behandlungszeit bisher zugeschickt bekam. Die Patientin hatte allein fünfzehn zusätzliche Seiten unter Beifügung von Skizzen und Tabellen mit eingefügt. Alles war mit einer schönen, sauberen Handschrift ausgeführt, sodaß ich schon bei der ersten Wahrnehmung dieser beiden Gegebenheiten an Silicea denken mußte, was sich dann durch die folgende Repertorisationsarbeit auch bestätigte. Die Patientin litt an schweren Migräneanfällen sowie an Rheuma und Kinderlosigkeit. Durch den Einsatz von Silicea in steigenden LM-Potenzen waren innerhalb eines viertel Jahres sowohl die Migräne wie auch das Rheuma verschwunden. Dieses Rheuma hatte sich in der Folge eines durch Antibiotica-Gaben unterdrückten, gelben, sykotischen Ausflusses eingestellt, in Verbindung mit vaginalen Polypen, welche ihr 5 Jahre zuvor »weggeätzt« worden waren. Folgen von Unterdrückungen also auf der ganzen Linie. Silicea förderte den Ausfluß vorübergehend wieder zutage und brachte auf diese Weise Rheuma und Migräne zum Erliegen. Nunmehr steht als nächstes zu hoffen, daß das inzwischen aufgetaute Gemüt der jungen Frau auch die Empfängnis eines Kindes innerlich zulassen wird.

Die Erstarrte — Natrium muriaticum

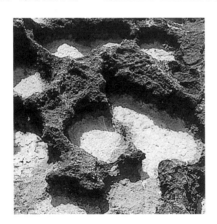

Das unscheinbare Kochsalz ist in seiner zum Licht hin befreiten, potenzierten Form eine der tiefgreifendsten und wichtigsten homöopathischen Arzneien überhaupt.

Wer schon einmal die erstarrten, phantastischen Salz-Türme im flachen Wasser des Toten Meeres gesehen hat, kann sich eine Vorstellung davon machen, was gemeint ist, wenn in der Bibel davon die Rede ist, daß Lots Weib »zur Salzsäule erstarrt« ist. Dieses Ereignis soll stattgefunden haben, als sie sich, gegen das Gebot Gottes handelnd, umdrehte, um mit anzusehen, wie das sündige Sodom innerhalb von Sekunden dem Erdboden gleichgemacht wurde.

Fast jeder von uns wurde irgendwann einmal von diesem Gefühl lähmender Erstarrung erfaßt, bei dem sich einem vor Schreck »die Haare stellen«. In solchen Sekunden findet unter Umständen eine Verzerrung des ätherischen Körpers statt, die ohne den Anstoß einer passenden Arznei nicht umkehrbar ist. **Papaver somniferum** – der *Schlafmohn,* kurz **Opium,** ist häufig das passende Simile für daraus resultierende Beschwerden. Natrium in seiner potenzierten Form, kann ebenfalls einer dieser relativ zahlreichen Heilstoffe sein.

Ein Mensch kann sich auch ganz allmählich durch unbewußte Willensentscheidung in eine Erstarrung hineinmanövrieren, wenn er dazu neigt, grundsätzlich die düsteren und schwierigen Aspekte des Lebens sehen zu wollen. Dann ist ihm alles, was zur Freude hinführen würde, geradezu unangenehm.

Die Konfrontation mit den eigenen, »negativen« Seiten kann unter dem Einfluß von Natrium mitunter sehr stark sein, sodaß gut zu überlegen ist, ob und wann der richtige Zeitpunkt für den Einsatz dieser mächtigen Arznei gekommen ist oder ob man etwa die schlafenden Hunde der Seele zu früh zu wecken im Begriff steht. Kaum ein homöopathischer Persönlichkeitstypus hat mehr Angst vor einer Veränderung zum leichteren Daseinsgefühl hin, als der Natrium-Patient, der sich darauf eingestellt hat, sein Leben in Kargheit leben zu wollen. Oft kann man das schon an seiner Wohnungseinrichtung ablesen. Da sind im Extremfall Möbel aus Second-hand-Läden oder vom Sperrmüll zusammengelesen, nach dem Prinzip, »wäre doch schade, das wegzuschmeißen«. Sehen wir uns die einfache kubische Form eines Salzkristalls an, so signalisiert dieser die Botschaft äußerster Schlichtheit.

Ebenso spartanisch verhält sich die Natrium-Persönlichkeit oftmals auch bei der Auswahl ihrer Kleidungsstücke, welche unaufdringlich, schlicht und gedeckt in den Farben sind. CATHERINE COULTER weist darauf hin, daß allenfalls ein Verlangen nach der Farbe Purpur die Notwendigkeit für den Einsatz von Natrium anzeigen würde.

Im *Kosmischen Heilgesetz* habe ich ausführlich die Geschichte solch einer »grauen Maus« geschildert, die in ihren nächtlichen Träumen auch von einer großen, verwahrlosten, grauen Maus verfolgt wurde. Diese stellte natürlich nichts anderes dar, als eine Metapher für das eigene abgerissene Äußere dieser Frau. Unter Anleitung lernte sie, die furchteinflößende Riesenmaus in eine goldene, kleine Maus zu verwandeln, die zu ihrer persönlichen Beraterin wurde. Diese Gestalt-Arbeit in Verbindung mit Natrium muriaticum in steigenden LM-Potenzen führte zu einer vollkommenen Verwandlung und Neuorientierung im Leben dieser Patientin, welche in der Folge allmählich ihren abgerissenen äußeren Zustand dahingehend veränderte, daß sie mit farbenfrohen Kleidern und einer neuen Frisur in der Praxis auftauchte.

Der Rahmen dieser Publikation erlaubt es nicht, diese Riesenarznei in all ihren Aspekten auszuleuchten. Das kann der Interessierte sehr gut in PHILIP BAILEYS *Psychologischer Homöopathie* sowie bei CATHERINE COULTER nachholen, die diesem Heilstoff ganze siebzig Seiten widmet. Hier müssen wir uns auf einige Schlaglichter beschränken. Da es die lebendige Anschauung erhöht, wenn ein konkreter Fall geschildert wird, möchte ich aus der Fülle meiner »Natrium-Geschichten« gleich zu Anfang eine schildern, die nicht allzu lang ist und doch in etwa ahnen läßt, was da alles machbar ist, mit diesem so unscheinbaren Kochsalz.

Obwohl das eigentlich nicht zulässig und sicher auch nicht ganz ungefährlich ist, insofern, als es einen mitunter vom Weg abzubringen droht, hat wohl jeder Homöopath insgeheim ein paar »Lieblings-Arzneien« und ich gebe freimütig zu, daß das Kochsalz bei mir mit zu diesen Heilstoffen gehört:

INTERMEZZO

Fest auf dem Boden wie ein Elephant

Mitte März 1985 sagt sich eine damals 39-jährige, blonde, zierliche, wenn nicht sogar ausgesprochen magere Frau in der Sprechstunde an, die bereits vorher an einem Seminar zur aktiven Traumarbeit bei mir teilgenommen hatte.

Sie klagt über ein pelziges Gefühl in den Füßen. Jüngst schlief ihr das linke Bein beim Liegen gänzlich ein. Gleichzeitig sei ihr »ein innerliches Kältegefühl bis in die Knochen gekrochen«. Beim Einschlafen wurde sie von regelrechter Todesangst überfallen und so hatte sie schließlich den Notarzt angerufen, der ihr eine Beruhigungsspritze gab. Seitdem verspüre sie ein ständiges Kribbeln auf der Zunge – hier vor allem an deren Spitze. Das Kältegefühl war seitdem aus den Fußsohlen hochgestiegen bis zu ihren Knien, (was uns vorübergehend an den Schierlingsbecher des Sokrates – also an Conium – denken läßt).

Nach ihren allgemeinen Lebensumständen befragt, erzählt die Frau folgende Geschichte: Seit drei Jahren unterhält ihr Mann Beziehungen zu einer anderen Frau. Davon habe sie zwei Monate nach ihrer Eheschließung und während der ersten Schwangerschaftswochen erfahren. Danach sei ihr noch der Brief einer weiteren Freundin ihres Mannes in die Hände gefallen, in dem diese vorgab, ihrerseits ein Kind von ihm zu erwarten. Das habe sie »wahnsinnig geschockt« und sie hatte daraufhin zum ersten Mal »ein Gefühl von Tod in den Beinen. Die Beine waren wie abgestorben«.

Eine Woche später tauchten Lichtblitze in ihren Augen auf (wie sie u.a. typisch für Belladonna und Phosphor sind) und kündigten eine beginnende Netzhautablösung an, die auch als solche vom Augenarzt diagnostiziert wurde, welche aber nach einem halben Jahr wieder zum Stillstand kam. Das Blitzen stelle sich immer dann ein, wenn sie nach rechts unten blicke, in welcher Blickrichtung sich der Brief jener Frau befunden habe, den sie seinerzeit zu Gesicht bekommen und gelesen habe.

Mit soviel unerträglicher Wirklichkeit konfrontiert zu sein, sträubte sich ihr Sehnerv. Erst als sie das nach einigen Monaten besser verkraften konnte, kamen die Lichtblitze zum Stillstand und die strapazierte Netzhaut beruhigte sich. Geblieben waren ihr schwarze Punkte vor den Augen *(mouches volantes)* – und neuerdings, vier Wochen nachdem ihr Mann die Scheidung eingereicht hatte, die abgestorbenen Beine und das Zungenprickeln.
Seither habe sie auch ständig an Gewicht verloren. Die Frau wirkt wie erstarrt und kann gemäß ihrer eigenen Aussage nicht weinen.

Ich erinnerte mich an einen anderen Fall von Netzhautablösung in Verbindung mit Lichtblitzen bei einer Patientin. Beide Erscheinungen hatten eingesetzt, nachdem diese Frau beim Eintritt in ein Zimmer, vom Anblick ihres erhängten Ehegemahls überrascht wurde. Damals hatte Phosphor geholfen und die bereits weit fortgeschrittene degenerative Veränderung von Sehnerv und Netzhaut vollständig und rezidivfrei ausheilen können. Aber das hier war kein Phosphor-Fall, das spürte ich sofort. Man bekommt im Lauf der Zeit zumindest ein Gespür dafür, was sein kann und was nicht und in welcher Richtung man zu graben und zu suchen hat.

Gehen wir ausnahmsweise einmal ein wenig näher auf die Technik des Repertorisierens ein, damit der noch weniger mit der Homöopathie Vertraute eine Ahnung davon bekommt, mit welcher Präzision hier vorgegangen werden muß. Natürlich kann man bei oberflächlicher Betrachtung auch einfach sagen: Die Frau hat Kummer = Natrium muriaticum oder Ignatia oder Causticum oder Cocculus. Es gibt ja auch bisweilen mehrere gute bis mittelprächtig passende Simile für ein und denselben Fall – aber eben jeweils nur eine bestmöglich passende Arznei. Und wer es mit der Klassischen Homöopathie ernst meint, wird schon aus Berufsethos bemüht sein, ein Sherlock Holmes des Simillimums zu sein. Somit tut sich folgende Arbeit auf:

EXTREMITÄTEN/KÄLTE FUSS/ERSTRECKT SICH ZU DEN KNIEN (Fünf Mittel) in KENT II, S. 476. Außer dem zweiwertigen **Menyanthes** – dem *Bitterklee,* stehen da nur noch vier einwertige Arzneien, darunter aber Ignatia und Natrium, die uns beide als große »Kummer-Mittel« bekannt sind.

EXTREMITÄTEN/TAUBHEIT/FUSS/ERSTRECKT SICH NACH OBEN weist ein einziges dreiwertiges Mittel aus, das einen Bezug zu der Todesangst hat, von der die Frau gesprochen hat, nämlich **Aconit*** – der *blaue Eisenhut* (KENT II, S. 549). Das schien mir irgendwie zu »dünn«.

Die Allgemeinrubrik TAUBHEIT/FUSS ist mit insgesamt achtundfünfzig angeführten Arzneien ziemlich umfangreich. Das ins Auge gefaßte Natrium steht dort nur einwertig, was aber nichts heißen will. Da die Frau noch angegeben hatte, im Sitzen sei diese Taubheit besonders schlimm, stößt man, wenn man dem nachgibt, auf vier Arzneien, wobei besonders das fettgedruckte **Cocculus*** auffällt, da ebenfalls ein Kummer-Mittel. Dieses hat aber nicht den Rang, der angegebenen Augensymptomatik gerecht zu werden.

Nehmen wir nun weiter das ZUNGENPRICKELN mit ins Kalkül (KENT III, 249) und hier noch im besonderen das an der Spitze der Zunge, so bleiben zehn Arzneien übrig, unter denen Natrium wiederum vertreten ist.

Bewerten wir die auslösende Ursache ihres Leidens, den Schreck, als hochkarätiges Symptom, so stoßen wir in der entsprechenden KENT-Rubrik GEMÜT/FOLGEN VON SCHRECK auf das dort fettgedruckte Natrium (I,87) und in der Rubrik AUGEN/FLIESSENDE FLECKE (III,64) ebenfalls. Die Spalte GEMÜT/STILLER KUMMER (I,66), weist außer dem dreiwertigen **Ignatia*** und dem zweiwertigen **Pulsatilla** ebenfalls nur das *Kochsalz* im Fettdruck auf.

Alles weitere war Routine. Bevor ich der Frau aber dieses Mittel in einer LM 12 aufschrieb, interessierte es mich doch noch, welcher guten Absicht jener Teil ihres Unbewußten folgte, der ihr Füße und Beine absterben ließ, ihr den Tod also gewissermaßen in die Beine schickte. Bei einer anschließenden NLP-Intervention bekamen wir eine plausible Erklärung von ihrem Inneren. Als sie nämlich jenen Teil ihres Wesens gebührend würdigte und ihm Anerkennung zollte für das, was er für sie tat, ging vor ihrem inneren Auge ein

Fenster auf und es wehte warme Luft herein. Auf die Frage, ob der Teil, der das Symptom erzeugte, bereit sei, ihr zu sagen, was er denn für sie tue, erhielt sie als Antwort das Bild eines Elephanten. Dazu fiel ihr spontan ein, sie solle lernen, wie ein Elephant fest auf dem Boden zu stehen. Die Lähmung wollte ihr sagen, sie solle diesem ihrem Mann nicht nachlaufen, sondern wieder eins mit sich selbst werden.

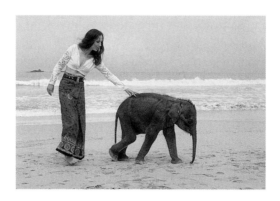

Natrium muriaticum half nach dieser Intervention quasi »aus dem Stand heraus«. Die Beschwerde war nach wenigen Tagen gänzlich verschwunden. Die schwarzen Punkte vor den Augen lösten sich auf und die Frau nahm wieder an Gewicht zu.

Im folgenden möchte ich den Versuch machen, dem Leser noch ein paar Hinweise zu geben, die ihm die Entscheidung für diese großartige Arznei vielleicht ein wenig erleichtern.

Natrium gehört sicher zu den sowohl für eine Magersucht, wie eine damit einhergehende Bulimie infrage kommenden Hauptmitteln. Ein Verdacht in dieser Richtung drängt sich vor allem auf, wenn die Patientin im Gegensatz zu Pulsatilla absolut unzugänglich für die Freuden des Lebens ist und sich ständig trübsinnig schmollend in sich und ihr Zimmer zurückzieht. Jeder Versuch einer tröstenden Zuwendung wird brüsk abgelehnt. Zuspruch, Trost und eine hilfreiche Hand sind ihr zuwider.

Demzufolge ist sie auch gegen Austausch von Zärtlichkeiten. Bei trotzdem erzwungenen Küssen schmerzen ihr die Lippen. Das Paradoxon besteht darin, daß der Natrium-Patient eigentlich ein ausgesprochen starkes Verlangen nach Zuneigung hat, sich aber Zärtlichkeiten nicht erlauben will. Natrium, das ist das darbende Mauerblümchen oder häßliche Entlein, das im

Leid steckengeblieben ist, sich für alles selbst die Schuld gibt und direkten Blickkontakt meidet. Natrium hat den »unsteten Blick«, weicht aus und blickt gern zu Boden.

Ein trotziges Sich-Zurückziehen ist sehr kennzeichnend für den Kochsalz-Charakter: Ein Natrium-Kind kann zu jener Kategorie Mensch gehören, die da sagt: »Geschieht meinem Vater ganz recht, wenn ich mir die Hände erfriere, wo er mir doch keine Handschuhe kauft.«

Mit hartnäckiger Verbissenheit hält der Kochsalz-Mensch an vergangenen unerfreulichen Ereignissen oder ihm widerfahrenen Leid fest und wird geradezu unwirsch, wenn man ihn daraus befreien will. Der Spruch von der »Zeit, welche alle Wunden heilt«, scheint für die Natrium-Persönlichkeit nicht zuzutreffen.

Aus dem gleichen Grund besteht auch oftmals eine Abneigung gegenüber allem Schöngeistigen. Es könnte ja Freude vermitteln! Ergreifende Musik jedoch kann vergangenes Leid aufrühren und ihn oder sie eventuell dazu bringen, sich darin zu suhlen.

Weil Natrium sich im Dunkel seiner selbsterzeugten Wahrnehmung der Welt wohler fühlt, besteht auch eine Abneigung gegen das Licht der Sonne. »Es ist, als ob die Sonne, der überragende Stimulus der Lebenskraft, den Organismus in seiner Isolation überforderte« sagte der amerikanische C. G. Jung-Schüler und Homöopath EDWARD C. WHITMONT einmal. So gibt es also einen Kopfschmerz, der ansteigt und abnimmt mit dem Stand der Sonne. Natrium steht in dieser Rubrik zweiwertig. Das einzige dreiwertige Mittel hierfür ist **Glonoinum*** – das *Nitroglycerin.* Einen Kopfschmerz dieser Art, durch welchen sich Spätfolgen eines vor vielen Jahren als Kind erlittenen Sonnenstichs kundtaten, konnte ich einmal bei einer jungen Frau mit Glonoinum zur Ausheilung bringen.

Natrium ist das, was man einen »geborenen Pessimisten« nennt. Der Kabarettist JONAS karikierte in einer Fernsehshow solch einen Menschen mit etwa diesen Worten: Wenn es regnet, sagt er: O mei, o mei, immer regnet's, – is' doch Scheiße! Und wenn die Sonne scheint, sagt er: O mei, o mei, is' des heiß!, – is' doch Scheiße!

Der Gesichtsausdruck des Natrium-Menschen kann ein säuerliches Aussehen annehmen, als hätte die betreffende Person in eine Zitrone gebissen. Dafür hat sich der Ausdruck »Meerkatzenmund« eingebürgert.

Der ältere Natrium-Mensch fällt bisweilen durch stark ausgeprägte, von den Nasenflügeln zu den Mundwinkeln verlaufende Falten (Nasolabialfalten) auf, wobei ein länglich, kantiger Kopf auf einem mageren »Hühnerhals« sitzt.

Weil er sich Bequemlichkeit nicht zugesteht, liegt der Natrium-Patient besser auf einer harten Unterlage, zumindest gibt er an, daß sich beispielsweise sein Rückenschmerz bessert durch ein hartes Bett. Wohl aus dem gleichen Grund fühlt er sich auch besser in enganliegender Kleidung, die ihm irgendwie Halt zu geben scheint.

Der einfachen Struktur eines Salzkristalls gemäß, ist Natrium grundsätzlich redlich, rechtschaffen und zuverlässig. Der Natrium-Charakter nimmt Rücksicht auf seinen Nächsten und ist bemüht, diesen nicht zu verletzen. Seine spartanische Genügsamkeit befähigt ihn in besonderem Maße, mit schwierigen Situationen fertig zu werden, an denen andere Menschen verzweifeln. Die karge Nachkriegssituation, in der viele Menschen darben mußten, brachte entsprechend viele Natrium-Persönlichkeiten hervor.

Ich behandelte einmal einen alten Juden von über siebzig Jahren, der das KZ überstanden hatte, aber an Leib und Seele zerbrochen war. Er starrte die meiste Zeit ausdruckslos vor sich hin, lachte nur manchmal verzerrt und an völlig unpassenden Stellen. Das ist typisch für Natrium und Ignatia (GEMÜT/ LACHEN UNFREIWILLIG, KENT I,68). Natrium in einer C200 führte ihn binnen zwei Wochen dem Leben wieder zu. Diese Art des Lachens gehört einerseits zur Maske von Natrium und ist andererseits der Versuch der Seele, den anderen Pol lebendiger Gemütsbewegung wenigstens andeutungsweise zu repräsentieren.

In diesem Zusammenhang ist es interessant, daß der Volksmund einerseits davon spricht, daß »Lachen die beste Medizin« sei und andererseits, daß man sich »krank-« oder gar »totlachen« kann.

Kummer wird bis zur Unerträglichkeit aufgestaut. Dann aber kann es passieren, daß eine Patientin, die bereits den Türgriff in der Hand hält, sich noch einmal umdreht, worauf dann die bis zur letzten Sekunde krampfhaft zusammengehaltenen Gesichtszüge endlich entgleisen und der ganze Jammer aus ihr herausbricht. Man hat dafür den Ausdruck »Türknaufsyndrom« geprägt: »Anders als die Tränen von Pulsatilla, die die Luft reinigen wie ein Aprilschauer, sind die Tränen von Natrium muriaticum wie ein tropischer Regen, der die Atmosphäre drückender zurückläßt als zuvor«, sagt CATHERINE COULTER.

NATRIUM MURIATICUM

Der Hunger nach Salz kann auffallend ausgeprägt sein, sodaß solche Personen ihre Speisen bisweilen stark nachsalzen oder nachwürzen. Das Kloßgefühl im Hals ist ähnlich stark ausgeprägt, wie das von Ignatia. Beide Arzneien ähneln sich in einigen Punkten.
Eine pubertäre Akne, die vom Unbewußten aus Angst vor Berührung und »Ansehn-lichkeit« ins Gesicht projiziert wird, sowie schnell fettende, strähnige Haare deuten fast immer darauf hin, daß man mit Natrium zumindest einen ersten Achtungserfolg erzielen könnte.

Auch eine spät einsetzende erste Monatsblutung *(Menarche)* muß nicht immer gleich Pulsatilla sein. Alles was mit Sexualität zu tun hat, ist bei Natrium negativ besetzt. In welchem Lebensalter auch immer bei einer Frau ein völliger Verlust des erotischen Verlangens einsetzen möge, verbunden mit schmerzhafter Trockenheit der Vagina und vielleicht sogar einem Ausfall der Schambehaarung – Natrium oder höchstens noch Sepia – werden jene Mittel sein, die hier weiterhelfen können.

Ein Wasserlassen in Anwesenheit von Fremden ist ihr unmöglich. Es wird vom Bewußtsein als unerwünschter Eingriff in die Intimsphäre betrachtet.

Ein frühzeitiger Verlust des geliebten Vaters, ein grundsätzlich schlechtes Einvernehmen mit beiden Elternteilen oder ein sexueller Mißbrauch sowie langanhaltende emotionale Dürreperioden in Kriegszeiten können zu solch einer Weltabkehr führen. Auch eine unerfüllte, sich verzehrende Leidenschaft kann die Natrium-Symptomatik auslösen. Es gibt Beispiele aus der Weltliteratur dafür. MARTIN BOMHARDT führt GOETHES *Werther* an und STEFAN ZWEIGS Novelle *Briefe einer Unbekannten.* Erst als die Schreiberin der Briefe schon verstorben ist, erfährt der von ihr geliebte Mann von ihrer bedingungslosen und nie geoffenbarten Liebe zu ihm. Eine Natrium-Natur würde geradezu in Höllenqualen stürzen, wäre sie gezwungen, ihre Liebe zu gestehen. Aus dem gleichen Grund kann sie sich auch nicht entschuldigen, wenn ihr ein Fehler unterlaufen ist.

Das potenzierte Salz stellt gesunde Verhältnisse in einem aus dem natürlichen Fließgleichgewicht der Säfte geratenen Organismus her. Das in Erstarrung befindliche Bewußtsein, das solch einen Körper steuert, wird dabei zuerst aufgetaut. Danach folgt der materielle Leib.

Wenn es gelingt, den Natrium-Charakter zum Weinen zu bringen, ist schon viel gewonnen. Der weitere Schmelzvorgang wird die eventuell in Form von Ödemen im Körper zurückgehaltenen Wasserdepots in Bewegung bringen.

Was hier beschrieben ist, muß nicht alles in Reinkultur bei einem Menschen angetroffen werden, damit ihm Natrium einen Dienst erweisen kann. Im Leben fast eines jeden von uns wird es Ereignisse geben, mit denen er nicht gut fertig geworden ist und es kann weitere Phasen geben, in denen er Gefahr läuft, innerlich zu verkrusten. Mithilfe von Natrium muriaticum kann er lernen, sie schneller zu überwinden. Daß ihn dabei oft gleichzeitig die Vergangenheit einholt – zumindest in seinen nächtlichen Träumen – sollte in Kauf genommen werden, um sich von altem Seelenbalast endgültig zu befreien.

Die Haßerfüllte – Nitricum acidum

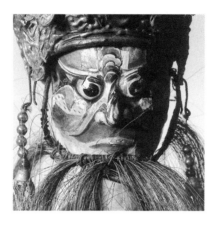

Ein Mensch der Anteile in sich verbirgt, die ihn ähnlich dem Genius von Salpetersäure erscheinen lassen, muß viel Ätzendes in seinem Wesen haben. Was aber läßt uns am tiefsten in das Dunkel selbsterzeugter Höllen abstürzen? Es ist der Haß.

»Liebe und Haß sind die zwei Hörner am gleichen Bullen« sagt ein altes Sprichwort der Buddhisten. Und die Sufis wissen: »Nur wer weder liebt noch haßt, erkennt in strahlender Klarheit«. Das will sagen, wer emotional ausgeglichen ist, ist zu einer vorurteilsfreien Betrachtungsweise fähig. Er kann die Weltzusammenhänge mit dem Bewußtsein eines unbeteiligten Zeugen, von einer Vogelperspektive innerer Entrückung aus, betrachten.

Haß macht häßlich – zuerst innerlich, sodann treten die dunklen Schandflecken nach außen und verunzieren den Körper. Ist es soweit gekommen, so ist das Haßgefühl selbst der Person meist schon gar nicht mehr bewußt. Ins Bewußtsein tritt es erst, wenn durch innere Schau ein Prozeß der Selbsterkenntnis einsetzt. Diesen kann die potenzierte Salpetersäure in Gang bringen.

Unterbewußt wissen diese Patienten um ihre Fehlhaltung und fühlen sich schuldig. Deshalb leben sie auch in einer ständigen Angst vor Bestrafung. Besonders ausgeprägt ist die Angst vor einem Strafprozeß und immer wieder einmal fürchten sie, in einen solchen verwickelt zu werden.

Ähnlich Thuja, finden wir beim Nitricum-acidum-Patienten mehr oder weniger große, fleischige, gestielte oder blumenkohlähnliche Hautauswüchse und Warzen an unterschiedlichen Körperstellen, wie Gesicht, Augenlider, Hals, und Rücken, besonders aber im Genital- und Analgebiet. Daraus geht hervor, daß es sich bei dieser Arznei um eines der großen antisykotischen Mittel handeln muß, an deren Anfang Medorrhinum – die Trippernosode, wie ein ewiges Mahnmal steht.

Kennzeichnend für die antisyphilitschen und antisykotischen Arzneien ist ihre Affinität zu zerstörerischen Prozessen einerseits *(Syphilis)* und zu Wucherungen andererseits *(Sykosis)*. Nitricum acidum steht in beiden KENT-Rubriken in der höchsten Wertigkeit.

Haß macht grausam und brutal. *Brutalis,* das heißt soviel wie »tierisch, langsam von Begriff, gefühllos und stumpfsinnig«. Nur ein besonders gefühlsarmer Mensch kann auch brutal sein. Durch Haß bringt er sich auf die Stufe eines Raubtiers herab. Er verflucht sich damit selbst, ohne überhaupt zu wissen, was er da tut. Solches erkennend, sagte Jesus: »Herr vergib ihnen, denn sie wissen nicht, was sie tun.«

Wann wird ein Mensch zum unversöhnlichen Raubtier? Wenn man ihm so übel mitgespielt hat, ihn derart gefoltert und gequält hat, daß seine Seele vor Schmerz schreit und er nur noch nach der Regel »Auge um Auge, Zahn um Zahn« zu handeln beginnt. In diesem unversöhnlichen HASS GEGENÜBER PERSONEN, DIE IHN BELEIDIGT HABEN (I,59), kommen nur noch **Aurum** und **Natrium** der *Salpetersäure* nahe. In der Rubrik UNGERÜHRT DURCH ENTSCHULDIGUNGEN findet sich Nitricum acidum gar als einzige Arznei in der höchsten Wertigkeit. Auf solche Persönlichkeiten trifft das von WILHELM REICH geprägte Wort von der »Charakter-Panzerung« zu. Das Wort kommt aus dem Griechischen und läßt sich übersetzen mit »einprägen, eingraben«. *Charakos* heißt »der Pfahl«.

Dem Nitricum-acidum-Menschen wurden in besonderem Maße Pfähle eingetrieben. Ihm sitzt ein giftiger »Stachel im Herzen« – und in der Tat klagen solche Patienten des öfteren über ein »Pflockgefühl« in verschiedenen Stellen des Körpers. Das ist ganz ähnlich bei jener anderen großen Arznei gegen Haß und größtmögliche Gottesferne: **Anacardium** – der sogenannten *Elephantenlaus*.[60] Klagt diese über ein Pflockgefühl, das vornehmlich im Rektum sitzt, so sind es bei der Salpetersäure die Splitterschmerzen. Beide Patienten klagen über Verstopfung. Der Stuhl kann auch unter größter Anstrengung nicht ausgestoßen werden. Es ist, als ob sich diese Menschen von ihrem letzten Dreck einfach nicht befreien können. Das kann soweit gehen, daß die Energieblockade im Rektum sogar ein Carcinom an dieser Stelle provoziert oder Condylome im Bereich des Anus, wie ich sie schon bei der Beschreibung von Thuja erwähnt habe.

Gleichermaßen sitzt dem Nitricum-acidum-Patienten sein inneres Verschnupft-Sein auch als chronischer Katarrh der oberen Luftwege in Stirnhöhle und Nase. Die Absonderungen sind von blutig-eitriger Konsistenz. Sie bilden sich ständig neu, wenn sie entfernt werden und zerfressen womöglich auch die Nasenscheidewand, wie wir das auch von anderen Antisyphilitica, wie Mercurius, Silicea, und Thuja, her kennen.

Daß durch seine Verhaltensweise dieser »Kreis des Fehlverhaltens« *(circulus vitiosus)* nicht unterbrochen wird, ist ihm nicht klar. Nitricum acidum befähigt nun den Patienten nicht unbedingt dazu, auch noch »die andere Backe hinzuhalten«. Es schmilzt aber doch die unversöhnliche Haltung ein und führt zur Auflösung der selbstvergiftenden Auszehrung solcher Menschen.

Magersüchtige Patientinnen, die diese Arznei benötigen, finden sich weniger häufig, als solche, bei denen Natrium oder Arsenicum angezeigt ist. Sind aber Warzen der beschriebenen Art vorhanden, so werden wir in Verbindung mit einer Anorexia eher Nitricum-acidum als Thuja-Fälle vor Augen haben, da es relativ wenige magere Personen vom Typ Thuja gibt.

Ein weiteres Leitsymptom kann sich daran zeigen, daß die Patientin über splitterartige Schmerzen klagt. Ihr unterbewußter Haß somatisiert sich in ei-

---

[60] Dieses Mittel wird gewonnen aus der schwärzlichen Absonderung, mit der die kleinen Kammern im Inneren einer dicken Umhüllung der Cashew-Nuß sich auffüllen.

nem Gefühl, als ob ihr »eine Glaskugel im Körper zerspringt«: Salpetersäure ist einer der drei Bestandteile, die bei der Herstellung von Schießpulver benötigt werden!

Die Nitricum acidum-Patientin sitzt in einem Scherbenhaufen der Gefühle. Glaubt sie zu lieben, so ist es eine besitzergreifende, zerstörerische Haßliebe. Sie haßt und liebt ihre Eltern gleichzeitig. Da sich Haßgefühle unbemerkt im Kiefer festsetzen, knirschen diese bei der Kaubewegung. Dieses Symptom teilt sich die Salpetersäure nur noch mit Rhus-toxicodendron in der höchsten Wertigkeitsstufe.

Die innere Verätzung zeigt sich auch an den Händen und Fingern, die ähnlich **Graphit** und **Petroleum,** tiefe blutende Schrunden und Risse aufweisen können. Aus diesem Grund helfen diese Arzneien recht gut Menschen, die – beispielsweise in der Baubranche – viel mit ätzenden Materialien wie Zement und Kalk umgehen müssen.

Fluchend, bösartig und enttäuscht von der Welt, beißt sich der Nitricum-acidum-Patient »in den eigenen Schwanz«. Dementsprechend ist seine sexuelle Energie »beschnitten«. Bei männlichen Patienten finden wir häufig eine Phimose. Beide Geschlechter können an juckenden und brennenden Ausschlägen am Genitale leiden sowie an grünlichem bis bräunlichem, die Wäsche beschmutzendem Ausfluß. Der Harn ist stark ammoniakalisch und riecht mitunter wie der Urin von Pferden.

Bei passiver Bewegung durch Fahrten im Wagen, sowie durch Weinen und Geschaukelt-werden, bessert sich die Symptomatik des Nitricum-acidum-Patienten.

Treffen auch nur einige dieser Faktoren und Zeichen zusammen, wird durch diese Arznei eine tiefe körperliche und seelische Reinigung stattfinden. Nicht von ungefähr hilft dieses Mittel (ähnlich Graphit) dabei, »alte, schmerzende Narben« aufzuweichen und die Haut an diesen Stellen wieder geschmeidig zu machen.

Der Hunger kann enorm sein, obwohl die Patientin nicht zunimmt, weil die inneren Prozesse und das ständige »Sich-Zusammen-Nehmen«, ähnlich wie bei Natrium-muriaticum, enorm viel Energie verschlingen. Deshalb besteht auch ein starkes Verlangen nach Fett, das diese Patienten auffallend gut vertragen. Aber erst der Einsatz der potenzierten Salpetersäure verhilft dann auch zu der gewünschten Gewichtszunahme.

Die Sich-Verzehrende – Phosphor

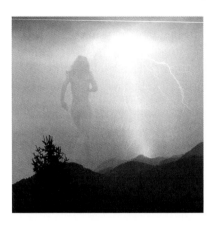

Phosphor, das ist inneres Leuchten, Sich-verbrennen, -verlodern. Phosphoriker, das können Menschen sein, die wie Meteore am Himmel auftauchen, ihr Licht versprühen und wieder im unendlichen All verschwinden – »verschwinden« im wahrsten Sinne dieses Wortes, denn sie schwinden dahin, verzehren sich selbst. Nicht zufällig hat Phosphor diesen Bezug zur Schwindsucht. Der Phosphor-Mensch schießt mitunter schnell in die Höhe, entzündet sodann seine Kerze an beiden Enden, um sie desto schneller wieder zum Verlöschen zu bringen. Früh dahingegangene Genies sind darunter, wie RAPHAEL, RILKE, HÖLDERLIN und NOVALIS. Menschen auf der rastlosen Suche nach Liebe, Glück und der Erkenntnis höherer Welten:

»Hinüber wall ich
Und jede Pein
Wird einst ein Stachel
Der Wollust sein.
Noch wenig Zeiten,
So bin ich los,
Und liege trunken
der Lieb im Schoß.
Unendliches Leben
Wogt mächtig in mir
Ich schaue von oben
Herunter nach dir.
An jenem Hügel

Verlischt dein Glanz –
Ein Schatten bringet
Den kühlenden Kranz.
O! sauge Geliebter,
Gewaltig mich an,
Daß ich entschlummern
und lieben kann.
Ich fühle des Todes
Verjüngende Flut,
Zu Balsam und Äther
Verwandelt mein Blut –
Ich lebe bei Tage
Voll Glauben und Mut

PHOSPHOR

*Und sterbe die Nächte
In heiliger Glut.«*

Kaum ein literarischer Kurztext kann besser zum Ausdruck bringen, um was es bei einem phosphorischen Charakter geht, als diese Zeilen aus NOVALIS' *Hymnen an die Nacht,* die ich deshalb in toto wiedergegeben habe.

Phos – ist das griechische Wort für »Licht«. *Phero* heißt soviel wie »bringen, tragen«. Phosphor ist also der »Lichtträger«. Da er diese innige Verbindung zum Licht hat, zieht er auch Licht an. So bekommen Phosphoriker leicht elektrische Schläge an Gegenständen, mit denen sie in Berührung kommen und wenn sie sich mit dem Kamm durch ihr seidenweiches Haar streichen, kann es sein, daß sich die einzelnen Haare aufstellen, ebenso wie sich knisternd Funken lösen können, wenn sie sich im Dunkeln einen Wollpullover ausziehen. Ähnlich Sulphur, verträgt auch Phosphor keine Wolle auf der bloßen Haut, die darauf sofort mit einer hektischen Röte reagiert.

In Hochmooren und Sümpfen wird Phosphor aus dem absterbenden Pflanzengut freigesetzt und kann bisweilen in Form der sogenannten Irrlichter von nächtlichen Wanderern beobachtet werden. Seeleute kennen ein ähnliches Phänomen in Form von Glimmentladungen der Erdelektrizität an den Mastspitzen ihrer Schiffe, bekannt als »Elmsfeuer«. Auch über der Wasseroberfläche kann es in Ausnahmefällen zu vergleichbaren Erscheinungen kommen. Der im Plankton enthaltene Phosphor reißt den Sauerstoff der Luft an sich und verwandelt ihn zu Ozon. Dabei bilden sich spiralige Nebelschwaden, die einem Zentrum zustreben, bis es zur Selbstentzündung kommt.[61]

Der Bezug von Phosphor zum Nervensystem ist also buchstäblich »einleuchtend«. Das kalte Leuchten des Phosphors entspricht der Leuchtkraft eines klaren Verstandes. Pflanzliches Lecithin enthält phosphorische Anteile und seine stützende Wirkung bei geistiger Überforderung ist bekannt. Nicht zufällig enthalten Walnüsse, die in ihrer Form die beiden Gehirnhälften nach-

---

[61] Sehr schön hat der Anthroposoph RUDOLF HAUSCHKA diese Phänomene beschrieben in seinem wunderbaren Buch *Substanzlehre,* das ich jedem meiner Leser wärmstens ans Herz legen kann, wenn er bestrebt ist, tieferen Einblick in die geisteswissenschaftlichen Zusammenhänge hinter biochemischen und physikalischen Phänomenen zu gewinnen, wie man sie in der Schule nicht gelehrt bekommt. (Verlag Vittorio Klostermann, Frankfurt a.M.).

ahmen, viel Lecithin. Das zweite hermetische Prinzip der Entsprechung wird an diesem Beispiel gut erkennbar.

Gelangt zuviel Phosphor in einen Organismus, so kommt es zur Verhärtung von Ablagerungen *(Sklerose)* sowie zur Zerstörung und Auflösung von Organen, Geweben und Knochen. All solchen Erscheinungen kann Phosphor in potenzierter Form entgegenwirken. Er ist der natürliche Gegenspieler von Calcium.

Phosphor kann ein Mittel bei einer konstitutionellen Magersucht in Verbindung mit Anämie und übergroßer Neigung zu Blutungen sein. Das kann sich in häufigem Nasenbluten äußern oder einer nicht zum Stillstand kommenden Blutung nach Zahnextraktion oder jeder anderen Verletzung mit unnatürlich heftiger Blutungsneigung sowie in starken, hellroten Blutungen während der Menstruationsphasen.

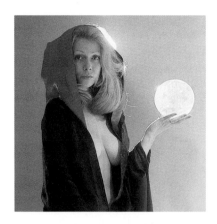

Phosphor ist eines der Hauptmittel bei einer krankhaften Suche nach Sex. Die Mittel gegen übermäßige sexuelle Begierden, von denen ein Patient derart hin- und hergetrieben wird, daß er selbst darunter leidet, wurden ausführlich in *Eros und sexuelle Energie durch Homöopathie* beschrieben, weswegen wir uns mit dieser Art von Sucht und fehlgeleiteten Suche nach Liebe hier nicht aufhalten. Nur soviel: Lehnen Natrium- und Sepia-Mädchen Sex womöglich ab, so kann eine Phosphor-Dame sexuellen Spielen in allen möglichen, zum Teil recht obszönen und lasziven Varianten, zugetan sein. Sie ist exhibitionistisch veranlagt und wir entdecken sie unter spindeldürren Mannequins, die ständig vor sich hin hüsteln (Anm.: Man erinnere sich des Bezugs von Phosphor zur Tuberkulinischen Diathese) ebenso, wie unter Stripperinnen und Masseusen. Phosphor liebt Körperkontakt und den Austausch von Küssen und Zärtlichkeiten. Phosphoriker sprechen einander auch gern mit »Schatz« oder »Liebster« an.

Aber auch unter Schauspielern, Tänzern und Musikern finden sich Phosphor-Typen. So war z.B. der geniale Tänzer RUDOLF NUREJEW eine ausgesprochen phosphorische Persönlichkeit. Beobachter seiner Tanzkunst berichteten, es sei bisweilen der Eindruck entstanden, als habe er sich in einer Art Schwebezustand in der Luft halten können. Aber seine Seele forderte ihren Tribut für derlei Levitationskünste sowie einen ausschweifenden Lebenswandel und so verstarb auch er sehr früh im Alter von fünfundfünfzig Jahren an AIDS.
Es gibt vor allem drei Mittel gegen eine heisere Stimme von Sängern, Rednern oder Schauspielern und das sind **Argentum metallicum*** – *Silber,* **Causticum*** – der *Ätzstoff Hahnemanns* und schließlich **Phosphor***. Alle drei kommen auch infrage, wenn die Stimme gänzlich versagt und nur noch geflüstert werden kann. Haben wir einen Künstler vor uns, so dürfen wir uns vom »Lichtträger« wohl stets den besten Erfolg erwarten.

Im Gegensatz zu Natrium liebt Phosphor alles, was Spaß macht. Ein Musiker dieser Art wird allemal lieber über ein Thema improvisieren, als immer nach Noten zu spielen.

Das »Tastenfeuer« des russischen Pianisten WLADIMIR HOROWITZ hat immer wieder Konzertbesucher aus aller Welt begeistern können. Horowitz benötigte eine ganz bestimmte, stark phophorhaltige Sorte Seefisch, um sich seine Fingerbeweglichkeit zu erhalten. Wir können also auch an Phosphor denken, wenn uns ein Mensch mit einem außerordentlichen Verlangen nach Seefisch begegnet. Wenn er darüber hinaus noch Lust auf kalte Getränke hat, die er in großen Mengen in sich hineinschüttet, und einen Horror vor gekochter Milch, dann lassen schon allein diese drei Leitsymptome auf großartige Wirkungen des potenzierten Heilstoffes hoffen. Meistens finden sich dann sogar noch andere Zeichen und Modalitäten, die zum Phosphorbild passen, wie beispielsweise eine chronische Bronchitis oder ein starkes Verlangen, bei einem Gewitter »abzuheben«.

Phosphor ist begeisterungsfähig, steht ständig unter Hochspannung, liebt Licht, Liebe und Maßlosigkeit. Der Phosphoriker kann sich nicht abgrenzen, geht auf jeden und alles ein. Seine Liebesabenteuer sind Strohfeuer-Affären. Sein Verlangen nach Zuwendung und Berührung ist diametral entgegengesetzt dem einer Natrium-Persönlichkeit. Phosphorfrauen wollen womöglich mit ihrem Geliebten »durchbrennen«.

Phosphor fühlt sich nicht wohl in Kleidern von der Stange. Er sucht immer das Außergewöhnliche, Extravagante, Farbenfrohe. In seiner ausgeprägten Eigenliebe finden wir ihn oder sie auch häufig vor dem Spiegel stehend und sich pflegend.

Neben diesen sehr extrovertierten Phosphorikern gibt es auch stillere Naturen. Ein Phosphor-Mädchen kann wie ein zartes Glühwürmchen sein, von dem man den Eindruck gewinnen kann, als sei es gar nicht so recht auf dieser Erde inkarniert. Seine Flügel in den Himmel sind weiter ausgespannt, als seine Wurzeln in die Erde reichen. In dem berühmten esoterischen »Roman einer Kinderseele in dieser und jener Welt«: *Die drei Lichter der kleinen Veronika*, von MANFRED KYBER,[62] haben wir ein schönes Beispiel für solch ein zartes Gemüt vor Augen.

Der Prototyp eines Phosphor-Menschen tritt uns entgegen als hochaufgeschossene, oft sehnig bis magere Gestalt von bläßlichem Teint – womöglich mit Sommersprossen – mit einem rötlichen Schimmer auf dem Haar und einer Haut, die sehr empfindlich gegenüber der Einstrahlung von Sonne ist. Großes Einfühlungsvermögen bis hin zur Hellsichtigkeit und Mitgefühl mit anderen Menschen und Tieren, zeichnen diese zarten und übersensiblen Menschen aus, die darüber hinaus oft durch eine krankhafte Betriebsamkeit auffallen, überaus hilfsbereit sind und gerne viele Freunde und Bekannte um sich herum versammeln.

Sich und seine Energien bezähmen zu lernen, scheint das Hauptproblem einer Persönlichkeit vom Typ Phosphor zu sein. »Er besaß manch glänzende Eigenschaft, allein, er konnte sich nicht bezähmen und so zerrann ihm sein Dichten wie sein Leben«, sagte GOETHE einmal von AUGUST, GRAF VON PLATEN:

»Wer die Schönheit angeschaut mit Augen,
Ist dem Tode schon anheimgegeben,
Wird für keinen Dienst auf Erden taugen,
Und doch wird er vor dem Tode beben,
Wer die Schönheit angeschaut mit Augen!«

[62] Drei Eichen-Verlag, Hermann Kiessener, München-Pasing.

In dieser Anfangsstrophe aus dem Gedicht *Tristan* von PLATEN kommt eine weitere Seite von Phosphor zum Tragen: der Hang nach Ästhetik um jeden Preis (»in Schönheit sterben«) und die Angst vor dem Tod. Der »Sehn-sucht« nach Wiedervereinigung mit dem Göttlichen steht jedoch die Angst vor Ich-Verlust entgegen.

Phosphor hat zahlreiche Ängste. Dazu gehören die Angst vor dem Alleinsein in Verbindung mit einem Gefühl der Hilflosigkeit genauso wie die Angst vor elektrischen Phänomenen, vor allem beim Herannahen eines Gewitters. Die Angst vor drohendem Unheil kann ihn vom Schlaf abhalten oder er ist somnambul und wandelt gar im Schlaf. Im Gegensatz zu Pulsatilla, welche in der Dämmerung Angst bekommt, bessern sich viele Symptome von Phosphor »im Zwielicht«, denn der Phosphoriker lebt gleichsam in einer Sphäre zwischen größtmöglicher Lichtfülle und Dunkelheit, zwischen Bewußtseinserweiterung und Umnachtung.

Vor Jahren konnte ich einer Frau recht gut mit hohen Potenzen von Phosphor helfen, die nach jahrelangen Meditationen zwischen Zuständen von Hellsichtigkeit und größter Panik hin- und hergeworfen wurde.

INTERMEZZO

Malerin des Lichts

Während ich dieses Buch schreibe, werde ich zu einer 50-jährigen Malerin gerufen, die sich geradezu selbst verzehrt bei ihrer Suche nach Licht. Neben ihrer spätexpressionistischen Malerei von grandioser Virtuosität und Wucht, in der es vor Licht geradezu lodert, gibt sie sich in einem Kinderzentrum schwerbehinderten Kindern hin, die durch sie den Weg zur Farbe und größerer Beweglichkeit finden. Hin- und hergerissen zwischen Vorbereitungen zu einer neuen Ausstellung, der Herausgabe eines Buches über ihre Arbeit mit den Kindern und dieser Arbeit selbst, beobachtete ich mit Sorge, wie diese Frau sich vollkommen verausgabte. Da sie tagsüber nicht dazu kam, malte sie neuerdings des nachts und schlief kaum noch.

Als sie mich anruft, kann sie – soeben von einer Reise zurückgekehrt – kaum noch sprechen. Sie berichtet, daß sie schon den ganzen Tag nichts mehr im Leib behalten kann und »nur noch Galle kotzt«. Sie hat Durst auf Kaltes, das sie aber sofort wieder erbricht. Als ich bei ihr erscheine, liegt sie völlig entkräftet und mit rasenden Kopfschmerzen im Bett.

Diese drei Symptome: ihre innige Beziehung zum Licht, ihr MITGEFÜHL (I,71), mit Phosphor als der einzigen dreiwertigen Arznei, sowie ihr DURST AUF KALTES, was sofort wieder erbrochen wird (I,456), genügen, um den »Lichtträger« als das vermutliche Simillimum für diesen Fall auszuweisen. Eine C30 bewirkt sofortige Entspannung im Kopf und Bauchbereich. Sie bekommt ein Fläschchen einer LM 12 der gleichen Arznei in die Hand gedrückt und kann schlafen. Anderntags erhält sie China in einer C30 wegen des enormen Flüssigkeitsverlusts sowie Natrium phosphoricum und Kalium phosphoricum in Form von Schüßler-Salzen in D6, welche sie wegen der Störung im Elektrolythaushalt ein wenig öfter einzunehmen hat. An diesem Tag kann sie bereits eine von meiner Frau liebevoll zubereitete Gemüsebrühe zu sich nehmen, ohne zu erbrechen, und einen weiteren Tag danach ist sie fähig, ein ausführliches Gespräch mit einer sie besuchenden Pädagogin zu führen, ohne daß man ihr das geringste anmerkt. Ihr Phosphor-Fläschchen läßt sie nicht mehr aus den Augen.

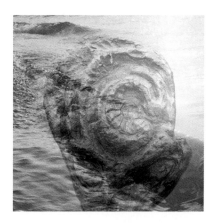

Hohe Potenzen von Phosphor finden ebenso Anwendung bei zahlreichen nervlichen Störungen mit drohendem Zusammenbruch, wie bei degenerativen und zerstörerischen Prozessen von Knochen und Organen. Phosphor kann das Mittel bei einer Schwachsichtigkeit genauso sein, wie bei einem zunehmenden Gehörverlust. Im ersteren Fall klagt der Patient beispielsweise über farbige Ringerscheinungen, die er um künstliche Lichtquellen herum wahrnimmt, oder das Erscheinen von Funken und Blitzen beim Augenschließen und im zweiten Fall darüber, daß er die menschliche Stimme nicht mehr gut hören kann. Manch Hörgerät konnte nach der Einnahme von Phosphor-Potenzen wieder weggelegt werden.

Diese kurzen Angaben zu einer der größten homöopathischen Arzneien mögen genügen, um wenigstens andeutungsweise ein Bild zu skizzieren, an dem der Leser sich orientieren und diesen Typ erkennen kann. Weitere Fein- und Detailarbeit ist in jedem einzelnen Fall unerläßlich.

Bisweilen genügen wenige Angaben, um ein Mittel erkennen zu lassen und mit Erfolg zum Einsatz zu bringen:

BENNO WIPP skizziert – leider nur sehr kurz – einen Fall von Magersucht, bei dem ihn eine Mutter mit ihrem spindeldürren Sohn aufsuchte, welcher derart entkräftet war, daß er die zweite Hälfte des Tages nach Heimkehr aus der Schule praktisch verschläft, bis er gegen Abend endlich seine Hausaufgaben erledigen kann. Auch im Unterricht schlief er immer wieder ein. Ein büschelweiser Haarausfall beim Kämmen von einem Kopf mit Stirnglatze sowie die feuchten Hände und Füße in Verbindung mit einem zu niedrigen Blutzuckerwert mögen Wipp auf Phosphor gebracht haben. Er verordnete diese Arznei in einer LM 6, jeweils abends zwei Tropfen in zwei Eßlöffeln Wasser, worauf sich Blutzucker und Körpergewicht normalisierten, der Haarausfall und die Müdigkeit aufhörten und der Junge ohne weitere Probleme eine sehr gute Abschlußprüfung der Mittleren Reife ablegte.

Wie Wipp später von einem der Schulkameraden des Jungen erfuhr, hatte dieser die weitere Behandlung abgebrochen, weil ihm gesagt worden war, so etwas »könne nicht mit rechten Dingen zugegangen sein, daß ich mit ein paar Tropfen wässeriger Arznei, noch dazu mit Wasser verdünnt, habe heilen wollen.«[63]

So etwas erleben wir leider immer einmal wieder, weil »nicht sein kann, was nicht sein darf«. Die Erkenntnis der »geistartig gemachten Wirkung der Arznei«, wie Altmeister HAHNEMANN das nannte, bedeutet eben für die Auffassungsgabe vieler Menschen eine absolute Überforderung.

---

[63] WIPP, BENNO: *Homöopathie in Psychiatrie und Neurologie*, S. 87.

TRINKEN

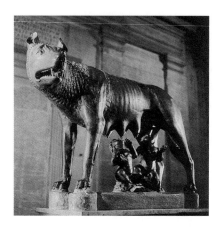

Milch – Verlangen nach Urnahrung

Es gibt eine Reihe homöopathischer Mittel, die im Repertorium unter der Rubrik MAGEN/VERLANGEN/NACH MILCH angeführt sind (III,484). Das will sagen, daß bei einer Vergiftung mit solchen Mitteln ein instinktives Verlangen nach der Urnahrung Milch entsteht, mit der die Wirkung solcher Gifte ein wenig ausgeglichen werden kann. Dazu gehören z.B. solch giftige Substanzen wie **Rhus-toxicodendron*** – der *Giftsumach,* ein südamerikanischer Verwandter des bei uns heimischen Essigbaums (eines der besten Mittel bei Folgen von Verrenkungen und Verzerrungen von Sehnen und Bändern sowie bei herpetischen Hautausschlägen).[64] Sodann finden wir dort **Apis** – die *Honigbiene,* **Elaps** – die *Korallenotter,* sowie **Acidum phosphoricum.** Daß man die Wirkung von Schlangenbissen ganz allgemein durch das Trinken von Milch ein wenig kompensieren kann, ist bekannt, ebenso, daß man den Einfluß von Säuren durch Milch etwas abmildern kann.

Die Milch der Kuh ist, wie schon auf Seite 85 beim Arzneimittelbild von Lac defloratum festgestellt, eine fremde Lymphe und so gesehen nicht eigentlich für den menschlichen Organismus, sondern für das Kälbchen gedacht. Deshalb reagieren all jene Menschen besonders allergisch auf Milch, die psorisch stärker belastet sind. Aus diesem Grund finden wir eben auch

---

[64] Man studiere den Fall: *Das Mittel ihres Lebens,* unter ARTEFAKTE, in Raba: *Das kosmische Heilgesetz,* S. 441 ff., Andromeda-Verlag, Murnau, 1997.

jene Arzneien in den Rubriken Abneigung, Übelkeit, Erbrechen und Durchfall nach Milch, welche zu den großen antipsorischen Mitteln gezählt werden können, wie z.B. Calcium, Phosphor, Sepia, Silicea und Sulphur.

Im Fall des Eindringens tierischer Gifte scheint es nun so zu sein, daß die Fremdlymphe Milch gleichsam eine Art Homöopathicum gegen das durch den Biß übertragene fremde Eiweiß darstellt, wenngleich nur in sehr grobstofflicher Form.

Die Kuhmilch ist aber eigentlich mit dem Verlangen nach Urnahrung gar nicht gemeint. Gemeint ist wohl jenes geheimnisvolle, ätherische Fluidum, das nach Ansicht der Anthroposophen vor Urzeiten einmal den Erdball umgeben haben soll und durch das die ursprüngliche Menschheit mit allem Seienden in lebendigem Informationsaustausch stand. Liebe und Allwissen wurden also gleichzeitig mit der Atmung eingesogen.

Nachdem der Mensch nun durch den zunehmend schnelleren Sturz in die Materie dieser »Milch der reinen Denkungsart« nicht mehr teilhaftig ist, sucht er nach Ersatzbefriedigungen, um sich entweder geistig anzuregen oder zu betäuben. Unterbewußt mag dahinter der Wunsch nach mehr oder innigerer Verbundenheit mit der Schöpfungsordnung stehen. Dem Inhalieren des Rauchs beim Rauchen mag letztlich ein ähnliches Bestreben zugrunde liegen.

Der Ausgesetzte – Lac caninum

Die Hundemilch ist eine Arznei, die häufiger gebraucht wird, als man gemeinhin denkt. Das Haupt-Leitsymptom, nachdem dieses Mittel zumeist verordnet wird, ist der bekannte Seitenwechsel der Symptome: Schnupfen zuerst im linken Nasenloch, dann rechts, dann wieder links; Eierstockentzündung mit Schmerzen auf der linken Seite, dann rechts und schließlich wieder links; rheumatische Beschwerden auf der linken Körperseite, dann rechts und wiederum links usw. Die Periode des Hin- und Herspringens der Symptomatik kann, je nach Art der Störung, unterschiedlich lang sein. Das Zeitintervall bleibt aber jeweils konstant. Eine Mandelentzündung kann täglich die Seiten wechseln, eine Eierstockentzündung zu jedem Menstruationszyklus.

Das und die Tatsache, daß Träume von Schlangen oft die Mittelwahl bestätigen, sind die üblichen Kriterien für die Wahl dieser Arznei. Nur wenige Homöopathen scheinen das Mittel gemäß seinem geistigen Hintergrund und seinen kausalen Zusammenhängen einzusetzen. Solch eine Sichtweise erschließt uns aber tiefergreifende Erkenntnisse und weitere mögliche Einsatzgebiete.

Wollen wir die Hundemilch nach kausalen Bezügen einsetzen, so geht es primär darum, eventuell vorhandene frühkindliche Entbehrungen in Erfahrung zu bringen. Gemeint ist damit vor allem ein frühzeitiger Verlust der Mutter, sei es, daß diese bereits bei der Entbindung verstirbt – was heutzutage, Gott sei Dank, kaum noch vorkommt – oder daß es an mütterlicher Fürsorge fehlt und zu früh abgestillt oder nach Plan gestillt wird. Auch eine versuchte Abtreibung kann von der sich gerade inkarnieren wollenden Psyche des Kindes als ein Versuch verstanden werden, es »auszustoßen« – also zu verstoßen.

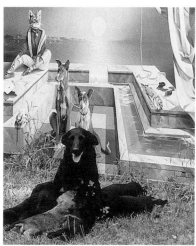

Der im indischen Urwald von einer Wölfin aufgezogene MOGLI im Roman *Das Dschungelbuch* von RUDYARD KIPLING ist solch ein Kind, das ohne mütterliche Fürsorge aufwachsen und von Anfang an für sich selbst sorgen muß.

Wir erinnern uns auch an die Darstellung von ROMULUS und REMUS, den legendären Begründern Roms, die von der pontinischen Wölfin genährt wurden. Die Kinofigur des auf Überleben getrimmten RAMBO gehört ebenfalls dieser Kategorie des sich durchs Leben schlagenden Einzelkämpfers an, der zuwenig bis gar keine Streicheleinheiten erhalten hat. Wenn – im Extremfall – ein Vater trinkt und die Mutter auf den Strich geht, kann ein Kind nicht gut gedeihen. Es bräuchte Freunde und hat keine. Damit werden Weichen in eine Richtung späterer Beschwerden gestellt, die nach Lac caninum verlangen können. Wieder einmal erweist sich der Hund als ein Freund des Menschen. Die potenzierte Hundemilch übernimmt die Rolle eines heilenden Bindeglieds zum Urvertrauen und zu der so lange entbehrten, liebevollen Zuwendung, wie sie einstmals schon der ätherischen Urmilch eingegeben war.

INTERMEZZO

Das ungestillte Kind

Erst kürzlich behandelte ich ein Kind wegen nächtlicher Schreianfälle. Das routinemäßig verordnete Chamomilla half vorübergehend. Jalapa – ein *mexikanisches Windengewächs,* das ähnlich der Kamille angezeigt ist bei Klammerreflex, Ruhelosigkeit und Durchfallneigung von Kleinkindern, war auch nicht überzeugend. Das danach eingesetzte Calcium carbonicum hielt ein wenig länger an. Aber »das Gelbe vom Ei« war es auch nicht. Einer Eingebung folgend, fragte ich die junge Mutter, wie lange sie denn gestillt habe, worauf mir die Antwort zuteil ward: »Überhaupt nicht!« Da ich diese Mutter als sehr einfühlsam und fürsorglich kannte, fragte ich nach dem Grund und erfuhr, sie habe während der Schwangerschaft viel geraucht und hatte die Befürchtung, das Kind könne durch ihre Milch zuviel an Schadstoffen aufnehmen. Man kann also auch vor lauter Fürsorge des Guten zuviel bzw. hier zuwenig tun. Lac caninum übernahm die Ammenrolle und ab der ersten Nacht nach Einnahme dieser Tropfen in einer LM 12 war Ruhe im Schlafzimmer und das blieb auch im weiteren Verlauf so.

Ein paar eigenartige Wahnvorstellungen gehören zur Wahrnehmungswelt des Hundemilch-Patienten, so z. B. die Idee, alles, was er sagt, sei nicht authentisch, sondern gelogen. Darin offenbart sich eine Diskrepanz zwischen dem Menschen, der er eigentlich ist, und demjenigen, der aus ihm gemacht wurde. Ganz ähnlich ist auch jene Vorstellung, er trage die Nase eines anderen und nicht seine eigene, weil er, wie ANTONIE PEPPLER sagt: »meint, er lebt die Persönlichkeitsstruktur eines anderen.«[65]

So gesehen wären schon bald all jene Menschen Anwärter auf diese Arznei, die in besonders strengen, militärischen Ausbildungslagern zerbrochen und zu reinen Kampfmaschinen umgeformt wurden.

Wenn ein schon erwachsener Lac caninum-Patient auf dem Weg zu seiner Heilung ist, kann es sein, daß er sich den Tod wünscht, weil er nur gelernt hat, Befehlen zu gehorchen, und nicht, Verantwortung für sich selbst zu übernehmen. Oder er unterliegt aus demselben Grund dem Wahn, er sei herzkrank

---

[65] PEPPLER, ANTONIE: *Die psychologische Bedeutung homöopathischer Arzneien,* Bd. I, S. 250. CKH-Verlag, 63917 Großheubach.

und würde sterben. So liegt er ständig im Widerstreit mit sich selbst, weil er in Konflikt gerät, wenn er den eigenen Impulsen folgen will. Ein Mogli, ein Rambo haben sich von diesem Interessenkonflikt befreit. Da sie in der Wildnis leben, folgen sie den Impulsen, die ihr Überleben sichern. So gesehen sorgt solch ein Leben in der Einsamkeit sogar dafür, daß diese Ausgestoßenen auf eine besondere Art und Weise wieder zu sich finden. Das muß nicht unbedingt heißen, daß solch ein Mensch »lebt wie ein Hund«.

Die neuerdings entfachte hitzige Diskussion über die Gefahr, die von scharf gemachten und ungezügelten Kampfhunden ausgeht, könnte aus unserer Sichtweise Beschwichtigung erfahren, weil die Denkansätze der Homöopathie das Gespräch in eine andere Richtung führen – denn: die potenzierte Hundemilch wäre natürlich eine hervorragende Medizin, um solche Hunde wieder zu normalisieren. Hierbei würde dem Hund Hilfe von seinem eigenen friedlichen Artgenossen zuteil. Diese armen Tiere können letztlich nichts dafür, wenn Menschen, die zu feige sind, ihren eigenen Aggressionen ins Gesicht zu schauen, ihre Wut durch Tiere ausleben lassen. Diese werden gezwungen, ihnen zu dienen, ob sie wollen oder nicht.

Eine Lac caninum-Persönlichkeit innerhalb der Gesellschaft wendet sich vielleicht schon frühzeitig der Musik zu. Ähnlich Natrium muriaticum verschanzt sie sich in ihrem Zimmer, umgibt sich mit Stofftieren oder – so vorhanden – echten Tieren, wie einem Hund oder einer Katze und läßt, sich stundenlang in sich versunken, von Musik in eine andere Welt entführen. Sie berichtet dann unter Umständen von einem Gefühl, als schwebe sie über dem Boden. Diese und ähnliche Dinge vermitteln ihr ein wenig das Gefühl von Geborgenheit, die sie in ihrer ansonsten rauhen Wirklichkeit vermißt.

Im Frühjahr des Jahres 2000 behandelte ich eine 43-jährige Diplom-Pädagogin wegen Herzrhythmusstörungen. Der sorgfältig ausgefüllte Fragebogen enthüllte eine Fülle von Symptomen und organischen Störungen. So wie die Frau in ihrer Kindheit ständig von eitrigen Mandelentzündungen und Polypen geplagt war, so war sie es jetzt von »wäßrigen Eierstockzysten«, wie sie das nannte. Als Kind war sie viel allein gelassen worden und hörte Stimmen (ihre eigenen inneren Projektionen). Von Geburt an waren 8 Zähne zuwenig in ihrem Kiefer angelegt. Neuerdings litt sie darunter, daß ihre Brüste vor der Periode schmerzhaft anschwollen und Knoten bildeten, die beim Einsetzen der Menses allmählich wieder verschwanden, sowie unter Verstopfung mit Vorfall von Hämorrhoiden beim Stuhlgang. Vor der homöopathischen Behandlung hatte sie das Gefühl, immer dann innerlich zu vibrieren, wenn sie gezwungen war, für sich selbst einzustehen, z.B. als sie sich von einer angeblichen Freundin trennte.

Einer Eingebung folgend, fragte ich sie, ob sie gestillt worden sei. Sie antwortete mir, ihre Mutter hätte sie nicht stillen können, weil sie als Baby offenbar so aggressiv gewesen sei, daß sie dieser die Brustwarzen zerbissen habe. Es sei zu heftigen Entzündungen gekommen, woraufhin die Mutter gezwungen war abzustillen.

Ich verordnete Lac caninum LM 12, was innerhalb von 6 Wochen alle Erscheinungen zum Abklingen brachte, sodaß die Frau sich vollkommen runderneuert vorkam. Die fehlenden acht Zähne konnte natürlich die Hundemilch nicht mehr hervorzaubern. »Merk-würdig« ist die Beobachtung, daß ein Menschenkind, das von Anbeginn seines Daseins derart »bissig« war, mit 8 Zähnen weniger von der Natur bedacht wurde, als das normalerweise üblich ist.

Interessant ist außerdem, daß Lac caninum keineswegs mit all den angeführten Symptomen zur Deckung gebracht werden kann und trotzdem – wie WIPP sagen würde – eine »Normalisierung« aller Unstimmigkeiten erreicht wurde. So etwas kann nur geschehen, wenn mit unserer Medikation das geistige Band einer Störung erfaßt wird.

Das Trinken gehört neben dem Essen und dem sexuellen Energieaustausch zu den Urtrieben des Menschen, der damit seinem Körper den Liebesdienst erweist, welcher ihn jung und geschmeidig erhält. Solange ein Mensch Spaß hat bei dem, was er tut, ist er noch nicht süchtig, sondern ganz einfach ein Genießer.

Es gibt Menschen, die an einer Flasche guten Weines drei Abende lang trinken. Ein bis zwei Gläser einer guten Spätlese oder eines spanischen Gran Reserva genügen ihnen. Danach können sie entweder eine Pfeife rauchen oder eine einzige Nelkenzigarette schmecken – sie können es aber auch sein lassen. Auf alle Fälle muß es etwas Besonderes sein, sonst können sie es nicht genießen. Sie können auch ein Praliné oder ein Stück schwarze Trüffeltorte auf der Zunge zergehen lassen. Ebenso können sie aber auch wochenlang darauf verzichten und spartanisch leben. Süchtig werden wir dann, wenn nicht mehr wir unserer Lüste und Gelüste Herr sind, sondern diese uns regieren. Dann stimmt etwas mit unserem Selbstwertgefühl nicht mehr und wir können entscheiden, ob wir das korrigieren wollen oder nicht.

Tee – Verlangen nach Klarheit

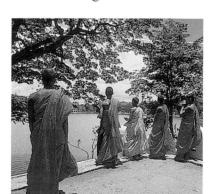

Teetrinker sind ebenfalls Genießer. Sie suchen Klarheit und einen wachen Geist. OSHO erzählte die schöne Geschichte vom Zen-Meister JOSHU, der jedem Mönch, dem er auf seinem Weg begegnet, empfiehlt: »Trink eine Schale Tee!« – gleichgültig, ob er ihn schon kennt oder ihm noch nie begegnet ist. Der Verwalter des Klosters, der darob verwundert ist, fragt ihn: »Meister, wie kommt es, daß du bei jeder Antwort Tee anbietest?« Da donnerte Joshu: »Verwalter bist du da?!« worauf ihm dieser entgegnet: »Natürlich, Meister« und Joshu erwidert: »Dann trink eine Schale Tee!«[66]

Man muß diese Geschichte erfühlen, nur dann ist sie auch zu verstehen. Joshu behandelt alle Menschen gleich, weil sie ihm gleich wertvoll sind und er wünscht ihnen allen das Beste, nämlich Bewußtheit, Wachheit, Achtsamkeit und eben die wird durch Tee geweckt und gefördert. Das Wort leitet sich her von einem chinesischen Kloster: *Ta*, und das heißt soviel wie »Wachheit, Bewußtheit«.

Übertreibt man die Teetrinkerei, so stellen sich allerdings Überreizungserscheinungen ein, wie eine nervöse Schlaflosigkeit mit Herzklopfen und von Kopfschmerzen und Übelkeit begleitete Störungen der Verdauung. Tabacum nicotiana in potenzierter Form kann als Gegenmittel zum Einsatz gelangen,

---

[66] BHAGWAN SHREE RAJNEESH: *Mit Wurzeln und mit Flügeln,* Zen-Geschichten, Osho-Verlag, Köln.

wie umgekehrt **Thea** – der *Teestrauch,* bei Folgen von übermäßigem Tabakmißbrauch in potenzierter Gabe hilfreich ist.

Die psychischen Symptome dieser Überreizung durch Thea sind »sonderlich und eigenheitlich« im Sinne des § 153 *Organon* von HAHNEMANN. Der Thea-Patient hat Gehörhalluzinationen und fürchtet sich vor einem plötzlich ihn ereilenden Tod, wie auch vor dem spontanen Impuls, selbst zu töten, z. B. »sein Kind die Treppe hinunter zu stoßen« oder es »ins Feuer zu werfen«. Er träumt von Morden und freut sich darüber beim Erwachen. HUGBALD VOLKER MÜLLER schildert den Fall einer Thea-Patientin im ersten Band seines dreibändigen Werks[67], welche fürchtete, ihrer Tochter etwas anzutun. Thea C 1000 heilte diese Zwangsvorstellung sowie ihre Depressionen, sodaß sie ihre vernachlässigten Hausarbeiten wieder verrichten konnte.

Auslöser für ihre Zwangsvorstellung war gewesen, daß die Frau den Film *Dr. Jeckyl und Mr. Hyde* gesehen hatte. Als bei der Verwandlung des Arztes in das Untier Mr. Hyde, diesem überall Haare zu wachsen begannen, grauste sie sich derart davor, daß sie glaubte, ihr eigenes Kind, mit dem sie gerade schwanger ging, würde auch in einer Tiergestalt zur Welt kommen, sodaß es wert wäre, von ihr umgebracht zu werden.

Dazu ist zu sagen, daß natürlich die Anlage zu solch einem psychotischen Verhalten schon latent in einer Person angelegt sein muß und lediglich eines Auslösers, wie dieses Films, bedarf, denn sonst würden wir nach jedem Horror-Film reihenweise Psychotiker durch die Straßen irren sehen.

Gegen ein übermäßiges Verlangen nach Tee gibt KENT folgende Mittel – alle im 1. Grad – an: Asterias rubens – der *rote Seestern,* eine antisykotische Arznei, der BOERICKE »Einfluß auf die Krebskrankheit« – und hier in der Hauptsache auf Brustkrebs – bescheinigt, Calcium sulphuricum – ein tiefgreifendes antipsorisches Mittel, Hepar sulphur – die *Kalkschwefelleber,* eines der psychisch aggressivsten Pharmaka und gleichzeitig eine wunderbare Medizin zur Ausschleusung eitriger Prozesse sowie Hydrastis canadensis – die *kanadische Gelbwurz,* ebenfalls ein Antisykoticum, das bei Sinusitis und auch bei Brustkrebs angezeigt sein kann.

---

[67] MÜLLER, HUGBALD VOLKER: *Die Farbe als Mittel zur Simillimum-Findung in der Homöopathie,* Haug-Verlag, 2. Aufl. 1991., S. 268 - 276.

Kaffee – Verlangen nach Antrieb

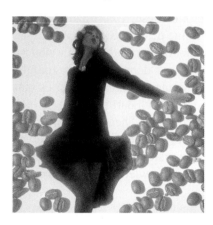

Sucht der Teetrinker meditative Beschaulichkeit, so sucht der Kaffeetrinker Antrieb und Ideenfülle.

Das geht gut, solange er dabei nicht übertreibt. Menschen, die täglich von ihrem geistigen Einfallsreichtum leben und länger als andere wach bleiben müssen, wie beispielsweise Redakteure einer Tageszeitung, verlangen nach Kaffee und manchmal nach mehr, als ihnen gut tut. Die daraus resultierenden Beschwerden führen zu einer nervlichen Überreizung, die gepaart ist mit übersteigerter Schmerzempfindlichkeit, Schreckhaftigkeit und Schlaflosigkeit. Das eigenartigste Symptom ist eine merkwürdige Verschlimmerung der Gesamtsymptomatik durch freudige Ereignisse, wie der plötzlichen Heimkehr eines Tot-Geglaubten oder einer unerwarteten Geburtstagsüberraschung.

INTERMEZZO

Der Geburtstagsrausch

Ich erinnere mich eines Geburtstages meines damals zwölfjährigen Sohnes, den dieser zusammen mit seinen Freunden im Gartenhaus unseres ländlichen Anwesens beging. Nachdem gegen 22 Uhr die Freunde nach Hause gegangen waren, kam der Sohn jedoch noch lange nicht zur Ruhe und turnte bis weit nach Mitternacht in den Balken des Ateliers herum. Dann verlangte er danach, in Anbetracht seines Entschlusses auf dieser Erde bei uns erschienen zu

sein, dieses Ereignis noch gebührender zu würdigen, als dies schon geschehen war. Sein Ansinnen war es, mit seiner bereits erschöpften Mutter Canasta zu spielen. Als er dann um 2 Uhr morgens Fernsehen wollte und immer noch keine Anzeichen von Erschöpfung zeigte, wurde es meiner Frau zu dumm. Sie bat mich, homöopathisch dafür zu sorgen, daß »der Junge nun endlich zur Ruhe kommt«. Nachdem es Schlafmittel in Hülle und Fülle gibt, keine leichte Aufgabe. Eine handfeste Gallenkolik ist mitunter schneller in den Griff zu bekommen.
Ich fragte also als erstes, ob ihr irgendeine Merkwürdigkeit am Verhalten unseres Kindes aufgefallen sei und sie erwiderte spontan, er habe soeben fast geweint und schluchzend von sich gegeben: »Mama, mach mir nie wieder einen so schönen Geburtstag, sonst muß ich bestimmt sterben!«

Das allein wäre nun schon Grund genug gewesen, es mit Coffea – dem potenzierten Rohkaffee, zu versuchen.
Ich wollte aber noch ein wenig mehr wissen und versuchte, der Sache »kausal« auf die Schliche zu kommen. Diese Idee erwies sich als richtig, denn als ich nachforschte, was die Jungs denn alles so gegessen und getrunken hatten bei dieser Feier im Gartenhaus, kam heraus, daß sie außer Cola fast kein anderes Getränk zu sich genommen hatten. Dieses allerdings in größeren Mengen. Eine Art Cola-Rausch schien also der Hintergrund des völlig überdrehten Verhaltens des Kindes zu sein.
   Ich folgte meiner Frau ins Atelier. Der Junge erschien mir wie berauscht. Ein einziges Kügelchen einer C30 von Coffea fällte ihn dann allerdings innerhalb weniger Minuten um, wie einen Baum, sodaß er endlich ins Bett getragen werden konnte.

Coffea-Geschichten gibt es viele. Sie reichen von Schlaflosigkeit nach heftigen Gemütsbewegungen über fürchterliche Zahn-, Kopf- oder Gesichtsschmerzen, gegen die das Mittel häufig hilft, bis hin zum hysterischen Durchdreh-Anfall einer Frau vor einer Hängebrücke über eine Schlucht im Gebirge oder bei abnormer Angst und Aufregung vor einer Entbindung. Coffea spricht ähnlich Aconit von ihrem nahen Tod, zeigt aber im Gegensatz zum Sturmhut keinerlei Furcht davor.
   Der Coffea-Zahn- und Gesichtsschmerz wird besser durch die Anwendung von kaltem Wasser und verschlimmert sich durch Hitze.
   Hilft Nux vomica häufig Männern, welche zu Kopfschmerzen nach geistiger Überanstrengung neigen, so erfüllt Coffea bei Frauen den gleichen Dienst.

Coffea ist eine jener wenigen Arzneien, welche KENT anführt unter der Gemütsrubrik SCHREIT VOR SCHMERZEN. **Aconit*** steht da noch in der gleichen höchsten Wertigkeit, sowie **Arsenicum, Cactus grandiflorus*** – die *Königin der Nacht* (bei drohendem Herzinfarkt) und **Chamomilla*** – die *Kamille* (z.B. bei Bauch- oder Zahnschmerz), **Colocynthis** – die *Koloquinte* (bei Koliken aller Art) und **Platin**.

Menschen, welche Coffea als Heilmittel benötigen, reden schnell und sprudeln über, »wie ein Wasserfall«. Sie sind spontan handlungsfähig, können sich an jeder Kleinigkeit enorm echauffieren und leiden unter einem überempfindlichen Gehör. Geringste Geräusche lassen sie hochfahren. Besonders empfindlich sind sie gegenüber dem Läuten der Kirchenglocken oder bei lauter Musik. In unserer Nachbarschaft gab es vor Jahren einen Hund, der beim Schlagen der Glocken zu heulen anfing. Coffea half ihm.

Frauen scheinen öfter Coffea zu benötigen, als Männer. Diese zarten, sinnlichen Geschöpfe geraten leicht in eine erniedrigende Abhängigkeit innerhalb einer symbiotischen Beziehung. Sie gehen selten vor Mitternacht ins Bett und sind häufig nachtaktive Arbeitstiere, die sich schnell für neue Aufgaben und Planungen entzünden können und dann gern an einer Sache »dranbleiben«. Diesbezüglich zeigt das Mittel oberflächliche Ähnlichkeit mit Phosphor, z.B. ist beiden Mitteln das Symptom NASENBLUTEN BEIM PRESSEN ANLÄßLICH STUHLGANG zu eigen. Nur noch Rhus tox. hat ebenfalls diese Merkwürdigkeit.

Eine Schlaflosigkeit durch das unermüdliche Kreisen von Gedanken oder nach einer langen Krankenpflege (vergl. Cocculus) findet in Coffea die geeignete Arznei.

Das sexuelle Verlangen kann enorm gesteigert sein. Dabei klagen solche Frauen darüber, daß sie »nicht zum Orgasmus kommen«. Das kommt daher, weil unterbewußt ständig Bilder vor ihr inneres Auge treten oder innere Stimmen in ihnen auftauchen, die sie daran hindern, sich völlig hinzugeben. Die geheime Zensur ist ungeheuer stark und so laufen Coffea-Frauen häufig Gefahr, alles sofort zu bereuen, was sie soeben getan haben oder zu tun im Begriffe stehen. Macht sich eine Frau wegen jeder Kleinigkeit Gedanken und hat sie abnorme Gewissensbisse, so hilft diese Arznei fast immer, den ganzen Menschen zu beruhigen und zurück zu einer gesunden Norm zu bringen. Meist schlafen solche Frauen nach einer Gabe Coffea in C30 oder C200, erst mal für ein paar Stunden ein.

Während der Menses sind sie häufig sehr weinerlich. Auch tauchen die Blutungen intermittierend zwischen den Perioden wieder auf. (**Kreosot*** und **Pulsatilla*** sind die Hauptmittel bei solchen Anomalien).

Zorniges Aufstampfen mit dem Fuß und hysterische Wein- oder Wutanfälle mit starkem Herzklopfen bis hin zu einer drohenden Ohnmacht oder einer Krampfneigung bei freudigen Ereignissen, sind wohl nach wie vor das Symptom, an dem wir einen notwendigen Einsatz dieses Mittels am besten erkennen können. Übermäßiges, nicht enden wollendes Gelächter kann genauso nach Coffea verlangen, wie eine enttäuschte Liebe.

Der aufmerksame Beobachter bemerkt bereits bei seinem Gegenüber beim Einsetzen eines Blutandrangs zum Kopf, was sich da eventuell anbahnt, denn das kann schlimmstenfalls bis zu einem Gehirnschlag führen.

Kaffee-Sucht

Angustura – der Verbitterte

Einem extraordinären, unwiderstehlichen Verlangen nach Kaffee begegnet man am besten mit Angustura. Feinschmecker kennen dieses bittere Gewürz in den kleinen braunen Flaschen, das man in Feinkostläden erhält. Mit ihm wird beispielsweise dem beliebten Rum-Punsch-Getränk auf den kleinen Antillen die letzte Veredelung gegeben: Man mischt echten Jamaika-Rum mit Wasser und Eiswürfeln, gibt dazu vom Saft einer Limone, unraffinierten braunen Rohrzucker, ein paar Tropfen Angustura und fein gemahlene Muskatnuß. Zum Schluß wird das Ganze mit der zersplissenen rosaroten Umhüllung der Muskatnuß garniert – so man hat. Obwohl das Zeug hochkarätig alkoholisch ist und einem fast ständig dieser Drink dort drüben angeboten wird, verträgt man ungeheure Mengen davon – solange man sich in der Karibik befindet. Zuhause wäre man vom gleichen Quantum längst stockbesoffen umgefallen.

Bei den Prüfungen dieses Mittels, das aus der Borke einer Rutacea hergestellt wird, ergab sich – neben dem großen Verlangen nach Kaffee – vor allem eine geistige Überempfindlichkeit in Verbindung mit großer Fröhlichkeit aber auch mit der Neigung zur Verbitterung wegen der geringsten Beleidigung, sodaß die Prüflinge aus der Haut fahren wollten und sich neurotische Ekzeme bildeten, in Form von krustig-schuppigen, herpetischen Bläschen, die denen von Rhus tox. ähnelten. (Angustura hat auch schon Warzen auf den Handflächen geheilt). Die Übererregbarkeit und übertriebene Schreckhaftigkeit erinnert an Coffea. Zur mentalen Verbitterung paßt der bittere Geschmack auf der Zunge, der allerdings für hunderte von Mitteln typisch und somit kein Leitsymptom ist.

Die rohe Droge wirkt über die spinalen Nervenstränge vor allem auf die Motorik, sodaß sich zunehmende Steifigkeit von Muskeln und Gelenken sowie Schwierigkeiten beim Gehen einstellen. (Angustura kommt von dem lateinischen *angustus* = »eng«). Die Gelenke beginnen zu knacken. Auch die Kiefermuskeln zeigen Erscheinungen, als seien sie durch zu langes Kauen ermüdet.

Da es sich um eine Rutacea handelt, ähnelt die Wirkung auf die Knochen und Knochenhäute der von **Ruta graveolens** – der **Weinraute.** Knochenkaries und die Neigung zu *Exostosen* der Schienbeine rücken das Mittel in die Nähe der Antisyphilitica, obwohl KENT es in dieser Rubrik nicht anführt. Aber auch **Guajak** – die **Rinde des Guajak-Baums,** wird ja von ihm nur einwertig geführt und hat sich doch als ein großartiges Heilmittel für die Syphilis herausgestellt. So beschreibt bereits ULRICH VON HUTTEN (1488 - 1523) seine erfolgreiche Syphilis-Kur mit dem Dekokt des Guajakholzes in dem Bericht *»Über die Heilkraft des Guajacum und die Franzosenseuche«* im Jahr 1518.[68] Es hatte also auch schon vor und neben den schrecklichen, gegen die Syphilis von den allopathischen Ärzten angewendeten Quecksilberkuren, Möglichkeiten einer ursächlichen und sanften Heilung der Syphilis gegeben. Doch das nur nebenbei.

Typisch für Angustura ist auch ein zittriger Schmerz im Nacken *(cervical)* und in der Kreuzgegend *(lumbal* und *sacral),* vor allem morgens beim Erwachen. Ähnlich **Anacardium**, bessert sich alles durch Essen. Betrachten wir etwas Typisches aus der Empfindungswelt von Angustura, so finden wir Haß und Verbitterung bei geringster Beleidigung.

KENT führt eine Reihe weiterer zweiwertiger und einwertiger Mittel an, die das Verlangen nach Kaffee modifizieren können, die wir hier lediglich in tabellarischer Form anführen:

---

[68] *Lesebuch für Ärzte,* hrsg. von KARL HANSEN, Karl H. Hensel-Verlag, Berlin 1950, S. 305 ff.

ANGUSTURA

Mittel im 2. Grad

Alumina – *Tonerde*
Arsenicum album
Aurum – *Gold*
Bryonia – *Weiße Zaunrübe*
Capsicum – *Cayenne-Pfeffer*
Carbo vegetabilis – *Holzkohle*
China – *Chinarindenbaum*
Conium – der *Schierling*
Mezereum – der *Seidelbast*
Nux moschata – die *Muskatnuß*
Selenium – das *Element Selen*

Mittel im 1. Grad

Argentum metallicum
Argentum nitricum
Asterias rubens – *roter Seestern*
Calcium phosphoricum
Chamomilla – die *Kamille*
(Erbrechen nach Kaffee wird am besten mit Chamomilla behandelt)
Chelidonium – das *Schöllkraut*
Colchicum – die *Herbstzeitlose*
Granatum punica – *Granatapfel*
Lachesis muta
Lecithinum
Lobelia inflata – *Glockenblume*
Moschus – *Moschustiersekret*
Natrium muriaticum
Nux vomica – die *Brechnuß*
Phosphoricum acidum
Sabina – der *Sadebaum*
Solanum tuberosum aegrotans – die *grünen Früchte der Kartoffel*
Sulphur

Wer auf Kaffee erbrechen muß, benötigt fast immer Chamomilla. Als einwertige Mittel führt KENT noch an: Camphora – *Kampfer,* Cannabis sativa – *Hanf* (auch in potenzierter Form immer noch verboten!), Glonoinum – *Nitroglycerin,* Veratrum album – *weiße Nieswurz.*

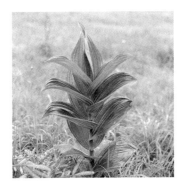

Guarana – das göttliche Kind schlägt die Augen auf

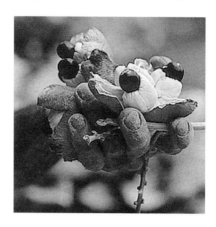

Eine hervorragende Alternative zum Kaffee, die weit über die lediglich aufputschende Wirkung des Coffeins der Kaffeebohne hinausgeht, haben wir in den Samen von Paullinia cupana, einer brasilianischen Urwaldpflanze. Nach ihrer Ernte werden diese zwei Tage gewässert, danach an der Sonne getrocknet und sodann zwischen Steinen zermahlen. Zwar ist der Coffeingehalt der Guarana-Samen um ein Dreifaches höher als der von Kaffeebohnen, jedoch ist dieses Coffein frei von Reizstoffen. Gleichzeitig wird das Guaranin nur langsam und fraktioniert freigesetzt, sodaß eine Depotwirkung erzielt wird.

Ausdrücke wie »Ginseng Brasiliens« oder »Elixier der Jugend« lassen erkennen, daß den Indianern Südamerikas die Samen von Paullinia wertvoll wie Gold erschienen. Gleichzeitig ist bemerkenswert, daß Guarana in keiner Weise abhängig macht. Darüber hinaus kann man getrost von einer Art »Breitband-Therapeuticum« sprechen, denn dem ausgeglichenen Verhältnis seiner Inhaltsstoffe entsprechend, können sowohl anregende wie entspannende Effekte erzielt werden. In dem Ausdruck *warana* = »die geheimen Augen« offenbart sich die Signatur der Samen. In der Tat scheint es, daß man bei einer Begegnung mit dieser Pflanze im Urwald von tausenden Augen angeblickt wird. Ein Mittel also, das einem »die Augen öffnet«.

STEPHEN JANETZKO schreibt in einem Artikel über Guarana (Zs. esotera 2/99), daß bei Versuchen zur Gedächtnisprüfung die Guarana-Probanden eine um 22,3 Prozent höhere Leistung erbrachten, als die Vergleichsgruppe, die nichts oder Mittel ihrer eigenen Wahl eingenommen hatte. Aber damit nicht genug: Guarana scheint einen überaus günstigen Einfluß auf die Heilung von Leiden jedweder Natur auszuüben und fördert eine Genesung nach überstandener Krankheit, was sich wohl daraus erklären läßt, daß ein gestörtes Verhältnis von *Vagus* und *Sympathicus* in beschleunigtem Maß durch das Pulver zum Ausgleich gelangt. Das erklärt auch, warum sowohl eine Neigung zur Diarrhoe wie zur Obstipation gleichermaßen gut kompensiert wird. Guarana kann einem Migräne-Patienten ebenso zur Entspannung verhelfen, wie es auf der anderen Seite einen unter Prüfungsstreß stehenden Schüler dabei unterstützt, sich besser konzentrieren zu können. Insgesamt kann man von einer stimmungsaufhellenden und vitalisierenden Wirkung bei Müdigkeit und Erschöpfung sprechen.

Profitennisspieler wie Schauspieler und Manager, die um die anregende und konzentrationssteigernde Wirkung von Guarana wissen, haben das Pulver in ihren Fitness-Koffern.

Die Medizinmänner Südamerikas benutzen es, um sich in die sie umgebenden Pflanzen einfühlen und ihre inneren Augen für die Leiden ihrer Patienten besser öffnen zu können. Zahlreiche Legenden ranken sich um die Entstehung dieses Kletterstrauchs der Guarana-Liane. Eine der bekanntesten ist die folgende:

Einem geistig besonders hoch entwickelten und tugendsamen Paar des Amazonenstammes der Mawé wurde ein Kind geboren, das sich durch außergewöhnliche heilerische Fähigkeiten hervortat. Viele Jahre lang blieben die Indianer durch seinen segensreichen Einfluß von Krankheiten, Streitigkeiten und feindlichen Übergriffen verschont. Das erregte den Neid niederer Urwaldgeister. Deren Anführer Iurupari nahm die Gestalt einer Giftschlange an und tötete das Kind. Man fand es mit weit aufgerissenen Augen und trug es unter Klageliedern zu Grabe. Ein Blitz der Erkenntnis soll die Mutter des Jungen getroffen und sie geheißen haben, die Augen ihres Kindes an einem besonderen Ort beizusetzen, damit aus ihnen – so die Prophezeihung – eine heilige Pflanze hervorsprießen werde, in welcher sich die Eigenschaften des verstorbenen Kindes zum Wohle der von ihm Verlassenen wiederfinden ließen. In den reifenden Samen erblickten die Mawé ein Abbild der Augen des von allen geliebten Kindes.

Die Qualität des Pulvers hängt wesentlich von den Ritualen bei der Ernte der Samen und den anschließenden Vorgängen bei der Verarbeitung ab. Die Indios begegnen der Pflanze mit Ehrfurcht und pflücken die Früchte grundsätzlich nur mit der Hand. Bei einer fabrikmäßigen Verarbeitung werden unter Umständen die Hülsen mitgemahlen, was die Qualität in starkem Maße mindert. Deshalb sollte beim Einkauf darauf geachtet werden, daß das Pulver keine schwarzen Partikel und verklumpte Bestandteile enthält.

Alkohol – Verlangen nach Betäubung

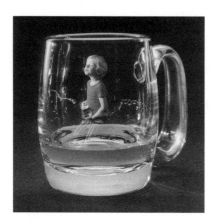

Im Gegensatz zu Tee und Kaffee, welche je nach Dosierung und gewähltem Stärkegrad alle Spielarten vom sanften Anregungs- bis zum Aufputschmittel durchlaufen, wird der menschliche Organismus durch Alkohol betäubt. Der Alkoholiker sucht zuerst einmal die Entspannung und Lockerung seiner emotionalen Panzerungen zu erreichen, was in der Anfangsphase des alkoholischen Genusses auch gelingt – solange es eben ein Genuß bleibt. Alkohol lockert die Zunge und das Gemüt. Dadurch gelangt der Trinker andeutungsweise an jenes Gefühl von *religio* mit der Alleinigkeit, das wir eingangs beschrieben haben. Geht er dann über das für ihn zuträgliche Maß hinaus, so entgleitet ihm die willentliche Führung seiner Gedanken und Bewegungen immer mehr. Gott Weingeist führt nun selbst Regie und entführt den Trinker in andere Welten. Diese Welten sucht der Trinker, wenn er mit der diesseitigen Realität nicht mehr zurecht kommt, keine Verantwortung für sein Handeln übernehmen will und so wird schnell eine Sucht aus seiner Suche.

Sehr interessant ist die Etymologie des Wortes Alkohol. Es leitet sich her aus dem arabischen Wort *Al-kuhl* und das war ursprünglich eine Bezeichnung für das Pulver des grauen Spießglanz' *(Antimonium crudum),* welches zum Färben der Augenbrauen, -wimpern und -lider diente.

Wir erinnern uns der Signatur dieses grau-silbrig glänzenden Minerals, das durch seine zentrifugal nach außen strebenden Spieße eben diese Weltflucht, diesen Mangel an Inkarnationswillen anzeigt.

Ein ganz ähnliches Verhalten legt der Alkoholiker an den Tag: Er flieht die diesseitige Realitätsebene.

TRUNKSUCHT

Bereits durch diese Vorbemerkungen mag deutlich werden, wie wichtig eine genauere Einschätzung der Persönlichkeit eines Trinkers ist, wenn wir ihm ursächlich helfen wollen, was dann weit über das hinausgeht, daß er womöglich aufhört zu trinken.

Die Medien haben viel berichtet über die zeitweise Alkoholsucht des großen deutschen Schauspielers und Entertainers HARALD JUHNKE. Ich überlasse es dem Leser, sich Gedanken darüber zu machen, durch welches homöopathische Mittel dieser liebenswerte Mensch und vor Einfällen übersprühende, im Rampenlicht stehende Mime wohl am ehesten Hilfe hätte erfahren können, bevor er den heroischen Entschluß faßte, »trocken« zu werden.

Das primär in Betracht kommende Pharmakon findet sich in allen Unterrubriken zum Alkoholverlangen zwei- und dreiwertig. Wir haben es bereits weiter vorne relativ ausführlich besprochen.

Wenn wir nun in der Folge einzelne Mittel kurz ansprechen werden, welche bei Alkoholsucht mit der Neigung zu bestimmten »Stoffen«, sprich: Getränken, zur Anwendung kommen können, so möge man sich darüber im Klaren sein, daß dies immer ein klein wenig einem Schablonendenken entspricht. So kann es nämlich sein, daß ein scheinbar exakt auf einen Wein-, Whisky- oder Biertrinker ausgesuchtes Mittel relativ wenig an Umstimmung bewirkt, wohingegen plötzlich ein anderes, das sich mehr an der Gesamtsymptomatik und dem Charakter dieses Menschen orientiert, zu einem durchschlagenden Erfolg führt. Diesbezüglich erleben wir immer wieder Überraschungen.

So konnte ich einmal einen Patienten, der mich vor vielen Jahren wegen profuser Schweißausbrüche aufsuchte, die ihn bei der geringsten Anstrengung überfielen, mit Silicea binnen Kürze davon befreien. Daß dieser Mann gerne über den Durst hinaus trank, hatte er mir nicht gesagt. Diese Arznei bewirkte jedoch – da sie allgemein gut paßte – daß er sich vom Augenblick der ersten Mitteleinnahme an des Alkohols vollkommen enthielt. Das blieb bis auf den heutigen Tag so.

Nun ist es merkwürdig, daß Silicea in keiner einzigen der KENT'schen Alkohol-Rubriken auffindbar ist, weil der Silicea-Charakter eigentlich nicht zum gesteigerten Konsum von Alkohol neigt. Trotzdem half diese Arznei durchschlagend. Allerdings wäre ich ohne Verwendung der Schweißsymptomatik nicht leicht auf den Einfall gekommen, Silicea bei diesem Menschen für seinen übermäßigen Alkoholkonsum einzusetzen.

Hereditäre Trunksucht

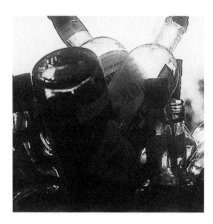

Auffallend aber eigentlich logisch ist der Bezug der echten hereditären[69] Trunksucht zu bestimmten Miasmen, wie der Sykosis und vor allem der Syphilis. Wer früher von diesen Siechtümern befallen war und nicht das Glück eines ULRICH VON HUTTEN hatte und an den richtigen Heiler geriet – welcher entweder nur ein Indianer sein konnte, der mittels des Guajak-Dekokts behandelte, oder ein Alchimist, der fähig war, mittels eines spagyrischen Quecksilber-Präparats ein »merkuriales Fieber« zu erzeugen – der fand fast sicher zum Alkohol, um seine Verzweiflung zu ertränken. Zeugte solch ein Mann im Suff Kinder, was nicht selten vorkam, so gab er nicht nur das syphilitische Miasma weiter, sondern auch seinen Hang zum Alkohol und das »bis ins dritte und vierte Glied«, wie es in der Bibel so schön heißt. Wie wir heute wissen, vererben sich diese Diathesen sogar noch viel weiter, bis ins siebte Glied, es sei denn, man begegnete ihnen auf homöopathische, phytotherapeutische oder alchimistische Weise, was natürlich höchst selten vorkam.

So gesehen wird verständlich, welche überragende Rolle den beiden Nosoden **Syphilinum** (oder Luesinum) und **Medorrhinum** bei der Behandlung hereditärer Trunksucht zukommt.

Es darf jedoch gleich vorweggenommen werden, daß eine solche Behandlung zeitaufwendig ist und sich niemals einfach gestalten wird, wenngleich die großen Chancen der Homöopathie auch auf diesem Gebiet durch-

---

[69] Erblich, von lat.: *heres, heredis:* »Erbe«.

aus herausgestrichen werden dürfen. Bedenken wir, daß es von ganz wesentlicher Bedeutung ist, nicht nur das Symptom »Trunksucht« zu behandeln, sondern daß sich diese Behandlung immer auch an den Charakterschwächen orientieren muß, die in jedem dieser Fälle vorhanden sind. Bessern diese sich durch die Einnahme der homöopathischen Mittel, so wird der Süchtige auch allmählich von seinem verwerflichen Hang zum Alkohol ablassen. Das will sagen, wir haben in solch einem Fall natürlich und vor allem die geistigen und emotionalen Entgleisungen zu behandeln, wobei uns allerdings hervorragende Möglichkeiten zur Verfügung stehen. Kein anderes Heilsystem verfügt über Arzneien, die jene spezifischen Informationsmuster in sich tragen, wie wir sie bei unseren Kranken vorfinden. Man halte sich also an Altmeister HAHNEMANNS Vorschriften, die er in den Paragraphen 210 ff. über die »Gemüts- und Geisteskrankheiten« festgelegt hat, wo es unter anderem heißt:

»In allen zu heilenden Krankheitsfällen ist der Gemütszustand des Kranken als eines der wichtigsten mit in den Inbegriff der Symptome aufzunehmen, wenn man ein treues Bild von der Krankheit verzeichnen und sie hiernach mit Erfolg homöopathisch heilen will.«

§ 211

Dies geht soweit, daß der Gemütszustand des Kranken bei homöopathischer Wahl eines Heilmittels oft am meisten den Ausschlag gibt; denn er ist ein Zeichen von bestimmter Eigenheit, welches dem genau beobachtenden Arzt unter allen am wenigsten verborgen bleiben kann.

§ 212

Auf diese Hauptingredienz aller Krankheiten, auf den veränderten Gemüts- und Geisteszustand, hat auch der Schöpfer der Heilpotenzen besonders Rücksicht genommen. Es gibt keinen kräftigen Arzneistoff auf der Welt, welcher nicht den Gemüts- und Geisteszustand des ihn prüfenden, gesunden Menschen sehr merkbar verändert; jede Arznei macht das auf verschiedene Weise.«

Demgemäß werden eben jene potenzierten Mittel am ehesten fähig sein, Gemütsverwirrungen in Form von Zornanfällen, Gewalttätigkeit und Grausamkeit zum Besseren hin zu verändern, welche solche Anomalien zu erzeugen imstande sind, wenn sie einem gesunden Menschen in unverträglicher, weil zu grobstofflicher Form eingegeben wurden, wie das bei den Arzneimittelprüfungen zumeist der Fall ist.

Es darf deshalb immer wieder bewundert werden, mit welchem Mut sich die Prüfer in früheren Zeiten, der Begegnung mit dem Genius einer bestimmten Substanz zu stellen bereit waren und das auch heute immer noch tun, um einem ihnen bis dahin unbekannten Teil der Welt zu begegnen und sich die gemachten Erfahrungen einzuverleiben.

Dazu gesellt sich eine weitere Schwierigkeit. Nur in selteneren Fällen wird der an Trunksucht leidende davon überzeugt sein, daß dies ein Leiden sei und sich aus freiwilligen Stücken in eine Behandlung begeben. Bei den anonymen Alkoholikern ist das der Fall und hier sind naturgemäß die Chancen für eine Ausheilung der Sucht am größten.

Es gehörte zum Lebensplan des großen französischen Psychiaters und Homöopathen JEAN PIERRE GALLAVARDIN (1825 - 1898),

»durch die homöopathische Behandlung nicht nur dem Einzelnen Heilung zu bringen, sondern auch durch Besserung des Charakters der Menschen, durch Entwicklung ihrer Geistesfähigkeiten und durch Befreiung von Sucht und Laster zur Höherentwicklung der Menschheit in geistiger und moralischer Hinsicht beizutragen.«[70]

An einer Polyklinik in der Schweiz hielt er sich einmal wöchentlich einen Vormittag nur für die Behandlung von Charakterfehlern, Süchten und Lastern aller Art frei. Naturgemäß wurde er dabei meist mehr von Familienmitgliedern aufgesucht, als von Süchtigen selbst. So kam es, daß er die ihm angezeigt scheinenden Mittel in Einzeldosen hoher und höchster Potenzen von der C 200 aufwärts an die Anverwandten ausgab, mit der Weisung, sie den zu heilenden heimlich in einem Getränk oder im Essen zu verabfolgen.

Nun werden einige aufstehen und sagen, das sei ein unerlaubter Eingriff in die Freiheit der Person und des freien Willens und somit ungesetzlich. Aber, so frage ich, konnte und kann man in solchen Fällen überhaupt von freiem Willen sprechen, wenn ein Süchtiger, gebeutelt von seinen Lastern nicht mehr Herr seiner selbst ist? Fest steht, daß Gallavardin unzähligen Menschen, die ansonsten ganz einfach in ihrem eigenen Sumpf verkommen wären, dabei geholfen hat, sich zum Besseren hin zu entwickeln. Gallavardin selbst bemerkt hierzu:

»Die Behandlung der Trunksucht und anderer Laster ist wirksamer, wenn sie ohne Wissen des Patienten durchgeführt wird. Tatsächlich gefallen sich manche Menschen in ihren Lastern und wollen gar nicht davon geheilt werden. Von denen, die wissen, daß sie behandelt werden, will der eine Teil die Behandlung unterstützen, verfährt dabei aber ungeschickt, ein zweiter Teil ar-

---

[70] HANS TRIEBEL im Vorwort zur 3. Auflage von GALLAVARDINS kleiner Schrift über *Homöopathische Beeinflussung von Charakter, Trunksucht und Sexualtrieb.* Haug-Verlag, 1976.

beitet der Behandlung aus angeborener Oppositionsneigung entgegen, ein dritter Teil macht sich Sorgen wegen des Behandlungserfolges und verhindert dadurch unbewußt die Wirkung. Wird die Behandlung dagegen unwissentlich durchgeführt, so vollzieht sich unter dem Einfluß der Arzneimittel eine natürliche Entwicklung zum Guten hin, weil die mehr oder weniger unwiderstehlichen leidenschaftlichen Triebe gemildert werden und weil, wie ich schon sagte, Vernunft, Pflichtgefühl und der Wille, seine Pflichten zu erfüllen, zur Entfaltung kommen.«[71]

Man mag hierzu stehen wie man will. Das muß jeder für sich in eigener Verantwortung im Kreise seiner Familie und Umgebung selbst entscheiden. Man muß aber zur Kenntnis nehmen, daß aus dem gleichen Grunde viele Homöopathen, welche ausschließlich mit hohen und höchsten C-Potenzen in einmaliger Gabe behandeln, ihren Patienten nicht mitteilen, was sie ihnen gegeben haben.

Nachdem ich immer wieder gefragt werde, ob denn homöopathische Mittel auch wirken, wenn man sie in Verbindung mit Speisen oder gar Getränken, wie Kaffee, zu sich nähme, möchte ich hier noch einmal deutlich zum Ausdruck bringen, daß das erwiesenermaßen der Wirkung keinen Abbruch tut. Selbstverständlich empfehle ich dennoch, die Tropfen morgens oder abends direkt auf die Zunge zu träufeln oder – bei besonders starker Erstwirkung – in etwas Wasser schluckweise über den Tag verteilt einzunehmen. Dies besonders, wenn es sich um LM-Potenzen handelt.[72]

Auch diesbezüglich hat GALLAVARDIN einiges gesagt, was ich zur Bekräftigung und Beruhigung meiner Leser gerne an sie weitergebe:

»Viele Leser werden sich vielleicht darüber wundern, daß ein Arzneimittel in der 200. oder 10 000. wirken kann, wenn es in einer Speise oder einem Getränk gegeben wird. Versuche werden ihnen zeigen, daß diese Beobachtung zu recht besteht, ja sogar daß potenzierte Arzneien, die chemisch nicht mehr nachweisbar sind, unverändert bleiben und ihre heilende Wirkung entfalten wenn sie während oder am Schluß einer reichlichen Mahlzeit gegeben werden. Ich habe das bei Patienten beobachtet, die durch ein Mißverstehen ihre Arznei in dieser Weise bekommen hatten, z.B. in einer Tasse Kaffee am Ende der Mahlzeit.«[73]

---

[71] *Homöopathische Beeinflussung von Charakter, Trunksucht und Sexualtrieb*, S. 62.
[72] LM-Potenzen werden neuerdings auch von einigen Apotheken wieder als Q-Potenzen bezeichnet, nach dem Anfangsbuchstaben der lateinischen Bezeichnung: Quinquaginta-millesimal-Potenzen.
[73] *Homöopathische Beeinflussung von Charakter, Trunksucht und Sexualtrieb*, S. 51.

Bereits jetzt dürfte deutlich geworden sein, daß eine sinnvolle Behandlung einer Anlage zur Trunksucht oder eines bereits manifesten Alkoholismus, auf die Anwendung der großen psorischen und miasmatischen Arzneien hinausläuft.

Trotz alledem wollen wir hier – und damit spreche ich vor allem die homöopathischen Neuinteressenten an – eine grobe Übersicht über die KENTschen Eintragungen bezüglich bestimmter Vorlieben für alkoholische Getränke in Korrelation zu homöopathischen Mitteln geben.

Zunächst eine Übersicht über die von KENT in der Allgemeinrubrik VERLANGEN NACH ALKOHOLISCHEN GETRÄNKEN vermerkten drei- und zweiwertigen Arzneien. Viele davon können auch bei hereditärer Trunksucht angezeigt sein. Eine Sonderstellung nehmen hierbei die bei KENT lediglich im 2. Grad angeführten Nosoden **Medorrhinum, Psorinum, Syphilinum** und **Tuberculinum** ein.

Mittel im 3. Grad:	Mittel im 2. Grad:
Arsenicum album*	**Arsenicum jodatum**
Asarum europaeum*	**Aurum**
Capsicum*	**Calcium arsenicosum**
Crotalus horridus*	**Hepar sulphur**
Lachesis*	**Jodum**
Nux vomica*	**Lycopodium**
Sulphur*	**Opium**
	Phosphor
	Pulsatilla
	Selenium
	Sepia
	Spigelia
	Staphisagria
	Sulphuricum acidum

Verlieren wir ein paar Worte zu dem einen oder anderen dieser Mittel, soweit sie nicht an anderer Stelle in diesem Buch schon eingehendere Würdigung erfuhren:

Asarum europaeum* – das ist die *europäische Haselwurz.* Patienten die diese Arznei brauchen, zeigen eine extreme Erregbarkeit, die an Coffea erinnert. Wie der Rohkaffee sind sie überempfindlich gegenüber Geräuschen, besonders gegen das Schlagen von Glocken oder das Kratzen von Kreide auf Tafeln sowie das Quietschen von Metallen oder Bremsen. Ja sogar das Kratzen auf Stoffen, wie Seide, kann sie zusammenschrecken lassen. Das Verlangen nach Alkohol ist sehr stark ausgeprägt. Nach dem Essen kann sich – ähnlich Nux vomica – Übelkeit einstellen. Durchfälle mit unverdauten, schleimigen Stühlen sind ebenfalls möglich. Das Mittel hat sich darüber hinaus bewährt bei Schwangerschaftsübelkeit und bei einer Neigung zu Fehlgeburten.

Die Verschlimmerungsmodalitäten sind auffallend: Der Asarum-Patient verschlimmert sich bei kalter, trockener Luft und bessert sich bei feuchtnassem Wetter.

Crotalus horridus* – die **Klapperschlange,** zeigt eine zum Teil ähnliche Symptomatik wie Lachesis, (z.B. die Unverträglichkeit von Kleiderdruck), jedoch haben wir bei dieser Schlange gegenüber der Grubenotter einen auffallenden Bezug zur rechten Körperseite.
Es kann sich um Trinker mit chronischer Entzündung der Magenschleimhäute *(Gastritis)* handeln oder (und) um Trinker mit einem geschwächten Gedächtnis, vor allem für Zahlen (bisweilen erzielt man Erfolge bei Schülern mit einer Schwäche in Mathematik).

Das Mittel paßt gut für redselige Zecher mit Depressionen, geschwächtem Gedächtnis und Wahnideen.

Ähnlich Lachesis und Phosphor hat diese Arznei Netzhautblutungen zum Stillstand bringen können.
Crotalus-Patienten leiden an unterdrückten Aggressionen, die sie in nächtlichen Träumen ausleben, wobei sie vielfach mit den Zähnen knirschen. Wenn man sie dazu bringen kann, ihre Wut nach außen zu bringen, herauszuschreien, was sie bedrückt, kann mitunter eine krebsige Entartung der Zunge oder des Magens vermieden werden. Leitsymptome für Crotalus sind eine feurig rote, glattpolierte Zunge und ein kaffeesatzähnliches Erbrechen ähnlich Arsenicum album. Eine kalte Nasenspitze ist auffallend.

Aurum – *Gold,* paßt vor allem zu übergewichtigen, schwer depressiven Erfolgsmenschen oder Männern aus dem Klerus, die ihre Zwiespälte im Rotwein zu ertränken suchen. Da sie oft dem Tanz um das Goldene Kalb erlegen sind, leben sie im Konflikt zwischen äußerem Erfolg und innerer Wahrhaftigkeit, was Auslöser für schwere Herzprobleme sein kann. Ein Gefühl, als wolle das Herz stehen bleiben, ist charakteristisch. Auffallend: eine rote Knollen-Trinkernase.

Hepar sulphuris – die *Kalkschwefelleber,* ist neben Nux vomica womöglich das am meisten zu Tätlichkeiten neigende Mittel der Homöopathie. Der Hepar-Patient ist so aufgeladen mit Haß und Wut, daß er ohne weiteres einen anderen Menschen umbringen kann, besonders im Suff. Aber auch ohne daß er betrunken ist, kann er versucht sein, Feuer zu legen. Praktisch alle Brandstifter bräuchten diese Arznei, denn Hepar sulphur ist der geborene *Pyromane.* Der Bezug zur schwelenden Wut läßt diese Arznei Furunkel, die nicht reifen wollen, aufbrechen und eine Menge stinkenden Eiters entleeren. (Vergl. Silicea und Myristica sebifera).
Um geistig arbeiten zu können, bedient sich der Hepar-Anwärter gerne der Weinflasche.

Opium oder **Papaver somniferum** – der *Schlafmohn,* kann versucht werden bei Halluzinationen von Trunksüchtigen. Aufgrund seiner großen Ähnlichkeit zu schockähnlichen Zuständen, wirkt es in potenzierter Form oft als Blockadebrecher und kann mitunter suchtauslösende ursächliche Zusammenhänge und Hintergründe aufdecken helfen. Opium in potenzierter Form können Menschen benötigen, die sich nach einer Kränkung betrinken und nahe an ihren Tränen sind. GALLAVARDIN schreibt:

»Während der Trunkenheit sehr heiter oder stumpfsinnig oder schläfrig, ist das erstere der Fall, so paßt das Mittel bei Weintrinkern, in den beiden anderen Fällen bei denjenigen, die sich mit Obstwein, Bier, Korn- oder Kartoffelschnaps betrinken.«

Selenium – das Element *Selen,* kommt infrage für senile Männer mit vergrößerter Vorsteherdrüse *(Prostatahypertrophie)* und geilen Vorstellungen bei verminderter Erektionskraft sowie bei Frauen, die sich jeweils vor der Periode dem Trunk ergeben.

Spigelia – das *Wurmkraut,* paßt vor allem zu Menschen mit Neigung zu periodisch auftretender Migräne oder Trigeminusneuralgie, welche überwiegend die linke Kopfseite befällt, oft in Verbindung mit Herzbeschwerden.

Staphisagria – der *Rittersporn,* ist ein hitziger Heißsporn, der in früheren Zeiten wegen einer Beleidigung sofort den Fehdehandschuh warf. Folgen von Ärger und Empörung mit darauffolgenden Magenschmerzen sind sehr typisch für diese Arznei. Das Mittel ähnelt diesbezüglich ein wenig Colocynthis und die beiden können gut nebeneinander gegeben werden, wenn es um Koliken durch Ärger geht. Staphisagria ist ein geborener Sexualneurotiker, der seine unterdrückte Wut in sadomasochistischen Praktiken ausleben kann.

Frauen, die an häufigen Blasenentzündungen und heftigem Harndrang nach Geschlechtsverkehr leiden, erfahren eine Normalisierung dieser Beschwerde durch den Rittersporn.

Männer können an Prostataentzündung und -vergrößerung leiden. Es kann sich um verheiratete Männer handeln, die ständig fremdgehen, oder um Junggesellen, die dazu neigen, ihre Geliebten häufig zu wechseln und kein Verlangen zeigen, jemals zu heiraten. Es besteht ein starker Hang zur Masturbation. GALLAVARDIN berichtet von einer Mutter, die ihn wegen ihres Sohnes konsultierte, der einen etwas liederlichen Lebenswandel führte und partout keine Neigung zeigte, sich zu verehelichen. Auf Staphisagria in einer C 200 und nach einiger Zeit noch in C 10 000, verließ er seine Geliebte und heiratete – es wird nicht ausgesprochen – offenbar eine andere.

Das Mittel paßt zu Trinkern und Rauchern, welche der angeführten Symptomatik entsprechen und glauben, ihren heruntergekommenen Allgemeinzustand durch die Einverleibung von Spirituosen wieder aufmöbeln zu können (ähnlich Conium). Im allgemeinen haben sie es mehr mit den etwas »weicheren Sachen«, Likören, Portwein (ähnlich dem lichtlosen Magnesium carbonicum-Menschen), Longdrinks. Ihre traurige hypochondrische Selbstbemitleidung vor und nach alkoholischen Exzessen, kann sich bis zum Verfolgungswahn steigern.

So wie das Mittel gegen seelische Schnittwunden hilft, so vorzüglich hilft Staphisagria auch gegen jedwede Art körperlicher Schnittwunden, vor allem nach Operationen.

Sulphuricum acidum – *Schwefelsäure,* ist ein sehr gutes Mittel gegen Sodbrennen und Schluckauf bei Trinkern. Es war des großen ADOLF VOEGELIS Paradeemittel, um Neulingen der Homöopathie die Wirksamkeit einer zweihundertsten Potenz zu demonstrieren, da es bei gut der Hälfte aller Menschen, die an häufigem Sodbrennen leiden, sofortige Hilfe bringt. Voegeli löste deshalb ein einziges Kügelchen des Mittels in einem Krug Wasser auf, den er dann – meist nach dem Mittagessen bei einem seiner Seminare – die Runde unter jenen Teilnehmern machen lies, die über Sodbrennen klagten. Ein paar waren immer dabei und tatsächlich erfuhren sofort einige von ihnen Befreiung von ihrer Beschwerde.

Da der Säurespiegel bei notorischen Trinkern ansteigt, ist es einleuchtend, daß die potenzierte Schwefelsäure diesbezüglich helfen kann. Eine Schwäche des Magen-Darmtrakts ist auffallend, so wie sie charakteristisch für alle

Säuren ist. Der Patient ist extrem ungeduldig und von innerer Hast getrieben, was vor allem beim Schreiben zum Ausdruck kommt. Die äußerliche Hektik verhindert, daß unterdrückte Konflikte zutage treten können. Bisweilen macht sich das in einem Gefühl inneren Zitterns bemerkbar. Ähnlich Lachesis holen sich solche Menschen ständig irgendwo blaue Flecken. Sie sind gleichsam »mit sich selbst geschlagen«.

Das Mittel kann hilfreich sein bei Blutungen des Augenhintergrunds nach einer Schlägerei oder bei Kopfschmerzen infolge einer Gehirnerschütterung, wenngleich wir hierfür in Heilstoffen wie Arnica, Hypericum, Natrium muriaticum und Natrium sulfuricum ungleich größere Arzneien zur Verfügung haben. Bei Folgen von Quetschungen mit Blutergüssen *(Ekchymosen)* und schwärzlichen Sickerblutungen kommt es jedoch Arnica in der Wirkung nahe.

Ähnlich Asarum ist das Verlangen nach Alkohol stark ausgeprägt.

Diese Arznei kann darüber hinaus angezeigt sein bei klimakterischen Hitzewallungen. In Träumen von Tieren drückt sich das Verlangen aus, mit der inneren Kraft wieder in Beziehung zu treten. (Man vergleiche die Schamanenlehre von den »Krafttieren«).

Bier für's Gemüt, weil's so gemütlich ist

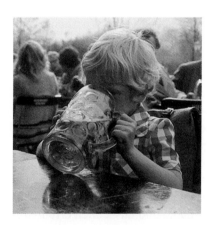

Biertrinker sind in der Regel gemütliche Leute. Bier beruhigt durch seinen hohen Anteil an *Hopfen,* der an sich schon ein – allerdings mehr phytotherapeutischer als homöopathischer – Heilstoff mit einem eigenen Arzneimittelbild unter der Bezeichnung **Lupulus-Humulus** ist.

Die ersten Biere wurden bereits vor rund zehntausend Jahren gebraut. In frühen Zeiten wurden zudem eine Reihe psychedelischer Biere hergestellt, welche beruhigend auf das Gemüt und Nervensystem einwirkten und einer beschaulichen Lebensart und meditativen Grundhaltung des Menschen dienten, wenn sie in Maßen, zum richtigen Zeitpunkt und ritualisiert gebraucht wurden.

Da ein friedfertiges Gemüt jedoch militanten Interessen eines Staates zuwiderläuft, wurden diese Biere mit Beginn des 16. Jahrhunderts wieder aus dem Verkehr gezogen.

Das sogenannte Reinheitsgesetz von 1516 besagte, daß Bier lediglich aus Wasser, Malz und Hopfen sowie dem Zusatz von Bierhefe gebraut werden darf:

»Mit diesem Reinheitsgebot wurde aber in Wirklichkeit der Gebrauch von psychedelischen, erregenden, aphrodisischen, tonisierenden und medizinischen Zusätzen zum Bier verboten. Das Reinheitsgebot ist also nicht nur die erste lebensmittelrechtliche Verordnung, es ist auch das erste Drogengesetz westlicher Machart.«[74]

Kirche und Staat bestimmten, daß Malz und Hopfen sowie der Alkohol – besonders in der Form von Wein – christliche Drogen seien und alles andere als »heidnische Götterpflanzen« zu verdammen sei. Also wurden diese fortan aus dem Bier verbannt.

Durch Alkohol wird der Mensch leichter lenkbar, denn dieser Stoff überprägt den Eigenwillen und es kam Kirche und Staat immer schon entgegen, wenn das Volk sich in einer Art chronischer Verdummungstrance befand und möglichst nicht gegen die Gebote der Obrigkeit aufbegehrte.

Der Ethnobotaniker und Altamerikanist CHRISTIAN RÄTSCH weist darauf hin, daß dieses Reinheitsgebot als ein frühneuzeitlicher Schachzug der Christen gegen die letzten Heiden anzusehen sei. So betrachtet wäre es also auch kein Zufall, daß diese Bestimmung in die Hochzeit der Hexenverfolgungen fiel.

Den »christlichen Bieren« hingegen wurden so klangvolle Namen beigegeben wie *Salvator*, was soviel heißt wie »Retter, Erlöser, Heiland« oder *Curator* – der »Heiler«, was ein Versprechen darstellt, das nicht eingehalten werden kann. Genau genommen darf nämlich nach dem Heilmittelgesetz ein Lebensmittel nicht mit Heilversprechen beworben werden. Mit Hilfe dieser

---

[74] RÄTSCH, CHRISTIAN: *Urbock, Bier jenseits von Hopfen und Malz. Von den Zaubertränken der Götter zu den psychedelischen Bieren der Zukunft*, S. 7, AT Verlag, Aarau, Schweiz, 1996.

Verordnung wird all jenen Menschen das Leben schwer gemacht, die bestimmte Nahrungsergänzungsmittel anbieten und diese mit Aussagen bewerben, die auch nur den Hauch eines Anscheins erwecken, als würden hierdurch Selbstheilungskräfte eines Organismus stimuliert werden.

Nun bestimmt natürlich auch beim Bier das rechte Maß, ob dieses, wenn auch nicht heilend, so doch wenigstens besänftigend und schlaffördernd sein kann. Mehr als höchstens »eine Maß« wird nun aber eher den Geist abstumpfen und auf lange Sicht eine zunehmende Verblödung fördern. Was Bier schlimmstenfalls bewirken kann, können wir zu später Stunde oder besser, im frühen Morgengrauen, auf der Münchner Oktoberfestwiese beobachten, wenn Volltrunkene grölend durch die Straßen ziehen, mit stierem Blick vor leeren Maßkrügen sitzen oder sich lallend auf dem Boden wälzen. Wer also zum gewohnheitsmäßigen Biertrinker wird, dem stumpfen die Sinne ab und ihm sollte geholfen werden – so er das will.

Nach diesem kurzen Exkurs in die Geschichte des Bieres, wollen wir jetzt jene Mittel mehr oder weniger eingehend ansprechen, die der Trunksucht im allgemeinen und dem Verlangen nach Bier im besonderen, eine günstige Wende geben können und da stoßen wir zu allererst auf das Hauptmittel gegen nicht vererbliche Trunksucht sowie deren Folgen, nämlich **Nux vomica.** Die *Brechnuß* oder »Krähenaugen«, wie die Samen des Strychnos-Baumes auch genannt werden, gleichen in ihren pfenniggroßen Abmessungen mit der kleinen Erhebung in der Mitte, dem Aussehen von Vogelaugen, was zu dieser Namensgebung führte.

Nun habe ich in meinen sämtlichen Büchern diese überragende Arznei aus jeweils anderer Perspektive und in ihren vielen Aspekten bereits eingehend beschrieben, sodaß ich hier nur einige wesentliche Angaben machen werde.

Der Workaholiker – Nux vomica

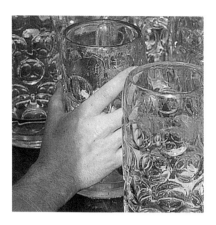

In diesem Polychrest haben wir ein Hauptmittel für viele Süchte, da seine geprüften Symptome mit vielen Auswirkungen von Drogen, vom Alkohol, über das Rauchen bis hin zur Tablettensucht, übereinstimmen. Diesbezüglich sind an erster Stelle jedoch nicht einmal die sogenannten harten Drogen zu nennen, sondern vor allem und leider Gottes, chemische Arzneimittel, die ja eigentlich der Heilung dienen sollten. Da diese aber in ihren wesentlichen Bestandteilen aus Kohlenstoffmolekülen nebst Anhängseln in lediglich unterschiedlicher Anordnung bestehen und somit der *vita* – also der lebendigen geistdurchwirkten Matrix – entbehren, kann auch keine Heilung, sondern lediglich eine Symptomunterdrückung oder -verschiebung durch sie induziert werden. Der »Nebenwirkungen« sind denn auch viele, weswegen »der Arzt oder Apotheker zu fragen« sei.

Eine Apotheke ist – so wir das Wort genau übersetzen – »ein Ort zum Wegstellen« und Aufbewahren von Arzneimitteln. Würde ein Apotheker aber all die chemischen Mittel, die der heutige Arzt verschreibt, »wegstellen«, dann könnte er – zumindest heutzutage – nicht von dem leben, was ihm danach zum Verkauf übrig bleibt. Was soll er also machen, wenn ein Kunde ihn nach einem bestimmten Pharmakon chemischer Provenienz befragt? Noch immer werden die Gefahren der »Nebenwirkungen« weitgehend heruntergespielt. Wer hat schon den Mut jenes Arztes, der vor Jahren auf einem Kongreß zugab, daß zwei Drittel aller Dialyse-Patienten an der künstlichen Niere hängen, weil sie über längere Zeit schmerzlindernde Mittel *(Analgetica)* eingenommen hatten.

TRINKEN

Wir kennen so etwas unter dem Begriff »Tabletten-Sucht«. Bei dieser Art von Suche bleibt der Patient an Mitteln hängen, die seinen Schmerz unterdrücken, weil er weder das Verständnis dafür aufbringt, noch den Mut hat, seiner dahinterliegenden Seelenpein zu begegnen und etwas sehr Wesentliches an seinem Leben zu verändern.

Nebenwirkungen chemischer Arzneimittel können Symptome erzeugen, die in ihren Erscheinungen denen des Nux vomica-Arzneibildes sehr ähnlich sind. Wenn wir darüber nachdenken, daß das aus der Brechnuß gewonnene Strychnin Grundlage für die Herstellung von Rattengift ist, wird auch einleuchten, daß hier – ganz allgemein – eine Ähnlichkeit zu Symptomen vorliegt, wie sie durch ein Zuviel an chemischen Noxen ausgelöst werden können, wie z.B. Kopfschmerzen (Nux vomica* dreiwertig), Drehschwindel (Nux vomica* dreiwertig), tetanische Krämpfe (Nux vomica* dreiwertig), Magenschmerzen (Nux vomica* dreiwertig), Übelkeit und Erbrechen (Nux vomica* dreiwertig), Verstopfung (Nux vomica* dreiwertig) und anderes mehr.

Nun wird ja die Chemie heutzutage nicht mehr verstanden als das, was das Wort in seiner griechischen Urbedeutung als *chymeia* aussagt, nämlich: »die Kunst der Metallverwandlung«. Auch die von den Alchimisten noch wörtlich genommene und bis in die lebendigen Seinstiefen hinein vollzogene »Lehre von den Eigenschaften und der Umwandlung der Stoffe«, wird heutzutage auf weiter Flur so nicht mehr wahrgemacht. Rühmliche Ausnahmen einzelner spagyrischer Arzneimittelhersteller bestätigen noch nicht einmal die Regel, weil die Kunst der Umwandlung der Elemente von dem einen in ein anderes, heute nur von wenigen, wohlweislich im Verborgenen lebenden Eingeweihten, beherrscht wird. Also wird die Alchymie zum mehr oder weniger kümmerlichen Vorläufer der Chemie erklärt, wo es doch eigentlich genau umgekehrt ist, daß nämlich die heutige entseelte Chemie eher ein lediglich auf das Stoffliche bezogenes Anhängsel der ehemals allumfassenden Alchimie ist.

Aufgrund des Symptoms vor allem morgendlicher Übelkeit, kann Nux vomica ganz allgemein zum hervorragenden »Kater-Mittel« nach einer durchzechten Nacht erklärt werden.

Wenn es allerdings darum geht, einer echten Trunksucht zu begegnen, beachte man, daß dem Mittel umso größere Chancen auf Erfolg zukommen, je mehr zum ursprünglichen Arzneimittelbild der Brechnuß gehörige Symptome vorhanden sind, bzw. wenn sich das Charakterbild des betreffenden Menschen mit dem Genius von Nux vomica einigermaßen zur Deckung bringen läßt. Hier also nur noch einige wesentliche und besonders typische Merkmale einer Nux vomica-Persönlichkeit, soweit sie den Hang zur Trunksucht betreffen:

Nux vomica ist ein Arbeitstier und ein Allestrinker. Er verkonsumiert Bier genauso wie Schnäpse, Likör, Whisky, Brandy, Rum, Absinth und Wein in allen Spielarten. Hauptsache das Getränk enthält Alkohol.

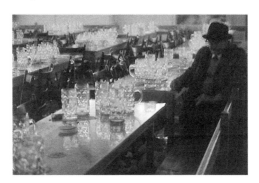

Die überwiegende Mehrzahl solcher Patienten finden wir unter dem männlichen Geschlecht und hier in fast allen Berufszweigen. Es kann sich aber auch um etwas virile Frauen mit »Haaren auf den Zähnen« handeln. Es gibt Frauen, die sich während einer Schwangerschaft dem Trunk ergeben, weil sie sich durch ein unerwünschtes Kind aus ihrer bisherigen Lebensplanung gerissen fühlen. Nux vomica finden wir in einem Büro als pflichtbewußten, subalternen Angestellten, der – peinlich genau in Kleinigkeiten – Berge von Akten aufarbeitet, wie auch als selbständigen Manager, der sich ebenfalls »zuviel aufhalst«, immer beschäftigt ist, in Eile, verkrampft, ein auf Leistung bedachter, ehrgeiziger »Macher« mit Sehnsucht nach Ruhe, die er nicht erträgt, wenn er sie dann endlich einmal haben könnte.

Täglicher Streß, viele Telephonate, Ärger mit Kunden und Aufregungen durch Mißerfolge im Geschäft oder den Wettlauf mit der Konkurrenz lassen Mr. Nux kompensatorisch zur Flasche greifen, woraus bald eine Gewohnheit werden kann. Besonders wenn er des abends zur »Zerstreuung« mit Freunden oder Geschäftspartnern in einer Kneipe landet und angeberisch »eine Runde schmeißt« oder in einer Disco auf dem »Aufriß« landet.

Nux vomica ist freigiebig gegenüber Fremden und läßt dafür die eigene Familie darben – so er eine hat. Es kann sich um Menschen handeln, die

»Haus und Hof versaufen« oder in der Spielbank alles verlieren. (Die Hauptmittel gegen Spekulations- und Wettsucht stehen im Eros-Buch unter der Todsünde der Trägheit).

GALLAVARDIN bezeichnet die trunksuchtgefährdeten Nux vomica-Typen als »Spitzbuben und hinterlistige Menschen, ... die nicht die Geselligkeit, aber die Familie fliehen.«

Der Nux vomica-Mann nimmt es mit der Liebe nicht so genau und hält sich mitunter mehrere Geliebte, wenn seine finanzielle Situation es ihm erlaubt. Er ist der geborene »One-Night-Stand-Man«. Drohenden Ermüdungserscheinungen wird mit Aufputschmitteln, wie Tabletten und Kaffee, begegnet. Anderntags muß er sich möglicherweise übergeben oder er leidet zumindest an beständigem Aufstoßen und Magenschmerzen. Verliert er seine Arbeitsstelle so kann ihn das noch schneller in die Arme der Trunksucht treiben.

Nux vomica ist von Natur aus streitsüchtig und auch durchaus zu einer Gewalttat fähig, besonders wenn er unter geistigem Dauerstreß lebt. Vor Jahren las ich in einer Zeitungsnotiz von einem Studenten, der sich kurz vor dem Staatsexamen befand und der auf einen an der Straßenbahn wartenden Bürger mit dem Messer losgegangen war und ihn erstochen hatte. Ohne einer übermäßigen Spekulationssucht bezichtigt zu werden, glaube ich sagen zu können, daß so etwas nicht passiert wäre, wenn der Mann rechtzeitig Nux vomica erhalten hätte.

Als ob er irgendetwas ihn Belastendes von sich geben möchte, können wir den Nux vomica-Menschen hin und wieder beim Ausspucken beobachten. Wenn sie sich im nüchternen Zustand weitgehend »zusammen-nehmen« und nur fluchen, so neigen sie im trunkenen Zustand zu heftigen Ausbrüchen von Zorn, werden beleidigend, brechen bisweilen auch weinend in sich zusammen, wobei sich der ganze Jammer allzu angespannter Tage entlädt. In ähnlicher Weise entlädt sich dann des nachts auch die sexuelle Energie in Form unwillkürlicher Ergüsse oder es kommt zu jener Form frühzeitiger Impotenz, bei der die Erektion vor dem Vollzug in sich zusammenfällt. Eifersucht sowie neidisches Verhalten sind an der Tagesordnung.

Widerspruch wird überhaupt nicht vertragen. Nux vomica will Recht behalten und kämpft verbissen um jede Kleinigkeit. Sitzt er des abends zu Hause bei der Familie im Lehnstuhl oder vor dem Fernseher, so kann es sein, daß er vor lauter Erschöpfung einschläft – oder aber: das sich drehende Gedankenkarussell läßt ihn überhaupt nicht einschlafen.

Nux vomica kann ungeheuer viel essen, ohne dabei dick zu werden. Er »verträgt« das alles, will sagen, er setzt die aufgenommene Materie in Form von Nahrung ungeheuer schnell wieder in Energie um. Allerdings liegt ihm das Essen oft »wie ein Stein« im Magen. So kann Nux vomica also auch ähnlich **Ipecacuanha** – der *brasilianischen Brechwurzel,* ein gutes Mittel bei Folgen von übermäßiger Völlerei anläßlich eines Festessens sein.

Die Leber ist bei einem Menschen vom Typus Nux vomica immer angegriffen: Ständiger Ärger plus Alkohol sind ihr einfach zuviel. Das Pfortadersystem kommt mit dem Nahrungsangebot nicht zurecht und so kommt es zum Rückstau, der sich in Form von Hämorrhoiden bemerkbar macht.

INTERMEZZO

Der Bissen im Hals

Einen recht verzwickten Nux vomica-Fall hatte ich vor Jahren zu lösen. Das Mittel war schwer zu erkennen, weil der Mann, der stets in Begleitung seiner Frau in der Sprechstunde erschien, einen äußerst ruhigen und gefaßten Eindruck machte. Für die Mediziner war er »ein hochinteressanter Fall«, ohne daß ihn auch nur einer hätte von seinen Qualen erlösen können.

Der Mann litt an einer Verengung der Speiseröhre – im Mediziner-Latein: *Ösophagusstriktur.* Er konnte angeblich nur noch Flüssigkeiten schlucken. Für eine »halbe Bier« bräuchte er nach Aussage seiner Frau zwei Stunden. Daß die Frau von Bier sprach, hätte mich stutzig machen und zu weiteren Fragen anregen sollen. Tat es aber nicht. Auch eine Mitteilung über den hohen Blutdruck des Mannes konnte ich nicht auf Anhieb richtig verwerten.

Vor Jahren war ihm »ein Bissen im Hals steckengeblieben«, seitdem hätte er diese Beschwerde. Man hatte einen Luftröhrenschnitt gemacht, da er zu ersticken drohte und so blieb ich zunächst an den Verletzungsfolge- und Schockmitteln, wie Arnica und Opium, hängen. Daß diese Vorstellung falsch war, merkte ich daran, daß diese Arzneien nicht das geringste bewirkten. Die Idee war auch deshalb verlockend gewesen, weil mir berichtet wurde, der Mann sei als Baby im Geburtskanal steckengeblieben. Das hätte ihm die Luft weggenommen.

Auch mit der Rubrik FESTE SPEISEN ERREICHEN EINEN BESTIMMTEN PUNKT UND WERDEN HEFTIG WIEDER AUSGESTOSSEN (III,283), welche als einzige Arznei höchst verlockend das dreiwertige **Natrium muriaticum*** anbietet, kam ich nicht um das Geringste weiter.

Erst als ich diesen Mann nach Wochen, anläßlich eines Telephonats mit seiner Frau, im Hintergrund brüllen hörte, ging mir ein Licht auf. Da er sich außer Sichtweite fühlte, ging er aus sich heraus und zeigte sein wahres Gesicht – ohne daß ich seiner ansichtig wurde. Die Frau redete davon, daß der Mann soviel Bier trinke – sechs bis acht Flaschen pro Tag – er hänge praktisch mit seinem Strohhalm daran, wie ein Kleinkind an der Nuckelflasche – was er heftig zu dementieren versuchte – da war alles klar. Nux vomica in ansteigenden LM-Potenzen normalisierte den Blutdruck und heilte ihn innerhalb einiger Wochen vollständig aus. Bereits nach ein paar Tagen rief mich der Mann zum ersten Mal selbst an und berichtete, es käme »eine Unmenge Schleim heraus« und er fühle sich insgesamt wesentlich ruhiger.

Eine nachträgliche Überprüfung der Rubriken SCHLUCKEN ERSCHWERT (III,283) sowie SCHLUCKEN UNMÖGLICH (III,284) ergibt, daß unsere Arznei in beiden Rubriken drei- und zweiwertig vertreten ist.[75]

Mitteilenswert ist, was GALLAVARDIN über die Wirkungen von Nux vomica schreibt, wenn man es einem Säufer – (Anm.: oder auch einem ganz normalen Partygast) – in der hohen Potenz einer C200 eingibt, bevor er damit beginnt zu trinken. Er verträgt nämlich um ein Vielfaches mehr, was ich aus eigener Erfahrung bestätigen kann.

Gallavardin schreibt:

»Unter dem Einfluß von Nux vomica kann ein Trinker, den sonst schon ein Glas Wein betrunken machte, mehrere Glas Wein trinken, ohne betrunken zu werden; ein anderer, der erst durch zwei Flaschen Wein berauscht wurde, wird es schon durch ein Glas des gleichen Weins, den er jetzt nicht mehr vertragen kann. Bei dem einen Trinker, der die Arznei ohne sein Wissen bekommen hat, vergeht der Durst, der ihn zum Weintrinken verleitete, bei einem andern entsteht ein solcher Widerwille gegen das Getränk, daß er nur noch klares Wasser oder Zuckerwasser trinken mag. Ein dritter wird keine Änderung seines Charakters zeigen, wenn seine Trunksucht aufhört, während ein vierter auch seine Eifersucht, seine Reizbarkeit und seinen Jähzorn verliert und seiner Frau und seinen Kindern gegenüber liebenswürdiger und gefälliger wird. All das zeigt die zahlreichen individuell verschiedenen Charakteränderungen, die sich täglich ereignen, sei es weil die Trunksucht als solche aufhört, sei es als Wirkung der verordneten Arzneimittel.«[76]

---

[75] Wer diesen Fall, der nicht einer gewissen Komik entbehrt, in ausführlicher Form nacharbeiten will, studiere die »Langfassung« in *Homöopathie das kosmische Heilgesetz*, S. 530 ff.

[76] *Homöopathische Beeinflussung von Charakter, Trunksucht und Sexualtrieb*, S. 50.

Vor vielen Jahren wurde ich zu einer jungen Frau gerufen, die sich mit Haschisch berauscht und gleichzeitig reichlich Wein zu sich genommen hatte, obwohl man ihr dringend davon abgeraten hatte. Diese Frau war Pfälzerin und also an das Weintrinken gewöhnt. Sie glaubte das auszuhalten, unterschätzte aber das Zusammenwirken der beiden miteinander unverträglichen Drogen. Sie kippte einfach um und verdrehte die Augen. Als wir gerade im Begriff standen, den Notarzt anzurufen, kam mir die Idee, ihr ein Kügelchen Nux vomica auf die Zunge des manuell geöffneten Mundes zu legen. Etwa eine Minute später kam die Frau wieder zu sich und sagte, von dem Augenblick an, als sie dieses Kügelchen auf der Zunge gespürt habe, hätte sie gefühlt, daß sie allmählich wieder Kontrolle über ihren Körper erlangen würde. Sie war dann relativ schnell wieder guter Dinge.

Ich selbst erinnere mich eines Termins bei einem mir befreundeten Zahnarzt, der mir einen Weisheitszahn ziehen sollte. Um die Wirkung des Anästheticums zu kompensieren, hatte ich mir Nux vomica in C200 mitgenommen. Dummerweise nahm ich das Mittel vor und nicht nach dem Eingriff ein. Normalerweise wirken Spritzen derart stark bei mir, daß ich mit der Hälfte der sonst für solche Eingriffe notwendigen Menge auskomme. Diesmal wunderten wir uns beide, warum die Spritze keine Wirkung zeigte. Mein Freund mußte dreimal nachspritzen, um die Wirkung eines einzigen Globulus der »Krähenaugen« aufzuheben.

Suchen wir nun in der KENT-Rubrik VERLANGEN NACH BIER nach weiteren dreiwertigen Arzneien, so stoßen wir, außer auf Nux vomica, nur noch auf zwei dreiwertige Mittel, nämlich auf **Aconit*** und **Sulphur***.

Das hauptsächlich bei akuten Fällen gefragte Aconit wird wohl seltener zum Einsatz kommen, wenn es um Alkoholismus geht, es sei denn, daß außerordentliche Ängste, wie eine Angst vor dem Tod oder die Wahnvorstellung, daß er verrückt würde, dieses Mittel anzeigen. Wird ein Sulphur-Alkoholiker mit diesem Mittel behandelt und tauchen plötzlich Ängste bei ihm auf, so ist Aconit allerdings die ideale Ergänzung.

Sulphur paßt gut zu Menschen, die sich heimlich betrinken und Flaschen in irgendwelchen Schränken verstecken. Der Sulphur-Charakter gleitet leicht ab in Regionen des etwas Liederlichen. Zur Trunksucht neigende »Sulphuriker« sind pflichtvergessen und schlafen bis lang in den Tag hinein. Auffallend ist bei ihnen, daß ihre geistige Wendigkeit während des Stadiums der Trunkenheit zunimmt. Wie wir weiter oben besprochen haben, neigt Sulphur zur Korpulenz. Macht er einen sanftmütigen Eindruck im nüchternen Zustand, so wird er im Rausch schnell brutal. Trinkt ein Sulphur-Mensch, so stellen wir fast automatisch fest, daß er auch neidisch, mißtrauisch und leichtsinnig ist und bisweilen sogar stiehlt und lügt. Mit Geld kann er nicht gut umgehen, ist zu verschwenderisch, wenn er darüber verfügt, und zeigt danach wieder Züge von Geiz.

Picken wir noch ein paar der zweiwertigen Mittel aus dieser »Bier-Rubrik« heraus, die vielleicht häufiger gebraucht werden könnten:

Belladonna – die *Tollkirsche,* kann, im Gegensatz zu Aconit, zum Einsatz kommen bei Menschen mit zornigem Gemüt, die schnell rot anlaufen und im Zustand der Volltrunkenheit ins Delirium verfallen und weiße Mäuse, Ungeheuer und Geister sehen.

Bryonia – die *weiße Zaunrübe,* haben wir schon weiter vorne ziemlich ausführlich besprochen. Außer Bier trinken sie auch gerne Cognak und Wein. Sie ertränken damit ihre ständige Angst vor geschäftlichen Mißerfolgen und vor der Zukunft.

Der Märtyrer – Causticum Hahnemanni

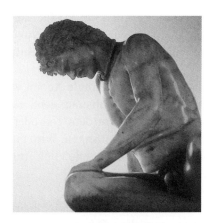

Causticum – der Ätzstoff Hahnemanns, entsteht durch komplizierte Brenn- und Destillationsprozesse aus dem Ausgangsstoff des Carrara-Marmors. Marmor ist ein metamorphes Gestein, dessen Grundsubstanz aus Milliarden von Kalkpanzern kleiner Schalentiere des Meeres besteht. Die Erfahrungen vegetativen Lebens und Sterbens sind dem Marmor immanent. Causticum hat also eine innige Beziehung zum Tod und paßt zu Märtyrer-Typen, die aus Sympathie und einem ausgeprägten Sinn für Gerechtigkeit für andere auf die Barrikaden gehen. Viele von ihnen sind vom Leben ausgelaugt und vor Kummer und Gewissensängsten innerlich wie verätzt und fangen deshalb an, zu trinken oder sich eigenwilligen Sexualpraktiken, wie dem Analverkehr, hinzugeben. »Alte Männer stellen jungen Mädchen nach« – dieser Satz meines verehrten Lehrers ADOLF VOEGELI ist mir noch in lebendiger Erinnerung.

Eine Trias von häufig auftretenden Kehlkopf- und Rachenentzündungen unter Beteiligung der Stimmbänder *(Laryngitis* und *Pharyngitis)* mit ständiger Neigung zur Heiserkeit, von Blasen- und Harnröhrenentzündungen *(Cystitis* und *Urethritis)* sowie von Ekzemen, läßt uns an Causticum denken. Sodann hat sich dieser Heilstoff einen Namen gemacht bei der Behandlung von langsam auftretenden Lähmungserscheinungen aller Art, von der *Facialis*lähmung nach Unterkühlung, bis hin zur psychischen Handlungslähme sowie beginnender Taubheit der Extremitäten, bei *Multipler Sklerose,* so sich diese noch in einem Anfangsstadium befindet.

Das Mittel paßt zu älteren Menschen, eventuell mit marmorierter, gelblicher Haut, in unscheinbarer Kleidung, die aus Kummer über ihr Leben zu trinken anfangen. Dem typischen Causticum-Patienten können wir bisweilen im Altenheim oder Obdachlosenasyl begegnen, aber das ist natürlich keine Bedingung. Die Wunden des Causticum-Menschen liegen meist weit zurück in der Kindheit oder werden durch anhaltende Sorgen und Verhärmung erzeugt.

Kinder, welche ähnlich **Phosphoricum acidum*,** das Bett im ersten Schlaf einnässen und die stets die Schlafzimmertüre einen Spalt weit geöffnet haben müssen, um den Kontakt zu den Eltern nicht zu verlieren, Kinder, die stottern, sind eventuell Anwärter auf diese Arznei. Wenn sie darüber hinaus ein starkes Verlangen nach Rauchfleisch (ähnlich Calcium phosphoricum und Tuberculinum) und salzigen Sachen sowie eine Abneigung gegen Süßigkeiten haben, ist das ein weiteres Indiz für das Mittel.
Ich habe diese großartige Arznei in meinen anderen Büchern aus jeweils unterschiedlichen Aspekten beschrieben, sodaß ich mich hier auf das Allernotwendigste beschränke.

Cocculus – die *indischen Kockelskörner,* sind eine zweiwertige Arznei mit Verlangen nach Bier. Auch der Cocculus-Patient geht oftmals auf »Helfertrip«, um den eigenen Problemen aus dem Weg zu gehen. Man wird das Mittel in Erwägung ziehen, wenn dem Patienten bei Bewegung stets übel wird, sodaß er sich zu übergeben droht. Die Übelkeit von Cocculus macht sich vor allem bemerkbar bei passiven Bewegungen, denen solche Menschen ausgesetzt sind, auch wenn sie nicht betrunken sind, also wenn sie im Auto gefahren werden oder sich auf einer Schiffsreise befinden. Cocculus ist das wohl populärste Mittel bei Seekrankheit. Es hilft darüber hinaus bei Schlaflosigkeit, die sich eingestellt hat durch häufige Nachtwachen. Es ist das ideale Mittel für Krankenschwestern, die einem ständigen Wechsel von Nachtwachen und Tagesdienst ausgesetzt sind. Fallen sie in Schlaf, so können sie davon träumen, daß ihnen die Zähne ausfallen, was darauf hindeutet, daß es ihnen an Energie fehlt, um sich im Leben besser »durchzubeißen«. Das Mittel kann auch angezeigt sein bei profusen, schmerzhaften Blutungen während der Menses, wenn diese Anomalien nach einem gravierenden Kummer einsetzen.

Mercurius solubilis – das *Quecksilber,* ein schwer zu erfassender Typus Mensch. Im Hintergrund spukt das syphilitische Miasma in der Seele dieser ziemlich haltlosen Spielernaturen herum, die einen Hang zum Exhibitionismus zeigen und bald verschwenderisch, dann wieder geizig erscheinen. In seiner ständigen Unzufriedenheit mit sich selbst, scheint der merkuriale Mensch Unterstützung von anderen zu brauchen.

Häufige Darmverstimmungen, verursacht durch Ängste (Schiß!) und eine Verpilzung der Därme (vergl. Sulphur), mit ruhrartigen Stühlen und Stuhlzwang *(Tenesmus)* sowie daraus resultierende Mundschleimhautentzündungen mit Bläschen *(Aphthen),* bis hin zu *skorbut*artiger Mundfäule, können auf diesen Heilstoff verweisen. Man studiere das Mittel sorgfältig in den großen Arzneimittellehren, wie z.B. dem 10-bändigen Clarke.

Petroleum – das *Steinöl,* kann eine wichtige Arznei sein für Trinker, deren Persönlichkeit zu schwach ist, als daß sie einer Einladung zum Trinken widerstehen könnten. Vor allem in betrunkenem Zustand können sie sich nicht von einem einmal angeschlagenen Thema lösen, denn sie können auch unter Alkohol keine Lösungen ihrer Probleme erkennen. Petroleum kann in die Wahnidee verfallen, er habe sich zerteilt, denn er erlebt einzelne seiner Glieder als seien sie doppelt.

Das Steinöl zeigt gewisse Ähnlichkeiten zu Graphit, was die Symptomatik der Haut angeht: trockener, lederartiger Grundcharakter der Haut, Ekzeme an verschiedenen Körperpartien, wie Kopfhaut, Gehörgang, Nasenflügel, im

Schenkel- und Dammbereich sowie an den Extremitäten, vor allem aber rissige, schrundige Hände und Fingerspitzen, die besonders im Winter leicht bluten, während sie im Sommer abheilen, weisen in Richtung auf Petroleum. Anwärter auf diese Arznei sind emotional schnell aus der Fassung zu bringen und ihre Bestürzung nach jeder Art von Erregung hält lange an. Sie lassen sich ungern emotional berühren und zeigen das stellvertretend an der Hautoberfläche. Bei hartnäckigen Psoriasis-Fällen bewährt sich bisweilen Petroleum als gutes Zwischenmittel. Auch bei knackenden Gelenkköpfen und luxierten Kiefergelenken ist es schon mit Erfolg angewendet worden.

Der Petroleum-Bedürftige hängt der Einbildung nach, er müsse »sich beeilen, um seine Angelegenheiten zu ordnen« (WILLIAM BOERICKE), weil er bald aus dem Leben scheiden werde. Er ist schwach aber erfolgsbewußt und sehnt sich danach, bewundert zu werden. Das kann dazu führen, daß er ein gewisses »Potenzgehabe« an den Tag legt oder zum Raser auf der Autobahn wird.

Auch dieses Mittel hilft, ähnlich Cocculus, oft bei Seekrankheit und Übelkeit in Verbindung mit saurem Aufstoßen und Diarrhoe. Petroleum-Bedürftige müssen ständig etwas essen, um ihre Gastralgien ein wenig zu besänftigen, was an Anacardium und Sepia erinnert.

Der Vollständigkeit halber und zum Vergleich seien nachfolgend noch die weiteren zwei- und einwertigen Mittel mit eingebracht, wie sie Kent in dieser »Bier-Rubrik« anführt:

Mittel im 2. Grad	**Mittel im 1. Grad**
Belladonna	Agaricus – der *Fliegenpilz*
Bryonia	Aloe
Colocynthis	Ammonium carbonicum
Graphites	Arnica
Kalium bichromicum	Arsenicum album
Lachesis	Asarum europaeum
Natrium carbonicum	Caladium
Natrium muriaticum	Calcium carbonicum
Natrium sulfuricum	Camphora
Phellandrium aquaticum	Carboneum sulphuratum
Pulsatilla	Chelidonium
Rhus toxicodendron	China
Sabadilla	Coccus cacti
Spigelia	Cuprum

TRINKEN

Strontium carbonicum Digitalis
Manganum
Moschus
Natrium arsenicosum
Natrium phosphoricum
Opium
Phosphorus
Phosphoricum acidum
Psorinum
Sepia
Spongia tosta
Staphisagria
Stramonium
Tellurium
Zincum metallicum

Die KENTschen Angaben sind sehr präzise und man kann sicher davon ausgehen, daß einem in dieser Rubrik nur einwertig genanntem Mittel auch weniger Bedeutung zukommt, als den zweiwertigen. Auf der anderen Seite bitte ich den Leser, sich an jenen weiter vorne geschilderten Fall zu erinnern, in dem es mir gelang, einen Patienten, der mich ursprünglich wegen seiner Hyperhidrosis aufsuchte, nicht nur von seinen Schweißen zu befreien, sondern ihn gleichzeitig von seinem übermäßigen Hang nach »geistigen Getränken« wegzubringen, ohne daß ich von seiner Schwäche wußte und ohne daß dieses Mittel (Silicea) überhaupt in einer einzigen der Alkohol-Rubriken zu finden ist. Man sieht daran wieder einmal sehr schön, daß tatsächlich jeder Fall ganz individuell zu behandeln ist und daß diese Spezialrubriken in Sachen Spirituosen zwar mit beachtet werden sollen, wenn es bezüglich dieses Lasters um eine spezielle Vorliebe geht, daß sie aber niemals allein ausschlaggebend für eine Mittelwahl sein dürfen. Eben deshalb lag es mir am Herzen, zu den einzelnen hierfür häufiger zur Anwendung gelangenden Heilstoffen, längere oder kürzere Begleittexte mit einzubringen, die es vielleicht auch einem Laien ermöglichen, eine Arznei für sich zu erwählen.

Trotzdem möchte ich nicht versäumen, jene Lesern, die sich – zu Beginn ihrer Bemühungen um diese ebenso faszinierende wie bisweilen schwierige Heilkunst – das KENTsche Repertorium noch nicht leisten können oder wollen, hier mit den noch folgenden speziellen Unterrubriken zur Trunksucht andeutungsweise vertraut zu machen.

Brandy – weil's auf der Seele brennt

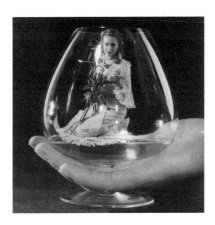

Die Mittel, die KENT hier im 3. Grad anführt, heißen wieder einmal **Nux vomica*** und **Opium***. Über beide Arzneien wurde schon ausführlicher berichtet. Zu Opium folgen auf Seite 340 im Buch, wenn es um die gesellschaftlich nicht akzeptierten Süchte geht, noch weitere Anmerkungen. Gliedern wir also die zwei- und einwertigen Arzneien für die Sucht nach Branntwein hier wieder wie gewohnt auf:

Mittel im 2. Grad:

Hepar sulphur
Petroleum
Phosphor
Selenium
Sepia
Spigelia
Staphisagria
Sulphur
Sulphuricum acidum

Mittel im 1. Grad:

Aconitum napellus – *Sturmhut*
Ailanthus glandul. – *Götterbaum*
Argentum nitricum
Arsenicum album
Arsenicum metallicum
Asterias rubens – *roter Seestern*
Bovista – der *Riesenbovist*
Bryonia – *weiße Zaunrübe*
Bufo rana – die *Erdkröte*
Calcium carbonicum
China – *Chinarindenbaum*
Cicuta virosa – *Wasserschierling*
Coca – *Cocastrauchblätter*
Cubeba – *Cubebenpfeffer*
Ferrum phosphoricum

TRINKEN

Lachesis
Moschus – *Sekret des Moschus-Tiers*
Muriaticum acidum – *Salzsäure*
Oleander – *mediterr. Oleander*
Pulsatilla – *Küchenschelle*
Stramonium – *Stechapfel*
Strontium carbonicum
Theridion – *Orangenspinne*

Wein – für Weinselige

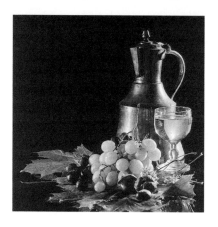

Der Wein diente schon den alten Griechen als Mittel zur Berauschung und Herstellung der religio mit dem Göttlichen. Anläßlich der Dionysien und Eleusinischen Mysterien kam es durch exzessiven Gebrauch des Weines zur ekstatischen und seligen Vereinigung mit dem Göttlichen. Entbehrt der Gebrauch des Weins des kultischen Rituals, so kann er gleichwohl noch zu Heiterkeit und guter Laune führen. Solange er in Maßen genossen wird, sorgt er für guten Humor und damit für ein gesundes Gleichgewicht der Körpersäfte. Die *humores* – das waren nach altgriechischer Lehre die Körpersäfte: Blut, Galle, Schleim (Lymphe). Davon wiederum leiten sich die verschiedenen Temperamente ab: der »leichtblütige« *Sanguiniker*[77], der hitzige *Choleriker*[78] und der schwerfällig-träge *Phlegmatiker*[79]. Unterdrückt der hitzige Chole-

---

[77] von lat.: *sanguis – inis* = »Blut«.
[78] von griech.: *Chole* = »Galle«.
[79] von griech.: *Phlegma* = »zäher, träger Schleim«.

riker seine Wut, so schlägt die Galle um in eine *melanos chole,* was soviel heißt wie »schwarze Galle« und somit haben wir das vierte Temperament der alten Griechen, nämlich den »schwarzgalligen« *Melan-choliker.*

Münzen wir das um auf Prüfungsbilder homöopathischer Mittel, so würde der Grundcharakter des Cholerikers etwa einem Mittel wie Nux vomica oder Hepar sulphur entsprechen. Der Melancholiker fände seine Entsprechungen in Natrium, Sepia oder Aurum. Einen Phlegmatiker erkennen wir etwa in Calcium carbonicum oder Graphites und den Sanguiniker vielleicht in Phosphor. Pulsatilla hingegen wechselt zwischen sanguinisch und melancholisch.

Je nachdem, welcher Grundcharakter sich nun dem Genuß des Weines hingibt, wird die Auswirkung bei einer Überdosierung unterschiedliche Wirkungen zeitigen. Ob sich Weinseligkeit einstellt oder die dunklen, haßerfüllten, im Schattenbereich der Seele liegenden Anteile eines Menschen hervortreten, hängt mit davon ab, inwieweit er einer *dyskrasis* seiner *humores* unterworfen ist.

Hier wieder die Zusammenstellung der KENTschen Notierungen bezüglich der Wertigkeiten der einzelnen Mittel bei übermäßigem Verlangen nach Wein.

Mittel im 2. Grad:	**Mittel im 1. Grad:**
Aconitum napellus	Argentum metallicum
Aethusa – die *Hundspetersilie*	Asa foetida – das *Stinkharz*
Arsenicum album	Bovista – der *Riesenbovist*
Bryonia – die *weiße Zaunrübe*	Calcium arsenicosum
Calcium carbonicum	Calcium sulfuricum
Cicuta virosa – *Wasserschierling*	Chelidonium
Hepar sulphur – *Kalkschwefelleber*	China – *Chinarindenbaum*
Lachesis	Chininum arsenicosum
Lecithinum	Colchicum – die *Herbstzeitlose*
Mezereum – der *Seidelbast*	Cubeba – der *Cubebenpfeffer*
Sepia – der *Tintenfisch*	Fluoricum acidum
Spigelia – das *Wurmkraut*	Hypericum – das *Johanniskraut*
Sumbulus – die *Moschuswurzel*	Kalium bichromicum
	Kalium bromatum
	Kalium jodatum

TRINKEN

Mercurius solubilis
Natrium muriaticum
Pulsatilla
Secale cornutum – *Mutterkorn*
Selenium
Staphisagria
Theridion – die *Orangenspinne*

Speziell für die Rotweintrinker haben sich die folgenden Mittel als günstig herausgestellt:

Mittel im 2. Grad:

Sulphur
Aurum (Raba)

Mittel im 1. Grad:

Calcium sulphuricum
Staphisagria
Theridion

Whisky – für »ganze Kerle«

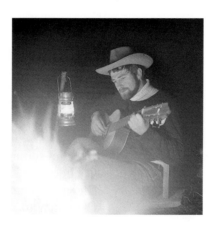

Whisky ist eine spezielle Form des Branntweins aus Getreide, der durch lange Lagerung in Eichenfässern seine Farbe und besondere rauchige Note erhält. Das Wort Whisky kommt aus dem Irisch-Gälischen *uisce* und heißt soviel wie »Wasser«. Es ist dies eine Verkürzung des ursprünglichen Wortes *uiscebeathadh* oder »Lebenswasser«. Das Getränk soll also die Lebensgeister wecken.

In dem Spruch von den »ganzen Kerlen« kommt wieder unbewußt die Suche nach der fehlenden anderen Hälfte zum Ausdruck, die man in diesem Fall glaubt, sich durch den Konsum von Lebenswasser einverleiben zu können. Der leichte Rauchgeschmack des Whiskys läßt Ahnungen von Lagerfeuerromantik oder heißer Liebe auf Bärenfellen am offenen Kamin einer Blockhütte während kalter Nächte in den Rocky Mountains aufkommen.

Es ist das ganz ähnlich, wie bei der Zigarettenwerbung, man verbindet damit die Vorstellung von Freiheit und Ganzheit. Wenn ich rauche und Whisky trinke, bin ich wieder ganz und frei. Der Psychologe hat dafür den Ausdruck »Ersatzbefriedigung« geprägt.

Sehen wir uns die Bewertungen der Mittel für Whisky bei JAMES TYLER KENT an. Ein Hauptverlangen nach Whisky entsteht nach ihm bei **Lac caninum*** und **Sulphur***. Diese zwei Mittel sind dreiwertig ausgewiesen. Der immer ein wenig verlotterte Sulphuriker holt sich damit unbewußt auf den Boden der Tatsachen, wie er glaubt. Was den verwaisten und in seinem ungestillten Hunger nach Urbefriedigung herumirrenden »Hundemilch-Rambo« angeht, scheint diese hohe Bewertung sowieso klar.

Bei den zweiwertigen und einwertigen Arzneien sieht die Einteilung folgendermaßen aus:

Mittel im 2. Grad:

Arnica – der *Bergwohlverleih*
Arsenicum album
Carbo animalis – die *Tierkohle*
Lachesis
Phosphorus
Selenium
Spigelia

Mittel im 1. Grad:

Aconitum napellum
Calcium carbonicum
Carbolicum acidum
China
Cubeba
Fluoricum acidum
Hepar sulphur
Mercurius solubilis
Nux vomica
Opium
Pulsatilla
Staphisagria
Theridion

Dem englischen Ale sind vor allem zugetan: Medorrhinum und Sulphur, sodann noch Ferrum phosphoricum. Der Sulphur-Mensch begnügt sich darüber hinaus auch noch mit Apfelmost.

Gin-Tonic und Bitter-Lemon – für ganz Verbitterte

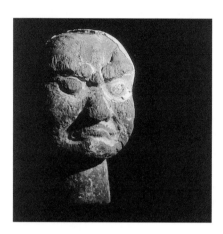

Es scheint so zu sein, daß eine gewisse innere Verbitterung instinktiv auch nach einer primitiv-homöopathischen Entsprechung auf der grobstofflichen Ebene verlangt. So gesehen besteht eine Beziehung zwischen dem Hang nach diesen bitteren Getränken und einigen wenigen Heilstoffen aus dem Arsenal der homöopathischen Arzneien. Wie man sich eigentlich fast denken kann, zeigt der Natrium muriaticum-Charakter am ehesten diese Vorliebe und wenn sie in sehr ausgeprägtem Maße vorhanden ist, kann man dies mit Fug und Recht zu einem Leitsymptom für die Mittelwahl küren.

Weitere einwertige Mittel sind Aconit – der *blaue Eisenhut,* die große Arznei für akute Fieber und Ängste, sowie Digitalis – der *rote Fingerhut* und Terebinthina – das *Kiefernharz-Terpentin,* das sich bei der Behandlung von Nierenentzündungen und Alkohol-Blindheit sowie bei Uterus-Tumoren einen Namen gemacht hat.

Digitalis hat ein eigenes großes Arzneimittelbild, von dem die Schulmedizin keine Notiz nimmt, da sie das Mittel stets nur in ziemlich massiver Dosierung zur Stützung der Herzmuskeltätigkeit einsetzt. Die Feinheiten der potenzierten Arznei sind ihr unbekannt. So wirkt dieser Heilstoff unter anderem besänftigend und reinigend auf eine schmerzhaft vergrößerte Leber, die ihrer Rolle als Hauptentgiftungsstation nicht mehr nachkommen kann, sowie auf eine vergrößerte Prostata bei älteren Männern. (Man vergleiche diesbezüglich auch Barium carbonicum*, Selen* und Staphisagria). Ich empfehle, diese große Arznei auf ihre weiteren Möglichkeiten hin anhand der Arzneimittellehren zu studieren.

INTERMEZZO

Digitalis – mehr als ein Herzmittel

Vor vielen Jahren behandelte ich einen Mann in mittleren Jahren, der in zweiter Ehe eine atemberaubend schöne Frau geheiratet hatte, mit der er sehr glücklich war. Nur eines bereitete ihm Kummer und ließ sein Herz unregelmäßig schlagen: Er hatte ein schlechtes Gewissen seiner ersten Frau gegenüber, von der er im guten Einvernehmen geschieden worden war.

Unter der Rubrik HERZKLOPFEN DURCH KUMMER (II,225) gibt es neben dem zweiwertigen **Digitalis** nur zwei weitere Mittel dieser Wertigkeit (**Opium** und **Phosphoricum acidum**) sowie das einwertige Nux moschata. Da der Mann gleichzeitig Probleme mit seiner Prostata hatte, entschied ich mich für Digitalis in einer LM12 – eine Potenz, die längst jenseits toxischer Grenzen im nichteuklidischen Raum schwebt, wie wir wissen. Die Wirkung war ebenso stark, wie verblüffend. Der Mann reagierte auf die erste Einnahme von fünf Tropfen hin eine Woche lang mit unterschiedlichsten Symptomen, in rückschreitender Stellvertretung der Entstehung derselben über Jahre hinweg. Danach war er »normalisiert« wie BENNO WIPP sagen würde, d.h. es ging ihm gut. Der Herzschlag war normal, die Leber, welche vorübergehend ob ihrer Entgiftungsanstrengungen auch einmal kurz aufgemuckt hatte, tat nicht mehr weh und das Wasserlassen bereitete keine Schwierigkeiten mehr. Soweit ich weiß, erfolgte keine weitere Einnahme dieser Medizin mehr. Ich habe den Mann danach aus den Augen verloren.

Wie schon bei der Besprechung von China zum Ausdruck gebracht, können wir auch diese Arznei ins Auge fassen, wenn jemand über Gebühr nach bitteren Limonaden oder Gin-Tonic verlangt.

Säuferwahn

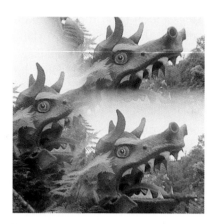

Unter den Gemütssymptomen des KENTschen Repertoriums gibt es spezifische sehr differenzierte Rubriken zu den verschiedenen Wahnvorstellungen, welchen Menschen erliegen können. Der Homöopath wird sie benutzen, wenn er eine entsprechende Verbindung zwischen der Art und Weise feststellt, in der ein Mensch die Welt erlebt und den hierzu in Korrelation stehenden Arzneien.

Es gibt sogar eine eigene größere Rubrik, die sich speziell mit den Mitteln zum Säuferwahn beschäftigt, und die wir uns hier der Vollständigkeit halber ebenfalls ansehen wollen. Folgende Arzneien stehen dort in den zwei höheren Stufen der Wertigkeit:

Mittel im 3. Grad:

Agaricus* – der *Fliegenpilz*
Arsenicum album*
Lachesis* – die *Grubenotter*
Natrium muriaticum* – *Kochsalz*
Nux moschata* – die *Muskatnuß*
Nux vomica* – die *Brechnuß*
Opium* – der *Schlafmohn*
Stramonium* – der *Stechapfel*
Strychninum* – *Alkaloid v. Nux v.*
(wird bei der Entwöhnung in niederer Potenzierung eingesetzt

Mittel im 2. Grad:

Arnica – *Bergwohlverleih*
Belladonna – *Tollkirsche*
Cannabis indica – der *ind. Hanf*
Coffea cruda – *Rohkaffee*
Crotalus horridus – *Klapperschlange*
Hyoscyamus – *Bilsenkraut*
Kalium bromatum
Mercurius solubilis
Phosphorus
Ranunculus bulbosus – der *Knollenhahnenfuß*

und vermindert, bzw. beseitigt
das Verlangen nach Alkohol)

Dazu gesellen sich noch eine Reihe von einwertigen Mittel, die wir von dieser Betrachtung ausschließen.

Besonders zwei Mittel aus der Reihe der dreiwertigen scheinen mir einer etwas näheren Betrachtung wert zu sein und das ist zum einen Agaricus – der Fliegenpilz, und zum anderen Nux moschata – die Muskatnuß. Sodann ist noch das Bilsenkraut von Interesse, wegen der häufig bei Alkoholikern auftauchenden Zerstörungswut. Einige kurze Hinweise zu dieser Pflanze im nächsten Kapitel über die Entwöhnung. Wenden wir uns zuerst kurz der Muskatnuß zu:

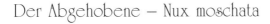
Der Abgehobene – Nux moschata

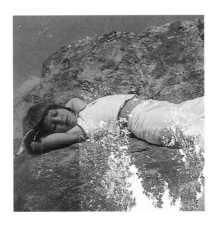

Nux moschata kann angezeigt sein bei geistigen Absencen mit auffallender Trockenheit des Mundes und der Zunge, sodaß diese am Gaumen klebt. Trotz dieser großen Trockenheit ist der Patient durstlos. Das geistige Weggetretensein kann bis zur Bewußtlosigkeit und Schlafsucht führen. Der dieser Arznei Bedürftige scheint in einer anderen Welt zu leben, antwortet langsam und geistesabwesend. Seine Bewegungen wirken, als liefen sie automatisch ab. Der Betrunkene weiß nicht mehr, wo er ist, sitzt stumpfsinnig vor seinem Glas oder verläuft sich (ähnlich Glonoinum) in bekannten Straßen. Entfernungen werden vollkommen falsch eingeschätzt, er benutzt unzutreffende oder entgegengesetzte Worte zu dem, was er wahrnimmt (z.B. heiß anstatt kalt) und schweift von einem Thema zum nächsten. Bedeutsame Ernsthaftigkeit oder Anfälle von Weinen wechseln sich ab mit Lachen. Beim Aufstehen geben die Beine nach. Es besteht eine *motorische Inkoordination* beim Gehen, zu deutsch: der Betrunkene torkelt. In seiner ständigen Benommenheit bleibt er lange unbeweglich auf einem Fleck stehen. Eine häufigere Wiederholung der Gabe kann notwendig sein bei Delirium tremens in Verbindung mit epileptiformen Anfällen.

Ein auffallendes Symptom ist das Gefühl des Pulsierens im Stirnbereich, als würde sich die Schädeldecke aufblähen und öffnen. Dabei kann es zu Zuständen von Hellsehen *(Clairvoyance)* kommen, weil sich der ätherische Körper aus dem Schädelchakra zu erheben beginnt. Ein elektrisiertes Hochfahren aus dem Schlaf zeigt an, daß eine fremde furchteinflößende Welt betreten wurde. Dem unterbewußten Wunsch zu entfliehen, wird von einer höheren Instanz Einhalt geboten. Die Wahrnehmung der Zeit ist verschoben. Dem Nux moschata-Patienten erscheint die Zeit (ähnlich Cannabis indica) unendlich lang.

Für Frauen kann das Mittel wichtig werden, wenn es während einer Schwangerschaft oder zu Zeiten des monatlichen Zyklus zu starken Stimmungsschwankungen bis hin zu ausgesprochen hysterischem Gebaren mit Anfällen von Erbrechen oder zur Schlafsucht kommt – auch wenn sich eine auffallende Gedächtnisschwäche einstellt, sodaß sich sogar die Gedanken während des Sprechens oder Schreibens auflösen. Zu einer derartigen Symptomatik kommt es vor allem dann, wenn die Menstruation, aus welchem Grund auch immer, unterdrückt wurde. Eiskalte Hände und Herzflattern sind weitere Begleitsymptome.

Reißende Kopfschmerzen, besonders im hinteren Bereich des Kopfes, welche sich verschlimmern durch naßkaltes, stürmisches Wetter können eine Indikation sein, wenn ein paar zusätzliche Symptome auf das Mittel hinweisen. Es gibt viele weitere Einzelsymptome, die zu studieren sehr lohnenswert sind.

Als Essenz stellt sich heraus, daß der Nux moschata-Patient viel Unausgesprochenes mit sich herumträgt und sich durch seine Absencen, aus Angst vor Konsequenzen in der diesseitigen Realitätsebene, entzieht. Weil diese Vorgänge des Sich-Zusammennehmens auf einem sehr hohen Energieniveau ablaufen, also viel Energie zur Aufrechterhaltung der inneren Barrieren verbraucht wird, fröstelt Nux moschata sogar bei warmem Wetter. Bettwärme, warme Luft und trockenes Wetter bessern seinen Zustand.

Der »rasende Roland« – Agaricus muscarius

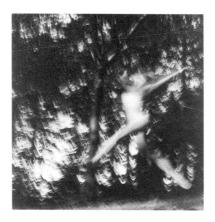

Nach altgermanischer Sage soll der Fliegenpilz zur Zeit der Wintersonnenwende entstanden sein, als Wotan mit seinem Roß durch die Himmel fegte und dieses bei der wilden Jagd Schaum aus seinen Nüstern verlor, welcher die Waldböden benetzte. Die solcherart befruchtete Erde gebar dann neun Monate später die leuchtend roten Fliegenpilze. Die Namensgebung soll darauf beruhen, daß durch das Eingeben der Pilze in Milch die Fliegen angezogen und getötet werden. So steht es bereits im Kräuterbuch des Arztes JOHANNES HARTLIEB von 1440:

»Es ist auch ainerley swammen, dy sind zumal unrain, die sind prait und dick und oben rot mit weißen pletern, wenn man die zu der milich mischet, so todt er dy mucken zu handt, darumb so hayst mucken swamm, zu latein muscinery.«

Nirgends ist in den alten Kräuterbüchern (z.B. bei LONICERUS 1679) von der psychoaktiven Wirkung des Pilzes die Rede. Immer nur wird auf seinen Gebrauch als Fliegengift hingewiesen. Dabei könnte er seinen Namen auch tragen, weil er die Seele zum Fliegen bringen und ihr seherische Gaben verleihen kann.

Der Ethnologe CHRISTIAN RÄTSCH weist darauf hin, daß der Fliegenpilz im Volksmund auch »Rabenbrot« heißt, denn Wotan hatte zwei Raben, die sich von dem Pilz ernährten. Der eine hieß »Denken« und der andere »Erinnerung« – was für ein Bild!

Damit ist auch ausgesagt, welch starke Wirkung der Pilz auf die Gehirnfunktionen und unser Bewußtsein hat. Seit Urzeiten wird er von sibirischen

Schamanen als Rauschdroge benutzt. Vieles deutet darauf hin, daß er auch bei den Kultfesten zu Ehren des DIONYSOS im alten Griechenland eingesetzt wurde, denn allein den Auswirkungen des sicher reichlich genossenen Weines sind die orgiastischen Ausuferungen der rasenden Mänaden wohl kaum zuzuschreiben. Wie den Beschreibungen zu entnehmen ist, stürmten diese jedes Frühjahr die noch schneebedeckten Hänge des Parnaß hinauf. Sie sollen dabei in ihrer religiösen Ekstase auch Tiere zerrissen haben, um die sich stets neu gebärende Lebenskraft in der Gestalt des Dionysos zu feiern.

Das mutet an, als hätten sie sich in einem Rauschzustand befunden, wie er ganz ähnlich durch Einnahme des Fliegenpilzes entsteht: Nach etwa 12 - 14 Stunden ergreift das vor allem in der gelben Zone unter der Haut des roten Huts verborgene Muscarin mit großer Macht das Gehirn. Es kommt zu zerebralen Erregungszuständen, bei denen nacheinander vier Stadien zu unterscheiden sind: Diese führen von anfänglicher Couragiertheit und Heiterkeit mit großer Rede- und Sangeslust sowie einem Aufbrechen der Phantasie bis hin zu lauthals verkündeten Prophezeihungen sowie zu einem Wechsel von Lachanfällen und Melancholie, mit Zuckungen einzelner Gesichts- und Körpermuskeln. Danach durchfahren Kälteschauer den Körper. Es kommt zu Gefühlen, als würde die Haut durchstochen und befände sich unter einem Schauer von Eisnadeln und elektrischen Schlägen.

Es besteht ein Schwindelgefühl mit der beständigen Illusion, nach rückwärts umzukippen. Das Hin- und Herrollen des Kopfes ist, neben den Muskelzuckungen im Gesicht und um die Augen herum, ein Führungssymptom. Ein gieriger Appetit auf Nahrung, wie auf Sex, stellt sich ein. Bei Männern kann es jedoch gleichzeitig zur Erektionsunfähigkeit kommen.

Im weiteren Verlauf der Intoxikation fällt auf, daß die Wahrnehmung der irdischen Realität auf eigenartige Weise eine Verzerrung erfährt, indem vor allem falsche Vorstellungen über die wahren Größenverhältnisse von Gegenständen entstehen. Ein Zündholz erscheint wie ein Baumstamm, ein Loch im Boden wie ein Abgrund. Die Körperkraft nimmt enorm zu, sodaß der Berauschte fähig ist, sehr hohe und weite Sprünge zu machen oder Gegenstände zu bewegen, welche er im Normalzustand nicht anheben könnte. Als nächstes gelangt der vom Fliegenpilz Berauschte, in einen Zustand wütenden Deliriums, in dem er um sich schlägt, schreit und sich womöglich selbst verletzt. Er unterliegt der Wahnvorstellung, seine Arme und Beine gehören nicht zu ihm oder es würde ihm Gefahr von anderen Menschen drohen. Schließlich und endlich verfällt er bei nachlassender Wirkung in eine depressive Gleichgültigkeit mit Abneigung gegen jede Arbeit.

Die Vergiftung bewirkt, daß die Milz enorm viel Arbeit bekommt beim Abbau qualitativ minderwertiger roter Blutkörperchen *(Erythrozythen)*. Also kommt es zu Milzstichen. Nach CLARKE hat Agaricus Langstreckenläufern, die häufig an Seitenstechen leiden, dabei geholfen, dieses nicht aufkommen zu lassen. Die Hauptarznei hierfür ist und bleibt jedoch Bryonia (stechende Schmerzen, verschlimmert durch Bewegung). Die allgemeine Symptomatik verläuft diagnonal von rechts oben nach links unten oder umgekehrt. Alle Symptome verschlimmern sich verständlicherweise bei Kälte und beim Herannahen eines Gewitters. Der Agaricus-Patient zittert sogar bei einem Gewitter.

Die oben geschilderten Auswirkungen einer Fliegenpilzvergiftung erinnern stark an deliröse Zustände und wütende Exaltationen, wie wir ihnen bei notorischen Trinkern begegnen können, weswegen das Mittel bei solchen Zuständen zur Anwendung gelangen kann, umso mehr, als das Verlangen nach Alkohol unter der Einwirkung des Giftes sehr stark ist. Eine rote Nase bei alten Trinkern kann auf Agaricus hinweisen. Ähnlich ist die Trinkernase von Aurum-Kandidaten, aber es besteht wohl trotzdem kaum Gefahr, die beiden Mittel zu verwechseln.

Bei Folgen eines Horrortrips jeder Art kann Agaricus in Erwägung gezogen werden, wenn die spezielle Symptomatik danach verlangt.
Wer bei dem Gefühl, ausgenutzt zu werden, wie ein HB-Männchen in die Luft geht und wild um sich schlägt, zeigt beispielsweise solch eine Reaktion. Ein Mangel an Rückgrat und Selbständigkeit in Verbindung mit großer manueller Ungeschicklichkeit und dem langsamen Begriffsvermögen eines Bauerntrottels, läßt einen Homöopathen, der nicht die ausgetretenen Pfade der Routineverschreibungen betritt, ebenfalls an den Fliegenpilz denken.

Darüber hinaus hilft diese Medizin oft bei Frostbeulen. Man denke an die Signatur der weißen, schneeflockenähnlichen Hautfetzen auf dem roten Hut des Pilzes. Falls der Patient von dem charakteristischen Eisnadel-Gefühl oder elektrischen Sensationen spricht, hilft Agaricus auch bei zahlreichen arthritischen Beschwerden. So gelang es mir vor Jahren, einen Bauern, der als Spätheimkehrer von Rußland mit einem Hüftgelenksleiden zurückkam, von dieser Beschwerde vollständig zu befreien, weil Agaricus durch seine Angabe, daß es ihn oft »wie von elektrischen Blitzen durchzucke«, sehr gut zu identifizieren war.[80]

Ein anderer Patient, der sich in Rußland die Füße erfroren hatte und sehr darunter litt, daß er nicht mehr skifahren konnte, weil er seine mit brennenden Frostbeulen besetzten Füße in keinen Skischuh hineinzwängen könne, erfuhr ebenfalls eine vollständige Ausheilung durch den Fliegenpilz, sodaß er – im Wintersportort Garmisch-Partenkirchen lebend – mit seinen geliebten Skiern wieder auf die Hänge konnte.

Aber noch ganz andere Möglichkeiten eröffnen sich durch diese wunderbare Arznei, z.B. bei hyperkinetischen und aggressiven Schulkindern, die sich unverstanden fühlen und darunter leiden, ständig die Erwartungen anderer erfüllen zu müssen. Dem im vierten Stadium der Vergiftung auffallenden Mangel an Willenskraft in Verbindung mit Arbeitsunlust kann durch die potenzierte Arznei gut begegnet werden.

GEORGE VITHOULKAS schildert den noch viel spektakuläreren Fall eines dreijährigen indischen Mädchens, das (im Jahr 1991) mit nur einem halben Gehirn geboren wurde, wobei die andere Hälfte ebenfalls beschädigt war. Das Kind war praktisch bewegungsunfähig und litt an epileptischen Krämpfen. Es war nicht möglich, eine verbale Kommunikation mit ihm aufzunehmen. Sie reagierte nicht auf Stimmen. Lediglich die Augen zuckten unkontrollierbar. Das rechte Auge schielte nach außen *(Strabismus divergens)* und zeigte eine auffallende Lichtempfindlichkeit. Vithoulkas fiel auf, daß auch verschiedentlich Muskeln während der epileptischen Anfälle zuckten. Sich daran erinnernd, daß es nicht allein Calcium carbonicum-Kinder sein müssen, die spät laufen und sprechen lernen, sondern solche Symptomatik auch zu den Charakteristika des Fliegenpilzes gehört, verschrieb er diesem Kind Agaricus in einer C30-Potenz. Wie der Vater des Kindes in diversen Dankesbriefen an Vithoulkas kund tat, hat dieses Kind diese Arznei nie in einer anderen als der dreißigsten Potenz erhalten, wobei das chemische Antiepilepticum kontinuierlich verringert und schließlich ganz abgesetzt werden konnte. Was der Fliegenpilz in diesem Fall zustande brachte, war geradezu unglaublich. Nach Ablauf eines Jahres konnte sich dieses Mädchen alleine aus liegender Position aufrichten und selbständig sitzen. Sie konnte mit Unterstützung stehen.

---

[80] Der Fall ist ausführlich geschildert in RABA: *Homöopathie – Das kosmische Heilgesetz,* S. 564 ff. Andromeda-Verlag, 1997.

Sie konnte einige Worte wiederholen, wenn sie allein war und sie konnte mit Puppen spielen. Der Strabismus hatte aufgehört und es war ihr möglich, feste Nahrung zu schlucken. Vithoulkas merkt an, er sei guter Zuversicht, daß dieses Kind in ein paar Jahren als fast normal angesprochen werden könne.[81]

INTERMEZZO

Verlangen nach Rot

Noch während ich hier am Schreiben bin, erreicht mich eine Erfolgsmeldung ähnlicher Art: Mitte Juli 2000 wurde von seinen Eltern ein schwerbehinderter, 8-jähriger, spastisch gelähmter Junge im Rollstuhl zu mir gebracht, der weder gehen noch sprechen konnte. Sein Zustand hatte sich allmählich in der Folge einer Notsectio nach vorzeitiger Placentalösung beim Geburtsablauf herausgebildet. Bereits relativ kurz nach der Entbindung wurde eine »Überstreckungshaltung der Wirbelsäule« und eine »deutlich vermehrte Fausthaltung beiderseits« diagnostiziert.

Als ich das Kind zu Gesicht bekomme, befinden sich seine Hände in einer ungelenken und verdrehten Stellung, wobei es die Finger so gut wie nicht bewegen kann. Das gleiche gilt für die Füße, wobei vor allem der linke Fuß in überstreckter nach unten gerichteter Haltung erscheint, ähnlich dem einer Ballettänzerin, welche auf Zehenspitzen steht.

Seit einiger Zeit nimmt das Kind in einem städtischen Kinderzentrum unter Anleitung einer Kunstpädagogin an einer Maltherapie teil. Dabei fiel von Anfang an auf, daß der Junge sich mit seinen ungelenken Händchen regelrecht auf die Farbe Rot stürzte und diese geradezu ekstatisch und explosiv auf den vor ihm ausgebreiteten Papieren verteilte, was einen ungestümen Drang nach Bewegung und Expansion signalisierte.

Aus den Berichten der Behinderten-Schule geht u.a. hervor, daß sich der Junge in jeder nur erdenklichen Weise um Kommunikation bemüht und vor allem auf Musik sehr positiv reagiert. Dies, sowie verschiedene weitere Zei-

---

[81] *European Journal of Classical Homoeopathy*, Vol. 1, No. 1. 1995, S. 17.

chen, deuteten auf Agaricus, wobei mir beim Anblick der dominant roten Bilder des Jungen sofort eine Assoziation zu den leuchtend roten Hüten des Fliegenpilzes in den Sinn kam.

Das Mittel gelangte in Form einer LM 12 ab 9.8.2000 zum Einsatz. Bereits am 23.8. erreicht mich ein Anruf der Mutter des Jungen, daß dieser zu sprechen beginnt und einfache Worte formt, die er offensichtlich seit Jahren gespeichert hatte. Außerdem macht er Anstalten, sich eigenständig zu erheben und zu gehen. Sein ganzer Habitus wirkt insgesamt entspannter.

Das entspricht in ähnlicher Weise dem Bericht von Vithoulkas. Diese positive Entwicklung nach derartig kurzer Zeit legt auch in diesem Fall die Vermutung nahe, daß der Junge sich unter dem Einfluß des optimalen homöopathischen Simile – das hier ebenfalls Agaricus zu sein scheint – in einigen Monaten bis Jahren weitgehend normalisieren läßt.

MARTIN BOMHARDT spricht in seiner *Symbolischen Materia Medica* davon, daß der potenzierte Heilstoff auch für Zwergwüchsigkeit infrage käme. KENT hat Agaricus nicht unter dieser Rubrik angeführt, aber nach dem oben beschriebenen Fall können wir uns das schon vorstellen. Es liegt natürlich nahe, den Fliegenpilz mit Zwergen, Hexen und Erdweisheit in Verbindung zu bringen.

Der des potenzierten Fliegenpilzes Bedürftige, leidet unter einem Mangel an Anerkennung. Schulkinder fürchten sich davor, gehänselt, ausgelacht, bloßgestellt oder von anderen schikaniert zu werden. Sie schämen sich über Gebühr bei Tadel oder wenn sie sitzenbleiben. Folgen einer zu ausgeprägten Vereinnahmung oder Überprägung von Kindern durch ihre Eltern, können zu hyperkinetischen Reaktionen, Muskelzuckungen und Sprachhemmungen führen, für die Agaricus homöopathisch ist.

Bomhard gibt darüber hinaus an, daß der potenzierte Pilz auch eine Arznei gegen böse Folgen von Zeckenbissen sein kann.
(Vergl. Ledum sowie die Zeckenbißnosode).

Erbrechen bei Trinkern

Das Erbrechen bei Trinkern stellt einen automatischen Schutzmechanismus dar, um innere Organe, wie Magen und Leber, vor einem Überangebot an Alkohol, der nicht mehr verarbeitet werden kann, zu schützen. Eine Trinker-Leber kann nach unterschiedlichen Arzneien verlangen, die je nach Persönlichkeit individuell gewählt werden müssen. Unterschiedslos zu empfehlen ist jedoch eine Tinktur bzw. niedrige Potenzen von **Carduus marianus** – der *Mariendistel,* in 10-Tropfen-Gaben, aufgelöst in etwas Wasser nach jeweiliger Anweisung des behandelnden Homöopathen. An sich zurückbildenden Hämorrhoiden und dem Versiegen von analen Blutungen bei Stuhlgang wird der Patient die Wirkung ablesen können, wobei erwähnt werden muß, daß natürlich die großen leberentgiftenden Mittel, wie Arsenicum, Nux vomica oder Sulphur, diese Hämorrhoidal-Symptomatik an sich schon recht gut abdecken.

Das KENTsche Repertorium benennt folgende Arzneien für das Erbrechen bei Trinkern (III,459):

Mittel im 3. Grad:	Mittel im 2. Grad:
Arsenicum album*	**Alumen** – *Alaun*
Kalium bichromicum*	**Cadmium**
	Capsicum
	Carbolicum acidum
	Crotalus horridus
	Kalium bromatum
	Lachesis
	Nux vomica
	Sanguinaria
	Sulphuricum acidum

Als einwertig sind noch angeführt: Calcium carbonicum, Opium, Sulphur und Zingiber – der *Ingwer.*
Für Erbrechen bei regelrechter Alkoholvergiftung hält **Nux vomica*** unangefochten die Stellung. Lediglich **Crotalus horridus** – die *Klapperschlange,* kommt hier noch zweiwertig in seine Nähe.

Cadmium, hauptsächlich in der Form von Cadmium sulphuricum, ist eine Arznei, die bei einer Vergiftung, ähnlich Arsenic, sofort zum Erbrechen führt, wenn kleinste Mengen Flüssigkeit aufgenommen werden. Ist das Erbrochene schwarz wie Kaffeesatz, so liegt bereits eine schwerwiegendere Entartung der Magenschleimhäute vor, oftmals auch ein Magencarcinom, für das Cadmium ebenfalls noch homöopathisch sein kann.

Bereits vor Jahren appellierte der Vorsitzende der bayerischen Heilpraktikerschaft NORBERT SEIDL, laut einer Notiz in der *Süddeutschen Zeitung,* an die Innenminister der Länder, zu überprüfen, »ob Leber und Nieren nicht im Rahmen der Fleischbeschau generell für den menschlichen Genuß gesperrt werden sollten«, da diese Organe von Schweinen und Rindern wegen erheblicher Rückstandsmeldungen an Schwermetallen und anderen Umweltgiften für den Verzehr inzwischen als nicht mehr geeignet angesehen werden dürften. Der Cadmiumgehalt sei besonders hoch in diesen Innereien und ganz speziell in Truthahnlebern. Man studiere das recht bedrohlich anmutende Arzneimittelbild von Cadmium bei BOERICKE und CLARKE.

Kalium bromatum kann eine wichtige Arznei sein, wenn sich ein Mensch von Gott und allen guten Geistern verlassen fühlt, sich gleichsam auserkoren für Gottes Zorn empfindet. Tiefe Melancholie in Verbindung mit Wahnvorstellungen, wie dem Hören innerer Stimmen und der Angst vergiftet zu werden, sind kennzeichnend für diese Arznei, die wahrscheinlich als ein Hauptmittel bei syphilitischer Psoriasis angesehen werden kann, auch wenn sie von KENT diesbezüglich nicht in dieser hohen Wertigkeit angeführt ist. Kaliumbromid ist ein Mittel, das auch bei drohendem Gedächtnisverlust wegen frühzeitigen Mißbrauchs sexueller Kräfte oder nach Hirnhautentzündung infrage kommen kann. Auffallend ist eine übertriebene Libido mit einem Schwinden des Verlangens beim Coitus. Anhaltender Schluckauf sowie ein Erbrechen in Verbindung mit großem Durst nach jeder Mahlzeit sind Leitsymptome.

PHILIP M. BAILEY beschreibt den Fall einer jungen Frau, die an Schizophrenie und Epilepsie litt und die im Alter von 15 Jahren plötzlich von dem Gefühl geplagt wurde, ein anderes Mädchen aus ihrem Hockey-Team wolle sie töten, worauf sie ihr ihrerseits mit dem Schläger den Schädel einschlug. Bailey kombinierte lediglich nach der klinischen Diagnose *Epilepsie, Hypochondrie* und *Paranoia* und verordnete einige Dosen von Kalium bromatum in einer 10-tausendsten Potenz in Folge, worauf die epileptischen Anfälle der Frau sich vollständig verloren und sie zum ersten Mal nach Jahren auf die Idee kam, sich nach einer Arbeit umzusehen. In Beziehung zu den Rauchern paßt diese Arznei vor allem zum selbstzerstörerischen Typus nach Dahlke.

PSYCHOTHERAPIE

Die Entwöhnung
Psychotherapeutische Möglichkeiten

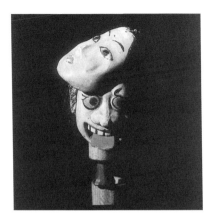

Die Entwöhnung von der Sucht nach Alkohol erfordert Geduld und psychologischen Beistand, der am besten mit den Techniken von NLP, Gestalt- und Traumarbeit in der Trance *(Katathymes Bilderleben),* geleistet werden kann. Die Wirkung der homöopathischen Mittel zielt dahin, die affektbetonten, verdrängten Seeleninhalte bewußt werden zu lassen und neue Wahlmöglichkeiten zur Erneuerung des gegenwärtigen Lebens anzubieten. Die beschönigenden Masken fallen, die dunklen Anteile der Persönlichkeit kommen hervor.

Dies geschieht im Normalfall durch autonom ablaufende Prozesse während nächtlicher Träume, in denen der Patient sich dabei erlebt, wie er auf eine neue Art und Weise mit alten Problemstrukturen umgehen kann. Wenn er mit den auftauchenden Inhalten alleine nicht fertig wird, braucht er psychotherapeutische Hilfe, weswegen es von Vorteil ist, wenn ein Homöopath auch über die oben genannten Möglichkeiten verfügt.

In schweren Fällen manischer Depression oder bei stark angstbesetzten, paranoiden Wahnvorstellungen kann es notwendig werden, u.a. eine sogenannte dreifache Dissoziation zum eigentlichen Problemkontext herzustellen. Dabei wird der Patient angewiesen, sich gedanklich aus seinem Körper zu lösen, gleichsam hinter sich zu treten und in ein inneres Zeugenbewußtsein einzutreten – falls er überhaupt noch fähig ist, solch eine Manipulation vorzunehmen. Im nächsten Schritt wird er angewiesen, seine Aufmerksamkeit nach innen zu richten und sich eine Leinwand oder einen Bildschirm in einiger Entfernung vor sich vorzustellen, auf welchen die furchteinflößenden Szenen projiziert werden.

In der Folge wird ihm klargemacht, daß er der Regisseur seines eigenen Films ist, welcher alle Möglichkeiten der Bild-, Ton- und Szenengestaltung in der Hand hat. Er kann seinen Film in Farbe vor seinem geistigen Auge ablaufen lassen oder in Schwarz-Weiß. Er kann Szenen in Zeitlupe ablaufen lassen oder gänzlich anhalten, um sie sich genauer zu betrachten. Er kann den Ton lauter stellen oder ganz abdrehen, wenn er vielleicht etwas nicht hören will. Er kann seinen Schauspielern – welche in der Regel nichts anderes sind als Projektionen eigener innerseelischer Teile – Anweisungen zu neuen Verhaltensweisen geben, wenn ihm eine Szene nicht gefällt.

Ziel dieser Vorgehensweise ist es, eine Versöhnung von miteineinander im Streit liegenden Anteilen der eigenen *persona* zu erreichen, wobei der Therapeut lediglich als Prozeßlenker auftritt.

Der Patient arbeitet unter Anleitung so lange an dieser Verwirklichung, bis er selbst mit der nun neu kreierten Konstellation zufrieden ist. Zum Schluß dieser Aktion kann er die einzelnen auf der Leinwand erscheinenden Personen einander umarmen lassen, sie miteinander verschmelzen und schauen, was dann dabei herauskommt. In vielen Fällen zeigt sich zum großen Erstaunen des Patienten danach ein kleines Kind, das weinend auf der Bühne seines Lebens steht und getröstet werden will. Ist auch dieser Akt zur Zufriedenheit erledigt, kann er dieses Kind gedanklich aus der Leinwand herausnehmen, es in seine Arme schließen und solange streicheln, bis es – wie die NLP-ler sagen – »gut riecht und schmeckt«. Danach soll er es sich dann regelrecht einverleiben. Dieses Kind steht nämlich für nichts anderes, als die noch ungetrübte und unverbrauchte Form seiner kreativen Möglichkeiten für einen Neuanfang.

Die Dissoziation in drei Erlebnisebenen erfolgt, um nach Möglichkeit auszuschließen, daß der Patient auf zu direkte Weise mit eventuell auftauchenden und furchteinflößenden *visuellen, auditiven* und gefühlsmäßigen *(kinästhetischen)* Eindrücken in Kontakt kommt, von ihnen mit voller Wucht überschwemmt und dadurch womöglich psychotisch wird.

Homöopathische Intervention
Willensschwäche

Ein nicht zu unterschätzender hemmender Faktor bei all diesen Vorhaben ist die bei Alkoholikern zumeist vorhandene Willensschwäche. KENT hat eine eigene Rubrik unter den Gemütssymptomen dafür geschaffen, die eine Fülle von Arzneien enthält, welche entsprechend dem einzelnen Fall herausgesucht und eingesetzt werden können bzw. müssen. Im deutschen Kent trägt diese Rubrik den Namen UNENTSCHLOSSENHEIT (I, 109), in der englischen Ausgabe heißt es IRRESOLUTION. Eine synonyme Rubrik ist zu finden unter ZAGHAFTIGKEIT (I, 149).

Als dreiwertige Mittel bei Zaghaftigkeit fallen auf: **Barium carbonicum***, **Helleborus*** – die *Christrose,* **Ignatia*** – die *Ignatiusbohne,* **Lachesis*** – die *Buschmeisterschlange,* **Onosmodium*** – eine *nordamerikanische Boraginacee,* und schließlich **Opium***.

Über die Zaghaftigkeit von Barium und Ignatia haben wir weiter vorne schon gesprochen. Die Christrose ist ein interessantes Mittel, wenn es um geistig weggetretene Trinker geht, die vor sich hinstarren und nicht mehr ansprechbar sind. Die Christrose entwickelt ihre Kraft zum Blühen im Winter, ganz im Gegensatz zu dem normalen Ablauf der sich verströmenden Kräfte der Erde im Sommer. Das macht sie zu einem großartigen Mittel für den alternden Menschen, wovon schon PARACELSUS Kenntnis hatte.[82] Sie bringt Licht in seine zunehmende Dunkelheit und Erstarrung. Selbst als Mittel zur geistigen Anregung vor einer Prüfung hat sie sich bewährt, wenn Argentum nitricum oder Gelsemium beim gleichen Menschen nicht überzeugend geholfen haben.

Onosmodium ist eine seltener gebrauchte Arznei bei sexueller Neurasthenie beider Geschlechter, einem Verlust der Libido und ausgeprägter Sehschwäche durch eine Hyperämie der Netzhautgefäße. Im Zusammenhang mit

---

[82] Eine ausführliche Beschreibung dieser großartigen Arznei findet der Interessierte in RABA: *Eros und sexuelle Energie durch Homöopathie,* S. 426 f. Der Fall einer altersschwachen Katze, die durch Helleborus für Jahre wiederbelebt wurde, steht unter dem Titel: *Licht ins Dunkel* in RABA: *Homöopathie – das kosmische Heilgesetz,* S. 668 ff., 1. Auflage, 1997

einer Willensschwäche bei Alkoholismus ist es höchstens dann beachtenswert, wenn die besondere Symptomatik darauf hinweist, welche sich der Interessierte anhand der Arzneimittellehren erschließen möge.

Die geistige Teilnahmslosigkeit von Opium ist bekannt.

Gewalttätigkeit

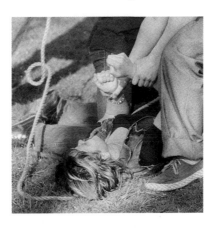

Ein weiterer, nicht zu unterschätzender Faktor, wenn wir eine Trunksucht behandeln wollen, ist es, in Erfahrung zu bringen, ob der betreffende Mensch während seines Rauschzustandes zu Gewalttätigkeiten neigt, was nicht selten der Fall ist. KENT hat die entsprechenden Arzneien in einer Rubrik mit der Bezeichnung ZERSTÖRUNGSSUCHT (I,149) untergebracht. Diese ist nicht allzu groß und es gibt synonyme Rubriken mit noch genauerer Spezifizierung wie: REIßT, SCHNEIDEN, WIRFT, ZERBRECHEN.

Da er bei seiner Suche nach Wiedererlangung seiner ursprünglichen Ganzheit mittels Alkohols keinen Erfolg hat, wird der Süchtige zornig und strebt danach, sich selbst und andere zu zerstören. In dieser Hauptspalte für Zerstörungssucht fallen vor allem **Agaricus** – der *Fliegenpilz,* und **Bufo rana** – die *Erdkröte,* und **Tarantula** – die *Wolfsspinne,* sowie die alten Hexenkräuter **Hyoscyamus** – das *Bilsenkraut,* und **Stramonium** – der *Stechapfel,* auf; des weiteren noch die Nosode Tuberkulinum.

Über Bufo, die Krötenmedizin, sowie Tarantula habe ich mich ausführlich in der *Göttlichen Homöopathie* ausgelassen. Ebenso über Hyoscyamus und

Stramonium. Die sexuell-erotische Komponente dieser beiden letzteren sowie von Tarantula werden eingehend im *Eros-Buch* beschrieben.

Hyoscyamus ist eine Pflanze, die am Rande der Gesellschaft, auf Schuttplätzen, an Gräben oder alten Gemäuern wächst. Als ein düsterer Vertreter der Nachtschattengewächse setzt sie dem natürlichen Wachstum ihres Hauptsprosses ein jähes Ende, indem sie aus diesem völlig überraschend und scheinbar verfrüht, eine Blüte heraustreibt. Danach gabelt sich der Trieb, sodaß die Pflanze dadurch oft ein etwas verkrüppeltes Aussehen erhält. Die Blüten von einem fahlen Weiß oder schmutzigem Gelb, sind durchzogen von violetten Äderchen und vermitteln einen leichenartigen Eindruck, was durch ihren aasartigen Geruch noch unterstrichen wird.

Dementsprechend paßt die aus ihr hergestellte Aznei zu etwas primitiv-vulgären Menschen, welche aus niederen sozialen Schichten stammen, die ihrerseits frühzeitig psychisch verkrüppelt wurden durch schwere Kindheitstraumata von erlittenen Gewalttaten durch Eltern oder stärkeren Jugendlichen.

Der Hyoscyamus-Mensch betrinkt sich, um zu vergessen oder weil er unglücklich ist über eine Enttäuschung in Liebesdingen. Gleichzeitig kann er sich nicht bezähmen und ist äußerst eifersüchtig, argwöhnisch und jähzornig. (**Ignatia***, **Natrium muriaticum*** und **Phosphoricum acidum*** sind weitere dreiwertige Mittel bei Liebeskummer, aber nur die ersten beiden hiervon neigen dazu, sich deshalb zu betrinken).

Ein sehr eindringliches Portrait von Wunde, Wall und Maske des Hyoscyamus-Menschen zeichnet die amerikanische Homöopathin ANANDA ZAREN.[83] Ich selbst habe das Mittel in der *Göttlichen Homöopathie* ein wenig eingehender gewürdigt.

Stramonium – der *Stechapfel.* Falls der Stramonium-Charakter trinkt, dann im wesentlichen Bier und Branntwein. Das »Element der Gewalt« ist sehr stark ausgeprägt bei diesem Mittel. Hyperaktivität und Gewalt können sich verselbständigen und zu einer regelrechten Sucht werden. Der amerikanische Homöopath PAUL HERSCU hat ein ganzes Buch von 298 Seiten nur über diese eine Arznei verfaßt[84] und die Elemente der Angst und Gewalttätigkeit dabei

---

[83] ZAREN, ANANDA: *Kernelemente der homöopathischen Materia medica der Gemütssymptome,* Band 1, S. 155 - 202, Verlag Ulrich Burgdorf, Göttingen.
[84] HERSCU, PAUL: *Stramonium,* Kai Kröger Verlag für homöopathische Literatur, Groß Wittensee.

entsprechend ausführlich herausgestellt. Er zeigt im übrigen auf, daß die Anwendbarkeit dieses Pharmakons weit über jene hinausgeht, die in der älteren homöopathischen Literatur beschrieben ist, wo Stramonium im überwiegenden Maß bei manischen Zuständen eingesetzt wurde:

»Durch die Verarbeitung dessen, was ich von Amy, von Kollegen, aus eigenen Erfahrungen, Versuchen und Fehlschlägen gelernt habe, bin ich dazu gelangt, Stramonium als ein umfassendes Arzneimittel zu sehen – eines, das wie ein Chamäleon entweder als Polychrest oder als Nosode getarnt erscheinen kann oder als eines der Psychose-Mittel.«[85]

Durch die zunehmende Darstellung von Terror und Gewalt in Film und Fernsehen sowie in der Realität dieser Welt, sind bereits unsere Kinder einer Flut von Einflüssen ausgesetzt, die nicht ohne Wirkungen bleiben. Eine Häufung von Introvertiertheit, Hyperkinese, Stottern sowie Aufmerksamkeitsstörungen bei Schulkindern sind nur einige von vielen Zeichen, die bei genauer Beobachtung einen Einsatz von Stramonium vielleicht gerechtfertigt erscheinen lassen.

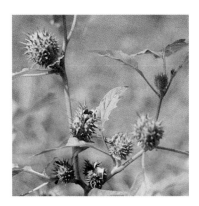

Tarantula – die *Wolfsspinne,* ist – ähnlich Nux vomica – ein Workaholic, der Angst hat, seine Arbeit nicht zu schaffen, mit dem Unterschied, daß er selten trinkt. Sein Elixier ist die Musik und eine ungeheuere Tanzwut. Sein selbstzerstörerisches Wesen, samt mutwilliger Zerstörungswut und der sich daraus ergebenden körperlichen Symptomatik, wie Krämpfen und starken Empfindungen von Kälte, werden gebessert durch Tanzen. Disharmonische Musik jedoch erzeugt dem Tarantula-Bedürftigen Schmerzen.

---

[85] HERSCU, PAUL: *Stramonium,* S. 67.

Phytotherapeutische Begleitung
Avena sativa – für die, »die der Hafer sticht«

Ein äußerst wichtiges Mittel bei jeder Art von Suchtentwöhnung ist der **Gemeine Hafer**. Es handelt sich um eine pflanzliche Tinktur (ein *Phytotherapeuticum*), welcher eine besondere Bedeutung beim Alkoholismus und der Raucherentwöhnung zukommt. Sie kann aber auch bei echter Drogensucht enorm hilfreich sein, weil sie eine Stärkung des Nervensystems sowie eine Reorganisation und Entgiftung der Körperzellen bewirkt. Man nimmt dieses Mittel ausnahmsweise nicht in potenzierter Form zu sich, sondern eben als Tinktur und zwar in ziemlich massiven Dosen, die individuell zu ermitteln sind. In der Regel werden es zwischen 10 und 20 Tropfen sein, die man, laut Angabe in BOERICKES Arzneimittellehre, am besten in etwas heißem Wasser einnehmen soll.

BOERICKE schreibt diesem Pharmakon äußerst wohltuende und aufbauende Wirkungen bei den unterschiedlichsten, nervlich bedingten Störungen und erschöpfenden Krankheiten zu, von »nervöser Erschöpfung« über sexuelle Schwäche und »Impotenz nach übertriebener sexueller Befriedigung« bis hin zur »Morphiumsucht« – des weiteren bei:

»nervösem Zittern der Alten; Chorea[86], Paralysis agitans, Epilepsie, Postdiphterischer Lähmung, Herzrheumatismus, Akutem Laufschnupfen (20 Tropfen – in heißem Wasser stündlich ein paar Gaben). Alkoholismus, Schlaflosigkeit, besonders bei Alkoholikern. Schlechte Wirkungen der Morphiumsucht. Nervöse Zustände bei Frauen … Konzentrationsunfähigkeit … Taubheit der Glieder wie von Lähmung«

und anderes mehr – ein recht beachtlicher therapeutischer Spielraum also.

Okoubaka Aubrevillei – für ganz Giftige

Eine weitere Arznei kann von Bedeutung werden, wenn es darum geht, den Organismus zu entgiften und die zerstörte Darmflora wieder zu normalisieren. Es ist ebenfalls ein phytotherapeutisches Mittel, das am besten in der Aufbereitung einer D1 oder D2 eingenommen wird. Es handelt sich bei diesem Mittel um den alkoholischen Auszug einer Baumrinde des westafrikani-

---

[86] Veitstanz, von griech.: *choreia* = »Reigentanz«.

schen Urwalds aus der seltenen Familie der Octonemataceen, der unter der Bezeichnung Okoubaka bei uns erhältlich ist.

Der Baum wird bis 25 Meter hoch und hat einen Stamm-Umfang von bis zu 3 Metern. Die Eingeborenen von Ghana, Nigeria und der Elfenbeinküste sollen diese Tinktur angeblich mit Erfolg gegen jede Art von Vergiftung einsetzen, vom Schlangenbiß bis zur Nahrungsmittelvergiftung.

Ich empfehle Patienten, welche sich in südliche Regionen begeben dieses Pharmakon, damit sie vor möglicherweise auftretenden Durchfällen durch die Nahrungsumstellung auf zu fettes und ungewohntes Essen sowie möglicherweise drohenden Salmonellosen geschützt sind. Alle Berichte waren bisher positiv. Ist es bei früheren Urlaubsreisen regelmäßig zu Durchfall-Erkrankungen gekommen, so gab es fortan aufgrund der prophylaktischen Einnahme von Okoubaka keinerlei Komplikationen mehr.

Anläßlich einer Afrikareise brachte MAGDALENA KUNST eine Handvoll der pulverisierten Baumrinde mit, die ihr als außergewöhnlicher Gunstbeweis von einem Medizinmann übergeben worden war. Zuhause angekommen, schrieb sie über ihre ersten Erfahrungen damit.[87] WILMAR SCHWABE gelang es im Anschluß daran, mehr von diesem »Zaubermittel« zu erlangen, sodaß man mit einer systematischen Erprobung beginnen konnte. Dabei stellte sich heraus, daß die Wirkung von Okoubaka sich nicht nur auf den exkretorischen Anteil der Bauchspeicheldrüse erstreckt, sondern auch auf deren Inselzellen, die für die Produktion des Insulins verantwortlich sind. Es kann also das Mittel ob seiner Fähigkeit, eine Normalisierung des Zellferment- und Enzymhaushalts zu erreichen, wie Magdalena Kunst schreibt, sogar bei bestimmten Diabetes-Fällen angezeigt sein. Da der Pankreas als das wohl giftanfälligste Organ des ganzen Körpers gilt, sind diese Beobachtungen von großer Bedeutung. Fünfzehn Schilderungen in Kurzfassung belegen die außerordentliche Wirksamkeit von Okoubaka in Fällen von Insektizid-Intoxication über eine Salmonellen-Infektion bis hin zu einer *Toxoplasmose-Enzephalitis* (infektiöse Gehirnentzündung) und der erfolgreichen Nachsorge bei einer Hepatitis. Bei Einsatz von Okoubaka gab es keine langen Erholungszeiten bei grippalen Infekten und nach Kinderkrankheiten mehr.

Sogar eine schwere Rauchergastritis bei einer 63-jährigen Kettenraucherin, bei welcher schon mehrmals Magen- und Zwölffingerdarmgeschwüre festgestellt worden waren, bildete sich zurück. Das bringt uns nun zum nächsten Kapitel – der Sucht nach dem blauen Dunst angeblicher Freiheit.

---

[87] KUNST, MAGDALENA: *Okoubaka, ein neues homöopathisches Arzneimittel,* in Allg. Homöopath. Zeitung für wissenschaftl. und praktische Homöopathie, Band 217, 1972, Heft 3.

RAUCHEN

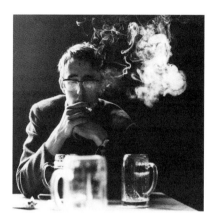

Der blaue Dunst – die Illusion von Freiheit

Damit kommen wir zu einem Thema, dessen geschichtliche, gesellschaftspolitische und psychologische Aspekte derart umfangreich sind, daß wir diesen hier nur in allergröbsten Umrissen gerecht werden können. Es kann auch nicht die Aufgabe dieses Werks sein, solches zu versuchen. Ich verweise deshalb auf ein ausgezeichnetes Buch von RÜDIGER DAHLKE, das unter dem Titel *Die Psychologie des blauen Dunstes*[88], all diesen Fragestellungen bis in die Details hinein auf den Grund geht. Meine zu den Rauchern gehörenden Leser können enorm viel von diesem Buch profitieren, nicht zuletzt, ihr Suchtverhalten zu respektieren, solange sie keine besseren Wahlmöglichkeiten haben, um ihren versteckten Ängsten, Aggressionen und Abhängigkeiten anders zu begegnen, als eben damit, sich an einem – wenn auch noch so zerbrechlichen – »Glimmstengel« anzuhalten. Zu einem von ihnen selbst gewählten Zeitpunkt werden sie dann dazu bereit sein – vielleicht auch unter Anwendung der hier aufgezeigten Möglichkeiten der Klassischen Homöopathie – sich selbst mehr zu lieben und dadurch der eigentlichen Sehnsucht ihrer Seele gerecht werden. Bis dahin gilt der Satz: Jeder Mensch tut in jeder Situation das Bestmögliche, was er tun kann, gemessen an dem Bewußtseinsstand, den er derzeit hat.

---

[88] DAHLKE, RÜDIGER und MARGIT: *Die Psychologie des blauen Dunstes, Be-Deutung und Chance des Rauchens,* Knaur-Verlag, Reihe: Alternativ heilen.

DAHLKE bezeichnet das Rauchen und die Syphilis als »die späte Rache des roten Mannes«, denn sowohl die Tabakpflanze als auch die Lustseuche kamen von Amerika auf uns und beide sorgten für eine Dezimierung der Weltbevölkerung, die ein Vielfaches der Vernichtung ausmacht, die der weiße Mann in die Reihen der Indianer gesät hat.

Bei den Indianern war das Rauchen noch Teil eines Rituals, das sie mit den Göttern verband. Deshalb brachte es auch keinerlei gesundheitliche Probleme mit sich. Die Tabakpflanze wurde als ein Geschenk der Götter angesehen und ihr Gebrauch war heilig. Über das Kontaktorgan Lunge konnte mittels des verbindenden, zum Himmel aufsteigenden Rauchs, mit Manitou – dem allumfassenden und allbelebenden Geist – korrespondiert werden. Von dort kamen dann die göttlichen »Ein-Fälle« und prophetischen Gesichte als Antwort auf die mit dem Rauch nach oben geschickten Fragen.

Eine ähnliche Funktion erfüllte im Abend- und Morgenland das Einatmen von Weihrauch, dem, wie man weiß, ebenfalls rückbindende und damit heilbringende Eigenschaften zugeschrieben werden.[89]

Wir aber sehen uns heute durch die Sinnentleerung des Rauchens und seiner Degradierung zu einer Ersatzfunktion für unausgelebte Schattenanteile der Persönlichkeit, einer weiteren Quelle der Unterdrückung von angestautem, emotionalem Potential ungeheuren Ausmaßes gegenüber.

Nicotiana tabacum – die ***Tabakpflanze****,* gehört, ähnlich der ***Kartoffel*** **(Solanum tuberosum aegrotans)** und der ***Tomate*** **(Solanum lycopersicum)**

---

[89] Inzwischen wird **Weihrauch** in homöopathischer Aufbereitung unter der Bezeichnung **Olibanum** von verschiedenen pharmazeutischen Firmen angeboten und, wie zu vernehmen ist, mit Erfolg bei Wunden und Geschwüren, bis hin zu krebsigen Entartungen, eingesetzt. Die Signatur der Harztränen des Weihrauchbaums läßt diese Anwendungsgebiete als naheliegend erscheinen. Darüber hinaus gelangte der indische Weihrauch erfolgreich zur Anwendung bei Gelenkschmerzen *(Arthritiden)* sowie bei chronisch entzündlichen Darmerkrankungen, wie *Morbus Crohn* und *Colitis ulcerosa*. Man erwartet darüber hinaus positive Auswirkungen auf Schuppenflechte *(Psoriasis)*, chronisches Bronchialasthma und möglicherweise auch chronische Leberentzündungen *(Hepatitiden)*. Noch wurde meines Wissens nach keine homöopathische Prüfung dieses ebenso neuen wie uralten Pharmakons durchgeführt, die zu einer gesicherten Arzneimittelbeschreibung inklusive der Gemüts-Symptomatik hätte führen können. Fest steht lediglich, daß schon der alte HIPPOKRATES Weihrauch bei einer Vielzahl von Erkrankungen empfohlen hat. Wissenswert aus der Sicht der Signaturenlehre ist, daß dieser etwa 4 - 6 Meter hohe Baum seine Wurzeln bis zu dreißig Meter tief ins Erdreich versenkt, um auch in Dürrezeiten an das lebensspendende Naß heranzukommen, was seine oben beschriebene Wirksamkeit bei lebensfeindlichen Prozessen erklären würde.

sowie dem *Schwarzen Nachtschatten* (**Solanum nigrum**), zu den Nachtschattengewächsen. Da all die aus diesen Pflanzen gewonnenen Arzneien bei den mit ihnen veranstalteten Prüfungen auch Auswirkungen auf die Atmungsorgane gezeigt haben, die sich in Form von Heiserkeit, Atembeklemmung und Husten bemerkbar machten, wäre es schon aus Gründen der nahen Artverwandtschaft zu **Nicotiana tabacum** angezeigt, solche Mittel versuchsweise bei chronischem Raucherhusten einzusetzen, was bisher meines Wissens nach noch nie – auch von mir nicht – versucht wurde.

Dieser Husten kommt zustande, weil sich die hauchdünnen Trennwände der Lungenbläschen *(Alveolen)* unter der Einwirkung der Teerbestandteile aufzulösen und zu größeren Hohlräumen zu erweitern beginnen, was letztlich zur Bläh-Lunge *(Emphysem)* führt. Unter dem Einfluß des mit dem Rauch eingeatmeten Kohlenmonoxids (CO) wird der Sauerstoff (O_2) aus dem *Hämoglobin* vertrieben. Der rote Blutfarbstoff, der ja eigentlich der Träger der Lebenskraft ist, wird zum Sendboten des Todes. Das erklärt auch die oft von Rauchern geschilderten Umnebelungs- und Schwächezustände, ihre Kurzatmigkeit, wenn sie einen kleinen Hügel besteigen müssen und ihr verlängertes Schlafbedürfnis.

Das von der Pflanze produzierte Gift Nikotin, schützt dieselbe gegen den Fraß von Insekten. Da diese den Tabakrauch hassen, rauchen Imker gerne ihre Pfeife, während sie sich daran machen, die von den Bienen eingebrachte Honigernte auszubeuten.

Wegen seiner insektenabwehrenden Wirkung bediente man sich der außerordentlichen Giftigkeit des Tabaks während der großen Pestepidemien anfangs des 17. Jahrhunderts wohl unterbewußt aus demselben Grund, nämlich, die Pesterreger zu paralysieren. Der unsichtbar im Tabak verborgene schwarze Tod war dem Genius der schwarzen Beulenpest ähnlich genug, um als ein Homöopathicum der besonderen Art zu fungieren. DAHLKE zitiert den holländischen Arzt DIEMERBROOK, der während der Pestepidimie von 1636 schrieb:

»Sobald mir die Ausdünstungen der Kranken unerträglich wurden, ließ ich augenblicklich alles liegen und rauchte Tabak. Der Tabak ist das wirksamste Mittel gegen die Pest, doch muß das Blatt von guter Beschaffenheit sein. Ich habe viel davon gebraucht ...«[90]

---

[90] *Die Psychologie des blauen Dunstes,* S. 42.

RAUCHEN

Verständlich also, daß gerne geraucht wird, um die Insekten zu vertreiben, wenn eine Gruppe von Menschen an einem lauen Sommerabend im Freien beieinander sitzt, um sich zu unterhalten. Gleichzeitig liefert diese Tatsache jedoch den hierbei Versammelten auch ein gutes Alibi, um sich laufend eine neue Zigarette an der soeben abgerauchten anzuzünden und dadurch ihre womöglich vorhandenen Kontaktprobleme leichter zu überwinden. Daß bei Rauchern – aus welchen Gründen auch immer – Schwierigkeiten bestehen, mit anderen Menschen emotional und verbal ohne den sie miteinander verbindenen Rauch gut zu kommunizieren, zeigt sich immer wieder. Bei Licht besehen blasen sie ihrem Gegenüber jedoch nichts anderes ins Gesicht bzw. in seine Atemluft, als ihre eigenen unausgesprochenen Schattenseiten. Daran, daß uns die Werbung das Gegenteil glauben machen will, sollten wir eigentlich erkennen, daß dieser Verdacht begründet ist.

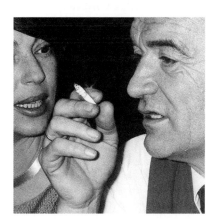

Die Zigarette fungiert in vielen Fällen als eine Art Überdruckventil für gestaute Aggressionen. Es wird – im wahrsten Sinn des Wortes – »Dampf abgelassen«, anstatt den Weg ins eigene Innere anzutreten, mit der Bitte um eine Transformation der Aggression. Der innere Gott wird nicht wahrgenommen, weil eben die *religio* verlorenging.

Wer »Dampf schiebt«, leidet meist auch an Magen-Darmproblemen in Form einer Übersäuerung. Nicht umsonst heißt es »ich bin sauer«, wenn einem etwas nicht ins Konzept paßt. Wer seinen Ärger unterdrückt, dem stößt etwas sauer auf, er kann »etwas nicht verdauen« und in der KENT-Rubrik SODBRENNEN findet sich denn auch unsere Haupt-Ärger-Arznei **Nux vomica***, wieder einmal in der höchsten Stufe der Wertigkeit. Nun kommt es aber durch das Rauchen zusätzlich zu einer weiteren Anregung der Magensäfte.

Diese im Überschuß vorhandene Säure unterscheidet nicht mehr zwischen dem mit der Nahrung eingebrachten Fleisch und dem eigenen Fleisch der Magenwände. Sie greift den Magen selbst an und beginnt mit der Auflösung der Magenschleimhaut. Das führt zu fressenden Kratern, die wir fälschlicherweise als »Magengeschwür« bezeichnen. So entsteht aus einer chronischen Gastritis oft ein Magen- oder Zwölffingerdarmgeschwür *(Ulcus ventriculi* oder *Ulcus duodeni)*. Auch in dieser KENT-Rubrik findet sich übrigens die Brechnuß wieder zweiwertig.

Der besondere »Rattenfängertrick« des Nikotins besteht darin, daß es sowohl auf den *Sympathicus* wie auf den *Parasympathicus*[91] gleichzeitig einwirkt. Das heißt, es kommt einerseits zu einer – wenn auch nur kurzfristigen – Entspannung von Streß, zum anderen aber zu einer Engerstellung der Gefäße, was zu frühzeitiger Sklerosierung und damit zum Bluthochdruck, einer Erhöhung der Herzfrequenz und mehr oder weniger starkem Absterben der Gliedmaßen, mit schleichend fortschreitender Lähmung führt. Davon ist auch des Mannes liebstes Glied nicht ausgenommen. Es kommt zu vorzeitiger Impotenz und schlimmstenfalls zum »Raucherpenis«. Zusätzlich »raucht vielen der Kopf«, den einen von ihrer Arbeit, den anderen von der Konsumierung des Tabaks, den meisten von beidem.

Die Thrombosegefahr nimmt zu, da Streßhormone auch den Fettsäurespiegel anheben, was wiederum zu einer schnelleren Verklumpung der Blutplättchen führt. Das Endstadium sehen wir im sogenannten Raucherbein vor uns, dem in den meisten Fällen, wenn nicht rechtzeitig homöopathisch behandelt wird, die Amputation droht. DAHLKE bezeichnet deshalb dieses Absterben von Gliedmaßen durch Rauchen als die »Lepra der Industrienationen«.

Eine erste Station auf dem Weg zum Raucherbein ist die sogenannte Schaufensterkrankheit *(Claudicatio intermittens)*, bei der ein Fußgänger alle fünfzig bis hundert Meter stehenbleiben muß, um seine Beinkrämpfe durch den Blick in eine Schaufensterauslage zu kaschieren.

Sogar Gliedmaßen werden also auf dem Altar dieser neuen Religion »rauchgeopfert«, ohne daß der Gläubig-Süchtige deshalb aufhören würde weiterzurauchen. Ja es schreckt ihn nicht einmal die Tatsache, daß die Säuglingssterb-

---

[91] Die beiden autonomen Gegenspieler des Eingeweidenervensystems.

lichkeits- und Mißbildungsrate von Kindern rauchender Väter und Mütter deutlich über der von Nichtrauchern liegt und daß man im Blut der Neugeborenen Nikotinwerte gefunden hat, die weitaus höher sind, als die ihrer Mütter.

Um eine bessere zwischenmenschliche Begegnung zu ermöglichen, nimmt der Raucher mit jedem Zug in Kauf, daß er die »kalten Füße« – und den »Schiß«, den er innerlich verborgen hält, nun stellvertretend im Körper ausleben muß. Hierbei ist die durch Anregung der Verdauungssäfte erreichte stuhlfördernde Wirkung einer »Verdauungszigarette« bei diesen ansonsten hoffnungslos verstopften Zeitgenossen, noch die am ehesten zu verkraftende Wirkung des Tabaks.

Beachtenswert ist der Zusammenhang zwischen jeweils sprunghaft ansteigendem Verbrauch an Tabakwaren und ausbrechenden Kriegen. Das war so während der Napoleonischen Kriege, steigerte sich im Ersten Weltkrieg und erreichte nie gekannte Ausmaße während des Zweiten Weltkriegs. Die durch den Drill auf dem Kasernenhof systematisch unterdrückten Urgelüste nach sexueller oder oraler Befriedigung konnten durch die Zigarette wenigstens andeutungsweise gestillt, die Angst im eigenen Inneren ein klein wenig beschwichtigt werden: ein Psychopharmakon von Teufels Gnaden.

Heute übersieht man staatlicherseits geflissentlich, daß durch die Förderung der Tabakindustrie und die aus reiner Profitgier ins Leben gerufene »größte Drogenepidemie aller Zeiten« gleichzeitig der Boden geebnet wurde für die in der Folge vom Staat so bitter bekämpften, gesellschaftlich nicht akzeptierten Drogen. Die Zigarette bildete das Schlepptau, an das die anderen Suchtmittel sich anhefteten.

Die Tabakindustrie projiziert nun gekonnt das Bild von Lagerfeuerromantik und unbegrenzter Freiheit auf die inneren Bildschirme eines Heers sehnsüchtiger Abhängiger. Millionen Suchender inhalieren nicht nur diese Suggestionen, sondern auch den Rauch, für den geworben wird. Der Glaube, sich mit einem Zug aus einer Zigarette über den Atem mit der »großen weiten Welt« verbinden zu können, ist offenbar vorerst nicht völlig auszurotten. Ja noch mehr: »Mann« ist – zumindest gedanklich – bereit, sich auf »meilenweiten« Märschen über Stock und Stein Löcher in die Stiefel zu laufen, um an die Fata Morgana der versprochenen Freiheit heranzukommen. Doch diese rückt immer weiter von ihm weg, erwirbt der geprellte Raucher doch als Trophäe am Ende der Tour lediglich Löcher in der Lunge und eine Verengung seiner Blutgefäße. Diese ziehen sich zusammen, die unterdrückte Angst wächst, denn Enge *(Angina)* und Angst sind eins. Wem dauerhaft »die Luft wegbleibt«, wer also sowohl psychisch wie physisch nicht mehr tief durchatmen kann, der ist Kandidat für eine »Enge der Brust«, eine *Angina pectoris*. So sind die Verbraucher jener Marken, welche den inneren Cowboy in einem Menschen ansprechen, wohl am ehesten jene, welche in ihrem täglichen Leben und an ihrem Arbeitsplatz »wenig zu sagen haben«.

Das Heer der abgeschotteten, sich absichernden, subalternen Angestellten, an deren Spitze der Prototyp des Kalium-carbonicum-Menschen steht, mag vielleicht vor das innere Auge eines in größeren Dimensionen denkenden Homöopathen treten. Und wiederum nicht zufällig haben wir in **Kalium carbonicum** jene überragende Arznei vor uns, welche chronischen degenerativen Lungenbeschwerden entgegenwirkt. Solche Denkansätze führen uns zu einer Raucherbehandlung, die sich nicht nur am reinen Symptom orientiert, sondern in größeren Zusammenhängen denkt, sich an einem Zeitphänomen orientiert und dem geistigen Band folgt, welches sich von der Werbung bis hin zur Zielgruppe des Endverbrauchers spannt.

Und dann sind da noch diejenigen, die rauchen, um nicht dick zu werden, denn das Rauchen bewirkt über noch ungeklärte Stoffwechselvorgänge eine Verringerung des Hungergefühls, wobei sich jedoch fatalerweise gleichzeitig der Blutzuckerspiegel erhöht. Diese Gruppe gleicht vom Ansatz her derjenigen, die sich einen Lutscher, Eis oder Schokolade in den Mund schiebt, um ihre Angst zu beschwichtigen und sich ein wenig Liebe in Form von Süßspeisen zu geben. Interessanterweise sind zwei jener Arzneien, welche die Kultivierung der Angst in ihrem Mittelbild tragen, gleichzeitig solche, welche am meisten Verlangen nach Speiseeis haben, nämlich **Phosphor*** und **Calcium carbonicum;** und es ist wiederum eine Angst-Arznei, welche am meisten Lust auf Zuckerwerk hat, nämlich **Argentum nitricum.**

Und dann ist da noch das Heer derjenigen, für welche die Zigarette eine Art Schnuller der Erwachsenen darstellt. Es sind die Zu-kurz-Gekommenen in punkto Liebe, Lust und Sex. Es beginnt mit dem frühzeitigen Entzug der Mutterbrust, an der man saugen, sich ausweinen, die man beschmusen, belutschen kann. In der Pubertät müssen dann oft aus Angst vor der »eindringlicheren« Begegnung mit dem anderen Geschlecht, die ersten Rauchrituale diese Möglichkeit zu einer harmonischen Entwicklung in Richtung Ganzheit ersetzen. Außerdem gilt es ja als ausgesprochen männlich, sich ersatzweise

RAUCHEN

eine »Lulle« anzustecken. Dabei würde genau das Gegenteilige von erwachender Männlichkeit und Mut zeugen. So wird auf diese Weise bald aus einem noch suchenden Gelegenheitsraucher ein süchtiger Raucher.

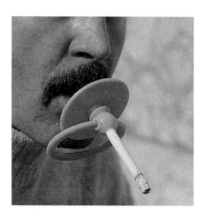

Aber es zeichnet sich eine Wende ab. Selbst die, »wie Pech und Schwefel zusammenhaltende« und ohne Vereinsstatuten bestehende, weltweite Vereinigung der Raucher, scheint nicht ausgenommen zu sein von einer kosmischen Gesetzmäßigkeit, nämlich dem fünften hermetischen Prinzip des Rhythmus. Wie eine Blase, die irgendwann einmal platzen muß, weil sich Wachstum nicht unbegrenzt fortsetzen kann, so trägt jede Bewegung im Keim auch schon ihre Gegenbewegung in sich. Die Anzeichen häufen sich, daß wir – zum großen Schrecken der Tabakindustrie – einer solchen Umkehrphase entgegensehen und viele Menschen, welche innerlich aufzuwachen beginnen, weil sie aufwachen wollen, gehen ihr freiwillig entgegen.

Diese Gruppe der »Noch-Raucher«, die aber wieder zu echten Suchern geworden sind, können in diesem Kapitel nun auf eine neue Art und Weise fündig werden.

Sie müssen sich nur sicher sein, daß sie auch wirklich dazu bereit sind, sich ihren Vermeidungen zu stellen und ihnen mit Hilfe neuer, kreativer Wahlmöglichkeiten zu begegnen. Sonst geht es ihnen wie jener jungen Frau, die mich darum bat, ihr ein Mittel zu geben, damit sie das Rauchen aufhören möge. Ich empfahl ihr **Avena sativa** in der Urtinktur, jeden Tag 2 - 3 mal 10 - 20 Tropfen in etwas heißem Wasser. Nach drei Tagen sagte sie mir erstaunt, ja beinahe erschrocken: »Das Mittel wirkt ja tatsächlich. Die Zigaretten schmecken mir nicht mehr.« Daraufhin ließ sie schnell das Mittel wieder weg.

Da ist jene andere Methode schon besser, die völlig ohne Arznei auskommt und das Rauchen zu einer meditativen Zeremonie erhebt: So bat ich einen überaus hektischen Kettenraucher zunächst einmal, sich bei dem Teil seines Wesens zu bedanken, der ihn rauchen ließ, in dem Bewußtsein, daß es keinen einzigen Teil in ihm gäbe, der ihm wirklich etwas Böses antun wolle. Sodann solle er diesen fragen, ob er dazu bereit wäre, ihn wissen zu lassen, was er denn Gutes für ihn tue, wenn er ihn rauchen lasse. Der Teil war sofort zu einer Kommunikation bereit. Der Mann antwortete spontan, dieser Teil hätte ihm durch das Rauchen dabei geholfen, mit Erfolg durch die Abendschule zu kommen. Wenn er recht darüber nachdenke, so habe er diesen Teil eigentlich gar nicht mehr nötig. Es sei das Rauchen lediglich zu einem abgestürzten Programm geworden, um besser mit innerer Unrast fertig zu werden.

Ich fragte ihn, was er davon halte, aus der »Unrast« bisweilen eine bewußte Rast zu machen, um sich in aller Gemütlichkeit eine besonders edle Zigarette anzuzünden und diese so richtig zu genießen – bei ausgehängtem Telephon, versteht sich. Seine Gesichtszüge verrieten mir, daß er der Idee nicht ablehnend gegenüberstand. Darauf wies ich ihn an, er solle sich eine schöne und teure Zigarettenmarke kaufen, die er sich bisher aus Kostengründen und wegen seines hohen Konsums nicht hatte leisten wollen. Das Gesicht des Mannes verklärte sich. Es gäbe da sehr edle Orientzigaretten – allerdings ohne Filter – in teuren Blechdosen. Genau diese verschrieb ich ihm – sozusagen als Medizin. Dazu bekam er genaueste Anweisungen über das Ritual des Rauchgenusses. Unter anderem war ihm vorgeschrieben, daß er die Zigarette nur unter Verwendung eines Streichholzes entzünden durfte, mit hochgelegten Beinen, den Blick sinnend ins Weite gerichtet und vor sich hinträumend. Jeder Zug sei gewissenhaft zu beobachten und müsse wirklich genossen werden.

Anfangs fand der Mann das furchtbar anstrengend, aber er orientierte sich bald um, rauchte nur noch 2 - 3 Zigaretten der teuren Marke am Tag und wurde ruhig und ausgeglichen. Ein homöopathisches Mittel gelangte gar nicht zum Einsatz.

Die 12 archaischen Rauchertypen nach Rüdiger Dahlke

DAHLKE teilt die Raucher in zwölf »urprinzipielle Rauchertypen« ein. Dieser Grobraster orientiert sich an den hinter dem Tierkreis wirkenden Urprinzipien. Es wird versucht, archetypische Verhaltensweisen der einzelnen Raucher aufzuzeigen, wobei diese aber zur Verdeutlichung etwas überzeichnet zur Darstellung gelangen. Dahlke selbst betont, daß wir meistens Mischtypen antreffen. So werden in seinen detailgenauen Beschreibungen denn auch fließende Übergänge von einem zum nächsten Typus Mensch erkennbar. In der Homöopathie ist es ja nicht anders. Nur äußerst selten stoßen wir auf einen Typus in Reinkultur.

Es scheint mir aber trotzdem aus Gründen einer Anregung zur geistigen Vernetzung zwischen Homöopathie und Psychologie interessant, wenigstens andeutungsweise Zuordnungen einzelner antipsorischer bzw. antimiasmatischer, homöopathischer Arzneien zu den von Dahlke katalogisierten Typen aufzustellen. Der Leser kann sich dazu seine eigenen Gedanken machen, wobei vor allem die zwölf von Dahlke ausführlich beschriebenen Typen in seinem Buch nachzulesen wären und mit ebenso ins Detail gehenden Beschreibungen der Arzneimittelbilder verglichen werden sollten.
Hier lediglich einige Andeutungen in Kurzfassung.

Der Feurige

DAHLKE nennt ihn den »Aggressionstyp oder verkappten Abenteurer«. Die Beschreibung, die er von diesem Charakter liefert, läßt Rückschlüsse auf Mittel zu, die gerne mit dem Element des Feuers spielen: »Die Zigarette wird in seinen Händen zur Brandfackel, die ein Symbol für das lodernde Feuer in ihm ist ... es wird eben leidenschaftlich gezündelt ... Häufig wird das Feuergeben und Zigarettenanbieten als Anmache eingesetzt ...« Die mangelnde Kampfeslust dem Leben gegenüber und der aufgestaute Zorn über die eigene Unfähigkeit werden mit Zigaretten vernebelt und verrauchen auf diese Weise, ansonsten würden sie sich womöglich anderweitig Bahn brechen, indem solch ein Mensch auch zum Brandstifter wird oder im Extremfall mit dem Messer auf einen anderen losgeht. Wir erkennen, welch wichtige Funktion einer Aggressionsbremse das Rauchen in solch einem Fall hat.

Diesem Typus entpricht das Arzneimittelbild des Hepar-sulphur-Menschen, in dessen Unterbewußtsein Aggression im Allgemeinen und Brandstifterei im Besonderen eine große Rolle spielen. Deshalb sind auch die Träume der *Kalkschwefelleber* voll von Feuer. Es gibt eine Rubrik innerhalb der Gemütssymptome im KENTschen Repertorium, die da heißt: WILL FEUER ANLEGEN (I,36), mit Hepar als einzig angeführtem Mittel. Staut sich die Wut zu lange in solchen Charakteren und finden sie kein geeignetes Ventil, um sie abzulassen, so gleichen sie brodelnden Vulkanen, die jederzeit ausbrechen können. In solchen Fällen kann es stellvertretend an der Haut zu eitrigen Entzündungen und nicht reifenden Abszessen kommen, die in **Hepar sulphur** ihr Heilmittel finden.

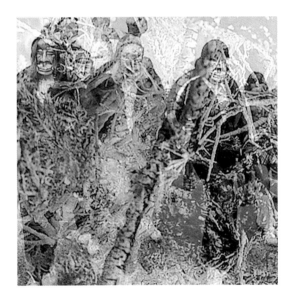

Einer jedesmal beim Rauchen sich einstellenden und besonders auffallenden Schwäche kann ebenfalls durch die Kalkschwefelleber begegnet werden. Nur noch Asclepias tuberosa – die nordamerikanische »Pleuritiswurzel«, wird von KENT in dieser Minirubrik als Alternative im ersten Grad angeführt, während Hepar zweiwertig dort vermerkt ist (I,446).

Man studiere das Arzneimittelbild der Kalkschwefelleber. Einiges Wissenswerte habe ich in meiner *Göttlichen Homöopathie* über diese Arznei geschrieben. Insbesondere wird dabei der Aspekt der mangelnden Kommunikationsfähigkeit unter der Überschrift »Auseinandersetzung und Gespräch« beleuchtet.

Gedanklich können wir natürlich auch die anderen »feurigen Mittel« noch durchspielen, als da sind: **Sulphur** in Reinkultur und **Cantharis** – die *spanische Fliege*. Letztere ein wunderbares Mittel bei Brandwunden aller Grade sowie bei Blasenentzündungen mit heftig brennenden Schmerzen.

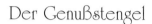

Der Genußstengel

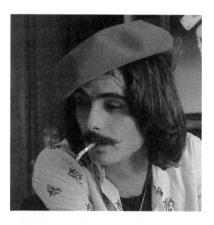

Dahlke nennt ihn den »genußsüchtigen Typ«. Dazu zählen unter anderem Menschen, die nach dem Grundsatz handeln: »Nach dem Essen sollst Du rauchen oder eine Frau ...« – »genießen« müßte es nun eigentlich heißen, anstelle des sich zwar reimenden, aber die Würde der Frau degradierenden Wortes »gebrauchen«, obwohl es nun manche Frauen wiederum genießen, sich gebrauchen zu lassen.

Aus dem Genußraucher kann relativ schnell ein genußsüchtiger Gewohnheitsraucher werden, der nach immer neuen oralen Befriedigungen sucht. Handelt es sich dabei um Frauen, und erfährt ihre Suche nach dem geeigneten männlichen »Genußstengel« keine ausreichende Befriedigung, so kommt es ersatzweise zum Zutzeln und Saugen an der Zigarette. Fassen solche Menschen den plötzlichen Entschluß, mit dem Rauchen aufzuhören, stellen sich bei ihnen ungeahnte Entzugserscheinungen ein, denen man wohl am besten mit **Caladium seguinum** – dem *»Schweigrohr«*, einem amerikanischen Arongewächs, begegnet. Nur noch **Staphisagria** legt ein ähnlich starkes Verlangen nach Zigaretten als Ersatz für Sex an den Tag. Arongewächse zeigen schon von der Signatur her ihre starke erotische Komponente. Der phallusartige Griffel inmitten eines erwartungsvoll ausgestülpten Kelches macht diesen Bezug sofort deutlich. Das Mittel zeigt starke Auswirkungen auf die Genitalregion beider Geschlechter.

Ist es bei männlichen Rauchern zu einer Impotenz durch übermäßige Nikotinzufuhr gekommen, so kann der Penis bereits während des versuchten Coitus erschlaffen. Dahinter stehen natürlich auch massive Versagensängste, wie sie ebenfalls typisch für **Lycopodium** und **Argentum nitricum** sind, die das ähnliche Problem haben. Caladium kommt zu früh zum Orgasmus oder eventuell überhaupt nicht während des Liebesspiels. Dafür stellt sich der Erguß dann womöglich des nachts im Schlaf ein, wenn der Körper entspannt ist. Das geschieht aber ganz unwillkürlich und ohne begleitende erotische Träume. Juckende Hauteruptionen im genitalen Bereich zeigen an, daß dieses Thema mit Schuldgefühlen überladen ist. Deshalb wäre es so entsetzlich für den Caladium-Typ, würde man ihm seine Zigaretten wegnehmen.

Bei weiblichen Vertretern dieses Typs, die den eigentlichen Genuß der beglückenden Vereinigung mit dem Partner verdrängen, kommt es ebenfalls zu starkem Juckreiz der Schamlippen und der Vagina, vor allem auch während der Schwangerschaft, so denn eine solche stattgefunden hat. Sie fühlen sich hin- und hergerissen zwischen lüsterner Versuchung und selbstauferlegtem Verbot und gleichen in dieser Hinsicht ein wenig den Lilium tigrinum-Frauen. Der Griff zur Zigarette scheint die einzig verfügbare Ausgleichsbewegung zu sein, um doch noch »in den Genuß zu kommen«. Sehr wichtig ist es, die bei Caladium auftauchenden inneren Zensoren psychotherapeutisch zu beschwichtigen und neue Wahlmöglichkeiten für Genuß zu kreieren. Wenn der sich selbst bestrafende Caladium-Charakter fähig wird, sich echten Genuß zu erlauben, braucht er keine Zigaretten mehr. Die Einnahme des Mittels in höheren Potenzen kann eine ganz wesentliche Hilfestellung auf diesem Weg sein.

Die Kniegelenke krachen, er oder sie können sich schlecht beugen, können schlecht »nach-geben«, sich nicht wirklich »hin-geben«. Im Bauch ist einiges an Wut eingesperrt, weswegen der sich anfühlt, als sei er wie mit trockener Nahrung angefüllt. Ein bitteres Erbrechen zeugt von der inneren Verbitterung, bei äußerlich freundlich erstarrter Maskierung. Ein Gefühl inneren Zitterns ist Ausdruck der nur mühsam kontrollierten Erregung.

Die Atmung geht seufzend, ähnlich **Ignatia.** Relativ häufig finden wir ein Asthma im Wechsel mit Hautausschlägen: »Rühr' mich nicht an, oder mir bleibt die Luft weg!« Dabei wünscht sich die weibliche Caladia nichts sehnlicher, als notfalls mit Gewalt genommen zu werden, damit sie womöglich keine Verantwortung für ihre aufkeimende Lust und Genußfähigkeit übernehmen muß. Wir sehen, dieser angeblich »genußsüchtige Typ« nach Dahlke ist in Wahrheit sehr weit weg von wirklichem Genuß. Erleichterung bringen ihm Bewegung, Schlaf und Schweißausbrüche. Dieser Schweiß ist »süß«, d.h. er zieht Insekten an, wiederum ein Grund für Caladium, sofort eine Zigarette zu »genießen«. Unter der Einwirkung der potenzierten Arznei verändert sich meist die Aura und kündet damit auch von einer Veränderung der inneren *dyskrasis*. Auf einmal bleiben die Insekten aus. Auch Staphisagria wird des öfteren von Homöopathen empfohlen, wenn man sich gegen den Ansturm von Insekten schützen will. Die Schnaken zeigen stellvertretend auf der Haut des Patienten, worum es eigentlich geht: um das lustvolle Saugen des inneren Kindes, das da irgendwo in den Keller-Verließen der Persönlichkeit ein unterdrücktes und gequältes Dasein fristet.

Die Furcht, verletzt zu werden, ist (ähnlich Stramonium) sehr stark ausgeprägt bei Caladium. Bei Männern kann das Symptom auftauchen, daß sie sich nicht rasieren wollen, aus Angst, sich dabei zu verletzen. Die Angst, verletzt zu werden, kann sich natürlich auch auf seelische Bereiche erstrecken. Das erklärt den Mangel an Hingabefähigkeit. Kopfschmerzen mit einem Druckgefühl in der Stirn und über den Augen können im Zusammenhang stehen mit der sexuellen Problematik von Caladium. Das starke Rauchbedürfnis führt dazu, daß ihm oder ihr tatsächlich »der Kopf raucht« und sie in zunehmendem Maß vergeßlich werden.

Caladium ist wahrscheinlich das wichtigste Mittel bei der Raucher-Entwöhnung überhaupt. Zumindest wird es in allen Repertorien als solches geführt, wenngleich ich persönlich auch schon Fehlschläge mit dieser Arznei erlebt habe.

Der Intellektuelle

DAHLKE nennt diese Persönlichkeit den »Kommunikationstyp« oder »rasenden Reporter«, der sich – ständig unterwegs nach Neuigkeiten – tagtäglich um neue Verbindungen und Kontakte bemühen muß, wobei ihm die Zigarette als unverbindlicher Anknüpfungspunkt gute Dienste leistet. Man trifft diesen Typus in Fast-Food-Läden und am Stehimbiß um die Ecke genausogut, wie auf Stehpartys, bei Vernissagen und in hitzigen Redaktionsdebatten, wo es um die Auswahl geeigneter Schlagzeilen oder – in Werbeagenturen – um zugkräftige Slogans für ein neues Produkt geht. Wenn beim gemeinsamen »brain-storming« nichts rechtes zustande kommen will, dann müssen eben die Glimmstengel für »zündende Ideen« sorgen, damit die entsprechenden Sprechblasen geboren werden können. Die Kurzlebigkeit der auf solche Weise entstehenden Texte paßt vom Wesen her zur Vergänglichkeit der Rauchwolken, aus denen heraus sie geboren wurden.

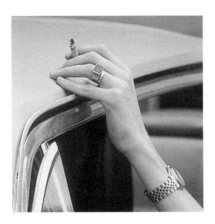

Wie man leicht erkennen kann, geht es hier im wesentlichen um Intellektuelle und betriebsame Geschäftsleute, wie wir sie vor allem in **Lycopodium**- und **Nux vomica**-Charakteren gespiegelt sehen. Beide Mittel wurden weiter oben im Buch eingehender besprochen.

Der Empfindsame

DAHLKE nennt ihn den »kindlichen Typ«. Die Zigarette ist für ihn eine Art Schnuller für Erwachsene. Dieser Typ ähnelt im Ansatz dem oralen Genußtyp, ist aber grundsätzlich anders geartet als eine Caladium-Persönlichkeit. Frauen wollen sich gerne ankuscheln und schmusen, Musik hören und träumen. Ein Hang zur Nostalgie läßt sie vor sich hinträumen und dabei dem blauen Dunst nachsinnen, vor allem, wenn der Partner gerade nicht da ist oder auch nicht mehr kommt. Dann hilft die »Lulle« über den Trennungsschmerz hinweg. Der feindlichen Umwelt gegenüber muß man sich eben »ein-lullen« – und wenn es in Rauch ist, um die eigene Schüchternheit zu verdecken und ein wenig forscher im Auftreten zu wirken. Aber selbst der

Rauch einer »Leichten« wird nicht gut vertragen, der Magen revoltiert und auch das Flimmerepithel der Nase sträubt sich gegen diese rauchigen Streicheleinheiten.

Das alles paßt wohl am besten zu **Pulsatilla,** dem zarten Pflänzchen, wie wir es auf Seite 96 besprochen haben und zu dessen mineralischer Entsprechung: **Silicea** (Seite 226).

Der Demonstrative

DAHLKE nennt ihn den »Demonstrationstyp« und beschreibt ihn als eine Art gewichtigen Industriechef, der, im schweren Ledersessel sitzend, »die dicke Havanna souverän in der Linken«, seine Bedeutung hervorkehrt, indem er dicke Rauchwolken vor sich hinpafft. Daß sich unter Umständen hinter dem imposanten Gehabe ein todtrauriger Mann verbirgt, wird auf diese Weise gut vertuscht.

Es sind die geschäftlich Erfolgreichen, die sich durch harte Arbeit mit dem Mut zum Risiko nach oben gearbeitet und dabei womöglich an ihrer eigentlichen Bestimmung vorbeigelebt haben – worüber ihre Seele trauert. Wir können diesem Typus unter Bossen und Aufsichtsratsvorständen begegnen, unter Filmproduzenten und Immobilienmaklern, die vielleicht insgeheim darunter leiden, daß sie nicht studiert haben und im tiefsten Inneren, trotz ihres äußeren Erfolges, unsicher sind, die vielleicht auch schon einmal mit dem Gedanken gespielt haben, aus dem Leben zu scheiden und sich – wenn es niemand sieht – ans Herz fassen, weil es dort weh tut. Kurzum, wenn wir an diesen Typus Mensch denken, dann kommt uns als Homöopathen unter anderem auch der Gedanke an **Aurum** oder **Calcium carbonicum.**

Der Angsthase

DAHLKE nennt ihn den »ängstlichen Typ«, der gleichzeitig sehr gewissenhaft und ordnungsliebend ist. Es besteht ein außerordentlicher Hang zum Perfektionismus. Solche Menschen sind äußerst heikel und auf Sauberkeit bedacht, wie es vor allem **Arsenicum album** entspricht. Da große Angst vor Krankheit alle Handlungen dieses Typs bestimmt, wird mit Maßen aber regelmäßig geraucht, z.B. um die Darmentleerung anzuregen. Man ist auch eher den leichten Sorten zugetan, »um die Gesundheit nicht zu gefährden«. So wie der Sulphur-Typ heimlich trinkt, so raucht Arsenicum album mitunter heimlich oder geht dabei auf den Balkon oder die Terrasse, um die anderen nicht zu stören. Auch **Argentum-nitricum** raucht, um seine Ängste unter Kontrolle zu halten. Aber der sprichwörtliche »Schiß« des Silbernitrat-Menschen wird dadurch eher noch verstärkt.

Der Partylöwe

DAHLKE nennt ihn den »wählerischen Luxustyp«, mit der näheren Bezeichnung »Beautyful people unter sich«. Das sind also die Reichen und Schönen dieser Welt, die »es sich leisten können«. Man trifft sie im Sommer in Marbella oder St. Tropez und im Winter in St. Moritz beim Skifahren oder Après-Ski:

»Geraucht wird nicht unbedingt weil es schmeckt, sondern weil es dazugehört. Wie der lila Schal oder die geblümte Krawatte ist die Zigarette ein Accessoire, das zur Verschönerung der Umgebung und Atmosphäre beiträgt. Vielfach wird sie auch als Kontakthilfe verwendet. Da wird dann mit lasziver Geste und dazu passendem Blick die elfenbeinerne Zigarettenspitze der (besonderen) Zigarette eingesetzt um (ein bischen) das aufreizende Spiel mit dem Feuer zu treiben. (›Haben Sie mal Feuer? Mir gefällt Ihr Feuerzeug so. Von Cartier, oder?‹)«[92]

Der Hang zur Ästhetik, die Neigung zu den superschlanken Zigaretten, das »Lord-Extra-Gefühl«, all das entspricht am ehesten dem unsteten, eleganten, sich verzehrenden Phosphortyp, der im Rampenlicht stehen, in Luxus leben und in Schönheit sterben will.
Das heißt natürlich nicht, daß jeder, dem wir auf der Spielwiese der Schönen und Reichen begegnen, nun automatisch **Phosphor** braucht. Aber das haben meine Leser, vor allem die Laien unter ihnen, wohl inzwischen begriffen.

Der Selbstzerstörerische

DAHLKE nennt diesen den »extremen Typ« mit der näheren Bezeichnung »Alles oder nichts«. Das sind Charaktere voll von Menschenverachtung und Selbsthaß, die sich grundsätzlich destruktiv dem Leben gegenüber verhalten. Unter ihnen finden sich die Raucher der »schwarzen Sorten«. Der eine oder andere von ihnen macht sich auch »Selbstgedrehte«. Man muß jedoch dabei unterscheiden zwischen dem, der das tut, weil er »das Echte, Unverfälschte« genießen will, und dem, der sich selbst nichts wert ist und die Zigarette bis

---

[92] DAHLKE, RÜDIGER: *Die Psychologie des blauen Dunstes,* S. 159.

zum letzten Ende raucht, um sich dadurch so richtig vollzusaugen mit heißgekochten Teerstoffen.

Entsprechungen zum Genius homöopathischer Mittel finden wir in Arzneien wie **Anacardium, Tarantula, Nitricum acidum** oder **Secale cornutum.**

Der Gönnerhafte

DAHLKE nennt diesen Typus Mensch den »generösen« oder »Mann und Frau von Welt«. Hier finden sich Entsprechungen und fließende Übergänge zu dem von mir als Partylöwen bezeichneten Typus. Solche Menschen beanspruchen Raum für ihre Entfaltung. Sie leben gerne und lassen leben, geben sich großzügig bis großspurig. Wie der Partylöwe, liebt auch der Gönnerhafte den Duft der großen weiten Welt. Er liebt das Ausgefallene, die exklusive Marke in der exquisiten Blechdose. Er reist gerne und ist allen sinnlich-erotischen Genüssen gegenüber aufgeschlossen. Wir finden ihn ähnlich dem Phosphor-Typ unter den Tuberkulinikern. **Tuberkulinum** selbst scheint mir ein Mittel zu sein, das auf diese Beschreibung paßt – auch **Stannum** – *Zinn,* wenn eine ausgesprochene Schwäche vorherrscht, die von der Lunge ausgeht und sich langsam einschleicht. Zinn in der Form von **Stannum jodatum** wirkt, nach BOERICKE, gut auf »Tracheal- und Bronchialreizungen bei Rauchern« ein. Eingehendere Betrachtungen zu Stannum findet der Interessierte in meiner *Göttlichen Homöopathie.*

Der Pflichtbewußte

DAHLKE nennt ihn den »Leistungstyp«. Das ist ein Mensch, der frühzeitig in die Pflicht genommen wurde und dabei bisweilen seine Kindheit versäumt hat. So weiß er machmal gar nicht mehr, wie es ist, sich Spiel und Spaß zu erlauben. Dieser Typ fängt womöglich frühzeitig an zu rauchen, als Äquivalent für ein unausgelebtes Anlehnungsbedürfnis oder entgangene Möglichkeiten zu anderweitiger Entspannung. Heimliches Rauchen als Auflehnung gegen eine zu strenge Erziehung kann vorkommen.

Die Nosode **Carcinosinum**[93] ist eine Arznei, die zu diesem Typ paßt, der gezwungen ist, seine vitalsten Bedürfnisse von früher Kindheit an zu unter-

---

[93] Detailliert beschrieben in RABA: *Göttliche Homöopathie,* S. 414 ff.

drücken. Auch bei **Silicea** zeigen sich ähnliche Züge von Pflichtbewußtsein, Gewissenhaftigkeit und Leistungsstreben. **Calcium carbonicum** muß sich ebenfalls oftmals eine spärliche Liebeszuwendung durch Fleiß und Pflichterfüllung verdienen. Das Rauchen ist somit ein Hilfsmittel, um sich wenigstens in die Vorstellung von der großen weiten Welt hineinzuträumen und auf diese Weise der Monotonie des eigenen Lebens kurzfristig zu entfliehen.

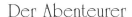

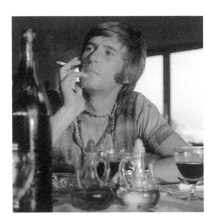

DAHLKE nennt ihn den »Freiheitssucher«. Die Abenteuer dieses Typs finden überwiegend im Kopf statt, in Form von allerlei Phantastereien und Phantasiereisen. Deshalb fühlen wir uns sofort erinnert an das, was weiter oben zum Arzneimittelbild von **China** gesagt wurde. Nun ist allerdings China eine Arznei, die Rauch nicht gut vertragen kann, und so kommt es vor, daß unter der Einnahme des potenzierten Heilstoffes ein Widerwille gegen das Rauchen entsteht. Immer vorausgesetzt, das Mittel paßt zum Typ und ist vielleicht darüber hinaus durch eventuell vorangegangene Säfteverluste zusätzlich angezeigt.

Die Sehnsucht, sich von Erdenschwere zu befreien, den Ballast der täglichen Fron abzuwerfen und gleichsam mit dem dahinziehenden Rauch hinwegzuschweben, wie Dahlke das beschreibt, läßt uns sogar an **Apis** – die *Honigbiene* denken, welche Arznei als einzige zweiwertige in der Rubrik der TRÄUME VOM FLIEGEN vermerkt ist (I,393). Das wären dann die frustrierten »grünen Witwen«, die sich beim täglichen bienenemsigen Hausputz hin und wieder eine »anstecken«: putzen und rauchen, in der Hoffnung, daß der Postmann vielleicht zweimal klingelt oder ein Vertreterbesuch angenehme Abwechslung beschert.

Dann gibt es da die andere Variante des Abenteurers, nämlich den ehemaligen Musketier, der äußerst hochmütig und schnell beleidigt, in früheren Jahrhunderten nicht lange »fackelte«, den Fehdehandschuh warf oder gleich sein Rapier zog, um den Gegner zu fordern. Heutzutage wirft er vielleicht mit Gegenständen nach Leuten, über die er sich ärgert, oder er bezähmt sich und alles spielt sich mehr im Kopf ab. In diesem Fall wird dann die in den Magen hinuntergeschluckte Empörung mit einer Zigarette »abgefackelt«.

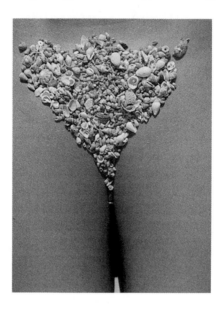

Er gehört zu jener Art Abenteurer, der auch keiner erotischen Affaire aus dem Wege gehen kann und sich mitunter mehrere Geliebte gleichzeitig hält. Darin erkennen wir den Prototyp von **Staphisagria** – dem *»Ritter-Sporn«:* Ein Mensch voll von »pervertierten Begierden«, so sprach VOEGELI einmal in einem seiner Seminare über Staphisagria: »Er lügt und wird rückfällig, trotz guter Vorsätze.«

Ein Hang zu häufiger Selbstbefriedigung ist dem Staphisagria-Typ systemimmanent – wenn nicht genital, dann jedenfalls oral mittels eines gesteigerten Rauchkonsums. Dabei kann es früher als normal zur Karies und krümelig zerfallenden Zähnen kommen. Das heftige Verlangen nach Tabak kann auch zu schmerzhaften Zahnfleischwucherungen führen und Staphisagria ist nun ebenfalls eine jener Arzneien, unter deren Einwirkung es sehr viel leichter fallen kann, mit dem Rauchen aufzuhören. Es ist in dieser Hinsicht und von der Wertigkeit her **Caladium** vergleichbar. Da dieses Pharmakon gut zu einem regelrechten »Heißsporn« paßt, der schnell in die Luft geht und »aus der Haut fährt«, wird es erfolgreich in vielen Fällen von Magenbeschwerden durch Ärger verschrieben. Ebenso kann es gewisse Formen von Hautausschlägen heilen, die sich einstellen, weil es diesen Menschen unmöglich gemacht wurde, um sich zu schlagen, wie sie das in früheren Zeiten vermochten. Diese Ekzeme finden sich häufig am Haaransatz des Hinterkopfes und hinter den Ohren.

Sticht ihm etwas unliebsam »ins Auge«, so kommt es zu Hagel- oder Gerstenkörnern.

Das Mittel hilft bei Schnittwunden – sowohl körperlichen, wie seelischen. Nach chirurgischen Eingriffen – vor allem nach Steinoperationen im Urogenitalbereich oder bei Folgen von Katheterisierung, wirkt es wahre Wunder, und die Ärzte sind jedesmal aufs Neue erstaunt, wie schnell und problemlos die Narbenbildung danach vonstatten geht, wenn dieses Mittel eingenommen wird. Frauen neigen zu Blasenreizungen mit häufigem Drang zum Wasserlassen, vor allem nach Geschlechtsverkehr. Bei Männern kann es zu Reizungen und Vergrößerungen der Prostata kommen, mit einem Gefühl, »als ob ein Urintropfen dauernd die Harnröhre hinunterliefe« (BOERICKE). Als reflektorische Auswirkung stellt sich ein Sakralschmerz ein, der vor allem morgens nach dem Erwachen stärker ist (vergleichbar: Kalium bichromicum).

Ein typisches Leitsymptom, das die Wahl enorm erleichtern kann, ist eine ausgeprägte Schläfrigkeit tagsüber, bei gleichzeitiger Schlaflosigkeit am Abend, wobei der Patient darüber klagt, daß sein ganzer Körper schmerzt.

Quälende Träume von Schlachtengemetzel, Operationssälen, einem hilflosen Ausgeliefert-Sein können ihn des Nachts heimsuchen, wenn er endlich Schlaf gefunden hat.

Eine Ätiologie für Störungen, die nach dem Rittersporn als Arznei verlangen, kann gegeben sein in einer unerfüllbaren Liebe, einer Verletzung des Ehrgefühls, wie sie erwächst aus einer Fehleinschätzung der eigenen Persönlichkeit, wenn diese ein zu idealistisches Bild von sich selbst aufgebaut hat, oder einem Gefühl von Wehrlosigkeit gegenüber einem übermächtigen Gegenüber, gegen das aufzubegehren, sinnlos erscheint – insgesamt: Folgen von Demütigung mit Entrüstung. Legt der Ritter seine innere Rüstung ab, »entrüstet« er sich im wahrsten Sinn dieses Wortes, so kommt es zu einer Entspannung, wobei ihm der potenzierte Heilstoff hilft.

Der Abgehobene

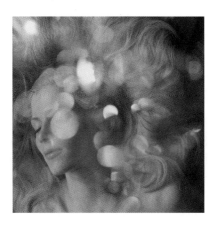

DAHLKE nennt diesen Typ den »Träumer«, wobei wir auch hier wieder keine klaren Trennstriche zwischen einem Abenteurer vom Typ **China,** einem Empfindsamen vom Typ **Pulsatilla** und dem hier von Dahlke angesprochenen Charakter ziehen können.

Um allerdings solchen Träumen nachhängen zu können, wie Dahlke sie in diesem Abschnitt seines Buches anspricht, muß man schon entweder sehr reich sein oder sein Leben auf Kosten anderer leben, denn ein solches Sich-von-einem-Gedanken-in-den-nächsten-gleiten-lassen, kostet viel Zeit und Muße.

Ich kenne einen jungen Mann, für den das zutrifft, der tatsächlich »in den Tag hinein träumt« und dabei seinen Eltern auf der Tasche liegt. Er kann allerdings bereits zu den echten Drogensüchtigen gerechnet werden. Er raucht nicht nur, sondern nimmt noch ganz andere Sachen zu sich. Hier wird die Konfrontation mit der harten Realität des Tages gescheut. Dieser Junge macht tatsächlich einen »abgehobenen« Eindruck, wie das für einen Menschen zutrifft, der unter Schock zu stehen scheint. Er bewegt sich bisweilen wie in Trance, ist dabei blitzgescheit und regelrecht »ausgefuchst«. Sein besorgter Vater, der sich erhoffte, daß ich ihm mittels der Homöopathie »helfen würde«, bat um einen Termin für seinen Sohn. Dieser erschien auch tatsächlich, jedoch um sich bei mir Rat zu holen, mit welchen homöopathischen Mitteln er den Auswirkungen der von ihm eingenommenen Drogen begegnen könne, mit dem einzigen Ziel und Zweck, mehr davon ohne Schaden konsumieren zu können. Entwöhnen wolle er sich selbstverständlich nicht! Wie man sieht: wo kein Wille ist, sind Hopfen, Malz und Homöopathie verloren.

Der Träumer ist generell suchtgefährdet. Seine Suche nach der verlorengegangenen Einheit von Fühlen, Denken und Handeln ist derart ausgeprägt, daß er sich in diesem – bereits an anderer Stelle angesprochenen – Meer der Urmilch[94] verlieren möchte, um schon auf Erden den ihn erwartenden Aufgaben und Herausforderungen zu entfliehen.

Auch bei diesem Typ hat das Rauchen, wie bei vielen anderen, eine Schutzfunktion. Es hüllt den Raucher ein, verschafft ihm, wie Dahlke das nennt, eine Art »Tarnkappe«, die er unter anderem dazu benutzt, um seine Schüchternheit und die vorhandenen Abgrenzungsprobleme zu verbergen. Die Zigaretten helfen ihm, innere Ruhe zu bewahren, wenn er erregt ist, was nicht selten vorkommt, da seine emotionale Haut sehr dünn ist.

Das alles paßt zu **Papaver somniferum** – dem *Schlafmohn* oder kurz **Opium,** dem Haupt- und Staatsmittel der Homöopathie gegen Schockzustände aller Art, die entweder in eine hypersensible Erregbarkeit ausarten oder zu einer kompensatorischen Schlafsucht führen. Diese finden wir in ähnlichem Maß auch bei **Nux moschata** – der *Muskatnuß,* die ebenfalls zu unserem Träumer paßt. Auch **Anhalonium** – der *Peyotekaktus,* in höheren Potenzen eignet sich gut, um diese abgehobenen Typen wieder auf die Erde zu holen.

---

[94] Vergleiche die Angaben zu dieser ätherischen Urmilch in den Kapiteln über Lac defloratum und Lac caninum. Ausführliche Beschreibungen von diesbezüglich ebenfalls zutreffenden Mitteln, wie **Opium** und **Anhalonium,** finden sich in RABA: *Göttliche Homöopathie.*

Die Entwöhnung
Befreiung aus dem Netz der Begierde

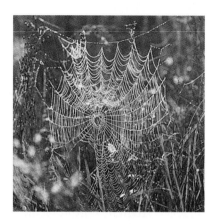

Eine nähere Betrachtung der von Kent angeführten Arzneien

Eine dauerhafte Abkehr von der Sucht zu rauchen, kann sich – je nach Persönlichkeitstyp und eingesetzter Willenskraft – einfach gestalten oder bisweilen auch recht schwierig sein. Der Einsatz von homöopathischen Einzelmitteln ist von katalysatorischer Wirkung und bietet gleichzeitig die Chance zu tiefgreifenden Persönlichkeitswandlungen im Sinne einer schnelleren Selbstfindung.

Je länger ein Raucher allerdings seine Rauch-Rituale aufrecht erhalten hat, umso mehr hat er auch starke Elementale in seinem inneren psychonoetischen Raum aufgebaut. DAHLKE spricht von den morphogenetischen Feldern nach RUPERT SHELDRAKE[95]:

»Hier liegt mit Sicherheit der Schlüssel zu jener schon sprichwörtlichen Macht der Gewohnheit. Ein häufig wiederholter Bewegungsablauf bekommt mit jeder Wiederholung ein stärkeres Feld, das seinerseits weitere Wiederholungen erleichtert und fördert und dabei zugleich seine eigene Kraft vergrößert. Folglich werden über diesen Mechanismus Gewohn-

---

[95] SHELDRAKE, RUPERT: *Das schöpferische Universum. Die Theorie des morphogenetischen Feldes,* München 1983.

heiten sich selbst verstärken und erhalten. Nach einiger Zeit ist es enorm schwer, aus diesem Feld wieder auszubrechen, ja, je länger es besteht, desto schwieriger wird es. Eine Gewohnheit oder ein Ritual, die über sehr lange Zeit vollzogen worden sind, haben folglich ein sehr starkes Feld aufgebaut, das zu verlassen nicht mehr leicht ist.

Eine weitere Eigenschaft dieser Felder scheint zu sein, auch mit der Bewußtheit, mir der sie gespeist werden, an Kraft zuzunehmen. So sind Fälle bekannt, wo sogenannte Primitive, die aus dem rituellen Lebenskreis ihres Volkes ausgestoßen wurden, daran tatsächlich zugrunde gingen, obwohl es ihnen rein äußerlich an nichts mangelte.«[96]

Es ist nun ein besonderes Merkmal und ein großer Vorzug unserer homöopathischen Arzneien, solch eingefahrene psychisch-mentale Matrizen durchbrechen zu können. Deshalb wollen wir uns im folgenden ein wenig eingehender mit Heilstoffen beschäftigen, die speziell hierfür bei Rauchern infrage kommen können. Diese stehen im KENTschen Repertorium in einer kleinen Rubrik unter MAGEN/VERLANGEN/TABAK (III,485). Außer dem obligatorischen dreiwertigen **Nicotiana Tabacum*** und dem zweiwertigen **Staphisagria** finden sich dort noch die folgenden einwertigen Arzneien:

Mittel im 1. Grad:

Belladonna – die *Tollkirsche*. Das Mittelbild wird als bekannt vorausgesetzt.

Carbolicum acidum – die *Karbolsäure*. Das Mittel wirkt hauptsächlich in Richtung einer Lähmung der Atmungsorgane. Das »Verlangen nach Stimulantien und Tabak« ist nach BOERICKE ein Leitsymptom. Juckende Blasen der Hand mit brennenden Schmerzen und Neigung zu Gangrän. Man studiere das Mittelbild in dieser und anderen Arzneimittellehren.

Daphne indica – der *indische Seidelbast*. Auch bei dieser Arznei ist das Verlangen nach Tabak stark ausgeprägt und wird von BOERICKE und anderen Autoren hervorgehoben. Ähnlich Pulsatilla, träumt Daphne von Katzen und zwar als einzige Arznei von schwarzen Katzen. Die Katze schleicht sich in die Träume als ein Hinweis auf die unterdrückte weibliche Seite, das verdrängte eigene, schnurrende Wohlgefühl. Eine Empfindung, als ob der Kopf vom Körper getrennt wäre, ist ein weiteres Leitsymptom. Ähnlich Agaricus, kann es zu blitzartigen Zuckungen in verschiedenen Körperteilen kommen.

---

[96] DAHLKE: *Die Psychologie des blauen Dunstes*, S. 182 f.

Eugenia jambosa – der *Rosenapfel,* ein Myrtengewächs der Molukken. Das Mittel ruft in Überdosis eine Art Trunkenheit hervor, wie wir sie auch vom Alkohol her kennen. Eine großartige Arznei bei manchen Formen von Akne, vor allem Akne rosacea – befreit die Haut von Mitessern. Typisch ist eine Übelkeit, die sich durch Rauchen bessert. Auffallend sind auch nächtliche Krämpfe der Fußsohlen. Beim Geschlechtsverkehr kommt es nicht zum Orgasmus oder es kommt zu wiederholten Verhaltungen, wegen innerer Unsicherheit und der Unfähigkeit, Gefühle zuzulassen. Wasserlassen bessert die Symptomatik, weil hier ganz einfach Loslassen gefordert ist. Die depressive Grundhaltung solcher Menschen lichtet sich danach jedesmal auf und die Welt scheint an Leuchtkraft zu gewinnen. Dieser Zustand hält aber höchstens eine viertel Stunde an.

Der »Rosenapfel-Typ« mag sich nicht »gut leiden«. Er leidet lieber richtig. Er kommt sich, nach ANTONIE PEPPLER, vor, wie »das fünfte Rad am Wagen«, – also schlichtweg überflüssig. Deswegen sucht er sich abzusondern. Seine verzerrte Wahrnehmung der irdischen Wirklichkeit bewirkt einen brennenden Tränenfluß mit Erscheinungen von Doppeltsehen. Auch JOHN HENRY CLARKE weist auf das große Verlangen zu rauchen hin, von dem diese Charaktere geplagt werden, um ihre Kommunikationsprobleme auszugleichen.

Kreosot – das potenzierte *Buchenholzdestillat.* Vergleiche die Fallgeschichte zur Magersucht: *Panische Angst,* weiter vorne im Buch. Ein Mittel an das gedacht werden kann, wenn Raucher an starker Karies und Mundfäule leiden, sowie bei kanzerösen Beschwerden mit der Neigung zu raschem Gewebszerfall und Sepsis – in früheren Zeiten ein Mittel bei Kindbettfieber. Man studiere diese Arznei in ihren Einzelheiten.

Mancinella – der *»Manganeel-Apfel«,* ein mittelamerikanisches Wolfsmilchgewächs wird von Eingeborenen als Pfeilgift gebraucht.
Ein starkes Pharmakon mit ausgefallener Symptomatik: Der Patient fürchtet, verrückt oder vom Teufel geholt zu werden. Das wird auch ganz richtig empfunden, jedoch von dieser Persönlichkeit falsch gedeutet, weil Begriffe wie Teufel und Verrücktheit einer irrtümlichen Bewertung unterliegen. Als Teufel zeigt sich hier lediglich seine verdrängte, im Dunkel der Seele liegende luziferische Seite, also jener Teil seines Wesens, der ihn eigentlich »zum Licht hin« erlösen will. Diese Seite versucht ihm auch ständig etwas einzuflüstern, weswegen er die Empfindung hat, Stimmen zu hören. Es ist dies jedoch nichts anderes, als jene oft zitierte »innere Stimme«, die ihn auf den rechten

Weg zu sich selbst bringen will. (Auch andere Mittel bzw. Persönlichkeitstypen haben dieses Stimmenhören, so z.B. Anacardium oder Kalium bromatum oder Stramonium, um nur drei von ihnen zu nennen). Das Tragische daran ist, daß die meisten Menschen darum bitten, ihre innere Stimme besser zu hören, und wenn sie sich dann bei dem einen oder anderen wirklich laut und vernehmlich zu Gehör bringt, erschrickt er, schenkt ihr keinen Glauben und wehrt sie ab.

Ich behandle derzeit einen Mann, der diese Stimmen in stark ausgeprägtem Maße vernimmt. Er sagt, sie würden ihn als einen Idioten beschimpfen, und er wehrt sich dagegen. Die Kunst besteht nun darin, ihn dazu anzuregen, eine Kommunikation mit seiner inneren Stimme zu beginnen, dergestalt, daß er sie um Rat fragt, was er denn ändern sollte in seinem Leben. Da er aber nicht glauben will, daß diese Stimme es gut mit ihm meint, indem sie lediglich seine falsche Lebenseinstellung beschimpft, entsteht eine kämpferische Situation und Kampf ist eben kein Mittel, um auf irgendeinem Gebiet zu siegen, denn Druck erzeugt immer nur Gegendruck.

Mancinella möchte gerne seine Lust und Freude leben, wird aber von angelernten Glaubensmustern derart stark zensiert, daß diese innere Kampfsituation entstanden ist, die ihn bei jedem Befreiungsversuch sofort unterjocht. So opfert er seine Kraft einer oft nur eingebildeten Obrigkeit. Die unterdrückte Sehnsucht nach persönlicher Freiheit und Freude wird durch Rauchen beschwichtigt.
Auffallend sind ein gesteigertes Mitgefühl sowie Gefühle von Lebensüberdruß und Heimweh. Die Person ist schweigsam, sieht keine Lösung durch Reden. Es besteht eine Überempfindlichkeit gegenüber Geräuschen. Eines der eigenartigsten Symptome kann sich in einem SCHWINDEL BEIM GENUSS VON BROT kundtun. ANTONIE PEPPLER deutet das so, daß »er sich selbst belügt, wenn er glaubt, lediglich mit der Erfüllung der notwendigsten Bedürfnisse zufrieden zu sein«.[97] Außer Mancinella hat dieses Symptom nur noch Secale cornutum – das *Mutterkorn.*

Natrium carbonicum – *Soda,* eines der Mittel aus der großen Natrium-Familie, deren Gemeinsamkeiten und Unterschiede gut zu studieren sind. Ähnlich Natrium muriaticum (und Glonoinum) ist auch diesem Natrium-Salz die Ver-

---

[97] PEPPLER, ANTONIE: *Die psychologische Bedeutung homöopathischer Arzneien,* CKH-Verlag, Großheubach, S. 276.

schlimmerung durch Sonne. Die solare Energie der Freude und Belebung wird nicht gut ausgehalten, Erkenntnis nicht zugelassen: Sonne macht ihn schwindelig. Aber auch ein Gewitter bereitet ihm, ähnlich Natrium muriaticum und Phosphor*, große Angst.

Ängste sind überhaupt stark ausgeprägt bei diesem Menschentyp. Auffallend ist die Angst vor anderen Menschen. Sie kann in ausgesprochene Ablehnung und Boshaftigkeit bis zum Haß – sogar gegen Mitglieder der eigenen Familie – umschlagen. Das kommt bisweilen durch Warzen an den Händen zum Ausdruck. Natrium carbonicum gibt nicht gern die Hand. Er hat wenig Standfestigkeit, knickt oft in den Knöcheln um und verstaucht sich dabei. Juckende Ausschläge der Ellbogenbeugen zeugen von wenig Durchsetzungsvermögen. Der Natrium carbonicum-Charakter ist äußerst »dünnhäutig«, hält sich zurück, hat verstopften Stuhl, ist traurig nach Diätfehlern, kann sich nicht verzeihen, wenn ihm etwas geschmeckt hat. Frauen dieses Typs sind oft steril, können kein Kind empfangen. Meist sind sie bodenständig und ermangeln der Phantasie und auch einer gewissen Härte. Man beachte die Signatur: Unter dem Einfluß von Soda wird, wie unter Einfluß anderer Alkalien, das Wasser enthärtet.

Der Natrium carbonicum-Charakter versucht seine Worte wohl zu wählen, lädt gerne andere Menschen ein und versucht, es ihnen auf jede erdenkliche Weise recht zu machen.

Milch wird abgelehnt und verschlimmert die Symptome. Ähnlich katastrophal wirkt sich das Trinken kalten Wassers in sommerlicher Hitze aus. Musik, die »unter die Haut geht«, kann solche Menschen zum Schmelzen und Weinen bringen. MARTIN BOMBARDT weist diesbezüglich auf den 4. Satz der 1. Symphonie von BRAHMS hin.

Es gibt eine riesige Fülle von Einzelsymptomen, von denen wir hier nur eine verschwindend kleine Anzahl vorstellen können. *Kleptomanie* ist eines davon. Natrium carbonicum stiehlt gerne Naschwerk, holt sich also »verstohlen« eine kleine Freude. Durch Rauchen werden die negativen Emotionen ausgelebt. Der Natrium carbonicum-Mensch – meistens sind es Frauen – scheint der geborene Einsiedler zu sein. Aber weder in Gesellschaft noch alleine kommt er sehr gut zurecht.

Nux vomica – die Brechnuß. Siehe ausführliche Beschreibung unter Trunksucht.

DIE ENTWÖHNUNG

Oxalicum acidum – die *Oxalsäure des Sauerampfers* oder Sauerklees. Ein relativ selten gebrauchtes Mittel. Nieren-Oxalat-Steine können eventuell damit ausgetrieben werden, wenn sie nicht zu groß sind. (Man vergleiche diesbezüglich Nitricum acidum sowie Serum anguillae – Aalserum, bei akuter Nierenentzündung mit Harnstau). Vieles geht ihm »an die Nieren«.

Er oder sie leben in einer kämpferischen Situation, können aber nicht aus sich herausgehen und ihre Bedürfnisse formulieren. Unter Umständen bleibt ihnen die Stimme weg oder das Herz beginnt im Wechsel mit dieser Erscheinung zu rasen. Bei Herzmuskelentzündung *(Endocarditis)* und Klappeninsuffizienz kann das Mittel versucht werden. Blaue Finger oder sogenannte Trommelschlegelfinger bei Herzkrankheiten von Rauchern deuten auf eine Einsatzmöglichkeit der Oxalsäure hin. Lumbalschmerzen, die sich die Oberschenkel hinunter ziehen, sowie Muskellähmungen der Beine bei *Multipler Zerebralsklerose*, zuerst rechts-, dann linksseitig, können ebenfalls Anzeichen sein, die einen Versuch nahelegen. Wenn harte Unterlagen bessern, deutet alles darauf hin, daß solche Menschen »Unter-stützung« brauchen. Da er sich nicht akzeptiert fühlt, äußert sich seine Wut womöglich durch ein gelbliches Erbrechen nachts. Zucker bekommt nicht und verursacht Magenschmerzen. Beim Daran-Denken verschlimmern sich alle Symptome auffallend.

Platina – das *Metall Platin*. Das auffallendste an Platin-Menschen ist ihre ungeheure Überheblichkeit und Ich-Sucht. Ich-Sucht ist ein übertriebener Narzißmus, an dem der, welcher ihm huldigt, ertrinken kann, wie ehemals Narziß selbst, der so berauscht war von seinem Spiegelbild in einem Teich, daß er sich zu weit überbeugte, hinein fiel und ertrank. In der Geschichte steckt viel Symbolik.

Das Metall Platin steht am Ende der Metalle, jenseits von Gold. Es fällt durch seinen kalten, silbrig-grauen Glanz auf. Eines seiner Hauptmerkmale ist, daß es sich quasi zu gut ist, an chemischen Reaktionen teilzunehmen, es setzt sie lediglich in Gang. Wegen seiner exzellenten katalysatorischen Eigenschaften fand es Verwendung in der Autoindustrie. Nicht von ungefähr, ist doch das Auto ein Status-Symbol ersten Ranges. Anhand seiner teureren und womöglich exquisiteren Automarke schaut »der Höhergestellte« auf den einfachen Mann herunter.

Platin-Menschen sehen gerne auf andere herab. Das kann zu dem eigenartigen Symptom führen, daß der Patient den Eindruck hat, er würde die Welt verkleinert, wie durch ein umgekehrtes Fernglas, sehen.

Intermezzo – ein moderner Kaiser Nero

In meiner weiteren Umgebung gab es vor Jahren einen Menschen, an dessen Gebaren das Wesen von Platin vielleicht am besten in Kurzform erklärt werden kann, ohne ins Detail der Einzelsymptome gehen zu müssen.[98] Dieser Mensch war eine Mischung aus großem Kind und einer Art superintelligentem Kaiser Nero. Er konnte von großer Güte sein, wenn man ihm die nötige Achtung entgegenbrachte. Wer ihn nicht besser kannte, lief jedoch Gefahr, ihn für einen blasiert-überheblichen Schnösel zu halten. In seinen »Gemächern« hatte er einen Thron, auf den er sich – umgeben von Pfauenfedern – bisweilen setzte, wobei es ihm durchaus gefiel, wenn man ihm regelrecht huldigte. Das entsprach genau der KENT-Rubrik: GEMÜT/WAHNIDEEN/ER SEI EINE HOCHGESTELLTE PERSÖNLICHKEIT (I,129).

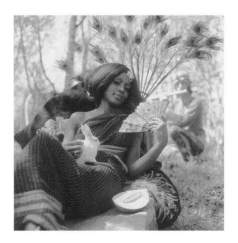

Er hatte sich einen Beruf ausgesucht, in dem er viel unterwegs war, um Informationen über neue Entwicklungen in der Welt zu sammeln und über Medien weiterzugeben. Auf diese Weise trug er – und ich hoffe, daß er das immer noch tut – als ein menschlicher Katalysator zu einer beschleunigten Weiterentwicklung unserer Welt bei. Er arbeitete bis in die frühen Morgenstunden hinein und schlief dann oft bis zur Mittagszeit – eine echte Nachteule also.

---

[98] Über die auffallenden erotisch-sexuellen Aspekte von Platin habe ich mich ausführlich in *Eros und sexuelle Energie* ausgelassen.

Soweit ich mich erinnere, war er kein Raucher. Platin-Menschen rauchen im allgemeinen gerne. Sie gehören zu den »wählerischen Luxustypen« nach Dahlke.

Hinter der Maske äußerer Arroganz steckt viel Verletzlichkeit. Die Überheblichkeit eines Platina-Charakters schafft eine Distanz zu der Möglichkeit erneuter Verwundung. Die extremen Panzerungen des Hochmuts wehren dieser Gefahr auf ganz eigene Weise, indem sie demütigere Naturen abschrecken. Das kann sogar bis zu ausgesprochen grausamen und rachsüchtigen Verhaltensweisen führen.

Unter der Einwirkung der potenzierten Arznei schmelzen diese Barrieren, und es kann zu plötzlichen Weinkrämpfen kommen, welche die Gesamtsymptomatik sofort bessern. Überhaupt gehört es zum Mittelbild von Platin, daß körperliche Symptome verschwinden und stattdessen geistig-seelische in Erscheinung treten. Das kann in dieser Art und Weise des öfteren hin- und herwechseln. (Ganz ähnlich: **Crocus-sativa** – der *Safran,* **Cimicifuga** – das *Wanzenkraut* und **Lilium tigrinum** – die *Tigerlilie.* All diese Arzneien haben übrigens einen auffallenden Bezug zur Sexualsphäre).

Plumbum – das *Blei.* Es untersteht dem saturninen Prinzip und ist ein Mittel für Arteriosklerose bei alten, verknöcherten Menschen mit viel Blähsucht, krampfartigen Koliken und Lähmungserscheinungen. Menschen dieser Art trachten sich durch Schauspielerei einer Teilnahme am gesellschaftlichen Leben und äußeren Verpflichtungen zu entziehen. Dabei manövrieren sie sich aber in zunehmendem Maß in eine Unbeweglichkeit hinein.

Staphisagria – der *Rittersporn,* wurde weiter oben schon eingehender gewürdigt.

Theridion – die *Orangenspinne,* eine mittelamerikanische Kugelspinne. Der Theridion-Patient fällt durch eine geradezu hysterische Angst, Schwäche und Überempfindlichkeit – vor allem gegenüber Geräuschen – auf. Die Geräusche scheinen den ganzen Körper und sogar die Zähne zu durchdringen. Sehr ähnlich Cocculus leiden diese Menschen unter Schwindel, Übelkeit und Erbrechen bei Bewegung. Auch dieses Mittel kann bei Seekrankheit mit Erfolg eingesetzt werden. Der Theridion-Bedürftige wehrt mittels Rauchen seine ständige Übelkeit und Angst ab.

RAUCHEN

Thuja – der *Lebensbaum,* wurde auf Seite 126 im Kapitel über die Fettleibigkeit näher gewürdigt.

Das dreiwertige **Nicotiana*** oder einfach **Tabacum*,** wie es oft genannt wird, nimmt eine Sonderstellung ein. Nach seiner Einnahme in potenzierter Form gelingt es manchen Rauchern sofort mit dem Rauchen aufzuhören. Andere schleusen zwar unter der Einwirkung der Arznei Nikotin aus, verringern ihren Bluthochdruck, rauchen aber munter weiter und brauchen demnach im Anschluß daran noch ein anderes Mittel, um sich ganz von ihrer Gewohnheit zu lösen.

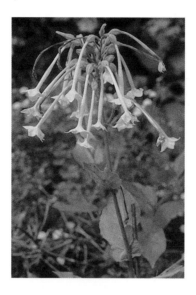

Auch Tabacum erzeugt diese periodischen Anfälle von Übelkeit, Schwäche, eisiger Kälte und Schweiß und kann deshalb ebenfalls bei Seekrankheit eingesetzt werden. Menschen dieses Typs wollen mit der Realität nur wenig zu tun haben und laufen Gefahr zu erblinden. Sie finden alles »zum Kotzen«, können es aber nicht aussprechen, weswegen sie bisweilen das eigenartige Gefühl haben, ihre Zunge wäre zu groß. Gerade bei der Prüfung der Arznei Tabacum tritt das für Raucher so typische Kommunikationsproblem in Erscheinung. Lachen tut ihm weh im Gesicht. Er darf kein entspanntes Gesicht zeigen. Träume von ausfallenden Zähnen künden von einem profunden Vitalitätsverlust. (Auch Cocculus und Nux vomica kennen diese Träume). Ihre Schwermut bessert sich ein wenig, wenn sich jemand die Mühe macht, ihren Klagen ein wohlwollendes Ohr zu leihen.

Bei der Schaufensterkrankheit, wegen Mangeldurchblutung der Beine, kann die Arznei Tabacum versucht werden.

Nun gibt es – merkwürdigerweise – eine kleine Unterrubrik im KENTschen Repertorium, in der ein paar weitere einwertige Mittel stehen unter der Bezeichnung: VERLANGEN ZU RAUCHEN. Dazu gehören, außer den soeben unter Verlangen nach Tabak angesprochenen und bis auf das zweiwertige Glonoinum, noch die folgenden Heilstoffe:

Caladium – das *Schweigrohr,* das wir schon näher betrachtet haben
Carbo animalis – die *Tierkohle,* die wir im Anschluß betrachten werden
Carduus marianus – die *Mariendistel* – (ebenfalls im Anschluß)
Eugenia jambosa – der *Rosenapfel* – (taucht hier erneut auf)
Glonoinum – das **Nitroglycerin** – (Besprechung im Anschluß)
Hamamelis – der *virginische Zauberstrauch* – (im Anschluß)
Ledum palustrae – der *Sumpfporst* – (im Anschluß)
Lycopodium – der *Bärlapp* (bereits im Kapitel über Fettleibigkeit besprochen)
Theridion – die *Orangenspinne* – (taucht hier erneut auf).

Beginnen wir also mit:

Unvollständige Verbrennung – Carbo animalis

Tierkohle eine Arznei, die aus einem verkohlten Rinderfell hergestellt wird. Sie gelangt vor allem bei älteren Menschen zum Einsatz, die mangels Vitalität an verhärteten Drüsen (z.B. der Schilddrüse) leiden, was bis zur krebsigen Entartung führen kann. Uteruskrebs bei älteren Frauen, kann einer Behandlung mit Carbo animalis zugänglich sein, Warzen an Händen und auf dem Gesicht von alten Menschen ebenfalls. Folgen von erschöpfenden Krankheiten im Alter, mit schwächenden und stinkenden Schweißen können Besserung erfahren. Schmerzhafte Folgen von Überheben, welche auf Rhus toxicodendron keine Normalisierung erfuhren, sind durch diese Arznei geheilt worden. Der Glaube an die eigene Unvollkommenheit, die Überzeugung, ein Versager zu sein, nichts tragen und »er-tragen« zu können, erfahren durch den Einsatz des Mittels eine positive Veränderung.

Brennende Sacral- und Hüftgelenksschmerzen, vor allem linksseitig, weisen in Richtung auf die Tierkohle. Die außerordentliche Empfindlichkeit der

Gesichtshaut beim Rasieren, ist ein Leitsymptom, ebenso wie eine auffallende Abneigung gegen einen Hut, was ANTONIE PEPPLER zu der Interpretation veranlaßt, er wolle »nicht mehr behütet werden«.

Der Griff zur Zigarette scheint solchen Leuten ein Leben lang regelrecht »eingebrannt« zu sein: Eine Taubheit der Finger bei Brustaffektionen – vornehmlich durch Rauchen – trägt diese Arznei zweiwertig und als einzige in ihrem Mittelbild. Auch bei einer tagsüber sich einstellenden Taubheit der Beine – wie sie bei alten Rauchern typisch ist – ist die Tierkohle ebenfalls zweiwertig angeführt. Ähnlich stark zu bewerten ist nur noch **Secale cornutum** – das *Mutterkorn.*

Anwärter auf den Heilstoff Tierkohle werden sofort von Heimweh befallen, wenn sie aus ihrer gewohnten Umgebung herausgerissen werden. Sie fühlen sich in sich selbst nicht geborgen.

Carbo animalis hat von der Idee der mangelhaften Sauerstoffverwertung her einiges mit seiner Schwester Carbo vegetabilis gemeinsam. Vom Genius her kann es zu Menschen passen, die mitunter noch ein wenig der Bewußtseinsstufe tierischer Wesenheiten verhaftet sind und deshalb früher als üblich in eine Erstarrung verfallen.

Die beleidigte Leberwurst – Carduus marianus

Die Mariendistel ist eines jener Mittel, die – wie schon beim Alkoholismus erwähnt – zum Einsatz gelangen, um die Leberparenchymzellen zu schützen und ihre Funktion zu erhalten. Man nimmt sie im allgemeinem in Form einer Tinktur oder in niedrigen Potenzen ein. Ähnlich verhält es sich mit **Taraxacum** – dem *Löwenzahn.* Im Grunde sind es viele der bitteren Arzneien, welche der eigenen Verbitterung, die unter anderem auch zur Zigarette greifen läßt, entgegenwirken. Wir kennen den »Magenbitter«, der zur besseren Verdauung getrunken wird, oder die verschiedenen Aperitivs, welche z. B. unter Mitverwendung von Artischocken hergestellt werden. Ihnen schreibt man, nicht zuletzt wegen ihrer Bitterstoffe, ebenfalls verdauungsfördernde Wirkungen zu.

Leitsymptome der Mariendistel sind: eine zunehmende Vergeßlichkeit und Gleichgültigkeit mit bitterem Geschmack und geringem Appetit sowie Schmerzen unter dem rechten Rippenbogen im Gebiet der Leber und im Vorderarm auf der radialen Seite des Ellenbogens. Blutende Hämorrhoiden wegen Pfortaderstau und Krampfadern erfahren Besserung sobald die Leberzellen anfangen zu regenerieren. Die Stühle sind hart und knotig. Eine Wassersucht bei angegriffener Leber, kann zusätzlich zu hochpotenzierten Mitteln, wie beispielsweise Lycopodium, immer gut mit Mariendistelextrakten behandelt werden.

Auch bei Hüftgelenksbeschwerden mit ausstrahlenden Schmerzen in die Oberschenkel, sollte diese Arznei zumindest Linderung bringen können. Sie steht immerhin dreiwertig in der Rubrik HÜFTGELENKSSCHMERZEN (II, 593). Ich selbst habe aber das Mittel diesbezüglich noch nie zur Anwendung gebracht.

Zündschnur und Pulverfaß – Glonoinum

Unter dieser Bezeichnung wird potenziertes **Nitroglycerin** in der Homöopathie geführt. In der Allopathie werden Nitrosprays wegen ihrer Sprengwirkung zur lindernden *(palliativen)* Erweiterung der Gefäße bei einer akuten *Angina pectoris* eingesetzt.

Das potenzierte Pharmakon hat aber sein ganz eigenes Arzneimittelbild, das gut studiert werden will. Die Explosivwirkung richtet sich vor allem in Richtung Kopf, was auf ein Einsatzgebiet bei drohendem Schlaganfall oder bei Folgen eines Sonnenstichs hinweist. Der Kopf kann dunkelrot anlaufen, beispielsweise durch Zorn, und die Verwirrung mitunter so stark sein, daß der davon Betroffene sich in bekannten Straßen nicht mehr zurechtfindet. Sonneneinstrahlung ist unerträglich. Die meist pulsierenden Kopfschmerzen steigern sich zum Mittag hin und nehmen mit abnehmendem Sonnenstand ebenfalls wieder ab. Beim Bücken scheint der Kopf zu zerspringen *(Angiospastische Neuralgie)*. Alte Kümmernisse werden immer wieder aufgewärmt, anstatt sie dem panta rhei des Lebens hinzugeben. Ein Krachen der Gelenke beim Laufen, wie wir es vor allem als zu Causticum gehörig kennen, kündet von der mangelnden Fähigkeit, sich auf Bewegung einzulassen.

Abnorme Hungergefühle und ein besonders ausgeprägtes Verlangen nach Tabak, in Verbindung mit den oben geschilderten Symptomen, lassen an Glonoinum denken, wenn wir eine Rauch-Sucht behandeln wollen. Ein Glonoinum-Bedürftiger trinkt auch gerne einen Cognac, um seine Symptomatik zu erleichtern. Der Glonoinum-Anwärter sitzt gleichsam auf einem Pulverfaß, hält die Zündschnur in der Hand und ist ständig in Gefahr, sie selbst zu entzünden.

Lust am Leid – Hamamelis

Hamamelis virginica – die im amerikanischen Virginia beheimatete ***Zauber-(Hasel)-nuß,*** ist eine großartige Arznei bei Traumata durch Prellungen mit Blutandrang oder Blutverlusten und ist somit der bei uns beheimateten Arnika – wenngleich nicht art-, so doch wesensverwandt. Zaubernuß heißt sie deshalb, weil der Strauch im selben Jahr schon vor dem Blühen Früchte trägt. Ähnlich **Helleborus** – der ***Christrose,*** unterliegt der »Zauberstrauch« einer jahreszeitlichen Antirhythmik: Erst spät im Herbst, wenn seine rot verfärbten Blätter bereits abgefallen sind, brechen aus dem scheinbar saftlosen Holz die kleinen, hellgelben Blüten heraus und erhalten bis weit in den Winter hinein ihre Frische. PELIKAN spricht von einem »abgedämpften Blütenprozeß«. Im Frühjahr darauf entwickeln sich dann die eichelähnlichen Früchte. Die Pflanze ist also gewissermaßen »hart im Nehmen«.

Der in der getrockneten Rinde enthaltene rote Farbstoff gleicht dem Blut und wirkt offensichtlich deshalb in Verbindung mit der adstringierenden Gerbsäure blutstillend. Die Ureinwohner fertigten ein Dekokt aus der Rinde an und verwendeten es bei inneren und äußeren Blutungen, angefangen vom Nasenbluten nach einem Schlag bis hin zu starken Blutungen zwischen Menstruationszyklen, Hämorrhoidal- und Krampfaderblutungen. Diese Indikationen gelten auch heute noch und können durch die potenzierte Arznei behoben werden.

Dieser Heilstoff hat natürlich auch eine psychische Seite: Der Baum muß Früchte treiben bevor er – jahreszeitlich gesehen – »die Freude des Blühens genossen« hat. Auch für diese Arznei ist – (ähnlich den Natrium-Salzen) – typisch, daß Lebensfreude geopfert wird, um anderen zu dienen. Das zeigt sich zum Beispiel an dem Symptom leicht blutender Brustwarzen bei Frauen. Sie fühlen sich, nach ANTONIE PEPPLER, »ausgesaugt«, haben mehr gegeben, als sie verkraften konnten. Der Hamamelis-Patient versucht seine ihn emotional bewegenden Themen rational zu lösen und zerbricht sich über vieles den Kopf, was zu Kopfschmerzen führt, die sich des nachts, wenn die emotionale Seite überwiegt, bessern.

Das Mittel kann nach anthroposophischer Lehre sogar noch bei dunklen, von Myomen ausgelösten Blutungen eingesetzt werden, genauso wie bei Hämorrhoidalblutungen.

DIE ENTWÖHNUNG

Der kompensatorische Griff zur Zigarette, um sich ein Stück scheinbarer Befreiung zu gönnen, wird verständlich, wenn wir an die Signatur der winterharten Blüten dieses Strauchs denken.

Ein Ohrenschmerz, der sich durch äußeren Druck bessert, scheint einem primitiven Versuch des Unterbewußtseins zu entsprechen, mehr auf die innere Stimme hören zu wollen.

Fleisch, vor allem Schweinefleisch, verursacht – ähnlich Ipeca und Pulsatilla* – Übelkeit. Eine Schwere der Beine wird durch Hochlegen derselben gebessert. Nach Operationen soll es, laut HELMUTH, »Morphium in der Anwendung übertreffen«.[99]

Der krampfhaft Versteifte – Ledum palustre

Der Sumpfporst ist ein Heidekrautgewächs, das in nordeuropäischen Ländern, wie z.B. den Moorlandschaften Skandinaviens zu finden ist. Es bevorzugt wässeriges Sumpfgelände und entspricht so einer rheumatisch-gichtigen Diathese, bei der die Schmerzen sich von den Füßen nach oben erstrecken, was sich kurioserweise dadurch bessert, daß der davon Betroffene seine Beine in einen Eimer mit kaltem Wasser stellen möchte. Bettwärme verschlimmert den Ledum-Rheumatismus. Die Seelenkälte, an welcher der Ledum-Patient letztlich leidet, ohne es selbst zu bemerken, sucht sich in der Konfrontation mit äußerer Kälte seine Entsprechung.

Da es in den Sumpfgebieten Skandinaviens viele Stechmücken gibt, welche diese Pflanzen gerne anfliegen, ist Ledum darüber hinaus ein exzellentes Mittel bei Stichverletzungen aller Art, von Messerstichen über Spritzen bis hin zu Mückenstichen und Bissen giftiger Tiere. Auffallend kann ein Kältegefühl um die Bißstelle herum sein. Bei einem Schlag auf's Auge übertrifft Ledum Arnika sogar in der Schnelligkeit seiner Wirkung.

Die innere Steifheit des Ledum-Patienten macht sich vor allem in den kleinen Gelenken bemerkbar, die zu heißen und blassen Schwellungen neigen und bei Bewegung schmerzen. Diese gichtigen Knotenbildungen können als Ausdruck einer inneren Verknotung der Psyche angesehen werden, die sich

---

[99] In BOERICKE, WILLIAM: Arzneimittel und ihre Wirkungen, S. 276, alte Ausgabe, Verlag Grundlagen und Praxis, Leer.

in eingelernten Denkmustern festgefahren hat. Ledum-Patienten hängen mit sturer Verbissenheit an ihren vorgefaßten Meinungen. Der Griff zur Zigarette beschwichtigt die unterschwellige Wut.

Wenn das Mittel zu wirken beginnt und die Gelenke beweglicher macht, wird der ganze Mensch weicher und nachgiebiger, aber auf dem Weg dahin wird sich zuerst einmal der angestaute Ingrimm einen Weg nach außen bahnen. Die alten »Stiche« werden noch einmal wehtun und fordern zu einer erneuten Beschäftigung mit ihnen heraus, die nun unter einem veränderten Blickwinkel und mit einer versöhnlicheren Grundhaltung stattfinden muß.

Die innere Kälte des Ledum-Patienten entspricht der emotionalen Kälte, die auf weiten Strecken in unserer Zeit spürbar wird. Sie paßt zum Grundcharakter vieler Raucher, die die verbale Konfrontation mit der Welt vermeiden, in eine Scheinkommunikation über den Rauch eintreten und ihre unausgelebten Wünsche und Gefühle mittels Rauchen vernebeln und in ein Schattendasein verdrängen.

Nun wollen wir uns noch der Besprechung einiger Arzneien zuwenden, die KENT nicht angeführt hat, die aber erwiesenermaßen ihre positive Wirkung bei dem Bestreben, mit dem Rauchen aufzuhören, vielfach unter Beweis gestellt haben.

Nervöse Erschöpfung – Avena sativa

Diese Tinktur aus dem **gemeinen Hafer** haben wir schon genauer betrachtet, als es um Entwöhnung vom Alkohol ging. Ihre positive Wirkung auf das Gemüt und die Restaurierung des »Nervenkostüms« von Rauchern ist ganz außerordentlich. Mancher Raucher konnte allein durch den Einsatz dieses Phytotherapeuticums von seiner Sucht ablassen.

Bezähmung der Ungeduld – Plantago major

Plantago major – das ist der *breitblättrige* oder *große Wegerich*. Eine Variante haben wir in **Plantago lanceolata** – dem *Spitzwegerich*. Beide Arten eignen sich hervorragend dazu, die Giftwirkung von Insektenstichen stark abzumildern oder die Wundheilung von Schnittwunden zu beschleunigen. Man zerreibt ein Blatt zwischen den Handflächen, träufelt den Saft auf die Schwellung oder legt das zerquetschte Blatt auf.

Plantago findet sich zweiwertig im Synthetischen Repertorium von HORST BARTHEL unter dem Begriff Ungeduld – und eben diese Ungeduld ist ein Hauptmerkmal, das viele Raucher auszeichnet. BOERICKE gibt an: »Depression und Schlaflosigkeit bei chronischem Nikotinismus. Verursacht Widerwille gegen Tabak.«

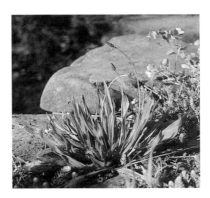

Im Prinzip ist das also ganz ähnlich wie bei Avena sativa, nur – man darf das Mittel eben bei sich einstellender Wirkung nicht gleich wieder absetzen.

Diese Arznei hilft auch bei allerlei Trigeminus-Beschwerden, die von schmerzhaften Zähnen herrühren. Der Zahnschmerz verschlimmert sich durch Einwirkung kalter Luft und wird kurioserweise besser beim Essen. Auch Ohrenschmerzen, die sich von einem Ohr zum anderen ziehen, sind typisch für diese Arznei. Bettnässern hat das Mittel ebenfalls schon geholfen.

Ganz schön sauer – Robinia pseudacacia

Die Robinie ist ein nordamerikanischer Schmetterlingsblütler. Sie paßt zu Menschen mit Übersäuerung *(Hyperacidität),* die sich in ständigem scharfen Aufstoßen bemerkbar macht. Alles an solchen Menschen riecht (ähnlich **Rheum** – dem ***Rhabarber,*** oder **Magnesium carbonicum**) säuerlich. Das SODBRENNEN kann sich bis zum Erbrechen grünlicher Flüssigkeit steigern. Häufige Koliken (ähnlich **Colocynthis**) mit Auftreibung des Leibes, bei gleichzeitiger Verstopfung, gepaart mit Kopfschmerzen, zeigen an, daß diese Menschen sich viel ärgern. Ständiger kompensatorischer Nikotin-Abusus verstärkt noch die unausweichlichen Folgeerscheinungen.

Das rückt diesen Heilstoff in die Nähe von Nux vomica, mit dem er sich vor allem bei Rauchern gut ergänzt.

Die Kaltschnäuzige – Aranea diadema

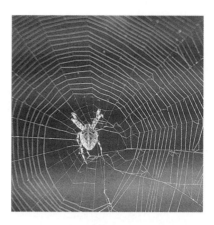

Die schon bei Ledum angesprochene »Kaltschnäuzigkeit« des modernen Menschen, die der Idee des Rauchens entspricht, erfährt bei den Spinnentieren noch eine Steigerung. Die Präzision, mit der die Kreuzspinne ihr Netz knüpft, in welchem sie dann ihr Opfer umgarnt und kaltblütig abschlachtet, läßt sie als ein Wesen erscheinen, das bar jeder Gefühle, allein dem in ihr waltenden Gesetz folgt. Das kann bei einigen Spinnenarten, wie beispielsweise der *Schwarzen Witwe* **(Latrodectus mactans)**, extreme Formen annehmen. Bei dieser Spinne, die wir in potenzierter Form als großartige Arznei bei extremer Herznot kennen, frißt das Weibchen ihr Männchen gar nach dem Begattungsakt auf. Erscheint das aus menschlicher Betrachtungsweise als äußerst grausam, so kann man es von höherer Warte aus auch als einen besonderen Akt der Liebeszuwendung sehen, bei welchem mit dem Ausspruch »Ich liebe Dich zum Fressen« ernst gemacht wird. Dabei findet auf alle Fälle eine Wiedervereinigung zweier getrennter Polaritäten statt, was aus kosmischer Sicht einer vorher so nicht erreichten Einung entspricht. Das Männchen scheint auch gar nichts dagegen zu haben. Es fällt offenbar schon vor dem Freßakt in Trance. Wenn man es »retten« will und vom Weibchen separiert, stirbt es dessen ungeachtet trotzdem.

Das nächste, was auffällt, wenn wir die Abläufe betrachten, die sich bei dieser Schlächterarbeit der Spinnen ganz allgemein vollziehen, ist die ungeheure Geschwindigkeit, mit der alle Vorgänge ablaufen. Auch das paßt zu unserer »schnellebigen« Zeit. Im Gegensatz hierzu fällt die Spinne dann wieder in den anderen Pol, einer stundenlangen Erstarrung. Der »Starrsinn«, der jeder Erstarrung im Inneren vorausgeht, ist ein Grundzug vieler Raucher und paßt somit ebenfalls zu einem Grundmuster der Spinnentiere. Diese weitgehende Starrheit schließt jedoch aus, daß sich etwas so lebendiges wie ein Verdauungssystem innerhalb des Organismus überhaupt ausbilden kann.

Von alters her wird das Wort »Spinnen« oder »Sich-einen Faden-zurechtspinnen« mit Denkvorgängen gleichgesetzt, in besonderem Maße mit solchen, die etwas wirklichkeitsfremd sind, wie man an dem Ausdruck »Der spinnt wohl!« erkennen kann.

In einem Vortrag, der in der Publikation über das *Wesen der Spinnentiere*[100] nachgelesen werden kann, weist OTTO WOLFF auf die Eigenart der Gliederfüßler als ausgesprochene »Nerventiere« hin, das will sagen, der Faden, den diese Tiere absondern, gleicht in seinen extrem langen Ausläufern einem Nervenfaden.

Das nächste, worauf OTTO WOLFF aufmerksam macht, ist die Tatsache, daß Spinnen eigentlich keinen Magen haben. Sie spucken ein Verdauungsferment aus und lösen auf diese Weise ihr Opfer außerhalb ihrer selbst auf. Erst danach erfolgt die Einverleibung. Raucher verdauen ihre Probleme auch nicht innerhalb ihrer selbst. Mit Hilfe der Zigaretten gelingt eine Scheinverdauung des »Konflikts«[101] im Außen, der dann ähnlich dem Vorgang bei einer Spinne wieder nach innen transportiert wird, allerdings in einer auf lange Sicht tödlichen Art und Weise. Der Konflikt »fließt« – im Speichel – »zusammen«, wird mit den freigesetzten Teerstoffen beim Rauchen vermischt und unerlöst wieder inhaliert.

Wie MARTIN STÜBLER in einem anschließenden Vortrag im Krankenhaus auf der Lahnhöhe kund tat, eignet sich das speziell aus den Klauen *(Chelizeren)* der Kreuzspinne abgezogene und potenzierte Gift besonders gut für die Raucherentwöhnung. Es trägt die Bezeichnung **Aranea ixobola**. In der Publikation *Sepia und die Spinnentiere,* in welcher dieser Vortrag in gedruckter Form vorliegt, werden genau die einzelnen Phasen der Prüfung dieses Mittels beschrieben. Unter anderem weist Stübler auch auf die Analogie der Netzbildung zum vernetzten, wissenschaftlich-analytischen Denken der Men-

---

[100] STÜBLER, MARTIN und WOLFF, OTTO: *Sepia und Spinnentiere,* Vorträge Krankenhaus Lahnhöhe, 1984.
[101] Von dem lat.: *confluere* = »zusammenfließen«.

schen hin. Neuerdings erfuhr diese Art des Denkens durch die Bildung des »world-wide-web« – der weltweiten Internet-Vernetzung noch eine ungeahnte Steigerung.

Bei der Prüfung der aus den Chelizeren hergestellten Arznei stellte sich heraus, daß zwei der Probanden süchtig wurden, d.h. durch die Konfrontation mit dem Spinnengift entwickelte sich ein vorher nicht gekanntes Verlangen nach Tabak und Kaffee. Gaben sie ihrem Drang nach, ging es den beiden besser:

»Diese Erscheinungen des Süchtigen kennen wir vielleicht am besten aus der Entzugsphase. Es entsteht Unruhe. Nirgends kann man es aushalten. Man ist verängstigt. Man sucht überall nach einer Zigarette. Wenn man sie dann als ›Beute‹ bekommen hat, ist man wieder munter und kann sich entspannen.«[102]

Und an anderer Stelle:

»Diese Welt erregt leicht Grauen. Doch das ist kein Grund, sich nicht mit ihr auseinanderzusetzen. Wir sind von diesen Kräften angerührt. Sie wohnen in uns – die Kälte von Sepia und die Kräfte von Aranea ixobola. In der Begegnung mit den Müttern ist ja nicht selten etwas Spinnenartiges zu erleben. Die Auseinandersetzung zwischen dem Weiblichen und dem Männlichen in unserer Zeit spiegelt sich sowohl in Sepia wie in Aranea ixobola.«

Der Horror vieler Menschen vor Spinnen, liegt unter anderem auch darin begründet, daß sie beim Anblick einer Spinne einen Teil ihres eigenen Wesens vor Augen geführt bekommen, mit dem sie lieber nichts zu tun haben wollen.

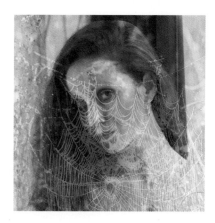

[102] STÜBLER, MARTIN: *Das homöopathische Arzneimittelbild von aranea ixobola; Begegnung mit den Müttern,* in: *Sepia und die Spinnentiere;* Vorträge Krankenhaus Lahnhöhe, S. 45 ff.

Die Folgen für Lunge und Arterien
Verschlimmerung durch Rauchen

Unter den Allgemeinsymptomen gegen Schluß des KENTschen Symptomenregisters gibt es noch eine ziemlich große Rubrik, in der all jene Mittel aufgezählt sind, bei deren Prüfung sich Rauchen als verschlimmernd herausgestellt hat (I,525). Es ist nicht angebracht, diese hier alle anzuführen. Ich erzähle deshalb lieber eine kleine Begebenheit, die sich gerade erst vor ein paar Tagen zugetragen hat:

Unter den in dieser Rubrik aufgezählten Mitteln befindet sich auch das dreiwertige **Ignatia***. Ignatia-Patienten haben oft eine besondere Abneigung gegen Tabak und wenn nicht, so wird sich unter der Einwirkung dieser Arznei eine Aversion gegen das Rauchen einstellen – vorausgesetzt das Mittel paßt optimal. Doch zu der angekündigten Geschichte:

Intermezzo – Ignatia und das Tabak-Wasser

Ein etwa 40-jähriger Mann sucht mich auf mit akuten Magenbeschwerden wegen Liebeskummer. Nachdem er bereits ein Haus angemietet hat, in das er mit seinen zwei Kindern aus erster Ehe und einem Kind seiner neuen Freundin aus deren Ehe eingezogen ist, zeigt ihm die Angebetete plötzlich die kalte Schulter und ist – aus ihm unerklärlichen Gründen – wieder bei ihren Eltern untergeschlupft.

Ignatia paßt auch noch aus anderen Gründen und so bekommt er noch in der Praxis ein Kügelchen des Mittels in C200 auf die Zunge, worauf es ihm unmittelbar darauf besser geht und er nach einer viertel Stunde wieder einen ruhigen und in sich gefestigten Eindruck macht. Zwischenzeitlich hat er jedoch nach einem Glas Wasser verlangt, das er nebenbei zu sich nimmt. Plötzlich gibt er an, dieses Wasser würde nach Tabak schmecken. Wir machen einen Test und er bekommt ein völlig neues Glas, das ich diesmal mit völlig anderem und frisch levitiertem Wasser fülle. Bei ihm entsteht derselbe Eindruck. Ich frage ihn, ob er jemals geraucht habe. Er bejaht, er habe aber bereits vor zehn Jahren damit aufgehört.
Nun bleibt bekanntlich jede Information, mit denen Zellen jemals in Berührung kamen, im Zellgedächtnis haften. Zellen sind jedoch auch in der La-

ge, solche Imprägnierungen wieder spontan abzustoßen, wenn sie nur den geeigneten Anstoß hierzu erfahren. Das war es, was hier in unglaublich kurzer Zeit gerade vor meinen Augen ablief. Der Mann war ziemlich fassungslos, konnte er doch daran die Wirkung des soeben eingenommenen Mittels noch besser erkennen als daran, daß sich sein Bauchschmerz in Luft aufgelöst hatte.

Ich schildere diesen Fall deshalb, um meinen Lesern Mut zu machen und sie erkennen zu lassen, daß es – auch nach langem Tabakabusus – Möglichkeiten gibt, den schädlichen Wirkungen zu begegnen und die Giftstoffe wieder in relativ kurzer Zeit auszuschleusen. Es ist – fast – nie zu spät.

Auch die andere große Kummer-Arznei, **Natrium muriaticum,** zeigt ganz ähnliche Wirkungen. Sie kompensiert Entzugserscheinungen wenn Caladium versagen sollte. Auch an **Naja tripudians** – die *Kobra,* kann man dabei denken, für den Fall, daß sich Herzsymptome einstellen.

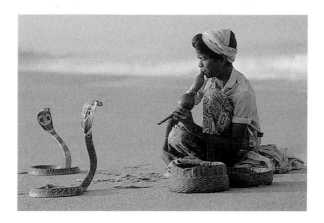

Wenn große Unruhe und Rastlosigkeit den Leidenden erfassen, hilft fast immer **Tarantula hispanica** – die *spanische Wolfsspinne.* Stellen sich migräneartige Kopfschmerzen ein, so wird in vielen Fällen **Spigelia** – das *Wurmkraut,* eine heilende Wirkung zeigen. Auch **Pulsatilla** hat diese Abneigung gegenüber Tabak und Rauch, bzw. verschlimmert sich dadurch.

Eine spezifische Rubrik findet sich bei KENT unter NASE/GRUCHSSINN/EMPFINDLICH GEGEN DEN GERUCH VON TABAK (III,145). Folgende Mittel sind dort angeführt: **Belladonna,** China, **Ignatia,** Lyssinum, **Nux vomica,** Phosphor, **Pulsatilla.**

FOLGEERSCHEINUNGEN

Das bringt uns nun zu abschließenden Betrachtungen in Sachen Rauchen und zwar zu ein paar Hinweisen, welche Mittel, außer den bisher genannten, hauptsächlich angezeigt sein können, wenn der Organismus bereits auffallende Symptome erkennen läßt, die auf tiefere Schäden an Lunge und Arterien hinweisen.

Mangel-Oxidation – Carbo vegetabilis

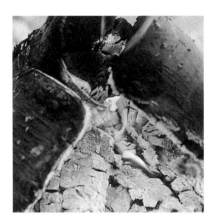

Das ist die aus Birkenholz gebrannte Holzkohle, welche nach den Gesetzen der Potenzierung im Anschluß daran dynamisiert wurde. Betrachten wir die Signatur dieses Rohstoffes, so fällt auf, daß er unter weitgehendem Luftabschluß angefertigt wurde. Die Herstellung von Holzkohle erfolgt bekanntlich dergestalt, daß der Köhler seinen Meiler mit grünen Zweigen abdeckt. Auf diese Weise kann lediglich ein Schwelbrand entstehen.

Die Entsprechung hierzu haben wir bei älteren Menschen mit außerordentlichem Lufthunger und einem Bedürfnis zum tiefen Durchatmen. Sie fächeln sich gerne Luft zu und wollen die Fenster geöffnet haben. Nach längeren schwächenden Krankheiten oder antibiotischer Behandlung einer Lungenentzündung *(Pneumonie),* können sich, je nach Konstitution, Zustände von Stagnation einstellen, die nach Carbo vegetabilis verlangen. Die Haut ist bläulich marmoriert und oft durchzogen von feinen Äderchen *(Teleangiektasien).* Solche Patienten leiden unter einer behinderten Atmung und haben bisweilen sogar Angst zu ersticken. Sie husten, werden leicht heiser, besonders am Abend, und klagen über ein Brennen in der Brust, das meist von einer chronischen Bronchitis oder einem Altersasthma herrührt. Ihr Blut stagniert, sie sind »wie benebelt«, lebensmüde, mißmutig und verschüchtert. Bisweilen besteht sogar eine Neigung regelrecht »umzukippen«.

Eine aufsteigende Kälte, die, ähnlich Conium, von den Füßen ausgehend in den Beinen aufsteigt, zeigt an, daß die Lebenskraft nahezu erschöpft ist.

Die Darmflora ist vollkommen durcheinander, der Patient wird geplagt von Gasansammlungen und Blähungen. Vor allem Milch, fette Speisen und Schweinefleisch werden überhaupt nicht vertragen, aber bereits einfaches Essen verursacht Beschwerden.

Das Zahnfleisch neigt zu schwammigen Entartungen mit einem wunden Gefühl, ähnlich einer skorbutischen Mundfäule. Es zieht sich von den Zahnhälsen zurück, wobei Sickerblutungen auftreten können, die sofort in Erscheinung treten, wenn der betreffende Mensch daran saugt. Das Mittel kann des weiteren von Wert sein bei einer ständigen Neigung zu passiven, dunklen Blutungen auch anderer Körperregionen, z.B. einem Nasenbluten, das sich bei der geringsten Anstrengung oder Erschütterung einstellt, und das Arnica nicht restlos beseitigen kann.

Ständige Kohlenmonoxidzufuhr bei alten Rauchern kann zur Blählunge *(Emphysem)* führen. Carbo vegetabilis bewirkt in vielen Fällen, daß sich die Lunge säubert und wieder frei von Schadstoffen wird, wobei meist eine Menge Schleim abgehustet werden kann.

Der Strom der Gedanken, der vor Mitteleinnahme nur noch langsam und träge dahinfloß, kommt wieder in Fluß, die allgemeine Schwerfälligkeit beginnt sich aufzulösen und die Angst im Zwielicht (ähnlich Pulsatilla), die Furcht vor Geistern und Gespenstern, über die die Patienten oft klagen, verschwindet.

Günstigstenfalls lernen solche Menschen noch in fortgeschrittenem Lebensalter aus ihrer dienenden Haltung zu erwachen und einen gesunden, lebensfördernden Egoismus an den Tag zu legen.

FOLGEERSCHEINUNGEN

Leichengift und Altersbrand – Arsenicum und Secale cornutum

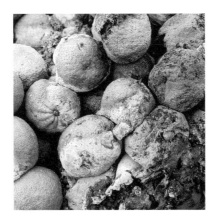

Über Arsenicum haben wir uns schon im Kapitel über Magersucht und Bulimie eingehend ausgelassen. Zur Erinnerung: Es ist unser Haupt- und Staatsmittel bei Folgen von biologischen Vergiftungen durch verdorbene – vorzugsweise eiweißhaltige – Nahrungsmittel. Es entspricht im wesentlichen dem Raucher-Typus des »Angsthasen«. Deshalb hier nur noch der Hinweis, daß Arsenicum in jedem Fall bei älteren Rauchern mit Herzrhythmusstörungen und Neigung zu asthmatischen Beschwerden, in Verbindung mit Leberfunktions- und Durchblutungsstörungen der Extremitäten versucht werden kann. Eine pergamentartige Trockenheit und Verhärtung der Haut im allgemeinen sowie bläschenförmige oder schuppende Hautausschläge an den Fußsohlen und zwischen den Zehen, können einen Versuch mit diesem Heilstoff in höheren LM-Potenzen nahelegen, der, wenn er sich als passend herausstellt, zu einer allgemeinen Belebung führen wird.
Arsenicum kann übrigens gut im Wechsel mit Carbo vegetabilis verabfolgt werden, vor allem bei Magen- und Darmbeschwerden in Verbindung mit Diarrhoe.

Secale cornutum – das ***Mutterkorn,*** ist ein dunkelvioletter Schlauchpilz, dessen Mycel sich in die Fruchtknoten der Roggenähre einschleicht, wenn das Frühjahr verregnet und der Sommer windig war. Ist der Herbst dann wiederum sehr feucht, sind Bedingungen geschaffen, die zur Ausbildung der dunklen phallusartigen Pilze führen, die ein einzelnes Roggenkorn um ein Vielfaches an Größe und Länge übertreffen. Das Korn sieht in solchen Jahren grau überhaucht aus und macht einen schleimigen Eindruck. Man kann also von einer Art Getreidepest sprechen, denn der Pilz überprägt mit seiner Information im schlimmsten Fall die gesamte Ähre. Der Verzehr der aus solchem Mehl gebackenen Brote, welche grau aussahen und einen fischigen Geruch ausströmten, führte in früheren Zeiten zur Ausrottung ganzer Familien. Die grauenvollen psychischen und physischen Vergiftungssymptome wurden von mir ausführlich in meiner *Göttlichen Homöopathie* unter dem Kapitel *Saat und Ernte* beschrieben.

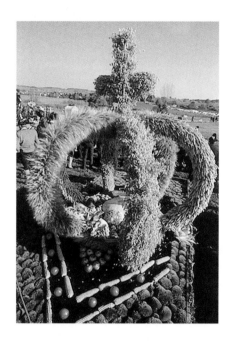

Der Hauptwirkstoff des Mutterkorns, das *Ergotoxin,* richtet sich gegen die Nervensubstanz, ist also *neurotrop.* Es erzeugt ein eisiges Nervenfeuer mit brennenden Schmerzen, welche von der Wirbelsäule ausgehen und sich über den ganzen Körper ausbreiten, wobei im Endstadium Gliedmaßen einfach abfallen, nachdem sie sich zuvor schwärzlich verfärbt haben.

St.-Antonius-Feuer wurde diese Erkrankung genannt, da sie mit schrecklichen Visionen einhergeht, wie sie als »die Versuchungen des Hl. Antonius« beschrieben und vielfach künstlerisch dargestellt worden sind.

Die verschiedenen Ergotoxine erzeugen dunkle Sickerblutungen und bewirken fundamentale Zerstörungen von Geweben und Nervenzellen, wie sie durch fortgesetztes Kettenrauchen in vergleichbarer Weise auftreten. Ähnlich Arsen, wird auch bei Secale die Haut pergamentartig hart und runzelig

(Sklerodermie). Die Patienten sprechen von Zuckungen, wie »elektrische Funken«, Taubheitsgefühlen in Verbindung mit Ameisenlaufen und einem häufigen Absterben der Finger, die ein weißliches bis bläuliches Aussehen annehmen *(Digiti morti).* Auch die bläulichen Lippen wirken vertrocknet. Manches Raucherbein könnte vor der Amputation gerettet werden, würden die davon Betroffenen das potenzierte Pharmakon rechtzeitig einsetzen.

Von einer höheren Warte aus betrachtet, gleicht der Secale-bedürftige Mensch dem berühmten »schwarzen Schaf« in einer Herde weißer Tiere. Er wurde in eine Außenseiterrolle gedrängt und fühlt sich als ein vereinsamter »Giftpilz«. Wir können ihn getrost dem selbstzerstörerischen Typ des Rauchers, nach DAHLKE, zurechnen. Äußere Verschlossenheit und innerliche Raserei zerstören zusätzlich zum Teer des inhalierten Rauches seine Körpersäfte und Zellen, welche dann gangränös entarten.

Meist handelt es sich um etwas magere bis knochig-ausgemergelte Gestalten, mit schlaffer Haut, die gut auf diese Arznei ansprechen. Sie fühlen sich als lebend tot und wandern im Extremfall umher wie Zombies.

Das Mittel kann übrigens bei senilem grauen Star in Verbindung mit Carbo animalis versucht werden.

Verdauungsbeschwerden
Ignatia, Lobelia, Lycopodium, Nux vomica, Pulsatilla, Sepia

Raucher leiden vielfach an Verdauungsbeschwerden aller Art und individueller Ausprägung und es gibt ebenso viele Arzneien, um solchen Störungen zu begegnen. Mittel, die öfters in dieser Hinsicht gefragt sein können, sind die oben genannten, die wir schon an anderen Stellen in diesem Buch näher betrachtet haben. Sie werden, wie stets, nach individueller Gesamtsymptomatik und möglichst zutreffender Ähnlichkeit gewählt und wirken oft auch deshalb besonders gut, weil sie alle in der KENT-Rubrik ALLGEMEINES/TABAK VERSCHLECHTERT (I,525) in hoher Wertigkeit angeführt sind.

Eine Arznei die Kent in dieser Rubrik ausgespart hat, welche jedoch BOERICKE diesbezüglich erwähnt, ist **Lobelia inflata** – *die nordamerikanische Glockenblume.* Ich beschreibe sie in Umrissen hier, weil sie zugleich den Folgen von Trunkenheit entgegenwirkt, was sie in gewisser Weise Nux vomica ähnlich erscheinen läßt.

Das Mittel bewirkte bei den Prüfungen eine Reizung des *nervus vagus* und vermehrte die Aktivität des gesamten Verdauungsapparates. Nach BOERICKE gleicht es Sulphur in der Mächtigkeit, unterdrückte Absonderungen wieder in Gang zu bringen. So führt er z.B. eine durch unterdrückte Ausschläge entstandene Taubheit des Gehörs an. Er schreibt des weiteren: (Der Patient) »kann den Geruch oder den Geschmack von Tabak nicht ertragen«.

Der Lobelia-Bedürftige wird von Übelkeit mit Erbrechen geplagt, was aus einer starken Übersäuerung resultiert. Er fühlt sich äußerst matt und schwach. Die auftretenden kalten Schweiße rücken das Mittel auch in die Nähe von Arsen und Veratrum album.

Die Atmung ist stark behindert, die Brust wie eingeschnürt, und ähnlich Aurum, hat der Patient das Gefühl, sein Herz würde aufhören zu schlagen. Dieses Symptom kann sehr ausgeprägt in Erscheinung treten und wurde auch von KENT mit der höchsten Wertigkeit bedacht (II,211). Durch rasches Gehen bessert sich diese Empfindung. Das potenzierte Pharmakon wurde offenbar erfolgreich auch schon bei Altersemphysem eingesetzt. Der große amerikanische Homöopath und Krebsarzt ELI G. JONES M.D. setzte es sogar in Form einer Tinktur bei Brustkrebs ein.[103]

Es treten profunde Stoffwechselstörungen auf. Der Urin kann eine tiefrote Färbung annehmen *(Porphyrinurie),* wie das u.a. bei Leberparenchymschäden, Darmfäulnis und Blutkrankheiten der Fall ist.

Das noch zum Schluß: Ich halte es für durchaus legitim, bei einer gefragten Raucherentwöhnungskur auch zwei oder drei untereinander wesensverwandte Arzneien in Folge, bzw. im Wechsel miteinander einzunehmen, also im Fall von Stoffwechselproblemen in Verbindung mit Übersäuerung und Übelkeit, z.B. LM-Potenzen von Lobelia im Wechsel mit Tabacum und Robinia, zu versuchen. Das entspricht im übrigen der Idee der »Doppelmittel«, von denen Altmeister HAHNEMANN in der jüngsten Ausgabe seines *Organon der Heilkunst* spricht.
Ein Tip noch zum Schluß: Erstaunliche Erfolge werden immer wieder erzielt durch eine Begleittherapie mit Magnesium phosphoricum D6, in Form der sogenannten SCHÜSSLER-Salze.

---

[103] JONES, ELI G.: *Cancer, its Causes, Symptoms and Treatment,* B. Jain Publishers, New Delhi, S. 115.

Gesellschaftlich nicht akzeptierte Süchte
Drogen im engeren Sinn

Dieses Kapitel wird im Vergleich zu den vorangegangenen relativ kurz ausfallen, denn es kann und soll keine ausführliche Darstellung sämtlicher Rauschdrogen, ihrer Geschichte und Wirkungsweise hier eingebracht werden. Das Wissen hierüber kann sich der Leser in speziellen Publikationen aneignen, z.B. in dem sehr ausführlich und übersichtlich gestalteten Werk: *Handbuch der Rauschdrogen* von WOLFGANG SCHMIDBAUER und JÜRGEN VOM SCHEIDT.[104] Sodann möchte ich die sehr liebevoll gestaltete und mit vielen Farbbildern ausgestattete *Enzyklopädie der psychoaktiven Pflanzen* des Ethnologen und Altamerikanisten CHRISTIAN RÄTSCH hervorheben.[105]

Hier kann es also lediglich darum gehen, den Leser darauf aufmerksam zu machen, daß es auch von Seiten der Klassischen Homöopathie wirkungsvolle Behandlungsmethoden gibt, um einer Drogensucht entgegenzuwirken, bzw. bei der Suchtentwöhnung ganz entscheidene Hilfestellung zu leisten. Auf die einzelnen hierfür in Frage kommenden Mittel wird jedoch nur mittels Kurzcharakteristik hingewiesen, da eine solche Behandlung in die Hände des Fachmanns, hier also des behandelnden, homöopathisch geschulten Arztes oder Heilpraktikers gehört. Die diesbezüglich gemachten Angaben wollen also lediglich als Anregung verstanden werden, um das Interesse für die Möglichkeiten der Homöopathie zu wecken, und vor allem den Angehörigen von Suchtopfern, ebenso wie den behandelnden Ärzten, Mut zu machen, zusätzlich zu anderen Maßnahmen, solche Wege zu beschreiten.

Die darüber hinaus eingebrachten authentischen Berichte von Probanden, sollen des weiteren weder zum Gebrauch von harten Drogen noch von halluzinogenen Pflanzen verleiten. Sie verstehen sich als wissenschaftliche Dokumentation über mögliche Auswirkungen beim Verzehr einer Gruppe von Ursprungs-Pflanzen, die ihre wichtige Bedeutung im religiösen und stammesgeschichtlichen Leben diverser ethnischer Gruppen haben. Die besprochenen Pflanzen unterstehen den Betäubungsmittelgesetzen der einzelnen Länder. Ihre Einnahme sowie der Handel mit ihnen wird in den deutschen Bundesländern sowie in Österreich und der Schweiz strafrechtlich verfolgt.

[104] Eine Sonderproduktion der Nymphenburger in der F.A. Herbig Verlagsbuchhandlung GmbH, München, 1997, Erstausgabe 1971.
[105] AT-Verlag, Aarau, 2. Auflage, S. 942.

DIE »HARTEN« DROGEN

Hier bietet sich nun die Gelegenheit, kurz auf die ursprüngliche Bedeutung des Wortes »Sucht« einzugehen. Dieses leitet sich nämlich aus dem gotischen *siukan* ab, was soviel bedeutet wie »krank« oder »siech sein«. Auch MARTIN LUTHER verstand das Wort Sucht als von Siechtum sich herleitend. Erst das neuhochdeutsche Sprachgefühl verbindet nun – eigentlich irrigerweise – damit die »Suche nach etwas«, was von der Wortentstehung her zwar falsch ist, esoterisch oder geisteswissenschaftlich gesehen jedoch nicht nur seine Berechtigung hat, sondern auch logischer erscheint. Der Suchend-Süchtige wird schließlich krank und endet im Siechtum. Beileibe nicht jeder Kranke jedoch wird süchtig.

Zu den Drogen im engeren Sinn zählen die psychedelischen Drogen und Entheogene sowie die sogenannten harten Drogen.

Die ersteren sind – soweit es sich dabei um natürliche Rohstoffe handelt – nicht direkt lebensbedrohlich. Der Proband erlebt dabei, wie bei anderen Arzneimittelprüfungen im Sinne der Klassischen Homöopathie auch, eine Reihe von Symptomen und macht – bei einigen darüber hinaus – bewußtseinserweiternde Erfahrungen.

Bedenklicher und gefährlicher wird das Ganze, wie immer, sobald ein Mensch synthetisch hergestellte Drogen zu sich nimmt oder auch schon die durch diverse chemische Prozesse isolierten Stoffe aus einer Pflanze, wie z.B. im Falle von Kokain:

> »Das aus dem Coca-Blatt destillierte Kokain ›verhält sich zum Coca-Blatt wie für den Reisenden ein Überschallflugzeug zu einem Esel‹, beschreibt der mexikanische Anthropologe Enrique Meyer drastisch den Unterschied.«[106]

Das solchermaßen aus den Blättern der Coca-Pflanze aufbereitete Kokain ist also bereits den »harten« Drogen zuzurechnen. Eine Ahnung davon bekommen wir, wenn wir hören, auf welche Weise aus den Blättern des Coca-Strauchs der weiße »Andenschnee« herausgearbeitet wird:

> »Nackte Füße zerstampfen die Biomasse in einer Lösung von Wasser, Schwefelsäure und Unmengen von Kerosin, bis in der stinkenden Brühe das Kokain-Sulfat aufschwimmt. Für den

---

[106] SCHMIDBAUER/SCHEIDT: *Handbuch der Rauschdrogen*, S. 200.

Extraktionsprozeß verbrauchen die Pichicateros pro Tonne ›Pasta bruta‹ zwanzig Tonnen gruseliger Chemikalien, die großenteils von amerikanischen und deutschen Konzernen stammen.«[107]

Kokain nimmt eine Sonderstellung ein, weswegen wir es gleich zu Anfang betrachten wollen.

Der Gewinn-Süchtige – Coca

Die Coca-Pflanze wächst im Hochland der Anden, bevorzugt auf arsenhaltigen Böden und trägt in sich diese Information von Schwäche und Atemnot, wie sie dem Arsen zu eigen ist. Aufgrund des waltenden Ähnlichkeitsgesetzes befähigt das die Indios, den bei anstrengenden Märschen in großen Höhen sich einstellenden Schwächezuständen wirkungsvoll zu begegnen, indem sie die von den Rippen befreiten Blätter des Coca-Strauches in Verbindung mit pulverisiertem Kalk zu Kugeln formen und kauen. Sie erfahren dabei eine Leistungssteigerung und geraten in eine leicht euphorisierende Stimmung, weswegen die Cocapflanze – ähnlich dem Tabak in Nordamerika – als ein Geschenk der Götter betrachtet wurde, welches in früheren Zeiten lediglich im Rahmen religiöser Zeremonien und Rituale Verwendung fand.

Geisteswissenschaftlich gesehen und in der senkrechten Rangordnung der Manifestation von Urprinzipien auf der Ebene der Pflanzen, untersteht die Cocapflanze dem Prinzip des Jupiter.

SIGMUND FREUD erschloß die – allerdings maßvolle – Verwendung von Kokain den schnelleren Zugang zu seinem Unterbewußtsein und dem für ihn wichtigsten Werk *Die Traumdeutung*.

Deutsche und französische Kampfflieger schnupften die Droge, um ihre Hemmschwelle gegenüber anerzogenen ethisch-moralischen Grundsätzen auszulöschen, wenn sie sich auf Feindflug begaben.

Cocain wirkt in Richtung einer zeitlich begrenzten Leistungssteigerung der höheren Gehirnzentren, welche natürlich nach dem hermetischen Prinzip des Rhythmus mit einem nachfolgenden schnelleren Kräfteverfall erkauft wird. Die allgemeine Lebenserwartung des Süchtigen erfährt also durch den ge-

---

[107] ZDF Presse Spezial, zu der Sendefolge Gegenwelt Rauschgift, Folge 3: Gras und Schnee, am 15. Juni 1997.

wohnheitsmäßigen Gebrauch der Droge eine deutliche Einbuße. Vielfach wurde und wird Kokain in Künstlerkreisen eingesetzt, wenn – beispielsweise unter Erfolgszwang stehende Musiker der Rock- und Popszene – keine zündenden Einfälle mehr haben.

Wie WOLFGANG SCHMIDBAUER berichtet, verdankt die Nachwelt zwei Arien der RICHARD STRAUSS-Oper *Arabella* dem Einsatz von kokain-getränkten Wattebäuschchen in die Nasenlöcher des Komponisten. Diese waren ihm zwecks Vorbetäubung verabfolgt worden, als er sich im Jahre 1928 einer Nasenscheidewandkorrektur unterziehen mußte. Im Anschluß an die Operation wurde Strauß von einer regelrechten Schaffenswut erfaßt. Der das Zimmer betretende Arzt fand sowohl den Boden wie das Bett des Komponisten mit frisch geschriebenen Notenblättern übersät vor.

Einiges deutet auch darauf hin, daß der weltberühmte Autor ROBERT LOUIS STEVENSON (1850 - 1894) sein bekanntestes und mehrfach verfilmtes Werk *Dr. Jeckyl und Mr. Hyde* dem Einfluß dieser Droge zu verdanken hat. Nach einer längeren, schöpferischen Pause schoß diese Schrift innnerhalb von sechs Tagen regelrecht aus Stevenson heraus. Bekanntlich verwandelt sich dabei der angesehene Arzt Dr. Jeckyl durch die Einnahme eines von ihm entwickelten Pulvers in das menschenmordende Monster Mr. Hyde. Die Geschichte kann als Gleichnis dafür angesehen werden, wie unter dem Einfluß einer Droge, eine Regression ins Primitiv-Tierische stattfinden kann, wobei die unter Verschluß gehaltene dunkle Seite eines Menschen sich dabei aus dem Schattenbereich der Seele befreit und vollständig die Führung übernimmt.

Coca in homöopathischer Aufbereitung und Dynamisierung jedoch wäre das beste »Bergsteigermittel« für Schwächezustände in hohen Gebirgslagen, wenn – ja wenn die autorisierten Behörden es nicht verboten hätten. In völliger Verkennung der Unbedenklichkeit einer homöopathischen Hochpotenz wurde hier wieder einmal das Kind mit dem Bad ausgeschüttet, sodaß nun auch die homöopathische Form dieser großartigen Medizin aus dem Verkehr gezogen ist. Auf der anderen Seite gelten eben diese Hochpotenzen als unwirksam, weil sie nach Meinung einiger immer noch hoffnungslos dem Materie-Denken verhafteter Wissenschaftler gar nicht wirken können. Dies deshalb, weil keine Moleküle der in ihnen ehemals vorhanden gewesenen Ausgangssubstanz mehr nachweisbar sind. Welche Schizophrenie des Denkens!

Unter den Coca-Prüfungssymptomen sind einige sehr »merkwürdige, sonderliche«, nach § 153 *Organon* von HAHNEMANN, darunter z. B. die WAHNIDEE, er wäre MIT WÜRMERN BEDECKT (I,142) oder kleine Fremdkörper befänden sich unter seiner Haut. (Zu viele Fremdeinflüsse sind ihm »unter die Haut gegangen«). Die Empfindung, als sei sein Penis verschwunden, zeigt an, daß der Hauptstrom der schöpferischen Energie in Richtung Kopf aufgestiegen ist. Furchtlosigkeit und ein gesteigerter Ehrgeiz, Großes zu vollbringen, zeugen von einem enormen Wunsch des Ego nach äußerer Bestätigung. Deshalb tauchen unter Umständen auch Einbildungen auf, von anderen kritisiert und abgewertet zu werden.

Das potenzierte Pharmakon könnte unter Umständen Gutes bewirken bei Glaukom, senilem Zittern und einer Lähmung der sensorischen Nerven – wenn es denn zu haben wäre.

Als Gegenmittel *(Antidot)* bei akuter Vergiftung gibt BOERICKE **Gelsemium** – den *wilden Jasmin,* an. Auf jeden Fall werden sowohl **Nux vomica** wie die Verbindungen des reinen Alkaloids **Strychninum,** Gutes bewirken können, da vor allem die letzteren der Coca-Wirkung sehr ähnlich sind. Auch sie stimulieren das zentrale Nervensystem und erzeugen sowohl eine gesteigerte geistige Aktivität wie auch eine Überempfindlichkeit der Sinne und allgemeine Überreizung. (Eine D2 und D3 von Strychninum nitricum soll, laut Boericke, auch innerhalb eines Zeitraums von zwei Wochen das Verlangen nach Alkohol beseitigen, wobei mir, in Anbetracht der hohen Giftigkeit des Ausgangsstoffes, diese Potenzierung sehr niedrig erscheint und ich in jedem Fall wenigstens eine D6 den von Boericke angeführten Zubereitungen vorziehen würde).

Sodann käme noch in Frage: **Strychninum phosphoricum.** Dieses letztere soll, übrigens in D6 gegeben, nach dem Münchner Phytotherapeuten MAX AMANN, die geistige Wachheit vor einer Prüfungssituation bedeutend steigern können, also einer Coca-Wirkung nahekommen. Ich selbst habe das noch nie ausprobiert, kann also nicht aus eigener Erfahrung sprechen.
Avena sativa in Urtinktur kann in jedem Fall zur Beruhigung des überreizten Nervensystems mit eingesetzt werden.

Die Milch der reinen Denkungsart – Opium

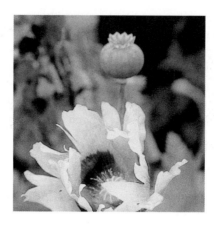

Der weiße Milchsaft aus den Kapseln des Schlafmohns gilt den Antroposophen als die irdische Verdichtung jenes ätherischen Fluidums, das vor Urzeiten, als die Naturreiche untereinander noch in inniger Verbundenheit miteinander standen, den ganzen Erdball einhüllte. Diese »Urmilch« oder »Milch der reinen Denkungsart« wurde von allen Lebewesen gleichermaßen mit der Atmung eingesogen und bewirkte ein Gefühl seliger All-Einigkeit mit der gesamten Schöpfung:

>»Die Erde hing damals gleichsam an der Nabelschnur des Kosmos.[108] Ihr Hüllenwesen war damals noch viel wichtiger, ein fester Erdkern war noch nicht gebildet und nach innen abgeschieden. In dieser Hülle war die damalige Pflanzenwelt; riesige wolkenartige, ergrünende und vergrünende Gebilde, in einer Eiweißatmosphäre schwimmend. Rudolf Steiner hat genaue Schilderungen dieser Zeit und der damaligen Weltverhältnisse wiederholt gegeben ... Erst nach dem Mondenaustritt, der gegen Ende der lemurischen Zeit erfolgte[109], kam es allmählich zur Bildung der heutigen Erdenverhältnisse ...«[110]

Muß der gefühlsmäßige und visuell-telepathische Austausch bei den Urvölkern noch vorherrschend gewesen sein, so ging uns dieser bei unserem weiteren Sturz in die Materie – welcher gleichzusetzen ist mit der Vertreibung

---

[108] Näheres siehe: WACHSMUTH, GUENTHER: *Erde und Mensch – ihre Bildekräfte, Rhythmen und Lebensprozesse,* Band 1, 4. Aufl. Dornach 1980.
[109] Näheres siehe: STEINER, RUDOLF: *Die Geheimwissenschaft im Umriß,* Gesamtausgabe 13, 29. Aufl., Dornach 1977, (insbesondere das Kapitel: Die Weltentwicklung und der Mensch).
[110] PELIKAN, WILHELM: *Heilpflanzenkunde I,* S. 113, Philosophisch-anthroposophischer Verlag Goetheanum, Dornach (Schweiz).

aus dem Paradies – weitgehend verloren und machte einer zunehmenden Intellektualisierung Platz. Das will sagen, die fortschreitende Erniedrigung der Energieschwingungsrate provozierte einerseits eine Verdichtung in Richtung einer Materialisierung, während andererseits beim Menschen hierdurch jener geistige Prozeß ausgelöst wurde, den wir »Weg der Erkenntnis« nennen. Dies deshalb, damit die Rückbindung (religio) an eben diese Einigkeit wieder erlangt werden könne, diesmal aber angereichert mit Erfahrung, bei vollem Bewußtsein und durch freien Willen:

> »Wie der Mensch heute noch atmet, was von der Pflanze kommt, so war dies auch damals der Fall; nur auf eine ganz andere Weise. Der damalige (im übrigen noch ganz pflanzenhafte, aber wie der Embryo pflanzenhafte) Mensch atmete und ernährte sich zugleich; er sog etwas wie eine feine Urmilch aus der Sphäre des erwähnten Pflanzenhaften, der genannten Eiweißatmosphäre, ein. Aber er war nicht nur der Nehmende; die gesamte Pflanzenheit empfing aus den sich entwickelnden Bildekräften seiner Leiblichkeit, was er aus sich ausstoßen mußte, weil es ihn in seinem weiteren Entwicklungsgang gehemmt hätte. Wäre jenes gewaltige Maß von Vitalität, das er damals besaß, dem Menschen erhalten geblieben, so hätte dieser Mensch niemals Bewußtsein, Besonnenheit, Erdenklugheit entwickeln können; denn diese sind nicht an Entfaltung, sondern an Dämpfung der Lebenskräfte gebunden. Der Mensch mußte diese zu starken Kräfte opfern und Todeskräfte in sich aufnehmen. Er mußte ›vom Baume der Erkenntnis essen‹ und ›aus dem Paradies vertrieben werden‹ und den Tod kennenlernen – den die Pflanze niemals zu spüren bekommt.«[111]

Dieser Vorgang ging rein äußerlich einher mit der Abstoßung des Mondes aus der Erde. Im Menschen entsprach dem eine zunehmende Aufspaltung seiner geistigen Kraft in die eine des Verstandes und die andere der Intuition.

Bei dem Versuch, den Vorgang einer Rückfindung zu beseligender Einheit zu beschleunigen, durchschritten nun einige die Welt der Gegensätze bis zu ihren Extremen (z.B. Heilige und Hure), die anderen gingen in Klausur und gaben sich der Meditation hin, während wieder andere nach Hilfsmitteln suchten, wobei sie zwangsläufig auf Pflanzen und Pilze stießen, die in sich noch Stoffe bargen, die jene Alleinigkeit – wenigstens auf Zeit – wiederherzustellen imstande waren.

Eine dieser Pflanzen ist nun **Papaver somniferum** – der *Schlafmohn* bzw. der in seiner Kapsel enthaltene Milchsaft, welcher eben fähig ist, die Erinnerung an jenen ursprünglichen Zustand der allumfassenden Seligkeit wieder wachzurufen. Die dem Menschen weitgehend verlorengegangene Mondnatur findet sich im Mohnhaften wieder:

---

[111] PELIKAN, WILHELM: *Heilpflanzenkunde I,* S. 113 f.

»Es will in gewisser Hinsicht aus der Welt heutigen Erdendaseins zurück in jene alten lemurischen Lebenszustände führen, die Sinneserlebnisse auslöschen, das alte Bilderbewußtsein wieder entfachen, das der Mensch hatte, als er noch ›an den Brüsten der Natur hing‹. Die Welt des Schmerzes bringt der Mohnsaft zum Erlöschen, von der Welt der Arbeit löst er die Gliedmaßen ab. Aber Weisheit, in der der Mensch erst seine volle Würde findet, ist – kristallisierter Schmerz.«[112]

Wir begreifen nun ein wenig besser, wie aus Suche Sucht werden kann, denn der Süchtige möchte natürlich möglichst lange in diesem Zustand der wiedergefundenen Einheit verbleiben und sich auf diese Weise der harten Realität entziehen. Es mag nun auch besser verstanden werden, warum die Regierungen in aller Welt den Gebrauch von Drogen im allgemeinen und die Verwendung von Opium im besonderen zu unterbinden trachten, denn ein Mensch im Zustand ekstatischer Verzückung ist nicht mehr lenkbar und entzieht sich der Kontrolle durch staatliche Autoritäten:

»Langsam nahmen meine Gedanken eine große Schärfe, eine zarte Reinheit an. Ich fiel in einen Zustand, der halb Schlaf war und halb Ohnmacht. Dann war mir, als ob eine Last von meiner Brust genommen würde. Mir schien, das Gesetz der Schwere gelte für mich nicht mehr, und frei flog ich hinter meinen Gedanken her, die reich und weit und überdeutlich klar waren. Eine tiefe unaussprechliche Wollust erfüllte mich. Ich war frei von der Last meines Leibes. Mein ganzes Sein fühlte sich der still in sich dahintreibenden Welt der Pflanzen zugehörig, einem beruhigten Dasein und doch voll zauberisch lieblicher Formen und Farben ... Nach und nach überkam mich Müdigkeit und Starre. Es war eine angenehme Müdigkeit, wie wenn zarte Wellen von meinem Körper ausgingen. Dann meinte ich, mein Leben beginne nach rückwärts abzulaufen. Nacheinander sah ich Erfahrungen, die längst vergangen, Zustände und Ereignisse von einst, verwischte Erinnerungen, vergessene, an meine Kinderzeit. Nicht bloß, daß ich sie nur sah – handelnd und fühlend nahm ich daran teil. Von Augenblick zu Augenblick wurde ich jünger und noch kindlicher. Dann – plötzlich – wurde alles ungenau und dunkel, und mir schien, mein ganzes Sein hinge an einem dünnen Haken auf dem Grunde eines finsteren und tiefen Brunnens. Dann kam ich von dem Haken los und fiel und fiel, und kein Widerstand verhielt den Sturz – es war ein bodenloser Abgrund im Innersten einer ewig währenden Nacht.«[113]

Berühmt wurden im Jahr 1822 die Bekenntnisse eines englischen Opiumessers, des englischen Dichters THOMAS DE QUINCEY. Auch er gelangt von anfänglich beglückenden Erfahrungen und Regressionen in längst verschüttete Ereignisse hinein, in ein nach und nach immer unheimlicheres Traumland, wobei ihn unter anderem die ungeheure Ausdehnung der Zeit erschreckte:

---

[112] PELIKAN, WILHELM, *Heilpflanzenkunde I*, S. 114 f.
[113] HEDAYAT, S. in: *Ein Opiumrausch*, in Ders., *Die blinde Eule,* Teheran 1936, nach GELPKE, R.: *Vom Rausch im Orient und Okzident,* Stuttgart 1966, S. 45.

»Zuweilen war es mir, als hätte ich in einer einzigen Nacht 70 oder 100 Jahre lang gelebt. Ja, manchmal hatte ich das Gefühl, als seien tausend Jahre in der Zeit vergangen oder jedenfalls eine Dauer, welche die Grenzen der menschlichen Erfahrungen weit übersteigt ... Ich flüchtete in eine Pagode und wurde auf ihrer Kuppel oder in geheimen Kammern jahrhundertelang festgehalten. Ich war der Götze und war der Priester, angebetet wurde ich und als Opfer dargebracht ... Tausend Jahre lang lag ich bestattet in steinernen Särgen bei Mumie und Sphinx, in enger Grabkammer still im Herzen der ewigen Pyramiden. Ich duldete den giftigen Kuß der Krokodile und lag unter unaussprechlichen schleimigen Massen im schilfgrünen Urschlamm des Nils.«[114]

Im Fall von Opium verhält es sich nun ganz ähnlich wie beim Kauen von Coca-Blättern: Im Vergleich zum Milchsaft der Mohnkapsel ist der Gebrauch der aus ihm gewonnenen reinen Alkaloide, Morphium und Heroin, noch um ein Vielfaches verheerender. Der Morphium- und Heroin-Süchtige katapultiert sich geradezu mit dem Schleudersitz in die Zerstörung seiner Persönlichkeit hinein. Dabei erweist sich das Heroin wiederum noch um ein Vielfaches mächtiger in seiner Wirkung, als Morphium.

Heroin ist jene Droge, die in ihrer Gefährlichkeit den suchterzeugenden elektronischen Drogen, wie z.B. dem Fernsehen oder den Cyberspace-Experimenten – von denen in diesem Buch bislang überhaupt nicht die Rede war – in nichts nachsteht.

Fernsehen halte ich persönlich für beinahe noch heimtückischer, weil der Süchtige in den meisten Fällen gar nicht bemerkt, daß er einer ihm als real vorgegaukelten Wirklichkeit längst auf den Leim gegangen ist. So gesehen liefert die gesellschaftlich akzeptierte Droge Fernsehen, Tag für Tag Scheinrealitäten und Wahnvorstellungen en masse frei Haus, ohne daß auch nur ein einziger Gesetzeshüter deswegen auf die Idee käme, durch entsprechende Erlasse gegen diese Droge vorzugehen:

»Die beste Entsprechung zur suchterzeugenden Kraft des Fernsehens und den Veränderungen der Wertvorstellungen, die es im Leben des übermäßigen Konsumenten bewirkt, ist wahrscheinlich Heroin. Heroin macht das Bild gleich reizlos und flach; unter dem Einfluß von Heroin gibt es weder kalt noch heiß; der Junkie schaut in die Welt hinaus und ist sich sicher: Alles, was dort geschieht, hat für ihn keinerlei Konsequenzen. Die Illusion des Wissens und der Kontrolle, die Heroin erzeugt, entspricht der unbewußten Annahme des Fernsehkonsumenten, daß das Gesehene irgendwo auf der Welt ›wirklich‹ und ›real‹ ist. Doch tatsächlich sehen

---

[114] QUINCEY, THOMAS DE: *Bekenntnisse eines englischen Opiumessers,* München 1965, zitiert nach SCHMIDBAUER/VOM SCHEID: *Handbuch der Rauschdrogen,* S. 295.

wir dort nur die kosmetisch aufgeabeiteten Oberflächen künstlicher Erzeugnisse. Fernsehen greift zwar chemisch nicht in den Stoffwechsel des Menschen ein,[115] ist aber trotzdem in jeder Hinsicht genauso suchtbildend und physiologisch schädlich wie jede andere Droge.«[116]

Eine Rubrik Fernsehen verschlimmert, gibt es im KENTschen Repertorium nicht – »Fernsehen in C 200« auch nicht. Das einzige, was vielleicht hilft, ist die Verschreibung des Symptoms selbst. Bei meinem Sohn hatte ich vor Jahren Erfolg mit »Zwangsfernsehen«. Die Verordnung lautete: Du siehst solange fern, bis dir die Augen zufallen! Nach drei Tagen hatte er genug davon und wählte seine Sendungen fortan besser aus.

Über eine weitere moderne Droge, nämlich Sex in allen Formen und Auswüchsen, wurde von mir ausführlich in *Eros und sexuelle Energie durch Homöopathie* geschrieben, weswegen wir in diesem Buch nicht näher darauf eingehen müssen. Auch hierbei geht es wieder um nichts anderes, als um die Suche nach der verlorengegangenen Einheit. Eine besonders für die Suche nach ausgefallenen sexuellen Praktiken, wie auch für bewußtseinsverändernde Drogen empfängliche Persönlichkeit, ist der sexuelle Neurotiker und Exzentriker vom Typ **Staphisagria** – der *»Ritter-Sporn«*. Doch zurück zu den Opium-Derivaten:

Die Entzugserscheinungen bei Entwöhnung von Heroin und Morphium sind ganz fürchterlich, sodaß mitunter Ärzte wie Angehörige solcher Patienten, die sich zu einer Entziehungskur entschlossen haben, mit Recht um deren Leben bangen. Deshalb kann der Entzug nur in maßvollen Schritten vonstatten gehen. Es gibt vielfache Beschreibungen der körperlich-seelischen Auswirkungen beim Entzug harter Drogen, welche für den Patienten die »reine Hölle« bedeuten: Schweißausbrüche wechseln sich mit fürchterlichen Kälteschauern ab, aus Augen und Nase triefen Flüssigkeiten, Anfälle von Gähnen, bei denen sich unter Umständen die Kiefer ausrenken, kündigen abnorme Schlafzustände an. Diese wiederum wechseln sich ab mit Tobsuchtsanfällen. Die Eingeweide revoltieren, sodaß es zur Darmverschlingung kommen kann. Der ganze Leib kann ein gleichsam verknotetes Aussehen annehmen. Un-

---

[115] Anm.: Wenn wir bedenken, daß jede Art von Emotion die Körperchemie sehr wohl im Sinne der hippokratischen *dyskrasis* zu verändern imstande ist, stimmt das hier Zitierte nicht einmal.
[116] MC KENNA, TERENCE: *Die Speisen der Götter,* Edition Rauschkunde, S. 274, WERNER PIEPERS *MedienXperimenten,* 69488 Löhrbach.

willkürliche Kontraktionen der Magenwände führen zu explosivem Erbrechen, mitunter auch von Blut. Darüber hinaus stellen sich ständige, wäßrige Stuhlentleerungen ein, sodaß der gesamte Elektrolythaushalt zusammenbricht, wenn hier nicht mit den entsprechenden Mineralsalzen und ausreichend Flüssigkeit substituiert wird.

Zusätzlich zu den klinischerseits als notwendig anzusehenden Maßnahmen, können aus homöopathischer Sicht verschiedene Mittel während einzelner Phasen des Entzugs angezeigt sein, welche ich hier mitteile, um eventuell das Interesse des einen oder anderen Arztes zu wecken, der von Berufs wegen mit Drogensüchtigen zu tun hat.

Aconitum – der *blaue Sturmhut,* bei auftretenden Ängsten.
Agaricus – der *Fliegenpilz,* bei Kälteschauern und ekstatischen Verrenkungen.
Avena sativa – *Hafer,* in Form einer Urtinktur in ziemlich massiven Gaben von 5 - 20 Tropfen, individuell zu dosieren, in heißem Wasser zur Beruhigung des Nervensystems. Avena ist ein Basismittel, das ständig eingenommen werden kann.
Belladonna – die *Tollkirsche,* bei bildhaften Wahnvorstellungen, vor allem von Tieren, Teufeln und Dämonen.
Hyoscyamus – das *Bilsenkraut,* bei ausgesprochen obszönem Verhalten in Rede und Gestik sowie in Verbindung mit Gewalttätigkeiten.
Ipecacuanha – die *brasilianische Brechwurzel,* bei konvulsivem Erbrechen unter Beimengung von Blut. Bereits BOERICKE erkannte den Wert dieses Mittels bei Morphiumsucht und erwähnt es diesbezüglich in seiner Arzneimittellehre.
Morphinum – das *potenzierte Opiumalkaloid,* bei unaufhörlicher Übelkeit in Verbindung mit großer Schwäche, Erbrechen, Schwindelanfällen und Schielen sowie in Phasen großer Depression.
Papaver somniferum – *Opium,* ähnlich Morphinum bei Darmkrämpfen oder auch bei Schlafsucht.

Sowohl Morphinum wie Opium selbst können schon deshalb von großem Wert sein, weil sie die potenzierte Ursubstanz des Suchtmittels selbst darstellen. Interessanterweise unterliegt Opium in potenzierter Form seit Jahren nicht mehr den Bestimmungen des Drogengesetzes, kann also in Form von LM-Potenzen sogar vom Laien rezeptfrei bezogen werden, wohingegen Potenzen von Morphinum wiederum nicht zu haben sind.

Da es bei Vergiftungen Zustände erzeugt, die denen eines Schocks sehr ähnlich sind, gilt es als Haupt- und Staatsmittel der Homöopathie bei Folgen von nicht verkraftetem Schreck. Solche Folgen können z.B. sein: geistiges Weggetreten-Sein bis hin zur Ohnmacht; komatöse Zustände nach Unfällen; Schlafsucht oder auch anhaltende Schlaflosigkeit, weil wiederholt »der gleiche innere Film abläuft«; Schluckbeschwerden, »Nebelsehen«, wie Schleier vor den Augen; Schmerzunempfindlichkeit, Handlungslähme und Teilnahmslosigkeit; er oder sie wissen nicht, was sie sagen, Schlafwandeln; Konvulsionen mit Neigung, nach hinten umzukippen.

Das Mittel kann versuchsweise eingesetzt werden, wenn eine Reaktionslosigkeit gegenüber anderen gut gewählten Arzneien vorhanden ist und der Verdacht naheliegt, daß der ätherische Körper durch einen Schock derart verzerrt ist, daß andere Pharmaka keine Chance haben durchzudringen, bevor diese Blockade durchbrochen ist.

Nux moschata – die *Muskatnuß,* bei Schlafsucht in Verbindung mit großer Trockenheit der Mundschleimhäute.

Nux vomica – die *Brechnuß,* bei Tobsucht mit Erbrechen, Drehschwindel, Kopf- und Magenschmerzen.

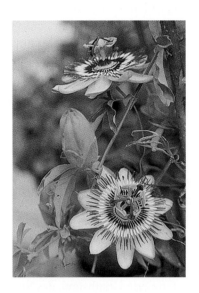

Passiflora incarnata – die *Passionsblume,* wird von BOERICKE – ähnlich Avena sativa – als wirksames Mittel bei Morphiumsucht angeführt. Die Passionsblume wirkt krampflösend und beruhigend auf das Nervensystem und fördert einen erholsamen Schlaf. Sie ist weniger als ein homöopathisches, denn ein phytotherapeutisches Mittel anzusehen. Boericke gibt größere Mengen von 30-60 Tropfen der Urtinktur als notwendig an, die auch mehrere

Male am Tag wiederholt werden sollten. Es ist dies ein wunderbar entspannender und ausgleichender Heilstoff, nicht nur bei Folgen von Drogensucht ganz allgemein, sondern auch bei geschwächten, kleinen Kindern, die an spastischem Husten, an Würmern oder schmerzhafter Zahnung leiden, sowie bei erschöpften älteren Personen, die nachts häufig erwachen.

Aus dem Kraut kann auch ein Beruhigungstee in Verbindung mit anderen Pflanzen hergestellt werden. Solche wären: Valeriana – *Baldrian-Wurzel,* Humulus lupulus – *Hopfenzapfen* und Hypericum perforatum – *Johanniskraut* oder /und Melissa officinalis – *Melisse.* Als Tee werden 2,5 Gramm pro Tasse angegeben. Eine Tagesdosis von 3 - 4 Tassen darf als normal angesehen werden.

Stramonium – der **Stechapfel,** bei großer Geschwätzigkeit in Verbindung mit Geistesabwesenheit, krampfhaften Lachanfällen, Stottern und erschrecktem Gesichtsausdruck, der auf visuelle Wahnvorstellungen schließen läßt.
Veratrum album – die **weiße Nieswurz,** bei Anfällen von kaltem Schweiß, in Verbindung mit Erbrechen und Diarrhoe.

Am sinnvollsten kann wohl noch ein Künstler mit den im Opium-Rausch empfangenen Informationen und Gesichten umgehen. So er nicht einem zu häufigen Gebrauch erliegt, ist er am ehesten dazu prädestiniert, die geschauten Visionen in Bilder oder eine künstlerische Sprache umzusetzen.

Bereits im Jahr 1816 hatte der dem Opium verfallene englische Dichter SAMUEL TAYLOR COLERIDGE seine Leser mit einem exotisch-phantastischen Monumentalgedicht *Kublai Khan* fasziniert und erschreckt.

Andere Künstler folgten. So bewältigte der schwer gegen eine Abhängigkeit kämpfende JEAN COCTEAU seine dunkle Seite durch Filme wie *Orphee* und *Die Schöne und das Tier.*
WILLIAM BURROUGHS lieferte im Jahr 1963 eine genaue Beschreibung seiner Opiatsucht in dem autobiographischen Bericht *Junkie.*

Mit unter den ersten, die es wagten, Exkursionen in die Welt der »künstlichen Paradiese« vorzunehmen, war der französische Dichter CHARLES BAUDELAIRE. Doch starb auch er schließlich unter Bedingungen, die nach homöopathischen Mitteln, wie Belladonna, Stramonium und nicht zuletzt Opium in potenzierter Form, verlangt hätten. Seine *Fleurs du Mal* allerdings haben bis heute nichts von ihrem betäubenden orientalischen Duft eingebüßt.

DROGEN

Sed non satiata

Verzerrte Gottheit du, so dunkel wie die Nacht,
Havanna- und Muskatgerüche um dich kreisen,
Geschöpf des Satans: sollst ein Faust der Steppe heißen,
Du schwarze Zauberin, du Kind der Mitternacht!

Doch teurer als Bestand, als Opium und Nacht
Wird mir dein Mund, sein Trank der Liebe, sich erweisen;
Als Karawane wird mein Sehnen zu dir reisen:
Zisterne deines Augs, die meinem Unmut lacht.

Mit diesen Augen, drin der Seele Seufzer fluten,
Grausamer Dämon du, schick mir nicht solche Gluten:
Ich bin nicht Styx, der dich neunmal umarmen kann ...

Und leider kann ich auch, Megäre, hier auf Erden
– Zu brechen deinen Stolz in eines Abgrunds Bann –
Auf deinem Höllenbett Proserpina nicht werden!

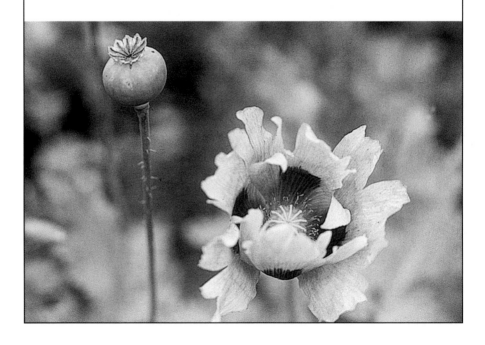

»Benzin im Blut« – Die Schnüffler

In Ermangelung von Geld und Möglichkeiten, an andere Stoffe heranzukommen, versteigen sich nicht wenige Jugendliche zu der gefährlichen Marotte, sich durch Einsaugen rein chemischer Ausdünstungen in eine zweifelhafte Trance zu bringen, in der sie sich für einen kurzen Zeitraum wie Superman fühlen. Bei ihrer unermüdlichen Suche nach neuen, preisgünstigen Rauschdrogen, entdeckten sie bereits vor Jahren verschiedene frei verkäufliche und in Haushalten verwendete Lösungsmittel als geeignet für Kurzzeit-Trips.

Diese sogenannten Schnüffler nehmen eine Sonderstellung ein. Betrachtet man die Gefährlichkeit der Auswirkungen beim Schnüffeln der ätherischen Ausdünstungen von chemischen Farben und Lacken, Lösungs- und Reinigungsmitteln, Klebern und anderen Benzolabkömmlingen, wie z.B. Toluol, so können wir diese Schnüffeldrogen getrost zu den »harten« rechnen.

Die Folgen reichen von chronischen Leberschäden sowie Nierenstörungen und Nervenzerrüttungen bis hin zum Herz-Kreislaufversagen oder chronischen Gehirnschäden. Gedächtnisausfälle und allgemeine Antriebslähme sind an der Tagesordnung.

Die Auswirkungen auf das Blut sind katastrophal. Mußten an den Tankstellen die alten Zapfsäulen durch neue ersetzt werden, um das unfreiwillige Einatmen der Dünste beim Zapfen von Benzin aus eben diesen Gründen zu unterbinden, so suchen andere, offensichtlich an dieser Welt vollkommen Verzweifelnde, sich eben jenen Produkten der Petrochemie verstärkt auszusetzen. Das mutet schon fast wie eine – wenn auch äußerst fragwürdige – Homöopathie der besonderen Art an. Es scheint beinahe, als suche der Schnüffler unterbewußt nach einer verstärkten Konfrontation mit den entseelten chemischen Produkten, um eben diese Welt, in der er leben muß, besser auszuhalten – was natürlich eine Illusion ist.

Viele Produkte der Petrochemie werden aus toten Kohlenwasserstoffgerüsten aufgebaut, welche bar jeder Lebensenergie sind. Anilin-Farben sind beispielsweise synthetische Farben, die »aus dem Dunkel kommen«[117] – aus dem Dunkel des früher auf Halde gelegenen sogenannten Abraums.[118]

---

[117] aus arab.: *an* = »aus« und sanskrit *na* = »dunkel«.
[118] In der 1. Auflage meines Basiswerks *Homöopathie – das kosmische Heilgesetz* habe ich auf den Seiten 91-94 anhand einer Tafel über die »Ausprägungen des Kohlenstoffs im Reich des Lebendigen und Toten« dargelegt, warum chemische Arzneimittel, die eben dem Reich des Toten entstammen, nicht wirklich heilen können.

Das ist nun zwar beim Benzin nicht so, sonst könnte es sich ja nicht entzünden. Es sind aber die Benzolabkömmlinge dem menschlichen Organismus derart wesensfremd, daß es zu den genannten Schäden kommen wird, wenn der Unsitte des Schnüffelns wiederholt gefrönt wird.

Benzin gehört zu den geprüften homöopathischen Arzneimitteln mit einem eigenen Mittelbild, das »im BOERICKE« zu finden ist. Dabei zeigt sich die ganze Tragweite der Vergiftung, die zu schweren Formen von *Anämie* und *Leukämie* führt. Als ein Leitsymptom gelten starke Schmerzen der Hoden, woran erkennbar wird, daß die Zentren der Lebensenergie – Blut und Sperma – direkt angegriffen werden.

An **Benzinum** in höheren LM-Potenzen kann also bei Formen von Leukämie gedacht werden, die in Zusammenhang gebracht werden können mit einer freiwilligen oder unfreiwilligen Kontamination durch eben diese chemischen Gifte.

Die zusätzliche Einnahme von **Nux vomica,** als dem Hauptmittel für chemische Intoxikationen aller Art, kann ebenfalls empfohlen werden.

Im übrigen gibt es pharmazeutische Firmen, die sich u.a. auf die Potenzierung ausgefallener chemischer Grund- und Schadstoffe eingerichtet haben, sodaß auch seltene Gifte durch hohe Potenzen des isopathischen Mittels[119] wieder aus einem Organismus ausgetrieben werden können.

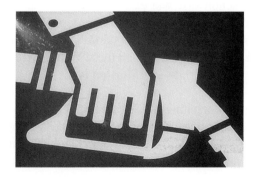

[119] von griech.: *isos* = »das gleiche«.

Die Pillen-Süchtigen

Noch immer gibt es ein Heer von Pillenschluckern, welches der Pharmaindustrie erlaubt, Milliarden-Umsätze zu tätigen. Die zahlreichen Nebenwirkungen, die sich durch viele dieser Mittel einstellen, werden mehr oder weniger zähneknirschend hingenommen. Bereits vor vielen Jahren berichtete Otto Eichelberger in einem seiner Seminare, einer seiner Kollegen habe auf einem Ärztekongreß öffentlich kundgetan, zwei Drittel aller Dialyse-Patienten hingen erwiesenermaßen nur deshalb an der künstlichen Niere, weil sie über Jahre hinweg Schmerzmittel chemischer Provenienz *(Analgetica)* zu sich genommen hätten.

Der Glaube vieler Patienten an die Macht der chemischen Präparate ist auf breiter Ebene – auch innerhalb der Riege der Ärzteschaft – immer noch unerschüttert und viele Menschen sind regelrecht pillensüchtig. Das beruht vor allem auf der irrigen Vorstellung, daß Symptome zu bekämpfen seien, anstatt sie verstehen zu wollen. Also scheint jedes Mittel recht, welches unangenehme, sprich »unannehmbare« Zustände zu bessern oder kurzfristig zu beseitigen verspricht, ungeachtet der Tatsache, daß diese sich danach verstärkt oder an anderer Stelle wieder zeigen werden. Trotz Publikationen von Thorwald Dethlefsen und Rüdiger Dahlke, wie z.B. *Krankheit als Weg,* welche die Hilferufe des Körpers in Form einer Sprache der Organe auch für einen Laien verständlich darlegen, ist die geschlagene Bresche zu besserem Verständnis der Zusammenhänge zwischen Psyche und Physis immer noch zu klein, als daß sich dadurch eine entscheidende Änderung hätte ergeben können, welche sich letztendlich in Richtung einer spürbaren Drosselung des Verbrauchs von Mitteln chemischer Provenienz ausgewirkt hätte.

»Jeder dritte Deutsche erhält«, so die Autoren Schmidbauer und vom Scheidt, »laut Kölner Universitäts-Journal von 1995 von seinem Arzt Medikamente verschrieben, die süchtig machen können.«

Daß ein unwiderlegbarer Zusammenhang besteht zwischen zwangsweise vermindertem Arzneimitteleinsatz und einer Reduzierung der Mortalität innerhalb der Bevölkerung, erhellt folgende Mitteilung bei Wolfgang Schmidbauer und Jürgen vom Scheidt:

»Besonders beeindruckend ist die Feststellung, daß z.B. 1973 während eines einmonatigen Streiks der israelischen Krankenhäuser die Todesziffer unter der israelischen Bevölkerung ihren tiefsten Stand erreichte. Dasselbe geschah 1976 in Bogota, wo während eines Ärztestreiks die Mortalität der Bevölkerung um ein Drittel (35%) sank, und 1978, aus ähnlichem Anlaß, in England.

> Die Bedenkenlosigkeit, mit der weite Bevölkerungskreise Medikamente jeglicher Art buchstäblich konsumieren, ist ein Modell für jede Art von Suchtverhalten.
> Schulkindern verabreicht man bereits Tropfen ›gegen den Schulstreß‹ (anstatt die Schule humaner zu gestalten und Streß dort wie zuhause abzubauen).«[120]

Wenn sich nun durch den mehr oder weniger langen Gebrauch dieser Arzneien – seien es nun Schlafmittel (Barbiturate), Schmerzmittel, Appetithemmer, Psychopharmaka, Doping-Mittel (Weckamine) oder Tranquillizer – Symptome einstellen, die homöopathisch ausgeglichen werden sollen, erweist sich einmal mehr die **Brechnuß** als der alle anderen Homöopathica übertrumpfende Heilstoff für solche Beschwerden. Am häufigsten stoßen wir dabei auf Leber- und Nierenfunktionsbeschwerden sowie auf Symptome von Kopfschmerz in Verbindung mit Drehschwindel, Sodbrennen und Magenschmerzen und Verdauungsstörungen, alles Zeichen, unter denen wir die »Krähenaugen« dreiwertig im Repertorium verzeichnet finden.

Man kann schon fast behaupten, daß **Nux vomica** sich aus diesem Grund der zunehmenden Belastung unserer Umwelt und Nahrung mit Chemikalien aller Art, als das alles überragende Hauptmittel unserer Zeit herauskristallisiert. In vielen Fällen ist es dabei völlig gleichgültig geworden, ob der betreffende Patient vom Aussehen oder Charakter her der Vorstellung entspricht, die wir von einem klassischen »Nux vomica-Typ« haben.

Dem nahe kommt nur noch **Sulphur,** als die Haupt-Unterdrückungs-Arznei, weil nun eine Suppression von Symptomen durch antibiotische Mittel, Cortisone und dergleichen mehr, ebenso an der Tagesordnung ist, wobei in solchen Fällen immer auch das Immunsystem und die Darmflora Schädigungen erfahren haben.

Ich erlebe in ansteigendem Maß, daß der Einsatz dieser beiden Mittel gefordert ist, nachdem – oft jahrelang zurückliegende – Störungen seinerzeit erst einmal mit harten chemischen Bandagen niedergekämpft wurden, woraufhin sich scheinbar gänzlich andere Beschwerden eingestellt haben, die inzwischen weder Arzt noch Patient mit dem ursprünglichen Leiden in Zusammenhang bringen.

Bei Folgen von Weckaminen (Amphetamin = Benzedrin u.ä. Stoffe), welche zu anhaltender Schlaflosigkeit geführt haben, wird man aus der Sicht der

---

[120] *Handbuch der Rauschdrogen,* S. 250 f. (Anm.: In meinem Werk *Eros und sexuelle Energie durch Homöopathie* findet der Leser im Kapitel über »Die sieben Todsünden« auf den Seiten 135 - 142 homöopathische Mittel verzeichnet, die bei Schulstreß und Begabungssperren mit Aussicht auf Erfolg eingesetzt werden können).

Klassischen Homöopathie zuerst an **Coffea** als Korrigens zu denken haben, sodann wie immer an Nux vomica und Sulphur sowie an die von der sonstigen Symptomatik her angezeigten Mittel.

Das Amphetamin ähnelt von seiner chemischen Struktur her dem von der Nebenniere gebildeten Hormon *Adrenalin*. Es wurde bereits im Jahr 1910 von den zwei englischen Physiologen BARGER und DALE entdeckt. Die aufputschende und kräftemobilisierende Wirkung des Adrenalins, oft auch »Schreck- und Fluchthormon« (fright and flight) betitelt, ist dem Laien durch das Schlagwort vom »Adrenalin-Schock« geläufig geworden.

Auch die meisten Pillen-Schlucker würden übrigens durch zusätzliche Gaben von Avena sativa und Passiflora in Urtinktur sehr profitieren, weil sich durch diese Arznei »das Nervenkostüm« beruhigt.

Gegen den Mißbrauch von Schlafmitteln (Narkotica) gibt es im Repertorium eine eigene, ziemlich umfangreiche Rubrik mit insgesamt 48 Mitteln (I,516). Davon kommen aber im wesentlichen nur die drei- und zweiwertigen in Frage. Diese seien hier angeführt. Man wird sie entsprechend ihren Leitsymptomen zum Einsatz bringen:

Mittel im 3. Grad:	**Mittel im 2. Grad:**
Belladonna*	**Digitalis**
Chamomilla*	**Graphites**
Coffea*	**Hyoscyamus**
Lachesis*	**Ipecacuanha**
Nux vomica*	**Opium**
	Pulsatilla
	Sepia
	Valeriana – der *Baldrian*

Wie schon in der Präambel zu diesem Buch betont, sollen bzw. müssen Arzneien chemischer Provenienz – oder auch Präparate wie Digitalis – auf die der Patient ärztlicherseits eingestellt ist, selbstredend solange weitergenommen werden, bis der homöopathische Heilstoff seine Macht deutlich erkennbar entfaltet. Dann allerdings können bzw. sollen sie allmählich »ausgeschlichen« werden.

Dem geneigten Leser dürfte übrigens aufgefallen sein, daß ich diese Art eines ins Unvernünftige gesteigerten Pillenkonsums ebenfalls im Kapitel über die Sucht nach »harten« Drogen untergebracht habe.

PSYCHEDELISCHE UND ENTHEOGENE DROGEN

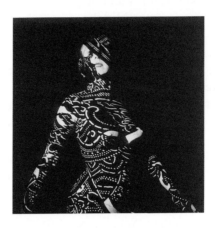

Begriffsklärung

Im allgemeinen werden alle Drogen, von denen man sagt, sie würden halluzinatorische Effekte hervorrufen, unter dem Begriff psychedelische Drogen zusammengefaßt. Oft wird dieser Ausdruck auch gleichgesetzt mit der in jüngerer Zeit eingebürgerten Bezeichnung »entheogene Drogen«. Ich ziehe es jedoch vor, hier noch eine feinere Unterscheidung zu treffen, indem ich als entheogene Drogen lediglich jene verstanden wissen möchte, welche vollkommen natürlichen Ursprungs sind und in diesem Zustand sowie unter Einbindung in ein sakrales Ritual eingenommen werden.

Beide Bezeichnungen beziehen sich auf Stoffe, welche nach ihrer Einnahme eine Erweiterung des Bewußtseins in Richtung einer gesteigerten Wahrnehmung der inneren Welten sowie der eigenen *persona* ermöglichen und somit zu größerer Selbsterkenntnis führen. *Psychedelisch,* das kommt von den griechischen Ausdrücken *psyche* für »Seele« und *delos* für »klar, deutlich sichtbar«. Die Droge läßt also klaren Einblick in eigene Seelenstrukturen gewinnen.

Entheogen heißt soviel wie »den inneren Gott erzeugen«. Der Proband kann dabei, je nach Art und Menge der Droge, Klarheit über die ihn von reiner Gotterkenntnis trennenden Anteile seines Ego gewinnen.

Für psychedelische Drogen im allgemeinen wie für die sogenannten Entheogene im besonderen, gilt, daß der Betroffene in enorm zusammengedrängten Zeitintervallen eine größere Fülle der ihm aus seinem eigenen Inneren zufließenden Informationen verarbeiten kann, als ihm das ohne dieses Hilfsmittel möglich wäre. Voraussetzung hierfür ist allerdings, daß diese Erfahrung unter Einbindung in ein schamanistisches Ritual erfolgt oder die Einnahme der Droge unter Aufsicht eines hierzu befähigten und autorisierten Psychiaters stattfindet.

Erübrigt sich eine homöopathische Behandlung in der Folge von entheogenen Drogen fast immer, weil diese selbst zum Heilmittel werden und es störende Nachwirkungen kaum je geben wird, so kann es nach der wiederholten Einnahme von synthetischen psychedelischen Drogen schon eher zu einer sich einschleichenden Symptomatik kommen, welche dann unter dem Begriff »Spätfolgen« nach den Regeln der homöopathischen Kunst behandelt werden könnte und sollte. Voraussetzung hierfür ist jedoch wie immer, daß der Patient um solche Möglichkeiten überhaupt weiß und sich ihnen gegenüber aufgeschlossen zeigt. Das gilt insbesondere für Spätfolgen von Ecstasy, für welche Droge ein Suchtverhalten bei besonders labilen Personen auch eher anzunehmen ist, als für das LSD.

Unter dem auf diese Weise eingeengten Begriff der psychedelischen Drogen, wollen wir in diesem Werk nur zwei davon kurz betrachten, welchen in den vergangenen Jahrzehnten eine gesteigerte Aufmerksamkeit zuteil wurde und welche mehr oder weniger als synthetische Drogen angesprochen werden können.

Das ist zum einen das Mutterkornderivat Lysergsäure-Diethylamid – oder kurz LSD – und zum anderen das rein synthetische Ecstasy.

Psychedelica
Das emotionale Kaleidoskop – LSD

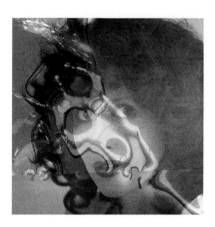

Hier haben wir es wiederum mit einem Stoff zu tun, der aus einem ursprünglich pflanzlichen Verbund herausgelöst wurde. Im Jahr 1943 erlebte der Chef des Naturstoff-Labors der Firma Sandoz in Basel, ALBERT HOFMANN, beim Hantieren mit der von ihm aus dem Mutterkorn *(Claviceps purpurea* oder *secale cornutum)* isolierten Lysergsäure, eigenartige Visionen und kaleidoskopartige Bilder. Diese brachte er zunächst gar nicht mit den geringfügigen Spuren des Stoffes in Verbindung, mit welchem seine Fingerspitzen benetzt waren. Bei einem nachträglich bewußt durchgeführten Selbstversuch, geriet er dann allerdings in eine fast lebensbedrohliche Situation, da die von ihm genossene 0,5 Promille-Tartratlösung von Diäthylamid mehr als reichlich bemessen war, wenn man bedenkt, welch fulminante Wirkungen bereits geringste Spuren des reinen Stoffes auszulösen imstande sind:[121]

»Alle Anstrengungen meines Willens, den Zerfall der äußeren Welt und die Auflösung meines Ich aufzuhalten, schienen vergeblich. Ein Dämon war in mich eingedrungen und hatte von meinem Körper, von meinen Sinnen und von meiner Seele Besitz ergriffen. Ich sprang auf und schrie, um mich von ihm zu befreien, sank dann aber wieder machtlos auf das Sofa. Die Substanz, mit der ich hatte experimentieren wollen, hatte mich besiegt. Sie war der Dämon, der höhnisch über meinen Willen triumphierte. Eine furchtbare Angst, wahnsinnig geworden zu sein, packte mich. Ich war in eine andere Welt geraten, in andere Räume mit anderer Zeit.«[122]

---

[121] (Zum Vergleich: Als durchschnittliche Menge für ein intensives Erlebnis genügen 0,1 Milligramm. Das entspräche homöopathisch gesehen in etwa einer D4 Potenz).
[122] SCHMIDBAUER/VOM SCHEID: *Handbuch der Rauschdrogen,* S. 210.

Als sein normales Fühlen und Denken allmählich zurückkehrten, konnte er sich dann allerdings an dem gesteigerten Farbenspiel erfreuen, das hinter dem Vorhang seiner geschlossenen Augen zu fluten anhob:

»Jetzt begann ich allmählich das unerhörte Farben- und Formenspiel zu genießen, das hinter meinen geschlossenen Augen andauerte. Kaleidoskopartig sich verändernd drangen bunte, phantastische Gebilde auf mich ein, in Kreisen und Spiralen sich öffnend und wieder schließend, in Farbfontainen zersprühend, sich neu ordnend und kreuzend, in ständigem Fluß. Besonders merkwürdig war, wie alle akustischen Wahrnehmungen, etwa das Geräusch einer Türklinke oder eines vorbeifahrenden Autos, sich in optische Empfindungen verwandelten. Jeder Laut erzeugte ein in Form und Farbe entsprechendes, lebendig wechselndes Bild.«[123]

Die Ähnlichkeit der Symptomatik, welche LSD bei den Prüfungen zu erzeugen imstande war, im Vergleich zu geistig-seelischen Entgleisungen des schizophrenen Formenkreises, führte vor allem in der Zeit von 1950 bis 1960 zu ausgedehnten Versuchen mit dem neuen Stoff. Man befand sich dabei unbewußt auf den geistigen Gleisen der Homöopathie, wollte man doch instinktiv dem Ähnlichen mit einem Ähnlichen begegnen. Wie sich zeigte, war das auch gar nicht so abwegig. Nur mußten die Patienten dabei gut überwacht werden, wohnte diesem Stoff doch die Macht inne, eine beschleunigte, bildhafte Konfrontation mit den eigenen Dämonen zu provozieren, die ansonsten in mehr oder weniger gut verschlossenen Käfigen – von gelegentlichen Ausbrüchen abgesehen – vor sich hindämmerten. Die Rechnung, einer psychotischen Grundstruktur mit der »experimentellen, durch LSD erzeugten Psychose« zu begegnen, ging nicht immer gleich gut auf.

Ein zu schnelles Wegziehen der üblicherweise vorhandenen Schutzfilter ist nicht immer ratsam und kann meist nur fraktioniert vonstatten gehen. Diese Filter haben ja die wichtige Funktion, das Überleben in einer Welt zu sichern, die uns nicht unbedingt gefallen muß:

»Die Bremslichter eines vor einem fahrenden Autos können nicht nur ein Warnsignal sein, sondern auch als Bild der Schönheit faszinieren ... Doch daß man sie als Bremssignale sieht, läßt einen im Verkehr überleben.«[124]

Der Psychiater muß den Prozeß genau beobachten und den Patienten anweisen, neue Strategien aus seiner eigenen Kreativität zu entwickeln, um mit den als störend empfundenen innerseelischen Realitäten auf eine neue Art und Weise umzugehen. Er muß lernen, sie auf jede nur erdenkliche Weise zu ver-

---

[123] SCHMIDBAUER/VOM SCHEID: *Handbuch der Rauschdrogen*, S. 210.
[124] SCHMIDBAUER/VOM SCHEID: *Handbuch der Rauschdrogen*, S. 220.

wandeln, zu versöhnen oder auszuscheiden und aufzulösen, um letztendlich an die darin eingebundene Energie heranzukommen.

Beispielsweise können die als riesig erlebten Arme und Hände eines Patienten während einer LSD-Erfahrung, ihn anschaulich darauf hinweisen, wie sehr er sich bisher in seiner eigenen Handlungsfähigkeit durch falsche Zurückhaltung beschränkt hat. Der gesteigerte Zustrom von besonders plastischen bildhaften Eindrücken, kann also dem Klienten oder Patienten ein – dem luciden Träumen vergleichbares – gesteigertes Erlebnis vermitteln, in dem er sich dazu in der Lage fühlt, aktiv auf das Traumgeschehen einzuwirken. Die »normale Intelligenz« ist währenddessen mehr oder weniger stark reduziert, wie sich anhand üblicher Intelligenztests herausstellte. Das verwundert auch nicht sehr, da die Aufmerksamkeit des Probanden durch die Wahrnehmung der gesteigerten Brillianz der Farbspiele logischerweise stark nach innen gerichtet ist und er kein Interesse daran hat, sie auf andere Dinge zu fokussieren.

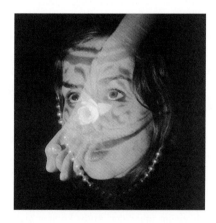

Kann solch ein Prozeß erfolgreich durchlaufen werden, so wird der Patient sich jedesmal im Anschluß daran ein wenig mehr fühlen, als sei er durch ein geistig-seelisches Verjüngungsbad gegangen, denn er gelangt allmählich zu einem radikal neuen Bild von sich und der Welt.

Es wird vermutet, daß LSD seine Wirkung entfaltet, indem es das für die Erregung der glatten Muskulatur und der Gefäße verantwortliche *Serotonin* von den Membranen der *Synapsen* verdrängt. Sodann wird die Hauptinformationszentrale *Thalamus* und die stammesgeschichtlich ältesten Teile unseres Gehirns, wie das limbische System, in besonders starkem Maße mit synchron

PSYCHEDELICA/LSD

einlaufenden Reizen und Informationen aller Art überflutet. Dabei können Schaltungen aktiviert werden, die ein direktes Eintauchen in die archaische Welt des kollektiven Unbewußten im Sinne C.G. Jungs ermöglichen.

Heute können wir, glaube ich, sagen, daß von einem LSD-Trip diejenigen Menschen am meisten profitieren, welche ihn am wenigsten benötigen – was paradox anmutet. Wenn wir allerdings bedenken, daß ein psychisch schwer Belasteter während des Trips alle – geistigen – Hände voll zu tun hat, seinen Seelenballast zu verschrotten, so kann ein davon weitgehend Befreiter die anströmende Energie und größere Klarheit der Betrachtung nutzen, um tiefere Einsichten in die Zusammenhänge des Weltgefüges zu gewinnen und sich an religiösen Visionen von eindringlicher Intensität zu erfreuen.

LSD – in äußerst geringen Mengen genossen, kann vielleicht einen bereits weitgehend erwachten Menschen dazu bringen, sich seiner Buddha-Natur

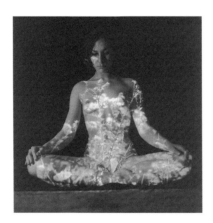

unmittelbar bewußt zu werden. Er erkennt in direkter, ungetrübter, bildhafter Anschauung, daß alles, was er durch Denkvorgänge in Bewegung setzt, die Potenz in sich trägt, sich mit beliebiger Geschwindigkeit zur greifbaren Realität zu verdichten. Damit wird ihm auch bewußt, daß er – je höher er in den geistigen Hierarchien aufsteigt – umso verantwortungsbewußter mit den ihm verliehenen Fähigkeiten des Manifestierens umgehen muß, weil alles von ihm Erschaffene, unmittelbare Rückwirkungen auf ihn und sein Leben haben wird.

Somit könnte man in diesem Fall tatsächlich auch beim LSD von einem Entheogen sprechen. Es hat sich allerdings herausgestellt, daß die jeweiligen

Ergebnisse einer Reise nach innen in starkem Maße abhängig waren von den Erwartungen, mit denen der Betreffende sich auf den Trip begab.

Im übrigen betonen die Autoren Schmidbauer und vom Scheid, daß eine mit LSD begleitete Psychotherapie keineswegs nur positive Resultate zeitigt. Ein zu schnelles Wegziehen der bisherigen Schutzfilter vor ungünstigen aber doch vertrauten Anpassungen, kann zu Panik, Angst und länger anhaltenden Psychosen führen, weswegen heutzutage LSD in der Psychotherapie nur noch äußerst selten eingesetzt wird. Von einer ohnehin und mit Recht untersagten Selbstbehandlung ist vollkommen abzuraten.

Es sollte die Droge – wenn überhaupt – auch von autorisierter Seite aus immer nur als ein Hilfsmittel eingesetzt werden. Bei Licht besehen, beginnt nämlich der eigentliche Heiltrip in vielen Fällen erst nach der Reise nach innen, weil es dem Betroffenen nicht möglich ist, mit dem auf ihn einstürmenden Material auf einmal fertig zu werden. So kann es unter Umständen Wochen danach noch zu einer Art »Nachhall-Psychose« kommen, welche meist dann in Erscheinung tritt, wenn der Patient im äußeren Leben auf eine, seinem unerlösten Problem ähnliche Situation stößt, die ihn zum Handeln herausfordert. Das passiert im übrigen gar nicht so selten, da alles, was innerseelisch nicht bearbeitet wurde, von ihm unbemerkt abstrahlt und Situationen herbeizieht, die eine erneute Konfrontation mit dem Konfliktinhalt provozieren – eine psycho-homöopathische Situation also. Die äußere Begebenheit wird zum Simile für das innerseelische Problem.

Es zeigte sich, daß vor allem jene ihr Heil in der Anwendung von LSD suchten, bei denen in der Anamnese gestörte Eltern-Kind-Beziehungen zutage traten. Die meisten Probanden gaben sogar zu, ihre Eltern wären ihnen regelrecht verhaßt. Hier denke man in der Nachsorge vor allem an Mittel, wie sie KENT in der Rubrik HASS unter den Gemütssymptomen (I,59) angibt:

Anacardium – die aus einem ostindischen Sumachgewächs geerntete *»Elephantenlaus«*. (Man beachte die Signatur: Potenziert wird die schwarze Absonderung, welche die Cashew-Nuß dieses Baumes in eigens dafür vorgesehene Kammern ihrer Umhüllung ausschwitzt). Gefühle von Haß, gepaart mit großer Furcht und geschwächtem Gedächtnis. Argwohn und Mißtrauen gegenüber anderen und sich selbst, Wutausbrüche, mangelnder Stuhldrang (will sich »selbst vom letzten Dreck« nicht befreien). Neurotische Hautausschläge.

Alles besser nach Nahrungsaufnahme. Man studiere dieses interessante und wohl zu selten eingesetzte Mittel.

Bei HASS AUF PERSONEN, VON DENEN ER GLAUBT SIE HÄTTEN IHN BELEIDIGT:

Agaricus – der *Fliegenpilz,* bei exaltiertem Gebaren und übersteigertem Bewegungstrieb, gepaart mit unwillkürlichen Gesichtszuckungen, elektrischen Sensationen und Kälteschauern.

Aurum metallicum – *Gold,* bei schwerer Depression mit Selbstmordgefährdung.

Calcium carbonicum – der *Austernschalenkalk,* bei zusätzlichen Symptomen, die für Calcium sprechen (z.B. nächtlicher Kopfschweiß, Milchverweigerung, Verlangen nach Eiern usw.).

Fluoricum acidum – die *Fluoressigsäure,* bei besonders zynischen Personen. Kreisrunder Haarausfall kann ein Hinweis sein. Ihr Haß bessert sich, wenn sie der verhaßten Person ansichtig werden.

Lac caninum – die *Hundemilch,* bei Haßgefühlen gegenüber der Mutter (frühkindliche Deprivation wegen Mangels an Liebe und »Gestillt-Werden«). Tauchen Schlangen in den Horrorvisionen auf, so kann das ein Hinweis auf den späteren Einsatz von Lac caninum oder Argentum nitricum sein.

Lachesis – der *»Buschmeister«,* bei großer Redelust und Hinweisen zu abnormer Eifersucht. Lachesis-Bedürftige neigen dazu, sich tätowieren zu lassen. Frauen tragen gerne getigerte Kleidungsstücke oder Schlangenringe.

Manganum aceticum – *Manganacetat.* Ein maskenartiges Gesicht zeigt an, daß wenig Bereitschaft zu einer Veränderung besteht. Große Neigung zur Selbstzerstörung. Die Arznei steht für das Bild einer chronischen Entzündung, intestinalen Vergiftung und degenerativer Veränderung der Knochen, des Bluts *(Anämie)* und sämtlicher Organe.

Natrium muriaticum – das potenzierte *Kochsalz,* bei innerer Erstarrung, Unberührbarkeit und Bewegungslähme mit Gehschwierigkeiten.

Nitricum acidum – die *Salpetersäure,* bleibt unversöhnlich trotz Entschuldigungen.

Passiflora incarnata – die *Passionsblume,* (in materiellen Dosen zur Beruhigung).

Pulsatilla – die *Küchenschelle,* bei Haß auf Frauen.

Sulphur – der *Schwefel.*

In Fällen von derlei Entgleisungen bietet sich die homöopathische Therapie als die wohl eleganteste zur Wahl stehende Methode an, um mittels der geeigneten Simile-Arznei die eigentliche Problematik an der Wurzel zu packen.

Um mit unmittelbaren Auswirkungen in der Folge eines nicht gut verkrafteten LSD-Trips fertig zu werden, verfügt der Homöopath über eine Extra-Klasse homöopathischer Heilstoffe. Diese rekrutieren sich vorzugsweise aus dem Arsenal der ehemals verwendeten »Hexen-Drogen« sowie der potenzierten psychedelischen Mittel. Zum Einsatz können hohe C-Potenzen oder LM-Potenzen kommen:

Anhalonium – der *Peyote-Kaktus,* bei anhaltender Verdrehung des Zeitsinns und Folgen starken Schreckens.

Agaricus – der *Fliegenpilz,* bei Gesichts- und Muskelzuckungen mit Spasmen und Verrenkungen sowie elektrischen Sensationen.

Argentum nitricum – bei starken Ängsten und Verfolgungswahn.

Avena sativa – *Hafer*tinktur, zur allgemeinen Restabilisierung der Nerven.

Belladonna – die potenzierte *Tollkirsche,* bei Wahnvorstellungen mit erschreckenden Spiegelungen nicht mehr zu verdrängender Gesichte von wilden Tieren, Fratzen, Teufeln, Folterknechten, Dämonen in menschlicher und nichtmenschlicher Gestalt.

Crocus sativus – der *Safran,* wurde in früheren Zeiten gegen das St. Antonius-Feuer eingesetzt.

Hyoscyamus – das *Bilsenkraut,* bei primitiv erotisch eingefärbtem Verhalten mit Obszönitäten in Sprache und Gestik.

Lecithin – in materiellen Dosen zur Stützung der Gehirnfunktionen.

Mandragora – die *Alraune*, (wurde in früheren Zeiten in Form einer narkotisierenden Tinktur gegen das durch Mutterkorn-Vergiftung ausgelöste St. Antonius-Feuer eingesetzt. Bildliche Darstellungen weiterer Heilpflanzen gegen die innerlichen »Eisbrände« des Antonius-Feuers finden sich übrigens auf den Gemälden des Isenheimer Altars von MATHIAS GRÜNEWALD).

Nux vomica – bei stark aggressiv gefärbtem Verhalten sowie zur Kompensation der Droge an sich.

Opium – bei anhaltenden Horrorvisionen.

Plantago lanceolata – der *Spitzwegerich,* und **Plantago major** – der *Breitwegerich.* Der Wegerich war PERSEPHONE,[125] der Göttin der Unterwelt geweiht und wurde von alters her gegen das durch Mutterkornvergiftungen ausgelöste St. Antonius-Feuer eingesetzt. Im Kapitel über das Rauchen wurde bereits auf diese wertvolle und vielseitig gegen die dunklen Mächte einsetzbare Heilpflanze hingewiesen. Das 1903 erschienene Kräuterbuch des Pfarrers LOSCH weist in einem langen Absatz auf die allumfassenden Einsatzmöglichkeiten dieses Krauts hin. Es heißt dort unter anderem:

»Wegerich kühlt und trocknet. Wegerichblätter oder der Same gekocht und in der Speise genossen, oder beides zu Pulver gestoßen und eingenommen, desgleichen auch der Saft aus den Blättern oder das gebrannte Wasser getrunken, stillt alle Bauchflüsse, heilt alle innerliche Verwundung, besonders der Nieren und Blase, hilft wider das Blutspeien, Blutharnen und stopft alle Gebrechen, die zu viel fließen. Man mag auch den gepulverten Samen in ein rohes Ei streuen, dieses darnach braten und essen. Das Wasser getrunken, ist gut denen, die sich wegen Schwindsucht Sorge machen. Wegerichsaft getrunken, ist gut den Keuchenden. Die Wurzel samt den Blättern in süßem Wein getrunken, heilt die Geschwüre der Blase und Nieren. Der Saft aus Wegerich mit Essig vermischt und einige Tage nacheinander frühe warm getrunken, benimmt das drei- und viertägige Fieber. Wegerich ist mit seiner trocknenden und zusammenziehenden Kraft heilsam wider alle bösen, fließenden, unreinen, um sich fressenden alten Geschwüre und Schäden, wider alle hitzigen Geschwüre, Verbrennungen, Bisse, Ohrengeschwüre, Drüsen, Hämorrhoiden, anhebendes Podagra (Anm.: Gicht), wenn man die Blätter zerstößt und auflegt oder in den Saft, desgleichen das gebrannte Wasser ein Tüchlein netzt und

---

[125] PERSEPHONE war die Tochter der DEMETER, welche von HADES geraubt und in die Unterwelt verschleppt wurde. Wird Demeter oft mit Ähren im Arm dargestellt, so können wir in Persephone die personifizierte dunkle Seite der Ähre erblicken, also das Mutterkorn *(claviceps purpurea).*

überschlägt ... Den Mund mit Wegerichwasser öfter ausgespült und den Hals damit ausgegurgelt, heilt die Fäule und alle Versehrung darin.«[126]

Das homöopathische Mittelbild ist nicht sehr umfangreich. Ich selbst habe diese Arznei in hohen Potenzen noch nie eingesetzt, sondern immer nur in der auch von BOERICKE angegebenen Tinktur bzw. in tiefen Potenzen bei Zahnschmerzen und bei Rauchern. Auch das Rauchen deutet ja auf die versteckte, dunkle, plutonische Seite eines Menschen hin, für die das Kraut der Persephone ein Ähnliches darstellt. Es wäre immerhin interessant, im Hinblick auf die oben angeführte breitgefächerte Indikationsliste, auch einmal einen Versuch mit LM-Potenzen zu unternehmen, da die in den Büchern angeführten Prüfungssymptome keine Rückschlüsse auf die psychische Bandbreite dieses Heilstoffes zulassen.

Secale cornutum – das *Mutterkorn,* als das Simillimum der Droge selbst. Das Mittel wurde von KENT unter WAHNVORSTELLUNGEN, Einbildungen und Halluzinationen zweiwertig angeführt und könnte in Potenzen von C200 oder C1000 vermutlich am schnellsten zu einer Aufhebung der Drogenwirkung und Aufhellung der Gemütslage führen. So wie Secale der – fast – schwarze Giftpilz innerhalb der Roggenähre ist, so ist ein Secale-Bedürftiger das schwarze Schaf in einer – aus seiner Sicht – weißen Herde gesellschaftlich etablierter Andersartiger.

Stramonium – der *Stechapfel,* bei starkem Andrang von Gesichten, ähnlich Belladonna mit Reißwut oder dem Verlangen zu beten.

Fazit: LSD sei keine Suchtdroge. Zu diesem Schluß kamen praktisch alle mit der Praxis und Anwendung von LSD vertrauten Autoren:

»LSD ist kein Suchtgift. Körperliche Abhängigkeit tritt nicht auf, Entziehungserscheinungen fehlen. Die meisten medizinisch-psychiatrischen Studien an chronischen LSD-Konsumenten haben den Schönheitsfehler, daß sie sich nur auf, nach höchst einseitigen Kriterien ausgewählte Stichproben beziehen: auf die nach einem bad trip in eine Klinik eingelieferten LSD-Verbraucher. Man kann aber die Folgen wiederholter LSD-Reisen ebensowenig aus den bad trips erschließen, wie man aus Flugzeugabstürzen die Konstruktion dieser Maschinen ermitteln kann.«[127]

---

[126] LOSCH, FR. (Hrsg.): *Kräuterbuch – Unsere Heilpflanzen in Wort und Bild,* Unveränderter Nachdruck der Ausgabe von 1903, Bechtermünz-Verlag im Weltbildverlag, Augsburg 1997, S. 147.
[127] SCHMIDBAUER/VOM SCHEID: *Handbuch der Rauschdrogen,* S. 234.

Ein Hauptproblem bei der Auswertung schlechter Trips scheint das folgende zu sein: Die Betroffenen wollen nicht wahrhaben, daß ihre Horrorvisionen nichts anderes darstellen als der bildhafte Ausdruck ihrer eigenen Elementale von Haß, Wut, Zerstörungssucht und Depression. Sie unterliegen der Täuschung, das, was ihnen hier ins Gesicht blickt, seien »von außen« oder »aus anderen Welten« auf sie einstürmende zerstörerische Gewalten.

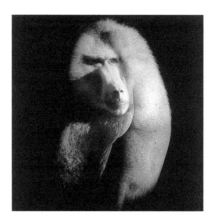

Was hier jedoch im Spiegelkabinett der Selbstbetrachtung zum Vorschein kommt, ist nichts anderes als die berühmten, personifizierten sieben Todsünden: Stolz (Hochmut), Geiz (Habgier), Neid (Eifersucht), Zorn (Wut), Trägheit (Faulheit), Wollust (Haß, Sadismus) – und hier fängt in der Tat die »Ursachen-Therapie« erst an:

> »Ich habe viele dieser Menschen behandelt, und alle wirkten irgendwie ›verloren‹ und neigten dazu, einfache Lösungen für ihre Probleme zu suchen, beispielsweise einfach abzuhauen und irgendwo anders ein neues Abenteuer zu erleben, statt mit den Drogen aufzuhören zur Einsicht zu kommen und eine regelmäßige Arbeit zu finden.«[128]

Der anfängliche Überschwang, mit welchem der ehemalige Harvard-Professor TIMOTHY LEARY LSD als die alle Probleme lösende Droge pries, mußte jedenfalls in der Folge einer gewissen Ernüchterung weichen. Leary hatte eine »Politik der Ekstase« empfohlen. Diese sah vor, daß die Politiker in aller Welt sich auf einen LSD-Trip begeben sollten, um im Anschluß daran sämt-

---

[128] BAILEY, PHILIP M.: *Psychologische Homöopathie,* S. 434, Delphi bei Droemer, München, 1998.

liche anstehenden Probleme erfolgreich aus eben dieser Welt schaffen zu können, was natürlich Unfug ist. LSD ist nun mal kein »Vitamin für die Gehirnrinde«.

Wer von meinen Lesern sich eingehender mit der LSD-Problematik beschäftigen möchte, dem seien die Bücher des tschechischen Psychiaters STANISLAV GROF empfohlen und hier besonders die Publikation *Topographie des Unbewußten – LSD im Dienst der tiefenpsychologischen Forschung*.

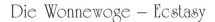

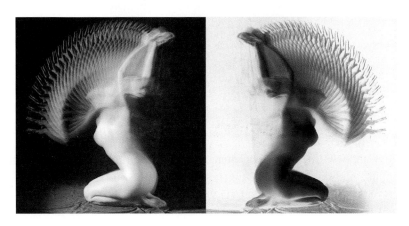

Haben wir es bei LSD mit einer Art »Yang-Droge« zu tun, welche den Benutzer – bei optimaler Verwertung der durch sie angebotenen Möglichkeiten – sich seiner männlich-kreativen Kräfte bewußt werden läßt, so könnte demgegenüber Ecstasy als reine »Yin-Droge« bezeichnet werden, die ihre Anhänger mit einem sinnlichen Rausch wogender Gefühle überschwemmt. Ecstasy ist ein regelrechter Blockadebrecher eingesperrter oder verklemmter Gefühle, weswegen manche Befürworter begeistert von der Pille zur Rettung verkrusteter Ehen sprechen: »Wie schön, jetzt kann ich Dich endlich mal so richtig spüren«, sagte eine Frau begeistert zu ihrem Mann und schmiegte sich wieder eng an ihn, eine halbe Stunde nachdem beide sich die Kapsel mit dem 3,4-Methylendioxymethamphetamin (MDMA) einverleibt hatten.

Chemisch gesehen wird MDMA zu den Amphetaminen gerechnet. Angriffsfläche für deren Wirkung ist das limbische System innerhalb des Stammhirns, als Schaltzentrale für Emotionen. Der Stoff setzt in erhöhtem Maße das Gewebshormon Serotonin frei und veranlaßt es, länger als üblich, die Schaltzentralen zwischen den einzelnen Nervensträngen *(Synapsen)* zu besetzen. Gleichzeitig sorgen höhere Schaltkreise dafür, daß – gleichsam zur Sicherung – eine Neubildung dieses Transmitters im Gehirn verhindert wird.

MDMA wurde ursprünglich als Appetitzügler eingesetzt, bis die Hippies der »Love-generation« in den 60er-Jahren sie als höchst wirksamen Korkenzieher für verstopfte Gefühlskanäle entdeckten. 1986 wurde der Stoff schließlich in das Betäubungsmittelgesetz aufgenommen.

Dieses ozeanische »Alle-Menschen-werden-Brüder-Gefühl« hat sicher etwas bestechend Verführerisches an sich, schmilzt es doch die vom Ego installierten Barrieren aus verletztem Stolz, chronischem Beleidigt-Sein und trotziger Sturheit einfach auf und schwemmt sie in einer Woge freigesetzter Energie hinweg.

Würde die Droge in diesem Sinne therapeutisch und nur hin und wieder eingesetzt, so wäre dagegen aus vielerlei Sicht wahrscheinlich wenig einzuwenden. Voraussetzung hierfür wäre allerdings die Verwendung des völlig reinen, unverpanschten oder gestreckten Stoffs. Auf diese Weise eingenommen, wäre MDMA vermutlich auch nicht viel gefährlicher als der gelegentliche Gebrauch eines Schmerzmittels *(Analgeticums)* oder Tranquillizers *(Neurolepticums)* chemischer Provenienz, welche bei Dauergebrauch unter anderem schwere Schäden an den Nieren setzen.

Probanden, die das Mittel im stillen, kleinen Kreis eingenommen hatten, berichteten von enormem persönlichen Gewinn. Sie benutzten die hochbrandenden Energiewellen, die einen Ganzkörperorgasmus zu erzeugen imstande sind, ohne daß eine Entladung über die Genitalien stattfindet, um sie gedanklich in die einzelnen Organe ihres Körpers zu lenken, diese zu reinigen und das »weiße Licht« schließlich ihrem Herzen zuzuführen. Im Jargon der Esoterik-Fans gilt Ecstasy als »Chakren-Öffner«.

Der »Rausch« hält etwa 4 - 6 Stunden an und ebbt dann langsam ab. Bisweilen kann es zu sehr feinen Wellenbewegungen noch einen oder zwei Tage nach Einnahme der Kapsel kommen.

Bei wiederholtem Gebrauch wird eine Person allerdings enorm durchlässig für höhere Frequenzen. Kenner sprechen davon, daß eine genau durchdachte Zufuhr qualitativ hochwertiger Nahrungsmittel vonnöten sei, damit sich nicht

DROGEN

nur »Flügel in den Himmel« entwickeln, sondern auch die »Wurzeln in die Erde« nicht verlorengehen. Nachdem der Mensch nach der Einnahme von Ecstasy zweifelsfrei nicht nur sanftmütiger sondern auch offener gegenüber Fremdeinflüssen wird, wäre zusätzlich auf guten Schutz der Aura durch entsprechende meditative Übungen zu achten. Sehr leicht kommt es nämlich zu »Löchern in der Aura«, also zu Defekten im ätherischen Körper des Menschen, die sich nicht immer leicht schließen lassen.

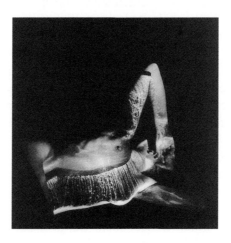

Die Gefahren ergeben sich, wie immer bei Drogen, durch deren Dauergebrauch sowie durch unsachgemäße Handhabung (Zufuhr völlig unkontrollierter Mengen), sodaß es hierdurch auch schon zu Todesfällen – vor allem durch Hitzschlag – gekommen ist.[129]

Eine weitere Gefahr besteht durch verunreinigtes Material in den von Dealern angebotenen Pillen, welche in irgendwelchen dubiosen Untergrundlabors gepanscht werden. Nicht selten werden den Pillen dabei auch Stoffe, wie LSD, Heroin oder Strychnin, zugesetzt, um eine Abhängigkeit zu fördern.

Viele Jugendliche verkennen die unterschwellig lauernden Gefahren, indem sie zum einen die Droge für eine Art bessere Doping-Pille halten, zum anderen, weil sie sich danach fast immer durch exzessives Tanzen weiter aufheizen, obwohl das Mittel selbst die Körpertemperatur und Pulsfrequenz bereits

---

[129] Aufruhr gab es 1995 durch den Todesfall der 17-jährigen Simone aus Ingolstadt, die an einer Überdosierung von drei Pillen verstarb.

enorm hinaufsetzt. Dabei kann es zu Körpertemperaturen von über 40° C kommen, wobei oft übersehen wird, für ausreichend Flüssigkeitszufuhr zu sorgen.

Anhänger von Designer-Drogen aller Art halten sich selbst nicht für drogensüchtig, solange keine Spritze zum Einsatz kommt. In ihrem Bewußtsein hat sich diesbezüglich das Bild der Rauschgiftsüchtigen *(junkies)* vom Berliner Bahnhof Zoo festgesetzt. Sie halten sich sogar oft für besonders gesundheitsbewußt, da sie gleichzeitig ihre Körper im Fitness-Center stählen und Vitamintabletten einwerfen.

Tierversuche mit Affen und Ratten an den John Hopkins Medical Institutions unter der Leitung von GEORGE RICAURTE haben allerdings offengelegt, daß tatsächlich bei längerem Gebrauch von MDMA Schäden an Nervenbahnen im Gehirn stattfinden, welche auch Monate nach Absetzen der Droge nicht befriedigend repariert waren.[130]

Aus geisteswissenschaftlicher Sicht sind die Entdeckung und der häufige Gebrauch von Ecstasy, als eine Gegenbewegung zu unserer, in immer größerer Gefühlskälte erstarrenden Zeit zu sehen. So scheint es völlig verständlich, daß sich die nach Lebenssinn und Gefühlswärme sehnende Seele eines jungen Menschen den Zugang hierzu auf jede erdenkliche Weise – im wahrsten Sinn dieses Wortes – »erkaufen« möchte. Wer Woche für Woche, in bisweilen unmenschlichen Arbeitsverhältnissen und oft rein mechanischen Arbeitsabläufen eingezwängt, um sein täglich Brot schuften muß, der sucht wenigstens am Wochenende die Befreiung. Der Gang zur Disco, um sich freizutanzen, sowie der Griff zur Droge, um Kommunikationshemmungen zu überwinden, sind naheliegende und leicht erreichbare Ziele.

Homöopathische Mittel, welche solche Reparatur-Mechanismen in Gang setzen können, sind:

Avena sativa – Tinktur des gemeinen *Hafers*. Eine individuell zu variierende Dosierung von 3 x 10 bis 20 Tropfen in warmem Wasser eingenommen, bewirkt meist eine sehr befriedigende Beruhigung des Nervensystems. Oft wird dabei gleichzeitig das Rauchen aufgegeben.

---

[130] SCHMIDBAUER/VOM SCHEID: *Handbuch der Rauschdrogen*, S. 137.

Coffea cruda – *Rohkaffee,* in höheren Potenzen (LM oder hohe C-Potenzen) bei übersteigerter Sensibilität mit Schreckhaftigkeit und Schlaflosigkeit.

Glonoinum – *Nitroglycerin,* in hochpotenzierter Form bei akuter Überhitzung mit hochrotem Kopf und pulsierenden Schmerzen sowie bei räumlicher Desorientiertheit.

Nux vomica – die *Brechnuß,* ebenfalls in höheren Potenzen, gegen Auswirkungen wie häufigem Schwindel, Kopfschmerzen oder Magenbeschwerden.

Lecithin – eine *organische Phosphorverbindung,* zur Regenerierung der Gehirnnerven.

Passiflora incarnata – die *Passionsblume,* in materieller Dosierung (siehe unter Morphiumsucht).

Phosphor – in höheren Potenzen bei übersteigerter Sensibilisierung nach längerem Gebrauch mit dem Gefühl des »Durchbrennens« von Nerven.

Phosphoricum acidum – bei großer geistiger Schwäche und nervlicher Erschöpfung durch Verlust vitaler Flüssigkeiten. Frühzeitiges Ergrauen des Kopfhaars kann ein Hinweis auf dieses Mittel sein.

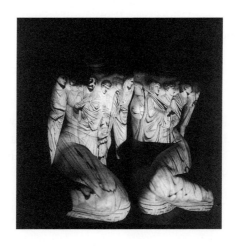

Die Zeitreisenden – Cannabis indica und Cannabis sativa

Eine Sonderstellung auf dem Weg hin zu echten Entheogenen nimmt die Cannabis-Pflanze ein, die jedoch nur in sehr seltenen Fällen ein Erlebnis gewähren wird, das wir als »Gotteserkenntnis« bezeichnen können. Zwar ist das aus ihr gewonnene Haschisch in reinem Zustand ein vollständig natürliches Produkt, doch wohnen diesem nicht in jenem starken Maße Kräfte inne, welche die Fähigkeit haben, die Polaritäten zu vereinen, wie das vom Ayahuasca-Trank berichtet wird oder wie es beim Peyote-Kaktus oder den Psilocybin-Pilzen der Fall ist. Deshalb sei Cannabis hier an den Anfang unserer diesbezüglichen Betrachtungen gestellt.

Anthroposophisch gesehen sind Öle und Harze, welche sich in Blüten bilden, ein Ausdruck des in die Materie hinein verdichteten Weltenfeuers. Geronnenes Feuer also, das – der Signatur der Blüte entsprechend – die Nerven-Sinnestätigkeit entspannen und gleichzeitig besonders durchlässig machen wird. Daß sich bei deren Einnahme ein Zugang zu höheren Erkenntnissen erschließen kann, scheint also somit möglich und wahrscheinlich. Es geschieht darüber hinaus nicht willkürlich, sondern – unter zeitweiser Ausschaltung des motorischen Antriebs der Versuchsperson – gesetzmäßig. Der Zustrom einer enormen Ideenfülle erklärt sich aus dem Vorabgesagten.

Cannabis indica – das ist der *indische Hanf,* und seine in den Kulturländern angebaute Variante **Cannabis sativa,** gehören dem Urprinzip des Merkur an. Es sind Pflanzen, welche auf die Schnelligkeit und Beweglichkeit des Intellekts und der sinnlichen Wahrnehmung einwirken und auf diese Weise auch die zwischenmenschliche Kommunikation – vorübergehend – fördern können. (Die Nachtschattengewächse unterstehen demgegenüber überwiegend dem venusischen und saturninen Prinzip).

Cannabis und das aus ihm gewonnene Haschisch – das Harz der weiblichen Blüten dieser Pflanze – nehmen schon deshalb eine Sonderstellung ein, weil wir sie weder als Stimulans, noch als Narkoticum, noch als Halluzinogen bezeichnen können. Der ganze Unfug einer Klassifizierung wird an dieser Substanz klar, denn sie besitzt ein klein wenig von all diesen Eigenschaften, und vereint diese mit einer zusätzlichen Entspannung und Beruhigung des Nervensystems. So nimmt denn auch die Diskussion um eine Legalisierung dieses Stoffes kein Ende, und in den Vereinigten Staaten haben es, wie verlautet, einige Einzelpersonen geschafft, eine medizinische Ausnahmegenehmigung zu erhalten, weil der regelmäßige Gebrauch von *Marihuana* ihnen z.B. zur Herabminderung des Augeninnendrucks bei grünem Star ganz entscheidende Hilfe leistet.

Im mohammedanischen Morgenland, einschließlich Indien, hat sich übrigens Haschisch seinen Status als Genußmittel bis auf den heutigen Tag erhalten, ganz ähnlich wie bei uns der Alkohol, den wiederum Mohammed seinen Anhängern untersagt. Daß beide Drogen zusammen eingenommen, einander feindlich sind, ist schon aus der im Kapitel über den Alkoholismus unter Nux vomica besprochenen Geschichte der jungen Frau klar geworden, welche bei diesem Versuch kollabierte. Betäubt Alkohol in größeren Dosen die Sinne, so werden sie durch Haschisch geöffnet. Bei gleichzeitiger Einnahme muß es also zu einer inneren Kampfsituation kommen.

Den östlichen Völkern, ist von ihrer passiven Seelenhaltung her und ihrer Neigung zur Beschaulichkeit, der Haschisch-Genuß von Haus aus mehr auf den Leib geschrieben, als den westlichen. Verständlich also, daß der westliche Mensch versuchte, seiner hektischen Betriebsamkeit und Überintellektualisierung durch den Genuß dieser Droge einen Dämpfer aufzusetzen. Es darf aber dabei nicht übersehen werden, daß ihr Dauer-Gebrauch, trotz aller Beschönigungen, die diesbezüglich ausgesprochen werden, ganz erhebliche Gesundheitsstörungen erzeugt. Diese beziehen sich vor allem auf eine Einschränkung des Denkvermögens, verbunden mit einer Störung des Zeitsinns, einer Furcht, den Verstand zu verlieren (dreiwertig bei Kent), einem Verlust der Willenskraft mit daraus resultierender Antriebslosigkeit, Arbeitsunlust und einer fortschreitenden Unfähigkeit, die richtigen Worte zu finden. Sehr oft geht der geistige Faden verloren. Dabei meint der Genießer während des Gebrauchs, zu besonders tiefgründigen Einsichten zu gelangen, die sich jedoch bei Licht besehen, als barer Unsinn erweisen.

An körperlichen Symptomen stellen sich vor allem Harnwegsentzündungen ein, meist in Verbindung mit einem Ausfluß, ähnlich dem, wie er bei einer Gonorrhoe auftritt.

Die physisch-mineralischen Substanzen aus dem Harz werden vor allem in jenen Gehirnpartien angereichert, in welchen auch die bei einer Schizophrenie gestörten Zentren liegen. Das gleiche gilt für die Lunge und die Reproduktionsorgane beider Geschlechter. Sowohl Eierstöcke *(Ovarien),* wie Hoden *(Testes)* speichern die Cannabisstoffe. Eine Impotenz bzw. Sterilität ist vorprogrammiert. Ebenso stark leiden Lunge und das gesamte Immunsystem:

»Hanfteer-Pinselungen erzeugen im Tierversuch viel schneller Krebs als Tabakteer. Isolierte Lungengewebe, künstlich mit Haschischrauch beatmet, verkrebsen. Achtzehn- bis zwanzigjährige ›Hascher‹ haben bald stärkere Raucherkatarrhe als Erwachsene nach zwanzigjährigem Tabakgenuß.
Auch das Immunsystem des Menschen unterliegt schweren Schädigungen durch die Hanfdroge. Versuche mit durchschnittlich 22-jährigen Jugendlichen ergaben nach einjährigem Rauchen von wöchentlich vier Zigaretten einen um 41% herabgesetzten Lymphozytengehalt, ähnlich wie bei Krebskranken, an Urämie Leidenden, oder bei Patienten, bei denen eine Organtransplantation vorgenommen wurde, und die zur Unterdrückung der Abwehrreaktion des Organismus gegen das fremde Organ immunsuppressive Chemikalien erhielten.«[131]

Auf der anderen Seite besitzt – wie sich immer wieder zeigt – Haschisch die Fähigkeit, neurotisch-depressive Zustände und psychischen Streß herabzumindern und die Dinge in einem anderen Licht erscheinen zu lassen. Beobachten wir unter dem Einfluß eines gesteigerten Alkoholkonsums eher eine Zunahme des aggressiven Verhaltens, so fördert der Einfluß von Haschisch eine Auflösung terroristischer Verhaltensweisen. Nicht von ungefähr ist also Cannabis als die Droge der Love-Generation in die Geschichte eingegangen.

Nach vagen Schätzungen verschafft sich heutzutage allein in den USA eine Legion von College- und High-School-Studenten »den Stoff« auf illegale Weise, um mit ihren psychischen Problemen besser fertig zu werden. Gleichzeitig steckt dahinter natürlich auch der Protest gegen eine in ihren Augen engstirnige, von der älteren Generation installierte und aufrechterhaltene Gesetzgebung, die, wie es den Anschein hat, nicht auf ewige Zeiten aufrecht erhalten werden kann.

Da Cannabis einer Überbetonung der in der linken Gehirnhälfte stationierten Ratio entgegenwirkt und die Qualitäten der rechten, gefühlsmäßigen Hirnhemisphäre betont und steigert, wird das wohl dann am ehesten möglich sein, wenn sich irgendwann auch im überintellektualisierten Abendland diesbezüglich eine Trendwende bemerkbar machen wird. Diese könnte geboren werden aus der Umsetzung der Erkenntnis, daß das Heil unserer Gesellschaft nicht allein in einer ständigen Leistungssteigerung und Schulung des Intellekts zu suchen ist. Es erfordert gleichermaßen die liebevolle Kultivierung

---

[131] PELIKAN, WILHELM: *Heilpflanzenkunde III*, S. 195, Philosophisch-anthroposophischer Verlag Goetheanum, Dornach/Schweiz.

des Gefühlslebens sowie der ethisch-moralischen Werte des Menschen. Diese wiederum werden sich nicht unbedingt an kirchlichen Dogmen zu orientieren haben, sondern an den ewigen Gesetzen kosmischer Gegebenheiten, wie sie aus den sieben hermetischen Prinzipien ableitbar sind.

Daß auch die homöopathischen Hochpotenzen von Cannabis unsinnigerweise unter das Verbot fallen, ist für die Homöopathie ein schwerer Schlag, denn das homöopathische Mittelbild, von dem die Gesetzgebung keine Ahnung hat, läßt noch viel umfassendere Indikationen für diese großartige Arznei aufleuchten. So wäre ein wichtiges Einsatzgebiet für Cannabis-Potenzen das der Legasthenie. Andere sind, nach BOERICKE, »hartnäckige, schwer zu behandelnde Formen von Schlaflosigkeit«, Beschwerden des Herzens und Urogenitalapparates sowie Lähmungserscheinungen der Extremitäten, die Nachsorge antibiotisch behandelter gonorrhoischer Erkrankungen und vieles mehr.

Ein auffallendes Symptom ist der Verlust des Zeitgefühls. Die Probanden reisen in der Zeit und können – ähnlich Opium – die Erfahrungen von hunderten von Jahren auf irdische Zeiträume von wenigen Stunden oder gar Minuten zusammendrängen.

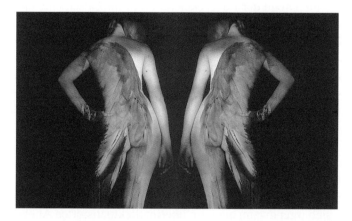

Eine Verfeinerung aller Sinne, besonders aber des Gehörs, ist ebenfalls bemerkenswert. Der unter dem Einfluß der Droge stehende, kann Gespräche buchstäblich »durch die Wand« mithören, also einer Unterhaltung in anderen Räumen folgen. Auf die gesteigerte Redelust, wobei aber bisweilen der Faden verloren wird, soll hier noch einmal hingewiesen werden. So wäre die potenzierte Arznei auch bei ähnlichen Symptomen von Redelust, gepaart mit Vergeßlichkeit, einzusetzen.

PSYCHEDELICA/CANNABIS

Eine der plastischsten Schilderungen des typischen Ineinanders von Tönen und Farben *(Synästhesien)* nach einer oralen Einverleibung von Haschisch gibt uns der französische Schriftsteller und Kritiker THEOPHILE GAUTIER (1811 - 1872)[132]. Ich gebe sie hier wenigstens auszugsweise wieder, in der von Wolfgang Schmidbauer angebotenen Übersetzung, in dessen Handbuch der Rauschdrogen. Gautier muß wohl eine größere Menge des Stoffs zu sich genommen haben, denn seine – sonst eher seltenen – visuellen Eindrücke gehen weit über das Maß des üblicherweise Erlebbaren hinaus. Wir müssen uns aber vor Augen halten, daß der Betroffene sich gleichsam in einem inneren Spiegelkabinett befindet, in welchem er – in immer anderer Maskierung – nur Teile von sich selbst wahrnimmt, genau wie in nächtlichen Träumen auch, nur eben um ein Vielfaches farbiger und plastischer:

»Nach einigen Minuten überfiel mich eine allgemeine Steifigkeit. Mein Körper schien sich aufzulösen und durchsichtig zu werden. Das Haschisch, das ich gegessen hatte, sah ich sehr deutlich in meiner Brust in Form eines Smaragds, der Millionen kleiner Fünkchen sprühte. Meine Augenlider verlängerten sich ins Unendliche und schienen wie Goldfäden auf kleinen elfenbeinernen Rollen, die sich ganz von allein mit einer verblüffenden Schnelligkeit drehten. Rings um mich war ein Rieseln und Einstürzen von Steinmassen in allen Farben und in stetem Wechsel, das nur mit dem Spiel des Kaleidoskops verglichen werden kann ...«

(Anm.: Offenbar ein bildhaftes Aufbrechen innerer Panzerungen und Schutzmauern).

»... Die erste Phase näherte sich dem Ende, und ich war ganz ruhig, ohne Kopfschmerzen oder sonst irgendeines der Symptome, die den Weinrausch begleiten ... Nach einer halben Stunde verfiel ich von neuem wieder der Wirkung des Haschisch. Dieses Mal waren die Visionen sehr viel komplizierter und ungewöhnlicher. Milliarden von Schmetterlingen, deren Flügel wie Fächer rauschten, flogen mit dauerndem Summen in einer merkwürdig erleuchteten Luft umher. Gigantische Pflanzen und Blumen mit kristallenen Kelchen, enorme Pfingstrosen, goldene und silberne Betten stiegen auf und breiteten sich rings um mich aus mit einem Knistern, das an Feuerwerk erinnerte.«

(Anm.: Die durch das »Weltenfeuer« transportierten und dem Harz einverleibten kosmischen Informationen, gesehen, durch die individuelle Brille der Persönlichkeit Gautiers).

»... Mein Gehör hatte sich merkwürdig gesteigert, ich hörte das Geräusch der Farben. Grüne, blaue, gelbe Töne kamen in scharf unterschiedenen Wellen zu mir.«

(Anm.: Derartige Synästhesien sind typisch für diese Droge und werden von

---

[132] GAUTIER, TH.: *Le Club des Haschaschines,* in: Feuilleton de la Press médicale so., Juli 1843.

fast allen Probanden ähnlich erlebt. Sie machen einen Teilbereich der Einheit allen Seins erfahrbar, die in der Ebene diesseitiger Realität so nicht mehr ohne weiteres erlebt werden kann).

»... Noch nie hatte ich solches Glücksgefühl erlebt. Ich löste mich auf, war so weit entfernt von mir, meiner selbst so entledigt, daß ich zum ersten Mal die Existenz der Elementargeister verstand, der Engel und der vom Körper getrennten Seelen. Ich war wie ein Schwamm mitten im Meer.«

(Anm.: – wieder zu einem Teil der gesamten Schöpfung geworden).

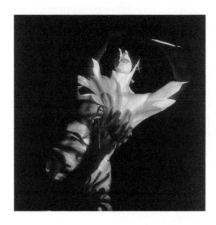

»... Nach meiner Berechnung dauerte dieser Zustand ungefähr 300 Jahre, denn die Empfindungen folgten sich dermaßen zahlreich und rasch, daß eine Zeitwahrnehmung unmöglich schien. Nachdem dieser Zustand vorüber war, merkte ich, daß es nur eine viertel Stunde gedauert hatte ...«

(Anm.: Die Erfahrung der Relativität der Zeit als einer Größe, welche abhängig ist von der Quantität und Qualität einströmender neuer Erfahrungen und Eindrücke kennen wir alle. Der Leser möge nur an seine auf einer Reise gemachten Erlebnisse zurückdenken. Auch wenn eine Exkursion nur eine oder zwei Wochen gedauert hat, erscheint uns diese vergleichsweise kurze Zeit viel länger, als es eine Woche zuhause in der uns bekannten Umgebung und bei gewohnter Beschäftigung ist).

Der Bericht von Gautier liefert – zumindest von psychischer Seite her – eine Beschreibung der Auswirkung der Droge im Sinn einer echten Arzneimittelprüfung. Um zu einer einfachen Beruhigung des durch Streß überforderten Gemüts zu kommen, genügen dem Konsumenten von Haschisch meist schon ein paar Züge aus einer »Tüte«, wie die selbstgedrehten Zigaretten genannt werden, bei deren Herstellung ein paar Krümel Haschisch mit Tabak vermischt werden.

Die Gefahr einer Abhängigkeit bei gewohnheitsmäßigem Gebrauch der Droge besteht nach Meinung einzelner Autoren darin, daß – bedingt durch einen gewissen Gewöhnungseffekt – höhere Dosen des Stoffes benötigt werden, damit sich die gemütsberuhigenden Effekte einstellen. Da jedoch die Droge – wie übrigens andere psychedelische Stoffe ebenfalls – Türen zu einer Steigerung sinnlicher Wahrnehmung und emotionaler Ergriffenheit öffnet, die sich nie mehr ganz schließen, gilt für viele Menschen auch das Gegenteil, daß nämlich immer geringere Dosen gebraucht werden, um sich wieder in Einklang mit höheren Frequenzen und damit Erlebens- und Daseinsformen zu bringen.

Dabei wird jedoch jedem Menschen in der Regel nur soviel Material aus seinem Unbewußten freigegeben, wie ihm zuträglich ist. Sollten sich Symptome einstellen, die trotzdem nach einer homöopathischen Behandlung verlangen (z. B. bei massivem Dauergebrauch der Droge), so werden, je nach Einzelsymptomatik, die folgenden Mittel zum Einsatz kommen, welche sich naturgemäß aus homöopathischen Potenzen jener Pflanzen rekrutieren, die seit alters her als »die Hexenkräuter« oder heiligen Pilze bekannt sind:

Agaricus muscarius – der Fliegenpilz, bei übersteigerter Gestik, Neigung zum Tanzen und Singen sowie bei Arbeitsunlust und verdrehtem Zeitsinn.

Anhalonium – die höheren Potenzen des Peyote-Kaktus, im Fall eines Vor-sich-Hinträumens und zunehmender Gleichgültigkeit gegenüber irdischen Pflichten und Aufgaben.

Belladonna – bei nicht nachlassenden inneren Gesichten in Form von Fratzen und Phantomen, welche verdrängten Teilen der eigenen *persona* entsprechen, die sie verfolgen, z.B. das personifizierte schlechte Gewissen. (Bei dieser Droge eher unwahrscheinlich).

Lecithin – eine hauptsächlich aus Eidotter hergestellte, phosphorhaltige, organische Substanz, in ziemlich materiellen Dosen zur Anregung der Denkfähigkeit und Reorganisierung der Gehirnzellen. Verschiedene Präparate in flüssiger und fester Form werden von der Pharma-Industrie angeboten.

Nux vomica – bei Hervorbrechen von bis dahin unterdrückter Wut.

Nux moschata – die Muskatnuß, bei übergroßer Schlafsucht, wegen verdrängter Ängste, einer Reizbarkeit, wenn er oder sie aufgeweckt werden, einer Verdrehung von Worten, übertriebener, extravaganter Sprache, einer Gedächtnisschwäche für Orte, bei großer Benommenheit oder der Wahnidee, daß die Zeit unendlich lang sei.

Papaver somniferum – **Opium,** bei Schlafloskeit oder übertriebener Schlafsucht.

Phosphoricum acidum, bei Schwächung des Denkvermögens und frühzeitigem Ergrauen des Haupthaars.

Stramonium – der Stechapfel, bei übersteigertem Bedürfnis nach Licht und einer auffallenden Neigung zu beten.

Es darf aber angenommen werden, daß sich derlei Symptome überhaupt nur einstellen, wenn schon vor Gebrauch von Drogen eine unerlöste Problematik dahinschwelte, welche den Anstoß dazu gab, es mit einer Besänftigung durch Haschisch zu versuchen. Dann ist natürlich von primärer Notwendigkeit, das ursächliche Leiden herauszuschälen und die homöopathische Behandlung nach den Regeln dieser Kunst individuell zu betreiben.

Im »Normalfall« – also bei rituellem oder psychotherapeutischem Einsatz, dient jedoch die bewußtseinserweiternde Droge selbst dazu, die Seele durch Einsicht in die ursächlichen Zusammenhänge des Leidens zu reinigen und dadurch den Weg zur Überwindung desselben zu bereiten.

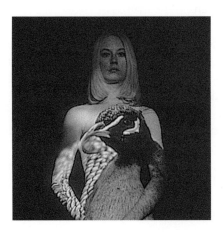

Entheogene
Die Gottsucher

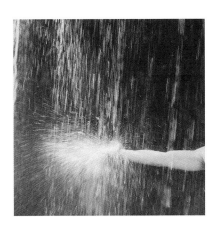

Wie schon gesagt, geht es bei den Entheogenen um Stoffe, die dabei helfen, dem Göttlichen im eigenen Inneren bewußt wieder zu begegnen. Was Menschen günstigstenfalls dabei erleben, ist die Erkenntnis ihrer Gottähnlichkeit, wenn sie dazu in der Lage sind, sich von allen Ego-Anteilen während der Zeit dieser Reise nach innen zu befreien. Wie weit ein Mensch unter dem Drogeneinfluß auf diesem Weg zu gehen bereit ist, hängt ab von seiner Hingabefähigkeit an höhere kosmische Gesetzmäßigkeiten und die von diesen Gesetzen gesteuerten Fließbewegungen des *panta rhei*.

Wann immer der Reisende stockt, sich also zurückhält, wird sich eine gewisse Übelkeit einstellen. Er hat dann die Wahl, sich zu übergeben, also die Droge zu erbrechen, oder sich zu »über-geben«, also dem inneren Gott die Führung zu überlassen, woraufhin die Übelkeit wieder verschwindet und sich eine neue Tür der nächsthöheren Ordnung auftut, welche zu neuen Erkenntnissen führt.

Auf diesem Weg wird von der Seele, nach geheimem Gesetz der bestmöglichen zeitlichen Reihenfolge *(Chronizität),* jenes Material zuerst präsentiert werden, das einer persönlichen Höherentwicklung am meisten im Wege steht. Je weiter der Proband auf dem Weg in sein eigenes Inneres voranschreitet, umso mehr wird er sich »er-innern«. Es werden also die durch egoistische Verdrängungen gut versteckten, unerlösten und nicht versöhnten Konfliktinhalte aufbrechen und um Bearbeitung ersuchen. Gleichzeitig erhält der Reisende aber auch Belehrungen durch höher gestellte Zentren seines Wesens, die es ihm ermöglichen, einem unerlösten Anteil nunmehr aus einer allumfassenderen Schau heraus zu begegnen und diesen mit milderen Augen zu betrachten. Er muß nicht erst lange herumdeuten, wie bei seinen nächtlichen Träumen, sondern erlangt echte »Ein-Sichten« in seine innerseelische Wirklichkeit, weshalb Schamanen von »Lehrerpflanzen« oder »Lehrerdrogen« sprechen.

Wir beginnen nun auch zu begreifen, warum Schamanen in diesem Fall von »inneren Arbeiten« sprechen, wenn sie beispielsweise das Ayahuasca-Ritual begehen, von dem noch zu sprechen sein wird.

Werden entheogene Drogen unter ritualisierten Bedingungen eingenommen und ist sich der Proband der religiösen Bedeutung seines Tuns bewußt und ehrlich darum bemüht, während seiner Reise in seine inneren Räume, die ihn essentiell bedrängenden Fragen zu stellen, so bekommt er auch Antworten auf all diese Fragen. Das geschieht in Bruchteilen von Sekunden und praktisch enthält jede Frage bereits ihre adäquate Antwort. Das läßt erkennen, daß der Spruch »wir haben alle Antworten in uns selbst« nicht nur so dahingesagt ist und daß tatsächlich niemand einen Hellseher, Kartenleger, Astrologen oder Wahrsager brauchen würde, wenn er sich erst einmal den Zugang zu jenen Zentren des eigenen Wesens eröffnet hat, die mit der vielgerühmten Akasha-Chronik in direkter Verbindung stehen. Wir geben also in der Tat Macht ab, wenn wir andere um Rat fragen und wir holen uns diese Macht zurück, wie RAMTHA es einmal ausdrückte, wenn wir uns selbst um Rat angehen.

Wer nun die geistige Reife erlangt hat, auf diese Weise Drogen zu benutzen, also »auf der Woge der Droge zu reiten« und nicht »sich von der Droge reiten zu lassen«, wie der Stuttgarter Psychiater und Neurologe HENNING ALBERTS das einmal ausdrückte, der wird sie letztendlich nicht mehr benötigen, weil die Türen, die er sich zu seiner geistig-seelischen Informationszentrale eröffnet hat, ab einem bestimmten Zeitpunkt für immer offen bleiben.

Die Gefahr, in eine Abhängigkeit von entheogenen Drogen zu geraten, ist also relativ gering. Die auf derlei »trips« erhaltenen Belehrungen reichen für eine ganze Weile. Allerdings wird sich der bedächtige Neuling auf diesem Sektor nicht ohne die Begleitung eines Schamanen oder erfahrenen Meisters, im Umgang mit solchen Möglichkeiten zur Selbsterforschung, auf diesen Weg begeben.

Beschwörung des inneren Daimon – Ayahuasca
oder
Die Vereinigung des Männlichen und Weiblichen

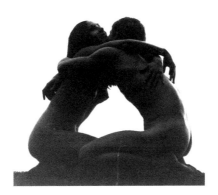

Ayahuasca – die »Seelenranke« oder »Geisterliane«, ist Bestandteil eines heilig-heilenden Gebräus, welches Eingeborene im Amazonasgebiet seit Urzeiten bereiten, um sich zu befähigen, den Dualismus von Mensch und Natur zu durchbrechen, ihr Bewußtsein in Sphären mystisch-mythischer Einheit mit allem Lebendigen zu erheben und auf diese Weise ihre Gefühlsbereiche zu intensivieren. Sie erlangen dabei die Gabe der Vorausschau auf sich anbahnende Ereignisse oder Gefahren, können verlorene Gegenstände wiederfinden, ferne Regionen der Erde in geistiger Schau überfliegen und detailgenaue Beschreibungen von ganzen Städten oder einzelner Gebäude liefern, falls das vonnöten wäre.[133] Auch der Einblick in gestörte Abläufe des eigenen Organismus kann erlangt werden sowie die Erkenntnis über etwa benötigte Mittel zu dessen Heilung. Auch die Gedankenwelt anderer Menschen enthüllt sich unter dem Einfluß des Alleinigkeit-herstellenden-Tranks, so, als ob man direkt hören würde, was ein entfernt sitzender Teilnehmer denkt oder im nächsten Augenblick tun wird.

---

[133] Sehr anschaulich zur Darstellung gebracht in dem 1985 von JOHN BOORMAN gedrehten britischen Spielfilm *Der Smaragdwald*, in dem der verlorengegangene Junge eines Ingenieurs im brasilianischen Dschungel von Eingeborenen in die Kunst der schamanischen Schau eingewiesen wird.

Die Zutaten zu diesem zugleich bitteren und sauren Gebräu bestehen aus der Dschungelliane **Banisteriopsis caapi** oder *Yagé,* wie sie auch genannt wird, sowie den lanzenförmigen Blättern des *Chacruna-Busches,* mit der Bezeichnung **Psychotria viridis**, dessen Stämme wie die Haut einer Boa gezeichnet sind.

Das verantwortliche Hauptalkaloid, das den Anstoß für die gesteigerte Wahrnehmung der inneren Universen gibt, ist, wie man heute zu wissen glaubt, das Banisterin oder Harmin, das auch in der südeuropäischen Steppenraute *Peganum harmala* gefunden wird. Jedoch kommt es, wie stets, auf die harmonische Verbindung aller Teile an, die miteinander in Beziehung treten und nicht auf einen einzelnen isolierten Stoff. Schamanen messen den Einzelbestandteilen sowieso keine Bedeutung bei, weil sie die Wirkung der Zubereitung als von den Pflanzenseelen inszeniert sehen.

Der Liane werden männliche Eigenschaften zugeschrieben, wohingegen die Blätter den weiblichen Pol beisteuern. Schon das Sammeln und dann auch das Zerstoßen der Lianenstücke und die Beifügung der Blätter werden von rituellen Gesängen begleitet, die als besonders wichtig angesehen werden. Sodann wird dem Ganzen Quellwasser zugefügt und dieser Aufguß über leichtem Feuer in einem Tongefäß gekocht. Der gesamte Vorgang erstreckt sich über drei Tage.

An dem eigentlichen Ritual, das auch als Ritual des *Santo Daime* bekannt ist, kann heutzutage jeder teilnehmen, der danach verlangt und Rat von den höheren Zentren seiner Seele erhalten will. Merkwürdige Doppelbedeutung des Wortes *Daime:* Zum einen heißt es: »Gib mir«. Zum anderen verbirgt sich hinter dieser Bezeichnung natürlich auch noch der heilig-heilende *Daimon* in seiner ursprünglichen Bedeutung des griechischen Ausdrucks für »Gottheit« oder »Schicksal«.

Übrigens wird *Ayahusca* »weder von den Konsumenten noch von irgendeiner staatlichen Stelle Südamerikas als suchterzeugende Droge angesehen.«[134] In Peru beispielsweise haben psychoaktive Heil- oder »Lehrerpflanzen«, deren es viele hunderte gibt, ihre feste Stellung innerhalb staatlicher Gesundheitspolitik. Dahinter steht als Ziel die Bemühung um eine Wiederbelebung althergebrachten Heilwissens. Die heilkundigen *Vegetalistas* bedienen sich

---

[134] MEYERRATKEN, ULRICH: *Ayahuasca-Kult am Amazonas,* in Zs. esotera o. J.

selbst wiederholt der »Meistermedizin«, wie Ayahuasca auch genannt wird, um in visionärer Schau ein immer innigeres Verbundensein, einen lebendigen Gefühls- und Gedanken-Austausch sowohl mit den Pflanzenseelen wie ihren Patienten zu erreichen. Demgegenüber muten die Verschreibungen eines westlichen Arztes, der vielleicht aus rationalen Erwägungen heraus ein phytotherapeutisches Mittel verordnet, als eher unbeholfen an.

Das eigentliche Ritual spielt sich dergestalt ab, daß Männer und Frauen an einem Daime-Festtag im Raum einer Kirche in zwei oder drei Reihen einander gegenüberstehen. Rituelle Gesänge begleiten einfache Schritte nach links und rechts. Während sich die Männer nach rechts bewegen, erfolgt die Bewegung bei den Frauen gegenläufig. In der Mitte des Raums befindet sich ein sternförmiger Steintisch, in den ein Doppelkreuz eingelassen ist, wie wir es auch von der orthodoxen katholischen Kirche her kennen, an welchem man nach Einnahme des Getränks, zur inneren Sammlung Platz nehmen kann.

DAVID LUCZYN beschreibt die weitere Zeremonie und seine Erfahrungen mit dem Trank in einem Artikel der Zeitschrift *esotera* vom Mai 1994. Auch er weist darauf hin, daß der Priester, unter dessen Leitung und Obhut dieses Ritual seinen Lauf nahm, betonte, es handele sich bei Ayahuasca weder um eine Droge noch um ein Halluzinogen:

»Santo Daime sei ein Geschenk des Schöpfers an die Menschen, damit sie in Verbindung mit ihm treten können; was wir erleben würden, sei keine Halluzination ... Rituale mit magischen Pflanzen dienten dazu, an die kosmische Ordnung zu erinnern und sie in tiefer Kommunion am eigenen Körper erfahrbar zu machen.«

Ein Entheogen also, ein Mittel, um dem eigenen inneren Gott zu begegnen, »ins Herz der Dinge zu lauschen«, und Antworten auf die uralten und immer neuen Fragen zu erhalten: Wer bin ich? Wo komme ich her und wohin werde ich gehen? Welchen Sinn und Zweck hat mein Erdendasein?

»Die Veränderung der Wahrnehmung geschieht sehr allmählich; sie intensiviert und fokussiert sich. Es ist ein angenehmes Gefühl, vertraut und fremd zugleich. Als ob mir jemand ein dutzend Filter vor den Augen, den Ohren und den Gedanken wegzieht ... Es ist wie eine Expedition in ein unbekanntes Land – das meiner Seele, aber auch gleichzeitig der Gruppen- und Weltenseele.

Ich schaue mich um und sehe sowohl stille als auch bewegte Gesichter. Jeder steigt erst mal in seinen eigenen Film ein, seine Projektionen, Ängste, Wünsche, Anziehungen und Abstoßungen ... Bei mir rieseln die Einsichten in lichtvollen Kaskaden in und durch mein Herz. Es ist, als ob mir ein Licht nach dem anderen aufgeht. Ich entdecke Verbindungen und Zusammenhänge in meinem Inneren, die mir ganz neue Perspektiven auf mein Leben, Beziehungen, Ereignisse erlauben, und vor allem erkenne und spüre ich die wichtige Rolle, die mein ›Herz‹ dabei spielt, das ich solange zugemacht habe.«

DROGEN

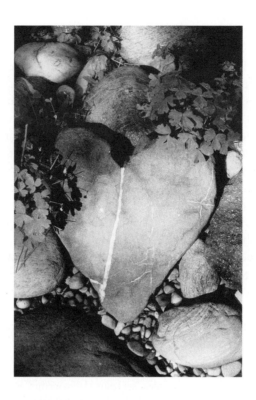

Die sich über viele Stunden hinziehende »Sitzung« bringt David Luczyn schließlich zu der zentralen Einsicht, auf welche Weise Schmerz und Leid transformiert werden können. Er fragt nach den psychischen Hintergründen zweier ihn seit Jahren plagenden Symptome und erhält die Schlüssel zur Erkenntnis seiner verdrängten Wut und gleichzeitig die Befähigung, die alten Muster umzugestalten und sich innerlich aufzurichten, was sich dahin auswirkt, daß er plötzlich auch in seinem Stuhl gerade sitzt und »Rückgrat« bekommt. Nach einer eigenhändig durchgeführten geistigen Operation an seiner Nasenscheidewand und seinen Polypen, stellt er erstaunt fest, daß er nun sich selbst und andere wieder riechen kann.

In einem weiteren esotera-Artikel läßt sich der Quantenphysiker FRED WOLF über seine Erlebnisse mit *Ayahuasca* aus, die ihn zu einer Art »Seelenphysiker« werden ließen.[135] Den Kern seiner Erfahrung bildet die Erkenntnis, daß bereits eine willentlich geplante Handlung in Form einer »Absicht«, andern-

---

[135] WOLF, FRED: *Die Physik der Träume,* Insel-Verlag.

orts synchrone Ereignisse ins Leben ruft, die zu dieser Absicht in Beziehung stehen bzw. darauf hinarbeiten, daß diese sich erfüllen wird:

»Ist meine Absicht klar, so erscheinen die Wege dahin fast magisch und bringen mich von einem Schritt zum nächsten. Beziehungen knüpfen sich, und die richtigen Telephonate gehen ein.«

Also auch hier wieder das Prinzip der Entsprechung. Ähnliches provoziert sein Ähnliches auf einer Homöo-Frequenz. Der ursprünglich rein rational orientierte Physiker erkennt, daß jeder individuelle Traum eine geistige Wirkkraft beinhaltet, die wiederum Teil des Traums des großen Träumers ist, der die Welt in ihre Erscheinung ruft. Die Kunst besteht darin, nicht gegen den großen Träumer zu handeln: »Der Träumer sieht deutlich den Traum, aber der Geträumte sieht den Träumer nicht mehr.« Auch auf diese Weise läßt sich der Sturz ins Unbewußte oder der Verlust der *religio* ausdrücken. Seine Erfahrungen mit *Ayahuasca* waren für Wolf wie ein Wecker, der ihn in eine neue Wachheit und Erlebnisfähigkeit hineinrüttelte:

»Die Initiationen waren gefühlsgeladene Erfahrungen mit einem überwältigenden Eindruck des Schicksalhaften, den mir meine quantenphysikalische Ausbildung nicht erklären konnte. Sie machten mich männlicher und menschlicher.«

Wer die Gelegenheit erhält, in exotischer Umgebung und eingebunden in das klassische Ritual, an solch einer sakralen Séance teilzunehmen, dem wird anschaulich vor Augen geführt, daß die Bezeichnung des Menschen als einer ursprünglich geistigen Wesenheit[136] nicht aus der Luft gegriffen ist und daß es mit dem Spruch: Der Geist lenkt die Materie, seine Richtigkeit hat. Darüber hinaus kann Ayahuasca, wie die anderen Entheogene auch, die Angst vor dem – scheinbaren – Tod nehmen und uns wieder in Erinnerung rufen, daß wir unsterblicher Bestandteil des Ganzen sind, welcher lediglich von einer Erscheinungsform zur nächsten fließt. Die Höhe des persönlichen Erhoben-Werdens hängt ab von dem Ausmaß noch feststellbarer Anhaftungen an Beziehungen oder materiellen Besitz. Es kann ein Zustand erreicht werden, in dem das Ego sich auflöst und sich ein wunderbares Gefühl reinen Daseins einstellt. Zusätzlich wird dieses Erleben begleitet von der Wahrnehmung der Fließbewegungen alles Lebendigen. Die Information des Säfteflusses innerhalb der Urwaldliane könnte dabei zum Auslöser für die Erfahrung und Erkenntnis der vegetativen Vorgänge im eigenen Organismus werden.

---

[136] »Mensch«, von Sanskrit: *Manjuscha* = »Geistwesen«.

Flügel für die Seele – Peyote

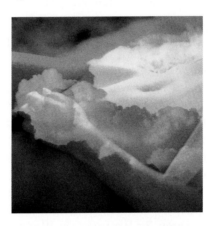

Dieser Kaktus mit der langen Pfahlwurzel wächst in den Steppenregionen Mexikos, der Sierra Madre, entlang des Rio Grande. Seine botanische Bezeichnung lautet **Lophophora Williamsii** oder **Anhalonium Lewinii**. Das auf die Psyche wirkende Alkaloid ist das *Meskalin*. Die Wüstengebiete, von dem Stamm der Huichol *wirikuta* genannt, sind der von altersher besuchte Wallfahrtsort der Eingeborenen, an welchem sie den Peyote »jagen«. In einem Peyotelied heißt es: »In Wirikuta wächst eine Blume, die spricht, und du verstehst sie.«[137] Der Kaktus, welcher eine einzelne weiße bis zartviolette, sternförmige Blüte aus seiner Mitte heraustreiben kann, wurde in Europa vor allem bekannt durch die Erfahrungen, welche der amerikanische Anthropologe CARLOS CASTANEDA, unter Anleitung seines indianischen Medizinmann-Gurus DON JUAN, mit ihm machte. Er berichtete darüber in mehreren Publikationen.[138]

Der Gebrauch des Kaktus als einer Sakraldroge läßt sich bis in die präkolumbianische Vorzeit der Azteken zurückverfolgen.

Das homöopathische Mittel ist unter der Bezeichnung **Anhalonium** ab der D4 in Apotheken erhältlich. Ich habe darüber ausführlich in meiner *Göttlichen Homöopathie* geschrieben, weswegen ich aus Gründen der besseren An-

---

[137] RÄTSCH, CHRISTIAN: *Enzyklopädie der psychoaktiven Pflanzen*, S. 329.
[138] CASTANEDA, CARLOS: *Die andere Realität – Die Lehren des Don Juan*, Frankfurt a. M. 1972; *Eine andere Wirklichkeit – neue Gespräche mit Don Juan*, 1973; *Reise nach Ixtlan*, 1976; *Der Ring der Kraft – Don Juan in den Städten*, 1976.

schaulichkeit dem Leser hier gerne Auszüge aus authentischen Berichten bekannter Autoren anbieten möchte, aus denen unter anderem hervorgeht, daß es sich auch beim Peyote wie bei jedem pflanzlichen Pharmakon verhält: Allein die Dosis macht, ob ein Ding zum Gift wird oder nicht, wie PARACELSUS das sinngemäß formuliert hat.

ANTONIN ARTAUD schreibt in *Die Tarahumaras:*[139]

»Es ist mit dem Peyotl wie mit allem Menschlichen. Er ist ein wunderbares magnetisches und alchemistisches Prinzip, sofern man weiß, wie man ihn nehmen muß, das heißt in vorgeschriebenen und nach und nach gesteigerten Dosierungen. (...) Wer wahrhaftig Ciguri (Anm.: Peyote) getrunken hat, das richtige Maß Ciguris, des MENSCHEN, nicht des unbestimmten GESPENSTES, der weiß, wie die Dinge beschaffen sind, und kann nicht mehr den Verstand verlieren, weil Gott in seinen Nerven ist und von daher lenkt. Ciguri trinken bedeutet aber gerade, die Dosis nicht überschreiten, denn Ciguri ist das Unendliche, und das Geheimnis der therapeutischen Wirkung der Heilmittel ist an die Menge gebunden, in der unser Organismus sie aufnimmt. Das Notwendige überschreiten bedeutet die Wirkung STÖREN.«

Und an anderer Stelle:

»Der Peyotl führt das Ich zu seinen wahren Quellen zurück. Wenn man einen solchen visionären Zustand erfahren hat, ist es ausgeschlossen, daß man wie zuvor die Lüge mit der Wahrheit verwechselt.«

Das hauptsächlich für die psychoaktive Wirkung verantwortliche, im Peyote enthaltene Alkaloid, ist das *Meskalin.* Dieses gilt als *Halluzinogen,*[140] also als ein Stoff, der »Wahnvorstellungen« erzeugt. Deswegen wurde der Gebrauch und Verzehr der buttons (der »knopfartigen« Kakteenköpfe) von der US-Regierung bereits ab 1917 den meisten amerikanischen Staaten untersagt.

Wie immer in solchen Fällen, bewirkte das Verbot lediglich eine gesteigerte Nachfrage, sodaß heute die Indios bereits besorgt sind, daß der Peyote ausstirbt.

ALDOUS HUXLEY beschrieb in seinem berühmten Buch *Die Pforten der Wahrnehmung,* dessen zentrales Thema sich um eine Erfahrung mit Meskalin rankt, die Auswirkungen dieses Stoffes auf sein Gemüt und seine innere Sehfähigkeit:

»Ich blickte weiter auf die Blumen, und in ihrem lebendigen Licht schien ich das qualitative Äquivalent des Atmens zu entdecken – aber eines Atmens ohne das wiederholte Zurückkehren

---

[139] Ähnlich den Huichol, ein anderer Volksstamm aus dem Norden Mexikos.
[140] Von lat.: *halucinatio* = »gedankenloses Reden, Faselei, Träumerei«, wohl aus der griech. Wurzel *alyein* = »verwirrt, außer sich sein«, zu *alasthai* = »umherirren«.

DROGEN

zu einem Ausgangspunkt, ohne ein wiederkehrendes Ebben; nur ein wiederholtes Fluten von Schönheit zu immer tieferer Bedeutung. Wörter wie Gnade und Verklärung kamen mir in den Sinn ...«[141]

Und HENRI MICHAUX schrieb 1971:

»Das Unglaubliche ist geschehen, das, was ich seit meiner Kindheit verzweifelt ersehnt habe, das scheinbar Ausgeschlossene, von dem ich gedacht hatte, daß ich für meine Person es niemals sehen würde, das Unerhörte, das Unerreichbare, das Allzuschöne, das Erhabene, mir bisher Verbotene, hat sich ereignet.
Ich habe Tausende von Göttern gesehen. Ich habe das überwältigend wunderbare Geschenk empfangen. Mir, der ich ohne Glauben bin (ohne den Glauben zu kennen, den ich vielleicht haben könnte), mir sind sie erschienen. Sie waren da, in lebendiger Gegenwart, lebendiger gegenwärtig als irgend etwas, das ich jemals gesehen habe. Und es war unmöglich, und ich wußte es, und doch! Und doch waren sie da, zu Hunderten aufgereiht, immer einer neben dem andern (aber weitere Tausende folgten, kaum wahrnehmbar, und sehr viel mehr als Tausende, eine Unendlichkeit). Da waren sie, diese Gestalten, still, vornehm, in der Luft schwebend kraft einer Levitation, die ganz natürlich erschien, mit sehr leichten Bewegungen, wie von innen her beschwingt, ohne sich von der Stelle zu rühren. Sie, diese göttlichen Personen, und ich, wir allein waren anwesend. In einem Gefühl wie Dankbarkeit war ich ihnen ergeben.«[142]

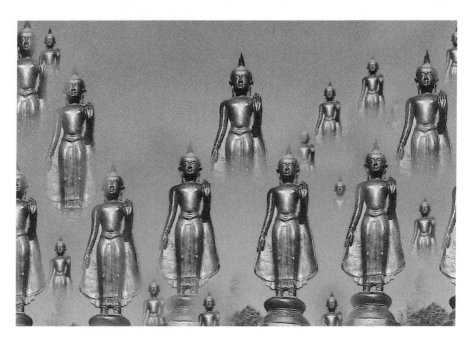

[141] HUXLEY, ALDOUS: *Die Pforten der Wahrnehmung,* München 1954.
[142] MICHAUX, HENRI: *Miserable Miracle,* Paris 1956 in der von SCHMIDBAUER/VOM SCHEIDT angebotenen Übersetzung in: *Handbuch der Rauschdrogen,* S. 259 f.

Es ist nun egal, ob Michaux hier tatsächlich mithilfe der Droge in jene höheren und lichteren Parallelwelten eingedrungen ist, in denen die auferstiegenen Meister weilen, oder ob diese »Götter« lediglich seine eigenen durch stetes Wunschdenken über Jahre hinweg kultivierten Elementale im psychonoetischen Raum waren, derer er ansichtig wurde. Wichtig ist allein, daß ihn das zu einer beruhigenden Ein-Sicht brachte, daß auch er sich gut eingebettet fühlen darf in dem ihn umgebenden Kosmos.

Der therapeutische Effekt solcher Gesichte ist natürlich um ein Vielfaches intensiver, wenn diese innere Schau nicht nur passiv genossen wird, sondern dazu anregt, ursprünglich vorhandene und hinderliche Prägungen durch neue Lernstrategien zu überwinden.

Auch SCHMIDBAUER hält fest, daß Peyote, wie alle Halluzinogene, kein Suchtgift sei. Viele Indianer geben Peyote bereits ihren Kindern, ohne daß nachteilige Folgen festgestellt werden konnten. Angaben über die von den Indios jeweils konsumierte Menge an buttons schwanken allerdings erheblich. Es darf angenommen werden, daß über die zuträgliche Dosis in jedem einzelnen Fall durch Intuition entschieden wird.

Sogenannte schlechte Trips sind auch unter Indianern möglich. Mit Sicherheit hängt die Qualität des Erlebens von der Persönlichkeit des Probanden ab sowie von der Einstellung, mit der dieser sich dem Ereignis nähert. Auch der Zeitpunkt der Einnahme spielt – wie bei derlei Unternehmungen generell – eine Rolle. Ein Wissender wird sich der »Speise der Götter« nicht nähern, wenn er einen »schlechten Tag« hat, weil er kein Interesse daran hat, seinen personifizierten Aggressionen zu begegnen. Die kann er auch anderweitig transformieren.

Auch wenn wir wohl kaum je die Chance haben oder vor der Notwendigkeit stehen werden, einem in die Psychose geratenen Opfer von *Mescalito*[143] zu begegnen, da sowohl der Handel mit diesen Kakteen, wie auch der Gebrauch von Meskalin untersagt ist, will ich hier trotzdem einige Mittel nennen, die in solch einem Fall angezeigt sein können. Dem einen oder anderen Arzt, der durch Ausnahmegenehmigung autorisiert ist, diesen Stoff innerhalb einer Psychotherapie einzusetzen, könnten sie im geeigneten Moment dienlich sein. Wobei anzumerken ist, daß durch die seit 1960 per Gesetzeserlaß in vielen Ländern generalisierte Verdammung jedweder Halluzinogene, allerdings

---

[143] CASTANEDAS *Don Juan* bezeichnete Peyote mit dem spanischen Wort *Mescalito,* in Anlehnung an Meskalin.

– wie so oft in ähnlichen Fällen – das Kind mit dem Bad ausgeschüttet wurde. Da den gesetzgebenden Autoritäten letzten Endes der tiefere Einblick in die feineren Zusammenhänge und Möglichkeiten einer Ursachen-Therapie mittels psychedelischer Drogen fehlt, scheint sich mir hierdurch ein weiteres Manko innerhalb unserer Gesundheitspolitik aufzutun. Es erhebt sich die Frage, ob es nicht sinnvoll wäre, Ärzten und Heilpraktikern, die den Nachweis erbringen können, über ausreichendes psychotherapeutisches Wissen zu verfügen, eine Sondererlaubnis für den Umgang mit psychedelischen Drogen zuzugestehen. Lediglich die Alkohollobby profitiert durch das pauschalierte Drogenverbot bis auf den heutigen Tag, was im übrigen schon ALDOUS HUXLEY aufgefallen war.

Hier nun ein paar Heilstoffe aus dem Arsenal homöopathischer Arzneien, wie sie bei eventuellen akuten Psychosen – auch wenn diese nicht durch Drogen verursacht sein sollten –, in Frage kommen:

Aconitum napellum – bei akuten Ängsten, speziell vor dem Tod.

Agaricus muscarius – bei übersteigertem Grimassieren in Verbindung mit Krämpfen und wildem Umherspringen. Eine 7-Tage-Periodizität ist auffallend.

Anhalonium – bei Verzerrung des Zeitgefühls.

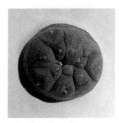

Argentum nitricum – bei Platzangst *(Klaustrophobie)* und Verfolgungswahn.

Belladonna – bei Wahnvorstellungen von Geistern, Fratzen und Tieren, speziell von Hunden.

Bufo rana – das Gift der Erdkröte – bei schreckbedingten Konvulsionen, welche einer Art pervertiertem Orgasmus gleichen.

Hyoscyamus – ebenfalls bei besonders obszönem Verhalten in Wort und Gestik.

Indigo – bei schreckbedingten Krämpfen, im Wechsel mit Melancholie und Hysterie, welche sich bei Bewegung bessert. (Periodizität: Alle sieben Tage, ähnlich Agaricus).
Nux moschata – bei übermäßiger Schlafsucht mit großer Mundtrockenheit.

Opium – ebenfalls bei Wahnvorstellungen von Tieren sowie anderen schreckerregenden Gesichten sowie bei Konvulsionen und komatösen Zuständen.

Stramonium – bei Wahnvorstellungen von Tieren, speziell von angreifenden Hunden sowie Reißwut – zerreißt Dinge und beißt um sich. (Anm.: Neuerdings scheint sich ein Trend anzubahnen, die dem Stechapfel verwandte Abart der *Engelstrompeten* (Brugmansia) als Ausweichdroge zu benutzen. Sollte es durch Überdosierung dabei zu unerwünschten Erscheinungen der oben genannten Art kommen, kann jedenfalls Stramonium in hoher Potenz (C200) als Ausgleichsmittel eingesetzt werden.)

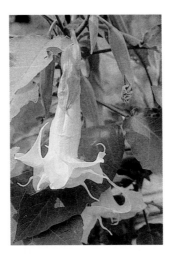

Tarantula hispanica – bei Veitstanz.

Veratrum album – bei Kollapszuständen mit großem Kältegefühl, Reißwut, (ähnlich Stramonium), Diarrhoe mit großer Schwäche und kaltem Schweiß (Vergl. Arsenicum album).

Teonanacatl – Fleisch der Götter

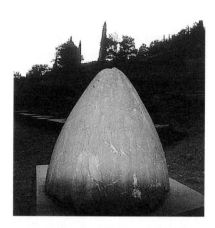

So nannten die Azteken die heiligen psilocybinhaltigen Pilze, welche ihnen die Zwiesprache mit Gott ermöglichten. Zahlreiche antike Tonfiguren – sogenannte Pilzsteine – bei denen der Pilzgeist reliefartig aus dem Stengel herausgearbeitet erscheint, können bis auf das dritte vorchristliche Jahrhundert zurück datiert werden. Wie man wohl zu Recht vermuten darf, haben wir in diesen Steinen Relikte einer archaischen, entheogenen Pilzreligion vor uns. Aber der Pilzkult reicht noch weiter zurück.

Überall stößt man in antiken Kulturen auf Hinweise, daß mittels psychoaktiver Pilze die Verbindung zum Göttlichen gesucht und gefunden wurde, so bei den Kelten, den Griechen und den morgenländischen Sufis. Der als »Nabel der Welt« *(Omphalos)* angesehene, nach oben hin spitz zulaufende Stein im Tempelbereich von Delphi, wird von manchen als Hut eines *Spitzkegeligen Kahlkopfes* angesehen, wie eine Hauptart der kleinen Götterpilze im deutschen Sprachraum benannt wurde. Zahlreiche Steinritzungen *(Petroglyphen)*, z.B. in der Tassiliebene des südlichen Algerien oder im englischen Stonehenge, weisen darauf hin. Die Felszeichnungen der Tassiliebene werden auf etwa 9000 - 7000 v. Chr. datiert und zeigen Szenen von Ernte und Verehrung von Pilzen in Verbindung mit großen, maskierten »Göttern«, welche mit Pilzen bedeckt sind. Aus den Mythen der Kelten ist eine enge Verbundenheit der Pilze mit den Parallelwelten der Feen und Elfen erkennbar. Einige Forscher glauben, daß der göttliche Unsterblichkeitstrank in seinen verschiedenartigen Bezeichnungen als Soma, Ambrosia oder Nektar, nichts anderes war, als ein aus psychoaktiven Pilzen gewonnener Trank. Ja, TERENCE MC KENNA geht sogar soweit zu vermuten, daß psychoaktive Pilze die Evolution der Primaten in Richtung Menschwerdung beschleunigt hätten.[144]

Das Soma-Ritual wird bereits in vielfältigen Gesängen der Weden besungen, welche die älteste Quelle der Religion der Arier darstellt.

Dabei stellt der eigentliche Soma-Trank die Verbindung des Menschen zu seiner göttlichen Quelle wieder her, läßt ihn sich als Teil des Ganzen und eingebettet in das Universum begreifen.

So steht es wohl außer Zweifel, daß die Menschen früherer Zeiten gewinnbringender mit bewußtseinserweiternden Drogen umgehen konnten, denn nach CHRISTIAN RÄTSCH, brachten die Germanen psilocybinhaltige Pilze in ihre Ritualbiere ein, um sich immer wieder dieser Rückbindung mit Gott zu versichern. So könnten also mit dem Soma-Trank auch diese psychedelischen Biere gemeint gewesen sein, welche eine »Regenbogenbrücke nach Wallhall« zu schlagen imstande waren. Sie eröffneten dem Sinn-Suchenden einen Zugang zum Verständnis eines mystisch-magischen Universums, in dem ein jeder seine optimale, ihm zugewiesene, Lebensaufgabe zu erkennen in der Lage war.

Wieder einmal mehr unterband die Ausbreitung des Katholizismus in Mexiko den direkten Zugang zu Gott via Pilzkult und zwang der Bevölkerung den christlichen Weg der Gottfindung als den allein seligmachenden mit inquisitorischen Maßnahmen auf. Fortan konnte der sakrale Gebrauch der Pilze nur noch im Geheimen stattfinden.

Ein amerikanischer Bankier namens R. GORDON WASSON begründete die moderne Wissenschaft um die heiligen Pilze, nachdem er von einer mazatekischen Schamanin mit Namen MARIA SABINA im Jahr 1957 in nächtlichen Sitzungen in den Gebrauch der Pilze eingeweiht worden war:

»Die Pilze geben mir die Macht, alles umfassend zu sehen. Ich kann bis zum Ursprung hinabblicken. Ich kann dorthin gehen, wo die Welt entspringt. Der Kranke wird gesund, und die Angehörigen kommen und besuchen mich dann, um mir zu sagen, daß eine Erleichterung eingetreten ist. Sie bedanken sich und bringen mir Schnaps, Zigaretten und ein bisschen Geld mit.«[145]

---

[144] In RÄTSCH, CHRISTIAN: *Enzyklopädie der psychoaktiven Pflanzen,* S. 620.
[145] ESTRADA, ALVARO und RÄTSCH, CHRISTIAN: *Maria Sabina – Botin der heiligen Pilze,* München, Trikont, S. 72 f.

Da die Pilze aus der Erde hervorsprießen, sind sie von alters her GAIA, der göttlichen Mutter Erde, geweiht und werden auch von dem mexikanischen Stamm der Mixe als Naaxwin (Na:shwin = »Auge der Erde« angesehen. Wissen und Weisheit der Pilze sind unendlich. Den mütterlichen Aspekten entsprechend, fällt ihr ritueller Gebrauch vor allem weiblichen Schamanen zu. Ähnlich wie Peyote, lassen sie alles erkennen, geben Antwort auf alle Fragen. Der drohende Tod eines Familienangehörigen kann genauso vorausgesehen werden, wie der Ort erkannt wird, an dem ein wichtiger Gegenstand verlorenging. Krankheitsursachen können erkannt und bereinigt werden.

Bevor die Pilze verspeist werden, soll ein Gebet der Ehrerbietung gesprochen werden, das eine geistige Verneigung vor der Allmacht der göttlichen Schöpfung miteinschließt. Sodann wird die Bitte ausgesprochen, bei einem bestehenden Konflikt Hilfe zu leisten, verbunden mit dem Dank, daß vertrauensvoll auf die Lösung des Problems gehofft wird. Man entschuldigt sich auch bei dem Pilz, daß er sich nun opfert, indem er von der Außenwelt wiederum nach innen in den menschlichen Bauch geholt und verdaut wird.

Bereits drei Tage vor der Pilzeinnahme soll auf Fleisch, Alkohol und andere Medikamente oder Drogen verzichtet werden. Ebenso ist sexuelle Enthaltsamkeit gefordert, um die Lebensenergie nicht zu verausgaben. Während der Sitzung sollen Kerzen entzündet und Weihrauch abgebrannt werden. Ein abgedunkelter Raum wird empfohlen. Es muß Stille herrschen, da die Pilzgeister keinen Lärm vertragen und keine Aussagen mehr machen, wenn störende Einflüsse von außen auf sie einwirken.

Als hauptverantwortlich für die psychedelische Wirkung der kleinen Pilze gilt der Wirkstoff *Psilocybin,* der in unterschiedlicher Menge in den verschiedenen Arten der Gattungen *Psilocybe* und *Paneolus* angetroffen wird. Die meisten dieser Pilze werden unter der Bezeichnung Psilocybe in Pilzbüchern geführt. Am bekanntesten im europäischen Raum ist **Psilocybe semilanceata** – der **»*Spitzkegelige Kahlkopf*«,** ein zartes, 5 - 8 cm hohes Gebilde, mit dunkelvioletten Lamellen unter einem in der Regel 0,6 - 1,2 cm großen, spitz zulaufenden Hütchen, das einem äußerst dünnen, schwankenden Stengel aufsitzt. Der Pilz wächst vorzugsweise auf stillen Kuhweiden.

Vom Gesetz her befindet er sich in einer Grauzone. Nicht der Pilz an sich, sondern die in ihm enthaltenen Wirkstoffe Psilocybin und Psilocin fallen nach Anlage I des Betäubungsmittelgesetzes von 1982 unter das Verbot. Werden die Pilze jedoch geerntet, getrocknet und verarbeitet, kann bereits wieder der Tatbestand einer Gesetzesübertretung gegeben sein.

In den liberaleren Niederlanden werden sie gezüchtet und ihr Verkauf ist erlaubt (Psilocybe cubensis, Psilocybe cyanescens und Paneolus cyanescens).

Als ob die Menschheit ihrer heute mehr als früher bedürfte, haben sich die »kleinen Wichtelmänner« inzwischen fast über den ganzen Erdball ausgebreitet. Sie werden – trotz oder gerade wegen der Verbote – von den »mykophilen Psychonauten«, wie CHRISTIAN RÄTSCH sie treffend nennt – gesucht, gefunden und verspeist.
Wer allerdings glaubt, sich ihnen rein rational, pragmatisch und ohne Ehrfurcht nähern zu können, der muß sich nicht wundern, wenn er von den Pilzgeistern nur das gespiegelt bekommt, was er selbst in sich sich trägt und zu geben bereit ist:

»Kleine Gestalten hüpfen in der Dunkelheit vorbei. Winzige Gesichter, die eigenartig leuchten, teils in giftigem Neon, teils in schlammigem Oliv. Alle halbe Sekunde ein anderes. Lächeln listig, freundlich, spöttisch, höhnisch, tückisch, und das ganze wieder von vorn. Alles sehr interessant. Gnome, Wichtel, Zwerge, Moos, Pilze, Algen, Wie im Daumenkino. Eine modrige Grundatmosphäre, aus der alles mögliche keimt ... Einsetzendes Gefühlskarussell. Eben noch lustig, urplötzlich tieftraurig, könnte wahrscheinlich auch eklig werden. Schnecken schleimen, wachsen in die Höhe, verwandeln sich in Treppen, die amorph zerfließen. Unter mir gähnt ein Abgrund; der Weg nach oben sieht auch nicht viel verlockender aus. Wenn jetzt das vertraute Ich auf den Gedanken kommen sollte, sich klammheimlich zu verdrücken, wäre das nicht der geeignete Zeitpunkt.«[146]

Der Ethnologe CHRISTIAN RÄTSCH darf derzeit wohl als der beste Kenner der Geheimnisse um psychoaktive Pflanzen angesprochen werden. In seinem Buch *Pilze der Götter* gibt er ein Interview wieder, bei dem ÁLVARO ESTRADO 1969 einen achtundneunzigjährigen mazatekischen Weisen um seine Meinung zu den Pilzritualen befragte. Der folgende kleine Auszug aus dieser Befragung scheint eine Bestätigung für die mindere Qualität der oben geschilderten, noch milde verlaufenen Pilzerfahrung zu sein:

»Kennst du jemanden, der durch die Pilze verrückt geworden ist?«

»Nein, nein. Der Pilz macht nicht verrückt, aber er bestraft die Bösen, und er läßt sie Kröten, kleine Schlangen, Kakerlaken und Maden erbrechen.«

»Warum ist der Pilz heilig?«

»Weil er die Wunden des Körpers und des Geistes heilt. Denn in ihm wohnt Gott.«[147]

---

[146] JÖRG, ALBRECHT: *Der Pilztrip*, in: DIE ZEIT magazin Nr. 50, 3. Dez. 1998.
[147] RÄTSCH, CHRISTIAN: *Pilze der Götter*, S. 78, AT-Verlag, Aarau, Schweiz, 1998.

Die Überzeugungen derer, die in den heiligen Pilzen Lehrmeister sehen, welche Anleitungen zum Genuß der Frucht vom Baum der Erkenntnis geben, stehen im krassen Gegensatz zu den Überzeugungen der gesetzgebenden Autoritäten und rein materialistisch orientierter Vertreter der etablierten Lehrmedizin bzw. Psychiatrie.
Sollten tatsächlich Symptome nach dem Gebrauch psilocybinhaltiger Pilze zurückbleiben, die nach homöopathischen Mitteln verlangen – was allerdings mehr als unwahrscheinlich ist – so gilt das, was schon weiter oben gegen Ende des Kapitels über Peyote gesagt wurde. Da der Pilz dem Pilz gegenüber das Simillimum ist, könnte man auch an die Potenzen folgender Pilzarzneien denken.

Agaricus muscarius – der *Fliegenpilz,* bei anhaltenden Zuckungen und einem Gefühl wie von elektrischen Schlägen.
Boletus laricis – der *Lärchenschwamm,* bei Schwäche in Verbindung mit nächtlichen Schweißausbrüchen, anhaltender Übelkeit, Frösteln und häufigen Hitzewellen. Ein weiteres Leitsymptom sind zur Hüfte hinziehende Kreuzschmerzen.
Boletus satanus – der *Satanspilz,* bei Durchfall in Verbindung mit Erbrechen, großer Kälte und Schwäche sowie Krämpfen der Extremitäten und des Gesichts.
All diese Mittel können selbstverständlich in LM-Potenzen oder hohen C-Potenzen auch bei schwerwiegenden Vergiftungen durch echte Giftpilze eingesetzt werden.

In diesem Zusammenhang ist es nicht uninteressant zu überdenken, daß es zwar nicht verboten ist, die tödlichen Satans- oder Knollenblätterpilze zu essen, wohl aber, sich die vergleichsweise harmlosen Psilocybe-Arten einzuverleiben.

Lassen wir zum Schluß dieser minimalen Einblicke in die Möglichkeiten über den Tellerrand der materiellen Welten hinauszublicken, den Pilz selbst sprechen:

»Ich bin alt, älter als das Denken in Deiner Gattung, und das ist selbst schon fünfzig mal älter als Deine Geschichte. Obwohl ich seit urdenklichen Zeiten auf der Erde weile, komme ich von den Sternen. Meine Heimat ist kein Planet, denn viele Welten, verstreut über die leuchtende Galaxis, haben Lebensbedingungen, die meinen Sporen eine Chance gaben. Der Pilz den du siehst, ist der Teil meines Körpers, der der sexuellen Erregung und dem Licht geweiht ist. Mein wahrer Körper aber ist ein feines Geflecht von Fasern, die in der Erde wachsen. Solche Geflechte können etliche Morgen Land bedecken und mehr Querverbindungen haben, als ein menschliches Gehirn. Mein Myzel-Geflecht ist fast unsterblich, nur die plötzliche Vergiftung eines Planeten oder die Explosion einer Sonne kann mich auslöschen. Durch besondere Fähigkeiten, die Dir wegen gewisser Mängel in Deinem Realitätsmodell unerklärlich sind, sind alle meine Mycelgeflechte in ätherischer Kommunikation durch Zeit und Raum in der Galaxis. Der Mycelkörper ist so zart wie ein Spinngewebe, aber sein kollektiver Geist und sein Gedächtnis sind ein großes historisches Archiv, in dem der Verlauf der Intelligenzentwicklung auf vielen Welten in unserem Spiralnebel gespeichert ist ... Durch die Äonen von Zeit und Raum treiben viele sporenbildende Lebensformen, die ihr Leben zeitweise umgestellt haben, manchmal für Jahrmillionen, solange, bis sie auf eine geeignete Umwelt stoßen. Nur wenige dieser zu neuem Leben erwachten Arten besitzen Intelligenz, nur ich und meine erst jüngst entstandenen nahen Verwandten haben die Fähigkeit zur Hyperkommunikation und die Gedächtniskapazität erreicht, die uns zu führenden Mitgliedern in der Gemeinschaft galaktischer Intelligenz machen. Wie diese Hyperkommunikation funktioniert ist ein Geheimnis, das dem Menschen nicht leichtfertig anvertraut wird. Aber der Schlüssel zu ihm ist das Vorhandensein von Psilocybin und Psilocin in den biosynthetischen Kanälen meines lebenden Körpers. Diese Stoffe öffnen mir und den mit mir Verbundenen den Vorhang und gestatten den Blick auf vielfältige Welten. Du als Individuum und der Mensch als Species stehen an der Schwelle einer symbiotischen Beziehung mit meinem Erbgut, einer Beziehung, die vielleicht Menschheit und Erde an den galaktischen Hauptstrom höherer Kulturen heranbringt.«[148]

Die Hyperkommunikation via lichtnetzfeinem Pilzgeflecht, von der hier die Rede ist, entspricht wiederum und eigenartigerweise jener ätherischen Urmilch, von deren Existenz RUDOLF STEINER wußte und von der die Anthroposophen reden. So entpuppen sich also die heilig-heilenden Pilze ebenfalls als eine Variante jener Mondnatur, jenes »ewig Weiblichen«, das es auf geistiger Ebene zu reintegrieren gilt, wenn der reine Verstandes-Mensch aus seinem Gefühl des Allein-gelassen-Seins erlöst werden und die ihm verlorengegangene All-Einigkeit wiederfinden soll.

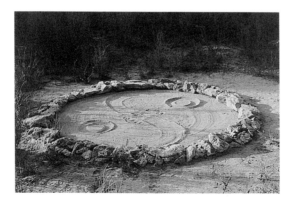

[148] RIPPCHEN, RONALD (Hrsg.): *Zauberpilze,* Der grüne Zweig 155, S. 8 f. Nachtschatten Verlag & Medienexperimente, CH-Solothurn, D-Löhrbach

panta rhei

Panta rhei, – das heißt: im Fluß
ist alles, – Leiden und Genuß.
Wenn wir auf Erden voneinander
scheiden, sind wir doch nicht ohne

Möglichkeit zum Gruß auf Geistes
Schwingen, – können uns erringen
Überfluß, – so heißt es – und
der Musen Kuß, denn die Gedanken

eilen schneller als das Licht
und die Ideenwelt ist ohne
Schranken; – Zuversicht, daß immer
wir uns schnell umarmen können

in der Rundung unseres Schweigens,
– inmitten ewigen Sternenreigens –
aus dem so viele Türen uns
zu neuen Räumen führen, wie wir

sie erdenken wollen und uns
einander schenken sollen, um zu
sprengen die Begrenzung und zu
seliger Ergänzung uns zu

einen, – liebend über Angst
zu siegen, – hoch und höher stets
zu fliegen; – dennoch sind wir gut
gebettet, waren immer schon

gerettet in dem großen Rad
der Schöpfung, – unserem Vertrauen,
die Welt und uns zu schauen, durch das
Brennglas unserer weiten Seele,

Lob aus voller Kehle allen
Kreaturen hier zu singen,
immer tiefer einzudringen
in das Land zeitloser Uhren.

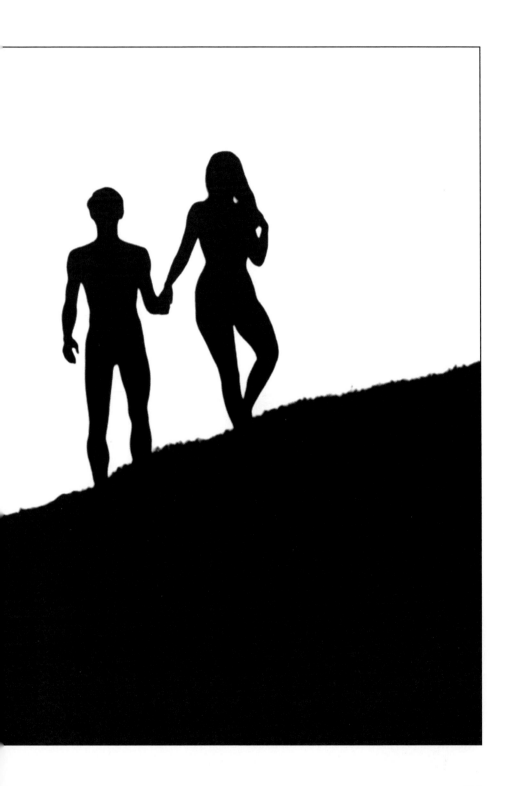

BIBLIOGRAPHIE

Ich beschränke mich darauf, dem Leser aus der unübersehbaren Fülle der Fachliteratur zum Thema Homöopathie und artverwandter Gebiete nur jeweils einige, im Zusammenhang mit unserer Thematik als besonders wichtig oder geeignet erscheinende Werke zu benennen.

Selbstverständlich gehören hierher auch die Werke, die ich selbst zur Unterstützung meiner vorgetragenen Ideen benützt habe.

Fast die gesamte, angeführte Literatur kann, – soweit es sich dabei um Werke über Homöopathie handelt –, beim Homöopathie-Vertrieb Peter Irl bestellt werden. Dort erhält der Interessent auch jedes Jahr einen neuen, umfangreichen und sehr schön gestalteten Katalog mit Abbildungen sowie einer guten Beschreibung der vorhandenen und neuerschienenen Bücher.[1]

1. Homöopathie
   - A. Grundlagen
   - B. Arzneimittellehren – und Bilder
   - C. Repertorien
   - D. Signaturenlehre
   - E. Süchte
   - F. Sexualität
   - G. Lexika

2. Anthroposophie
3. Psychologie, Psychotherapie und Homöopathie
4. Träume und Traumarbeit
5. Süchte und Rausch-Drogen
   - A. Adipositas – Anorexia nervosa – Bulimie
   - B. Rauchen
   - C. Alkohol und Süchte allgemein
   - D. Ethnobotanik und Drogen im engeren Sinn

6. Kulturgeschichte – Mythologie – Philosophie – Esoterik
7. Dichtung – Kunst
8. Erotik – Sexualität – Energie

---

[1] Homöopatie-Vertrieb PETER IRL, Neurieder-Straße 8, 82131 Buchendorf bei Gauting, München, Telefon (0 89) 89 35 63 - 0, Fax (0 89) 89 30 53 21.

1. HOMÖOPATHIE

A. Grundlagen
Theorie und Praxis

ALLEN, JOHN HENRY	**Die chronischen Krankheiten – Die Miasmen,** 355 S., Verlag René von Schlick, Aachen.
FRITSCHE, HERBERT	**Die Erhöhung der Schlange** – Mysterium, Menschenbild und Mirakel der Homöopathie, 155 S., Verlag Ulrich Burgdorf, Göttingen.
HAHNEMANN, SAMUEL	**Organon der Heilkunst,** 327 S., Haug-Verlag, Heidelberg.
DERSELBE	**Die Chronischen Krankheiten** – ihre eigentümliche Natur und homöopathische Heilung, Haug-Verlag, Heidelberg.
RABA, PETER	**Homöopathie – Das kosmische Heilgesetz,** 738 S., reich bebildert, 1. Aufl. 1997, Andromeda-Verlag, Murnau.
ROY, RAVI UND CAROLA	**Selbstheilung durch Homöopathie,** 1.Aufl., 416 S., 1988, Verlag Droemer Knaur, München.
VOEGELI, ADOLF	**Heilkunst in neuer Sicht,** Ein Praxisbuch, 7. Aufl., 1991, Haug-Verlag, Heidelberg.

B. Arzneimittellehren und -bilder

BOERICKE, WILLIAM	**Homöopathische Mittel und ihre Wirkungen.** Materia Medica und Repertorium, 574 S., 5. erweiterte und verbesserte Aufl., 1995, Verlag Grundlagen und Praxis, Leer (eine praktische Taschenbuchausgabe).
DERSELBE	**Handbuch der Homöopathischen Materia Medica,** Quellenorientierte Neuübersetzung, 2. erweiterte Aufl., 855 S., 1997, Haug-Verlag, Heidelberg.
BOMHARDT, MARTIN	**Symbolische Materia Medica,** 2. Aufl. 1994, Verlag Homöopathie + Symbol Martin Bomhardt, Berlin.
CLARKE, JOHN HENRY	**Dictionary of Practical Materia Medica in three Volumes,** New Issue, with Additions, B. Jain Publishers Pvt. Ltd. New Delhi (India).
DERSELBE	**Der Neue Clarke,** Eine Enzyklopädie für den Homöopathischen Praktiker in 10 Bd. à 650 S., Grohmann-Verlag, 32130 Enger, Telefon (0 52 24) 33 46.

BIBLIOGRAPHIE

COULTER, CATHERINE R. **Portraits homöopathischer Arzneimittel I,** 524 S., 4. Aufl., 1995; und II, 357 S., 2. Aufl., 1995, Zur Psychosomatik ausgewählter Konstitutionstypen, Haug-Verlag, Heidelberg.

GUTMANN, WILLIAM, M.D. **Grundlage der Homöopathie und Wesen der Arznei,** Eine Neudarstellung von Arzneibildern, Haug-Verlag, Heidelberg, 1979.

JULIEN, OTHON – ANDRÉ **Materia Medica der Nosoden,** 7. Aufl. 1991, 171 S., Haug-Verlag, Heidelberg.

HAHNEMANN, SAMUEL **Reine Arzneimittellehre in 6 Bd.,** Typographische Neugestaltung der 2. vermehrten Aufl. von 1825, Haug-Verlag, Heidelberg, 1995.

HERSCU, PAUL **Stramonium,** 198 S., Kai Kröger-Verlag für homöopathische Literatur, Groß Wittensee, 1. Aufl., 1997.

MÜLLER, HUGBALD-VOLKER **Die Farbe als Mittel zur Simillimum-Findung in der Homöopathie,** Haug-Verlag, Heidelberg, Bd.1 - 3, 2. Aufl., 1991.

RABA, PETER **Göttliche Homöopathie,** vom notwenigen Erwachen im 3. Jahrtausend. Einfälle zum Nach-Denken über homöopathische Grundprinzipien sowie über die Natur ausgewählter homöopathischer Arzneien und ihre Beziehung zu archetypischen Fehlhaltungen, verdichtet zu Worten und Bildern. Eine Sonderedition der Reihe Homöothek zur Feier der Jahrtausendwende. Andromeda-Verlag, Murnau, 1999, 448 S., durchweg farbig bebildert.

STÜBLER, MARTIN UND WOLFF, OTTO **Sepia und Spinnentiere,** Vorträge Krankenhaus Lahnhöhe, 13./14.10.1984, 56 S., Hrsg. Quadrivium Verein zur Förderung ganzheitlicher Heilkunde e.V. in Lahnstein, Tel. (0 26 21) 91 50.

ZAREN, ANANDA **Kernelemente der homöopathischen Materia Medica der Gemütssymptome,** Bd. 1 - 2., Verlag Ulrich Burgdorf, Göttingen, 1994.

C. Repertorien

KENT, JAMES TYLER **Kents Repertorium der homöopathischen Arzneimittel,** neu übersetzt und hrsg. von Dr. med. Georg von Keller und Künzli von Fimelsberg, 2. Aufl., 1977, Haug-Verlag, Heidelberg,
Bd. 1, 532 S.: GEMÜT, SCHWINDEL, KOPF, SCHLAF, ALLGEMEINES, EMPFINDUNGEN, MODALITÄTEN.
Bd. 2, 728 S.: RUMPF, GLIEDMASSEN, FROST, FIEBER, SCHWEISS, HAUT, GESICHT.
Bd. 3, 872 S.: AUGEN, OHREN, NASE, MUND, HALS, ATMUNG, HUSTEN, MAGEN, ABDOMEN, REKTUM, STUHL, HARNORGANE, GENITALIEN.

DERSELBE	**Repertorium der Homöopathischen Arzneimittel,** Taschenausgabe, hsrg. von Georg von Keller und Jost Künzli von Fimmelsberg, 14. überarb. Aufl., 1993, Haug-Verlag, Heidelberg.
BARTHEL, HORST und KLUNKER, WILL	**Synthetisches Repertorium in 3 Bdn.** Bd. 1, Gemütssymptome, 1432 S. Bd. 2, Allgemeinsymptome, 826 S. Bd. 3, Schlaf, Träume, Sexualität, 809 S. 1992, Haug-Verlag, Heidelberg.
PENNEKAMP, HEINRICH	**Kinderrepertorium** nebst pädagogischen und therapeutischen Hinweisen, 668 S., 1. Aufl., 1997, Pennekamp Medizinische Daten Technik-Verlag, 21756 Isensee (Osten), Landstraße 24, Telefon und Fax (0 47 76) 83 10 43. Anm.: Dieses Repertorium ist gut für interessierte Laien geeignet. Es ist nach Schlagworten in alphabetischer Reihenfolge gegliedert und gibt darüber hinaus eine Fülle therapeutischer Hinweise.

Englischsprachige Repertorien im indischen Nachdruck

KENT, JAMES, TYLER	**Repertory of the Homoeopathic Materia Medica with Word Index,** Jain-Publishers, New Delhi. (Anm.: Es ist dies mein »Lieblings-Kent«. Sehr hilfreich ist bisweilen das Stichwort-Verzeichnis. Für den auch nur einigermaßen mit der englischen Sprache Vertrauten ist dieser KENT – schon wegen des günstigen Preises – gegenüber den deutschen Ausgaben sehr zu empfehlen).
SRIVASTAVA, G. D. und CHANDRA, J.	**Alphabetical Repertory of Charakteristics of Homoeopathic Materia Medica,** 1571 S., 1. Aufl. 1990, Jain-Publishers, New Delhi

D. Signaturenlehre

FURLENMEIER, MARTIN	**Mysterien der Heilkunde,** 338 S., 1981, Verlag Th.Gut & Co. Stäfa (Schweiz), Darstellung der wissenschaftlichen Grundlagen und Prinzipien aller arzneilichen Therapieformen unter Einbeziehung dessen, was sich der Wissenschaft entzieht.
HAUSCHKA, RUDOLF	**Substanzlehre.** Zum Verständnis der Physik, der Chemie und therapeutischer Wirkung der Stoffe. 10. Aufl., 1990, Verlag Vittorio Klostermann, Frankfurt a.M.
PABST, G. (Hrsg.)	**Köhler's Atlas der Medizinalpflanzen** in naturgetreuen Abbildungen mit kurz erläuterndem Texte, Reprint von Auszügen aus dem Gesamtwerk nach der dreibän-

BIBLIOGRAPHIE

	digen Orignialausgabe aus den Jahren 1887, 1889 und 1898, Lizenzausgabe mit Genehmigung des Verlags Th. Schäfer, Hannover im Weltbildverlag Augsburg, 1997.
PARACELSUS	**Sämtliche Werke,** nach der 10-bändigen Huserschen Gesamtausgabe (1589 - 1591) zum ersten Mal in neuzeitliches Deutsch übersetzt. Mit Einleitung, Biographie und erklärenden Anmerkungen versehen von Bernhard Aschner, 4 Bdn. Jena 1926 - 1932 (Nachdruck).
DERSELBE	Werke, Hrsg. von Will-Erich Peukert, 5 Bde., 1965, Verlag Schwabe und Co., Darmstadt.
PELIKAN, WILHELM	**Heilpflanzenkunde,** Der Mensch und die Heilpflanzen Bd. 1 - 3, Auflagen von 1962 - 1988, Philosophisch-Anthroposophischer Verlag Goetheanum/Dornach (Schweiz).
SCHLEGEL, EMIL	**Religion der Arznei** – Signaturenlehre als Wissenschaft, 6. Aufl., 1987, 326 S., Verlag Johannes Sonntag, Regensburg.
VONARBURG, BRUNO	**Homöotanik,** – Farbiger Arzneipflanzenführer der Klassischen Homöopathie, Bd. 1, Zauberhafter Frühling, 286 S. Bd. 2, Blütenreicher Sommer, 602 S. Bd. 3, Farbenprächtiger Herbst, 264 S. Bd. 4, Extravagante Exoten (in Vorbereitung) Haug-Verlag, Heidelberg.

E. Süchte

GALLAVARDIN, J.-P.	**Homöopathische Beeinflussung von Charakter, Trunksucht und Sexualtrieb,** 8. Aufl. 1991, 110 S., Haug-Verlag, Heidelberg.

F. Sexualität

RABA, PETER	**Eros und sexuelle Energie durch Homöopathie,** 816 S., 1. Aufl. 1998, reich bebildert, Andromeda-Verlag Murnau.

G. Lexika

HERMANN, URSULA	**Knaurs etymologisches Lexikon,** 10 000 Wörter unserer Gegenwartssprache, Herkunft und Geschichte, 1982, Verlag Droemer Knaur, München.
PSCHYREMBEL	**Klinisches Wörterbuch,** Walter de Gruyter, Berlin, 1975.

2. ANTHROPOSOPHIE

HAUSCHKA, RUDOLF
Substanzlehre – Zum Verständnis der Physik, der Chemie und therapeutischer Wirkungen der Stoffe, 10. Aufl. 1990, Verlag Vittorio Klostermann, Frankfurt a.M.

PELIKAN, WILHELM
Sieben Metalle – Vom Wirken des Metallwesens in Kosmos, Erde und Mensch, hrsg. von der naturwissenschaftlichen Sektion der Freien Hochschule GOETHEANUM. 232 S., 4. Aufl., 1981, Philosophisch-Anthroposophischer Verlag, Goetheanum, Dornach/Schweiz.

DERSELBE
Heilpflanzenkunde, Der Mensch und die Heilpflanzen Bd. 1-3, Auflagen von 1962-1988, Philosophisch-Anthroposophischer Verlag, Goetheanum, Dornach (Schweiz).

STEINER, RUDOLF
Sämtliche Werke, Rudolf-Steiner-Verlag, CH-4143 Dornach.

WACHSMUTH, GUENTHER
Erde und Mensch – ihre Bildekräfte, Rhythmen und Lebensprozesse, Bd. 1, 4. Aufl., 1980, Rudolf-Steiner-Verlag, CH-4143 Dornach.

3. PSYCHOLOGIE, PSYCHOTHERAPIE UND HOMÖOPATHIE

BAILEY, PHILIP M.
Psychologische Homöopathie – Persönlichkeitsprofile von großen homöopathischen Mitteln, 543 S., Delphi bei Droemer, München, 1988.

BANDLER, RICHARD UND GRINDER, JOHN
Neue Wege der Kurzzeit-Therapie, Neurolinguistische Programme (NLP), 232 S., Junfermann-Verlag, Paderborn, 1984.

DIESELBEN
Reframing, Ein ökologischer Ansatz in der Psychotherapie (NLP), 241 S., 1985, Junfermann-Verlag, Paderborn.

CAMERON-BANDLER, LESLIE
Wieder zusammenfinden, NLP – Neue Wege der Paartherapie. 179 S., 1985, Junfermann-Verlag, Paderborn.

ERICKSON, MILTON H.
Meine Stimme begleitet Sie überall hin, Ein Lehrseminar mit Milton H. Erickson. Hrsg. und kommentiert von Jeffrey Zeig. 377 S., Verlag Klett-Cotta, Stuttgart.

FISCHER, JÜRGEN
Die neuen Pforten der Wahrnehmung – Betriebsanleitung für den menschlichen Geist, vorerst als geb. Fotokopie A4, 92 S., Bestellungen über Fischer-Orgon-Technik, Postfach 11 70, 27722 Worpswede, Telefon (0 47 92) 25 03, Fax 40 32.

BIBLIOGRAPHIE

GORDON, D.	**Therapeutische Metaphern,** 1985, Junfermann-Verlag, Paderborn (Erschaffung von Gleichnissen zwecks psycho-homöopathischer Intervention).
HALEY, JAY	**Die Psychotherpaie Milton H. Ericksons,** 319 S., 1978 Peiffer-Verlag, München. Reihe: Leben lernen 36.
PEPPLER, ANTONIE	**Die psychologische Bedeutung homöopathischer Arzneien,** Bd. 1, 190 Arzneien, 438 S., 1. Aufl., 1998, CKH-Verlag, Großheubach.
PERLS, FRITZ	**Gestalt, Wachstum, Integration,** 267 S., Junfermann-Verlag, Paderborn.
ROBBINS, ANTHONY	**Grenzenlose Energie** – Das Power-Prinzip. Wie Sie Ihre persönlichen Schwächen in positive Energie verwandeln. Das NLP-Handbuch für Jedermann. 490 S., 1993, Heyne-Verlag München, Reihe Esoterik. (Umfassende und für Laien leicht verständliche Einführung in sämtliche NLP-Techniken).
WHITMONT, EDWARD C.	**Psyche und Substanz** – Essays zur Homöopathie im Lichte der Psychologie C. G. Jungs. 270 S., 2. Aufl., 1996, Verlag Ulrich Burgdorf, Göttingen.
WIPP, BENNO	**Homöopathie in Psychiatrie und Neurologie,** ein Leitfaden, 2. überarbeitete und erweiterte Auflage, 276 S., 1984, Haug-Verlag, Heidelberg.
WOLINSKY, STEPHEN	**Quantenbewußtsein.** Das experimentelle Handbuch der Quantenpsychologie, 296 S., 1. Aufl., 1994, Verlag Alf Lüchow, Freiburg i. Br.

4. TRÄUME UND TRAUMARBEIT

Auch hier nur ganz wenige Werke aus der großen Fülle vorhandener Literatur, soweit sie von Belang sind für die in diesem Werk vorgetragenen Methoden des NLP und der Gestalttherapie bei der Traumarbeit.

AEPPLI, ERNST	**Der Traum und seine Deutung,** Rentsch-Verlag, Zürich.
ARISTOTELES	**Über Träume und Traumdeutung.** In: Kleine Naturwissenschaftliche Schriften, Langenscheidt, Berlin-Schöneberg, Bd. 25.
GARFIELD, PATRICIA	**Kreativ Träumen,** 273 S., Ansata-Verlag, Interlaken, 1980.
DIESELBE	**Der Weg des Traum-Mandala,** 251 S., 1981, Ansata-Verlag.
JUNG, CARL GUSTAV	**Die Wirklichkeit der Seele,** Über psychische Energetik und das Wesen der Träume. Von Traum und Selbsterkenntnis, Walter-Verlag, Freiburg i.Br.

PERLS, FRITZ	**Gestalt-Therapie in Aktion,** 292 S., 3. Aufl., 1979, Verlag Klett-Cotta, Stuttgart.
WEINREB, FRIEDRICH	**Traumleben.** Überlieferte Traumdeutung, Bd. I - IV, Thauros-Verlag, 1979, (Eine Lizenzausgabe ist erhältlich beim Diederichs-Verlag, München, unter dem Titel *Kabbala im Traumleben des Menschen,* Diederichs Gelbe Reihe 1994).
WHITMONT, EDWARD C.	**Träume – Eine Pforte zum Urgrund,** 270 S., Verlag Ulrich Burgdorf, Göttingen (Eine der solidesten Beschreibungen von Möglichkeiten der Traumarbeit nach C. G. Jung.).

5. SÜCHTE und RAUSCH-DROGEN

A. Adipositas – Anorexia nervosa – Bulimie

GERLINGHOFF, MONIKA UND BACKMUNG, HERBERT	**Der heimliche Heißhunger** Wenn Essen nicht satt macht, 180 S., dtv, 1997.
HERZOG, DAGMAR	**Mentales Schlankheitstraining,** nymphenburger, in der F. A. Herbig Verlagsbuchhandlung München, 164 S., 7. Aufl. 1996.
DAHLKE, RÜDIGER	**Gewichtsprobleme,** Be-Deutung und Chance von Übergewicht und Untergewicht, 202 S., Knaur, München, 1998.
RAY, SONDRA	**Schlank durch positives Denken,** Die spirituelle Diät, 148 S., Kösel-Verlag, Kempten, 7. Aufl., 1996.

B. Rauchen

BURGER, DORIS	**Schlank und glücklich als Nichtraucher,** 160 S., Weltbild Verlag, Augsburg 1997.
CARR, ALLEN	**Endlich Nichtraucher!** Der einfachste Weg mit dem Rauchen Schluß zu machen, 184 S., Goldmann Ratgeber.
DAHLKE, RÜDIGER UND MARGIT	**Die Psychologie des blauen Dunstes,** Be-Deutung und Chance des Rauchens, 208 S., Alternativ heilen, Dromer/Knaur, 1989

C. Alkohol und Süchte allgemein

KOLITZUS, HELMUT	**Die Liebe und der Suff ...,** Schicksalsgemeinschaft Suchtfamilie 278 S., Kösel-Verlags GmbH und Co, München, 1997

BIBLIOGRAPHIE

D. Ethnobotanik und Drogen im engeren Sinn

DE QUINCEY, THOMAS — **Die Bekenntnisse eines englischen Opiumessers,** München, 1965., Jetzt bei Klett-Cotta, 217 S., 1995.

GELPKE, RUDOLF — **Vom Rausch im Orient und Okzident,** Stuttgart 1966.

GROF, STANISLAF — **Topographie des Unbewußten,** 272 S., Klett-Cotta, 1997

HANSEN, HAROLD A. — **Der Hexengarten,** 170 S., 2. Aufl., Trikont-Dianus Verlag München, 1982.

HUXLEY, ALDOUS — **Die Pforten der Wahrnehmung,** München 1954. Jetzt Neuauflage bei Piper-Verlag, 2000, 133 S.

LOSCH, FR. (Hrsg.) — **Kräuterbuch,** Unsere Heilpflanzen in Wort und Bild, 228 S., Bechtermünz Verlag im Weltbild Verlag, Augsburg, 1997, Unveränderter Nachdruck der Ausgabe, Verlag von J. F. Schreiber, Eßlingen & München.

MCKENNA, TERENCE — **Die Speisen der Götter,** Die Suche nach dem ursprünglichen Baum der Weisheit, 366 S., Edition Rauschkunde, 1992, im Verlag Werner Piepers MedienXperimente, 69488 Löhrbach.

PIEPER, WERNER — **Die Geschichte des O. Opiumfreuden – Opiumkriege,** 180 S., Edition Rauschkunde, im Verlag Werner Piepers MedienXperimente, 69488 Löhrbach.

RÄTSCH, CHRISTIAN — **Enzyklopädie der psychoaktiven Pflanzen,** Botanik, Ethnopharmakologie und Anwendungen, mit einem Vorwort von Albert Hofmann, 941 S., reichhaltig und durchweg farbig bebildert, 2. Aufl., 1998, AT-Verlag, Aarau/Schweiz.

DERSELBE (Hrsg.) — **Das Tor zu inneren Räumen,** Heilige Pflanzen und psychedelische Substanzen als Quelle spiritueller Inspiration, Eine Festschrift zu Ehren von Albert Hofmann, 288 S., Edition Rauschkunde, im Verlag Werner Piepers MedienXperimente, 69488 Löhrbach, 1992.

DERSELBE — **Die »Orientalischen Fröhlichkeitspillen«** und verwandte psychoaktive Aphrodisiaka, 112 S., Reihe Ethnomedizin und Bewußtseinsforschung, Amand Aglaster, Markgrafenstraße 67, Berlin, Telefon (0 30) 2 51 04 15, 2. Aufl., 1995, VWB-Verlag für Wissenschaft und Bildung.

DERSELBE — **Räucherstoffe, Der Atem des Drachen,** 72 Pflanzenportraits – Ethnobotankik, Rituale und praktische Anwendungen, 231 S. mit Abb., AT-Verlag, Aarau/Schweiz.

DERSELBE — **Urbock, Bier jenseits von Hopfen und Malz,** Von den Zaubertränken der Götter zu den psychedelischen Bieren der Zukunft, 224 S., reich bebildert, AT-Verlag, Aarau/Schweiz, 1996.

DERSELBE	**Pflanzen der Liebe,** Aphrodisiaka in Mythos, Geschichte und Gegenwart, mit Rezepten und praktischen Anwendungen. Vorwort von Albert Hofmann, 208 S., reich bebildert, 4. Aufl., 1998, AT-Verlag, Aarau/Schweiz.
DERSELBE und LIGGENSTORFER (Hrsg.)	**Pilze der Götter,** Von Maria Sabina und dem traditionellen Schamanentum zur weltweiten Pilzkultur, 270 S., reich bebildert, 1998, AT-Verlag, Aarau/Schweiz.
RÄTSCH, CHRISTIAN, MÜLLER-EBELING, CLAUDIA UND STORL, WOLF-DIETER	**Hexenmedizin,** Die Wiederentdeckung einer verbotenen Heilkunst – Schamanische Traditionen in Europa, 272 S., reich bebildert, 1998, AT-Verlag, Aarau/Schweiz.
RIPPCHEN, RONALD (Hrsg.)	**Zauberpilze,** Der Grüne Zweig 155, 132 S., Werner Piepers MedienXperimente, o. J., Alte Schmiede, 69488 Löhrbach.
SCHMIDBAUER, WOLFGANG UND VOM SCHEIDT, JÜRGEN	**Handbuch der Rauschdrogen,** eine Sonderproduktion der nymphenburger in der F. A. Herbig, Verlagsbuchhandlung GmbH, 1997
SCHULDES, BERT MARCO	**Psychoaktive Pflanzen,** Mehr als 65 Pflanzen mit anregender, euphorisierender, beruhigender, sexuell erregender oder halluzinogener Wirkung, 126 S., 10. Aufl., Der Grüne Zweig, Werner Piepers MedienXperimente, 69488 Löhrbach.
SCHULTES, RICHARD E. UND HOFMANN, ALBERT	**Pflanzen der Götter,** Die magischen Kräfte der bewußtseinserweiternden Gewächse, mit Pflanzenlexikon und Übersicht zur Anwendung, 208 S., reichhaltig bebildert, 1998, AT-Verlag Aarau/Schweiz.
STAMETS, PAUL	**Psilocybinpilze der Welt,** Ein praktischer Führer zur sicheren Bestimmung mit 130 Farbfotos, 246 S., Mit einem Vorwort von Andrew Weil, AT-Verlag, Aarau/Schweiz.
WOLF, FRED	**Die Physik der Träume,** Insel-Verlag.

6. KULTURGESCHICHTE – MYTHOLOGIE – PHILOSOPHIE – ESOTERIK

ASH, DAVID & HEWITT, PETER	**Wissenschaft der Götter** – Zur Physik des Übernatürlichen, 216 S., 5. Aufl., 1992, 2001-Verlag, Frankfurt a.M.
BAUER, WOLFGANG, KLAPP, EDZARD, UND ROSENBOHM, ALEXANDRA	**Der Fliegenpilz,** Traumkult – Märchenzauber – Mythenrausch, 206 S., reich bebildert, AT-Verlag, Aarau/Schweiz, 2000.

BIBLIOGRAPHIE

Castaneda, Carlos	**Die andere Realität – Die Lehren des Don Juan,** Fischer-Bücherei.
Estrada, Alvaro und Rätsch, Christian	**Maria Sabina - Botin der heiligen Pilze,** Trikont, München.
Hansen, Carl (Hrsg.)	**Lesebuch für Ärzte,** Karl Hensel-Verlag, Berlin, 1950.
Helmrich, Hermann E. (Hrsg.)	**Kybalion,** Eine Studie über die hermetische Philosophie des alten Ägyptens und Griechenlands, akasha-Verlagsgesellschaft, München, 1981, in Lizenz des Arcana-Verlags, Heidelberg.
Kyber, Manfred	**Die drei Lichter der kleinen Veronika,** Roman einer Kinderseele, Drei Eichen-Verlag, Hermann Kissener, München-Pasing, 1952.
Markides, Kyriacos	**Der Magus von Strovolos,** Die faszinierende Welt eines spirituellen Heilers, Knaur-Esoterik, Nr.4174.
Derselbe	**Heimat im Licht,** Knaur-Esoterik, Nr. 4191.
Derselbe	**Feuer des Herzens,** Knaur-Esoterik, Nr. 4268.
Pia, Pascal	**Charles Baudelaire in Selbstzeugnissen und Bilddokumenten,** 166 S., 1958, rowohlts monographien, Rowohlt-Verlag, Reinbek bei Hamburg.
Platon	**Gastmahl – Phaidon – Phaidros,** übertragen von Rudolf Kassner, 242 S., 1979 VMA-Verlag Fourier und Fertig oHG, Wiesbaden in Lizenz des Eugen Diederichs-Verlags, Düsseldorf - Köln.
Ranke – Graves, Robert von	**Griechische Mythologie,** Quellen und Deutung, Bd. 1, 337 S., und Bd 2., 396 S., Rowohlt-Verlag, Reinbeck bei Hamburg.
Rajneesh, Shree	**Mit Wurzeln und mit Flügeln,** Zen-Geschichten, Osho-Verlag, Köln.
Sheldrake, Rupert	**Das schöpferische Universum,** Die Theorie des morphogenetischen Feldes, München, 1983

7. DICHTUNG – KUNST

Baudelaire, Charles	**Sämtliche Werke in 18 Bdn.,** Verlag Klett-Cotta, Stuttgart.
Derselbe	**Die Blumen des Bösen und kleine Gedichte**, Zweisprachige Ausgabe, Winkler-Verlag.
Derselbe	**Die künstlichen Paradiese.** Die Dichtung vom Haschisch, Manesse 14.
Gibran, Kahlil	**Der Prophet** – Wegweiser zu einem sinnvollen Leben, 72 S., Walter-Verlag, Olten und Freiburg im Breisgau.
Yogananda, Paramah.	**Flüstern aus der Ewigkeit,** Perlinger-Verlag m.b.H., 184 S.

8. EROTIK – SEXUALITÄT – ENERGIE

KRISHNA, GOPI **Kundalini – Erweckung der geistigen Kraft im Menschen.**
5. Aufl., 215 S., 1993, Scherz-Verlag, Bern-München-Wien (Neuausgabe der 1968 erschienenen Erstausgabe im Otto Wilhelm Barth-Verlag).

BILDNACHWEIS

Die Bilder entstammen der Eigenproduktion und dem Archiv des Autors. Einige wenige Aufnahmen hiervon sind Teil der legendären Ausstellung *Eva & Er,* die 1968 im Münchner Stadtmuseum und der Wiener Secession Triumphe feierte. Die Hintergründe, die zur Produktion der hier nicht erwähnten Darstellungen führte, werden nicht näher erläutert.

Im folgenden werden nur Aufnahmen angeführt, die der Autor an historischen Plätzen oder mit Genehmigung der genannten Museen anfertigte.

S. 29	Griechischer Reliefkopf, Akropolis-Museum, Athen
S. 32	Venus vom Esquilin, Kapitolinische Museen, Rom, Villa Palombara
S. 34	Silen, Akropolis, Athen
S. 37	Alter Ahorn am Fluß Acheron (der mythologische Hades), Nordgriechenland
S. 125	Darstellung einer Sepia, in Schmeil-Brohmers Tierkunde, 3. Heft, Verl. Quelle & Meyer in Leipzig, 1913, S. 61
S. 151	Kopf einer Holzpuppe, Stadtmuseum München
S. 165	Apis: Die Modeaufnahme im Hintergrund mit freundlicher Genehmigung meines Sohnes Adrian Bela Raba
S. 240	Bemalte Holzpuppe, Stadtmuseum München
S. 252	Pontinische Wölfin, Kapitolinische Museen, Rom
S. 254	Meine Hündin Chico mit Welpen vor dem Hintergrund eines Gemäldes von Peter Mühldorfer, München
S. 288	»Der sterbende Gallier«, Kapitolinische Museen, Rom
S. 298	Holzkopf, Stadtmuseum München
S. 311	Puppenkopf mit hochgeschobener Maske, Stadtmuseum München
S. 404	Aufprojektion von Relieffiguren der Ara pacis, Rom
S. 426	Der *Omphalos* von Delphi, vermutlich ein Pilzstein nach dem Vorbild von Psilocybe semilanceata

»Krankheitssymptome sind Leuchtfeuer der Seele
im Konflikt von Gut und Böse,
im Kampf mit unerträglicher Wirklichkeit.
Krankheit ist der Schiffbruch des Körpers
im Meer der Veränderung,
Fieber das Fegefeuer auf dem Weg zur Erneuerung.

Homöopathie ist Katalysator
im Prozess der Evolution allen Lebens.
Der Unmündige kapituliert vor der Wucht
selbsterzeugten Schicksals.
Ein Künstler sucht und findet Lösungen
aus der Verstrickung.

Allein – wir sind alle Künstler!«

PETER RABA

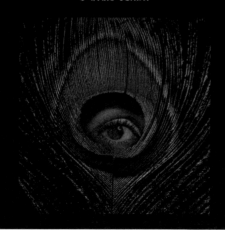

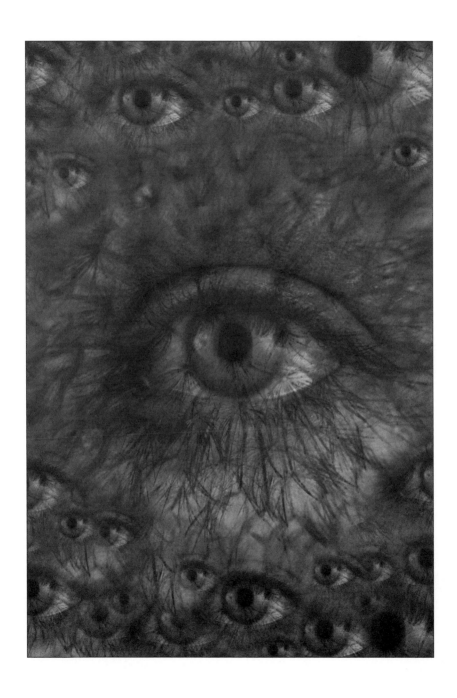

DIREKT BESTELLEN

Bestellung

Auf den folgenden Seiten haben wir
für Sie das Programm des Andromeda-Verlags,
Peter Raba dargestellt.

Bitte richten Sie Ihre Bestellungen **direkt** an den
Andromeda-Verlag, Peter Raba

über das Internet:
www.andromeda-buch.de
per Fax: (0 88 41) 4 70 55
per Telefon: (0 88 41) 95 29
oder an die Verlagsanschrift:
Andromeda-Verlag
Bahnhofsweg 2,
82418 Murnau-Hechendorf

ANDROMEDA

Lieferung

Wir freuen uns über
Ihre Direktbestellungen und den
Kontakt zu unseren Lesern.

Auf unserer Internetseite stehen
Ihnen zu allen Werken Leseproben, die
Inhaltsverzeichnisse und Dankschreiben
homöopathiebegeisterter Leser und
Sammler unserer Bücher zur Verfügung.

Als besonderen Service bieten wir unseren
Privatkunden in Deutschland,
Österreich und der Schweiz eine versand- und
verpackungskostenfreie Lieferung.

Wir bedanken uns für Ihr Interesse …

Peter Raba & Mona Haase

ANDROMEDA

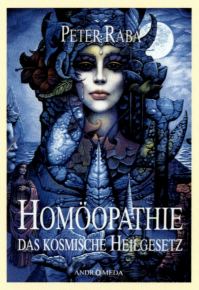

HOMÖOPATHIE – DAS KOSMISCHE HEILGESETZ

2. Auflage 2001

752 Seiten, gebunden, bibliophile Ausstattung in dunkelblauem Balacron mit Goldprägung und drei verschiedenfarbigen Lesebändchen, 17 Farbreproduktionen aus älteren und neueren Quellen, 60 Farbfotografien, 18 S/W-Fotos und Zeichnungen, sowie 5 Tafeln.
70 panoptische Signaturen des Autors als Hintergrundbilder, farbiger Schutzumschlag, Format 17 x 24 cm

Mit einem Vorwort von Dr. med. Otto Eichelberger, dem Begründer und Ehrenvorsitzenden der Deutschen Gesellschaft für Klassische Homöopathie

Band 1
der Reihe HOMÖOTHEK®

ISBN 3-932938-93-3

95 €

Das Standardwerk: Grundlagen zum Verständnis für den Anfänger, tiefgreifende Bereicherung für den Fortgeschrittenen, anwendbares Wissen für Alle, mit vielen Fallgeschichten.

Durch die Lektüre des allumfassenden Werks HOMÖOPATHIE DAS KOSMISCHE HEILGESETZ lernen Sie von Grund auf verstehen, was Homöopathie ist und kann. Sie erweitern dabei nicht nur Ihre Weltschau, sondern werden vielfach in eigener Regie handlungsfähig. Sie beginnen den

Sinn hinter einer bestimmten Krankheit zu erkennen und welche Korrekturen in Ihrem Leben vonnöten sein mögen, damit Seele und Körper wieder ein harmonisches Ganzes bilden.

»Das vorliegende Werk präsentiert die erste Zusammenschau vielfältiger homöopathischer Phänomene in Medizin, Psychologie, Kunst und Alltagsleben, bis hinein in die Welt unserer Träume. Es stellt die Quintessenz der 30-jährigen Erfahrung Peter Rabas mit der »Reinen Lehre« Samuel Hahnemanns dar, die er uns hier auf's Kunstvollste vorführt.

Das Buch darf wohl heute schon als ein künftiges Standardwerk dieser Heilkunde und -kunst angesehen werden. Die vielen Bilder und nachdenkenswerten Zitate sowie die kostbare Ausstattung lassen es darüber hinaus auch als ein schönes Geschenk erscheinen. Viel Weisheit, Wissen und Erfahrung in komprimierter und künstlerisch aufbereiteter Form.«
Dr. med. Otto Eichelberger, München

»Ein ausgesprochen interessantes Buch! Ein in unserer Gesellschaft weitgehend noch fehlender Ganzheitsgedanke durchzieht das gesamte Werk und führt zu ›bedenkens-werten‹ und ›merk-würdigen‹ ›Ein-Sichten‹, sowohl für Laien – als auch für Fachkreise.«
Prof. HP Hartmut Brasse, Unna

»Die beiden Bücher: Das Kosmische Heilgesetz und Eros und sexuelle Energie durch Homöopathie sind wirklich ›Das Duo‹ der heutigen Homöopathie – und der Medizin der Zukunft.«
Dr. Wolf Friederich, München

»Congratulations! Man liest und liest ... Wie breit ist der Horizont dieses Autors – es ist ein Genuß!«
Dr. med. Susanne Häring-Zimmerli, CH-Frenkendorf

»Mithilfe des Kosmischen Heilgesetzes konnte ich schon einigen Menschen Gutes tun und somit Mittler Ihrer Ideenwelt zur Homöopathie sein.«
Dr. med. R. Barabasch, Muggensturm

BÜCHER

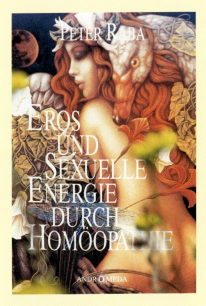

EROS UND SEXUELLE ENERGIE DURCH HOMÖOPATHIE

unter besonderer Berücksichtigung der sogenannten 7 Todsünden

2. Auflage 2001

832 Seiten, 112 Farb- und S/W-Bilder aus älteren und neueren Quellen; bibliophile Ausstattung, gebunden, Balacron in Pompejianisch-Rot mit Goldprägung und drei verschiedenfarbigen Lesebändchen.
Format 17 x 24 cm

Farbiger Schutzumschlag: Leda, nach einem Gemälde von Albert Belasco, London.

Vorwort von Dr. med. Otto Eichelberger.

Band 2 der Reihe HOMÖOTHEK®

ISBN 3-932938-38-0

95 €

Die Homöopathie verfügt seit über 200 Jahren über ein ganzes Arsenal von Arzneien, um die vielfältigen psychischen und physischen Störungen im Zusammenhang mit sexuellen Problemen bei Mann und Frau ursächlich anzugehen. Schöpfen Sie Wissen und Einsichten über die Grundenergie des Lebens aus diesem Buch.

Aus dem Inhalt:
– sieben Todsünden: Zorn, Geiz, Neid, Stolz, Völlerei, Trägheit und Wollust

– *Hilfe bei sexuellen Störungen wie Impotenz, Frigidität, Menstrationsproblemen, Kinderlosigkeit und Traumata durch Mißbrauch u.v.m.*
– *Schwangerschaft und Entbindung*
– *Klimakterium*
– *über das Glücklich-Sein u.v.m.*

»Gongschlag! Dieses Buch ist genial! Es wird sich als das vielleicht progressivste Werk zur Behandlung der von Rudolf Steiner bereits in den zwanziger Jahren prophezeiten Dämonisierung der Sexualität herausstellen.«
Dr. med. Otto Eichelberger, München

»... eine gelungene Kombination aus fachlicher Kompetenz, poetischem Stil und ästhetischer Gestaltung. Ein Muß für die Bibliothek des Homöopathen, eine empfehlenswerte Bereicherung für Therapeuten aller Couleur und sogar eine genußvolle und gut verdauliche Kost für interessierte Laien. Der mündige Patient erhält jede Menge Tips zur Behandlung in eigener Verantwortung.«
Dr. med. Henning Alberts, Stuttgart
(Facharzt für Neurologie und Psychiatrie)

»Ich freue mich, in Zukunft aus der Fülle des dargebotenen Wissens und Könnens in diesem Werk schöpfen zu dürfen und werde es meinen Schülern wärmstens ans Herz legen.«
HP Andreas Krüger, Berlin
(Weg und Wandlungsbegleitung)

»Reich gefüllt mit Wissen, geschrieben mit glühendem Herz; Aphrodite und die Musen lenkten ihm Herz und Verstand, begeistert den Leser mit Bildern, Ideen von Weisen und Genien. Alles ein Rausch für die Sinne und heilt in der Liebe den Schmerz mit Homöopathie.«
Dr. med. Willibald Gawlik, Greiling
(Arzt für Allgemeinmedizin und Homöopathie)

BÜCHER

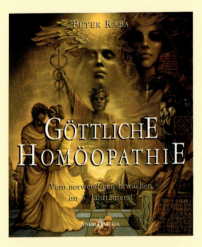

GÖTTLICHE HOMÖOPATHIE

2. Auflage 2003

Großformat 24 x 28 cm, bibliophile Ausstattung, Leinen mit Goldprägung und farbigem Schutzumschlag nach einem Gemälde von Albert Belasco.

456 Seiten, mit 150 Farbphotographien und panoptischen Ideogrammen zu den Arzneimittelbildern.

Band 3
der Reihe HOMÖOTHEK®

ISBN 3-932938-03-8

99 €

Das Ähnlichkeitsgesetz der Homöopathie wirkt in alle Lebensbereiche hinein. Der erste Teil des Werks läßt Sie dieses Phänomen in unterschiedlichsten Wissensgebieten erkennen, z.B. in der Architektur, in der Geldwirtschaft, der Reaktionsweise kranker Bäume oder der Welt unserer nächtlichen Träume. Die allumfassende Betrachtungsweise ermöglicht ein tiefes Verständnis für die Herausforderungen, die uns täglich begegnen.

Im Hauptteil des Buches werden auf fast 300 Seiten, 46 wichtige homöopathische Arzneimittel vorgestellt. Einprägsame Photographien zu Wesen und Signatur der Heilstoffe bereichern den lebendigen Textteil. Die eigens zu diesen Kapiteln geschriebenen ICH-BIN Gedichte erschließen weitere Aspekte dieser Mittel.

Ein Gesamtkunstwerk mit Ein-Fällen zum Nach-Denken über die Natur ausgewählter homöopathischer Arzneien und ihre Beziehung zu archetypischen menschlichen Fehlhaltungen ver-dichtet zu Worten und Bildern von Peter Raba, für die Menschen des 3. Jahrtausends!

Stimmen aus der Fachwelt:

»Klare Wissenschaftlichkeit und Physik auf der einen Seite, Lyrik, Mystik und Naturerkenntnis auf der anderen: Welch wundervolles Kaleidoskop homöopathischer Heilkunst!

Hinter der äußeren Ästhetik, offenbaren sich zeitlose Mandalas innerer Schönheit. Man kann in diesem Werk lesen. Man kann daraus lernen. Man kann es aber auch einfach nur genießen. Von welcher Seite auch immer man sich seinem Inhalt nähert, es enthält für jeden faszinierende Facetten von eindringlicher Leuchtkraft. Der Versuch eines medizinisch-literarischen Gesamtkunstwerks, in dem eine global und universell gesehene Homöopathie einer beseelten Natur- und Geisteswissenschaft, Psychologie, Poesie und Photographie die Hand reicht.

Auch in diesem Werk schüttet Raba reichhaltige Arzneikenntnisse für jedermann aus dem Füllhorn seiner jahrzehntelangen Erfahrung aus. Die Lektüre selbst – und das ist überraschend – wird zu einem Stück ursächlich wirkender Therapie. Wahrscheinlich die derzeit schönste, aufwendigste und sorgfältigst gearbeitete Publikation über die Homoeopathia divina – die ›Göttliche Heilkunst‹.«

Dr. med. Otto Eichelberger, München

»Dieser Raba entwickelt sich allmählich zu einer Art Karajan der Homöopathie. Faszinierend, wie er die kosmische Partitur des Ähnlichkeitsgesetzes hinter den irdischen Phänomenen aufspürt, sie durchschaubar macht und mit den Mitteln von Sprache, Photographie und angewandter Signaturenlehre in den vorgestellten Arzneimittelbildern, zu einer Symphonie verdichtet.«

Dr. med. Henning Alberts, Stuttgart

»Die ›Göttliche Homöopathie‹ ist in der Tat das Geschenk eines Genies an die Menschheit des 3. Jahrtausends.«

Dr. med. Susanne Häring-Zimmerli, CH-Frenkendorf

BÜCHER

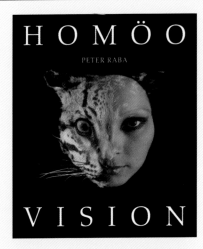

Nach dem großen Erfolg der GÖTTLICHEN HOMÖOPATHIE I, ist nun eine GÖTTLICHE HOMÖOPATHIE II unter dem Titel

HOMÖOVISION

erschienen.

1. Auflage 2001

Großformat 24 x 28 cm, bibliophile Ausstattung, Leinen mit Goldprägung und farbigem Schutzumschlag – *Tigerlady* von Peter Raba.

336 Seiten, mit 265 farbigen Einzelbildern

Band 5
der Reihe HOMÖOTHEK®

ISBN 3-932938-04-6

99 €

Signaturen – der Schlüssel zur Homöopathie: Die Betrachtung der Signaturen homöopathischer Ausgangsstoffe von Pflanzen, Tieren und Mineralien ermöglicht dem Studierendem ein-leuchtende Erkenntnisse über Wesen und Wirkungsweise homöopathischer Heilstoffe. Erlernen Sie diese Sicht-Weise mit Hilfe der Pan-optischen Ein-Sichten des Autors!

In 24 Kapiteln zu bedeutenden Themen des Lebens, wie z.B. Entscheidung – Angst – Mitgefühl – Wünsche – Tiere – Psora – Miasma und Krebs, werden die ausgewählten Arzneistoffe auch immer unter dem Aspekt der Signatur behandelt.

»Dieses Buch ist ungewöhnlich. Es rüttelt auf. Es macht wach. Worte und Sätze, wie mit dem Meisel aus dem Urgestein unseres Daseins geschlagen.

Raba macht das Goethe-Wort von der Naturbetrachtung mittels »anschauender Urteilskraft« wahr. Hier wird Wissenschaft wieder in ihrer ursprünglichen Bedeutung verstanden, als eine »Lehre des Erkennens« der Wirkkräfte hinter der äußeren Wirklichkeit. Raba seziert Realität mit dem Skalpell der Erkenntnis. Er tut dies in der unverkennbaren und für sein Schaffen und Wirken charakteristischen Handschrift, – in Worten und photographischen Ideogrammen von bestechender Ästhetik. Dies alles jenseits einer Homöopathie reiner Arzneimittel. Das Wort selbst wird in den Stand eines heilsamen Homoions für die Seele erhoben.

Trotzdem kommt auch die Arzneibetrachtung nicht zu kurz. Zu jedem Schlagwort – und hier schlagen einem die Worte in ihrer Urbedeutung ins Gesicht – gibt es Querverweise zu passenden Heilstoffen, wie z.B. für Handlungslähme, Angstneurosen, Zwangsvorstellungen, Klammerreflexe, Depressionen, Überanstrengung, Vergeßlichkeit, Sexualprobleme, Psychokrebs, innere Drachen, und vieles mehr.

Interessant auch, daß viele sogenannte »kleinere Mittel« eine Würdigung erfahren, vor allem was ihre psychologischen Hintergründe angeht, die sich aus ihrer Signatur erklären, sodaß sich Ansatzpunkte für einen lohnenswerten Einsatz bei Schutzwallbildungen vor tiefliegenden Wunden und eingefahrenen Verhaltensmustern ergeben. So z.B. Castoreum canadense, Daphne indica, Flor de Piedra, Formica rufa, Hippomanes, Juglans regia, Mandragora, Ovi gallinae pellicula, um nur einige zu nennen.

Darüber hinaus werden Begriffe wie Anamnese, Dynamis, Homoion, Dyskrasis, Psora und die Miasmen auf eine überraschend neue und erregende Weise dargestellt und von einer hohen Warte aus durchschaubar gemacht.

Es ist die Kür eines großen homöopathischen Denkers, Dichters und Lichtbildners, der nach über 25-jähriger therapeutischer Bemühung um den kranken Menschen, zu größtmöglicher Einfachheit im Ausdruck hingefunden hat.«

Dr. med. Henning Alberts

BÜCHER

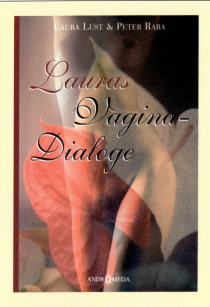

LAURAS VAGINA-DIALOGE

1. Auflage 2002

424 Seiten, 146 traumhaft schöne Bildkompositionen in Farbe und Duoton. Gebunden in weinrotem Velours und wie alle Raba-Werke mit Goldprägung, Schutzumschlag und Lesebändchen versehen.

Band 6
der Reihe HOMÖOTHEK®

ISBN 3-932938-96-8

Trotz hochwertiger Ausstattung nur 59 €

Die ergreifende Dokumentation einer homöopathischen Heilung zeigt zum einen die tiefgreifenden Auswirkungen von frühkindlichem Mißbrauch und zum anderen, die guten Therapiemöglichkeiten der klassischen Homöopathie bei einem bisher weitgehend tabuisierten Thema.

*Für Frauen und Männer.
Für Betroffene und Therapeuten.*

Zum Inhalt und der Entstehungsgeschichte des Buches:

Außerordentliche Glücksumstände machten es möglich, diese aufregende Geschichte der 30-jährigen Laura zu präsentieren, die unter einer durch frühkindlichen Mißbrauch ausgelösten Persönlichkeitsspaltung litt. Mithilfe homöopathischer Arzneien und begleitender Körpertherapie und Traumarbeit gelang es, Lauras Seelenwunden zu heilen und sie einer befreiten sexuellen Erlebnisfähigkeit zuzuführen. Mit großer schriftstellerischer Begabung und unverblümter Direktheit berichtet die gebildete Patientin, wie sie aus ihren Verstrickungen von Scham, Schuld und sadomasochistischen Phantasien herausfand.

Jeweils ein Kapitel von Laura steht im Wechsel mit ausführlichen therapeutischen Intermezzi von Peter Raba. Folgende Arzneimittel, welche direkt oder indirekt zu diesem Fall in Beziehung standen, erfahren eine ausführliche Würdigung: Anacardium, Belladonna, Lilium tigrinum, Opium, Hyoscyamus, Aranea diadema, Platina, Cuprum, Tulipa und Lac caninum. Über die künstlerische Schönheit hinaus, eine ebenso spannende wie wichtige Lektüre und ein gleichnishaft Ähnliches für die im Geschlechterkampf verlorengegangene Würde vieler Frauen.

»Urknall und Morgenröte einer neuen, revolutionären Medizinliteratur! Noch dazu aus der Reihe der Komplementärwissenschaften, der Homöopathie. Endlich kommt hier auch einmal der kranke Mensch zu Wort und bringt sein Krankheitsbild dem Leser eindringlich nahe, und das in geradezu atemberaubender Offenheit. In diesem jüngsten Buch aus der unermüdlich sprudelnden Wunderquelle Peter Rabas, wagt eine schriftstellerisch hochbegabte Patientin unter seiner Obhut und behutsamen Führung, sich seelisch vollkommen zu entblößen. Ein erregender, aufwühlender, vulkanischer Eindruck.

Pornographie? – Nein – ›Babylonisches Verhalten‹ – ähnlich unserem Zeitgeist. Einmal mehr wird hier deutlich, daß es primär immer unser Ziel sein muß, den ganzen Menschen zu behandeln und nicht ›die Krankheit‹. Rabas therapeutische Intermezzi sowie die kongenialen ›photographischen Impressionen und Ideogramme‹, sind wie immer eine Klasse für sich: Jedes Bild ein funkelnder Edelstein. Über die Fachwelt hinaus hat sich Peter Rabas breit gefächertes künstlerisches Genie seit Jahren bemerkbar gemacht und mit bisher sechs Werken zur Klassischen Homöopathie etabliert.«

Dr. med. Willibald Gawlik, Greiling
Ehemals Vorsitzender des Deutschen Zentralvereins homöopathischer Ärzte

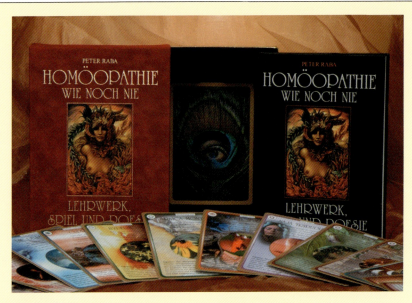

HOMÖOPATHIE WIE NOCH NIE

Lehrwerk, Spiel und Poesie

1. Auflage 2004

Diese Edition beinhaltet:

• Ein Buch mit 136 S. zu „Was ist, Was kann, Wie wirkt Homöopathie" mit einem Essay über das Wesen der Signatur und Informationen zu den Miasmen, Format 16 x 23 cm.

• 64 farbige, großformatige beidseitig bedruckte Karten im Format 10,5 x 15 cm zum Spielen oder zum Selbststudium der Signatur von 64 wichtigen homöopathischen Arzneimitteln.

• Eine edle Geschenkkassette mit Einlegeteil für die Karten – der Deckel ist bezogen mit rotem Velours und ist mit einer Goldprägung versehen.

Band 8
der Reihe „HOMÖOTHEK"

ISBN 3-932938-80-1

65 €

Noch nie wurde Homöopathie so spielerisch und »an-schaulich« präsentiert. Noch nie konnte sie so leicht und direkt »be-griffen« werden.

Darüber hinaus erhält der Leser, der hier gleichzeitig zum Betrachter wird, präzise Informationen, was Homöopathie ist, was sie kann und wie sie wirkt, sodaß seine Sicherheit im Umgang mit homöopathischen Mitteln wächst und es ihm dadurch vielleicht sogar möglich wird, im Alleingang Befreiung von mancherlei Seelennöten zu erlangen. Sodann wird sein Blick wieder geschärft für das alte Wissensgut der Signaturenlehre, wodurch verständlich wird, was Goethe gemeint hat, wenn er davon spricht, man müsse die Naturphänomene mit »anschauender Urteilskraft« betrachten.

Die in allen Raba-Werken unter verschiedensten Gesichtspunkten beleuchteten berühmt-berüchtigten Miasmen finden schließlich auch in diesem Buch hinreichend markante Erwähnung, unter Hinweis auf die ihnen eigenen besonderen Signaturen. Ein Kaleidoskop von Heilsymbolen also, ein Lehrwerk und gleichzeitig ein Lernspiel, je nachdem, von welcher Seite man sich dem »kosmischen Heilgesetz Homöopathie« nähern will.

Am Anfang stand der Einfall. Dazu gesellte sich Dichtkunst und künstlerische Photographie, wobei Dichtkunst hier ganz wörtlich zu verstehen ist, als ein »Ver-dichten« einzelner Bild- und Textelemente, zu einer möglichst prägnanten, »pan-optischen« Einheit, wie das alle bisherigen Raba-Bücher auszeichnet und wie es die Sammler seiner bibliophilen Werke von ihm erwarten. – Man kann nun diese Karten im Alleingang betrachten, aber auch ein Spiel daraus machen, das sich zu zweit, zu dritt und als Quartett spielen läßt.

Alles in allem also: Homöopathie aufs Angenehmste aufbereitet und in überraschender Geschenkverpackung präsentiert, für den Insider und Homöopathie-Crack ebenso wie für den erkenntnishungrigen, interessierten Laien und womöglich sogar für den mündigen und therapiemüden Bürger, der sich auf diese Weise zum ersten Mal der Idee der homöopathischen Heilkunst gegenüber öffnen wird.

Mona Haase

BÜCHER

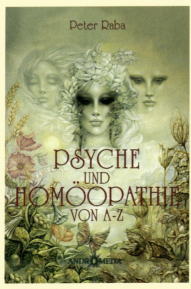

Vorläufiges Titelbild

Zum 250. Geburtstag von Samuel Hahnemann erscheint im Spätherbst 2005

PSYCHE UND HOMÖOPATHIE VON A - Z

oder Homöopathie für Seele und Gemüt

Anschauliches Repertorium zur Psychologie und Signatur homöopathischer Arzneien mit Suchbegriffen von Angst bis Zynismus

rund 1200 Seiten, bebildert wie bei allen Werken, hochwertige Ausstattung

Band 7
der Reihe HOMÖOTHEK®

ISBN 3-932938-07-0

148 €

Mit »Psyche und Homöopathie von A - Z« entstand ein praktikables Nachschlagewerk für Therapeuten und homöopathisch interessierte Laien.

Vorbestellung:
Wir freuen uns auf Ihre Vorbestellungen. Bitte richten Sie diese direkt an den

Andromeda-Verlag Peter Raba
Bahnhofsweg 2
82418 Murnau-Hechendorf
Telefon (0 88 41) 95 29
Telefax (0 88 41) 4 70 55
info@andromeda-buch.de

Mit diesem Werk kam Peter Raba dem Wunsch vieler seiner Seminar-Teilnehmer nach, ein ebenso umfangreiches wie praktikables Nachschlagewerk zu erstellen, in dem Arzneien für wichtige, weil häufig vorkommende seelische Entgleisungen und Verstimmungen des Gemüts, treffend skizziert und schnell auffindbar sind. Aufgrund hervorstechender Charakteristika können auf diese Weise z.B. Heilstoffe für so vielgestaltige und verwaschene Begriffe wie diverse *Ängste, Ärgernisse, Aggressionen, Depressionen, Kummer, Eifersucht, Frustration, Hysterie, Mangel an Selbstbewußtsein, Gedächtnisschwäche, Hyperkinese, Minderwertigkeitsgefühle, und innere Zwiespältigkeit, unterdrückte sexuelle Gefühle und daraus resultierende Beschwerden, Streß, übertriebenes Pflicht- und Verantwortungsgefühl, Vergeßlichkeit, Zwangsneurosen, und vieles vieles mehr,* bis hin zum Selbstzerstörungstrieb und Zynismus, aufgefunden werden. Allein die Beschreibung der sehr differenziert dargestellten Rubrik über die diversen Ängste nimmt viele Seiten ein.

Querverweise zu anderen Gemüts-Symptomen runden darüber hinaus das Bild jeder einzelnen Arznei ab. Das Besondere daran ist, daß hier die zu jeder Symptomatik passenden Mittel nicht einfach aufgezählt werden, sondern ihre speziellen Eigenschaften in Bezug auf das zu besprechende Gemütssymptom genauer beschrieben sind.

Durch die zahlreichen Hinweise auf die Signaturen der Substanzen wird das Verständnis für ihre Wirkungsweise im kranken Menschen zusätzlich vertieft.

Somit liegt erstmals ein Werk vor, das die Qualitäten einer Arzneimittellehre, mit der bequemen Handhabung eines Repertoriums verbindet, was es in dieser Art bisher noch nicht gegeben hat. Sogar die Signatur der einzelnen Miasmen mit ihren Beziehungen zu bestimmten Krankheitsformen ist in diese Betrachtungen mit eingeflossen, um dem Ganzen ein Fundament und geistiges Band zu geben.

Immer wieder fließen auch Rabas eigene Erfahrungen in die Arzneimittelbetrachtungen mit ein, sowie Zitate aus Prüfungs- und Vereibe-Berichten. Viele wichtige und durch Erfahrungen bereits fundierte, neue Arzneien, von zum Teil polychrestartigem Charakter, wurden mit aufgenommen und erscheinen in den für sie wahlanzeigenden Rubriken.

So z.B. **Anas indica –** *die indische Laufente,* Cypraea eglantina *– die Kauri-Schnecke,* **das Halbmetall Germanium, Halilaeetus leucocephalus** *– der Weißkopf-Seeadler,* **Lac delphinum** *– die Delphinmilch,* **Lac equinum** *– die Pferdemilch,* **Lac humanum** *– die Muttermilch* **und Lapis Lazuli** *– das Alumina-Natrium-Silicium-Mineral,* – um nur einige zu nennen.

Ein Buch von Raba wäre nicht rund, wenn es nicht auch Bilder enthielte und sogar in diesem Fall gelingt es ihm, die Grundidee menschlicher Verstrickungen und angstgesteuerter Begrenzungen, die hinter all unseren seelischen Nöten herrscht, photographisch zu illustrieren, aber auch ihren Gegenpol, die Befreiung zu einem grenzenlosen und beglückten Dasein, lebendig ins Bild zu bringen.

Die auf den Grund der Dinge gehende Schau Rabas und seine unverwechselbar anschauliche Schreibweise in Verbindung mit photographischen Ideogrammen, machen dieses Buch wieder zu einem ganz besonderen und kaum entbehrlichen, homöopathisch-bibliophilen Leckerbissen.

BÜCHER

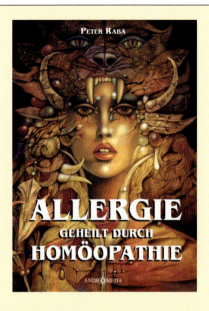

ALLERGIE GEHEILT DURCH HOMÖOPATHIE

In Planung für das Jahr 2006

**Band 9
der Reihe HOMÖOTHEK®**

Titelbild nach dem Ölgemälde HATHOR von Albert Belasco, London

Noch keine Seiten- und Preisangabe möglich!

Allergie in all ihren verschiedenen Spielarten vom Heuschnupfen über Asthma und die Neurodermitiden, bis hin zu den Autoaggressionskrankheiten und der Hyperkinese ist ein Thema von eigener und besonderer Größenordnung, das hier in seinen verschiedenen Facetten vorgestellt wird.

Jede Allergie ist stets eng verknüpft mit unterdrückter Aggression. Themen, denen man sich in der Welt nicht stellen will, die man – aus welchen Gründen auch immer – ablehnt und somit in den Schatten der Seele verdrängt, machen sich auf der Körperebene als Allergien bemerkbar. Jede Allergie ist Ausdruck der *psora,* und damit Zeichen eines bestimmten Mangels, einer Bedürftigkeit. Man heile die Psora und die Allergie wird verschwunden sein.

Sperrt ein Mensch beispielsweise die Thematik der Sexualität und Fruchtbarkeit mehr oder weniger bewußt aus seinem Denken aus, wird er zur Zeit des Pollenfluges, der ja Ausdruck eben dieses Venusischen Prinzips ist, um das es hier eigentlich geht, besonders stark mit seiner Vermeidung konfrontiert sein, und seine Ablehnung durch Niesen und Reiben der Augen kundtun.

Die Idee der »Desensibilisierung« ist also garnicht mal »aus der Luft gegriffen«, nur müßte sie weit über eine Feststellung der stofflichen Allergene hinausgreifen, in jene Bereiche der Psyche, die eben mit dem unbewußten Tabu belegt sind, um dort eine langsame Annäherung an das ausgesperrte Thema zu bewirken, was dann allmählich zu einer Versöhnung mit jenen abgelehnten Wirklichkeitsanteilen führen kann.

Das funktioniert bei guter homöopathischer Mittelwahl wie immer, über eine verstärkte Konfrontation mit diesen Problemteilen in nächtlichen Träumen, innerhalb derer der Patient sukzessive und in bildhaft verschlüsselter Form dazu bewegt wird, seine Einstellung der kränkenden Thematik gegenüber zu verändern. Unter dem Einfluß der homöopathischen Arznei bahnt sich dann ein tiefgreifender Gesinnungswandel an, wobei sich die bis dahin bestehende Körpersymptomatik zuerst lindert und dann allmählich ganz auflöst.

Interessensbekundungen und Vorbestellungen werden schon jetzt gerne entgegen genommen.

Andromeda-Verlag
Peter Raba
Bahnhofsweg 2
82418 Murnau-Hechendorf
Telefon (0 88 41) 95 29
Telefax (0 88 41) 4 70 55
info@andromeda-buch.de

www.andromeda-buch.de

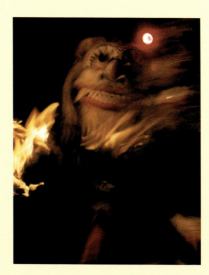

Der große Fragebogen zur homöopathischen Anamnese

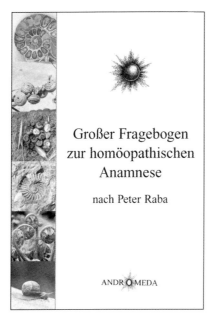
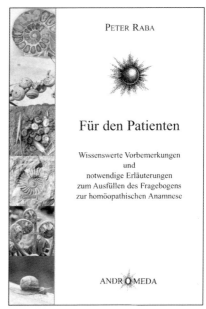

Der große Fragebogen darf als unerläßliche Voraussetzung für eine sinnvolle und erfolgsorientierte Behandlung chronischer und therapieresistenter Leiden nach den Regeln der klassischen Homöopathie gelten.

Wenn Sie für Ihre Studienzwecke an diesem 52-seitigen Anamnesejournal nach Peter Raba interessiert sind, stecken Sie einfach 10 € in Form eines Geldscheins oder Schecks in einen Briefumschlag, versehen mit Ihrer genauen Anschrift und Telefonnummer und Sie bekommen den Fragebogen (inkl. der 20-seitigen Patienteninformation) umgehend von Peter Raba zugesandt.

Peter Raba

Bahnhofweg 2, 82418 Murnau-Hechendorf
Telefon (0 88 41) 95 29, Telefax (0 88 41) 4 70 55
email: info@andromeda-buch.de

Wer mehr wissen will über

Peter Raba

seinen Lebensweg, seine Ideen, seine Bücher, seine Seminare, kann eine stilvoll und farbig illustrierte 32-Seiten-Vita im DIN A4-Format beim ANDROMEDA-Verlag bestellen.

Sie beinhaltet eine komprimierte Zusammenschau über Peter Raba als Mensch, als Klassischer Homöopath, als Autor und Verleger, als Seminarleiter, als Photograph, als Maler und Bildhauer, als Dichter und schließlich auch als Dramaturg und Drehbuchautor.

Der edel gestaltete, handsignierte Kunstdruck enthält u.a. einige jener Bilder, durch die Raba bereits in den frühen 70er-Jahren des vorigen Jahrhunderts als Photograph über die Grenzen Deutschlands hinaus bekannt und berühmt wurde, sowie Auszüge aus Interviews mit diversen Zeitschriften und Journalisten, Gedichte und anderes.

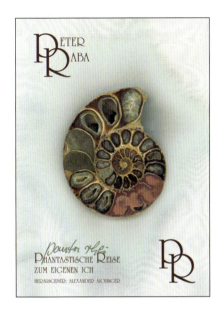

Stecken Sie einfach 10 Euro in Form eines Geldscheins oder Schecks in einen Briefumschlag, versehen mit Ihrer genauen Anschrift und Telefonnummer und Sie bekommen die Broschüre umgehend vom Verlag zugesandt.

ANDROMEDA-Verlag
für geisteswissenschaftliche und ganzheitsmedizinische Literatur
Peter Raba
82418 Murnau-Hechendorf
Telefon (0 88 41) 95 29
Telefax (0 88 41) 4 70 55

Mehr Info im Internet:
www.Andromeda-Buch.de

ICH BIN

Ein-Fälle zum Nach-Denken

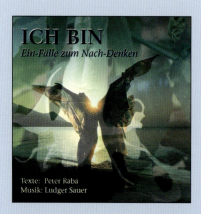

Texte: Peter Raba
Musik: Ludger Sauer

Dauer: ca. 40 min · 19 €

Peter Raba über die ICH-BIN-CD:

Auf Wunsch vieler Teilnehmer an meinen Seminaren, hatte ich zusammen mit dem Augsburger Komponisten und Musikverleger Ludger Sauer, vor einigen Jahren beschlossen, einen Teil der in der *Göttlichen Homöopathie* veröffentlichten Gedichte, aus der Bewußtseinsphäre der ICH-BIN-Gegenwart, auf einer Musikkassette zu präsentieren. Diese Aufnahme wurde mittlerweile digitalisiert und kann jetzt ebenso wie die Meditationskassette *Die Wasser des Hades* auf je einer CD angeboten werden. Die Entstehung der ICH-BIN-Gedichte wurde auf Seite 153 des Werks *Göttlichen Homöopathie* eingehender beschrieben.

Einfälle zum Nachdenken:

1 Entschlußkraft
2 Buch der Wahrheit
3 Sprache
4 Sorge und Einsicht
5 Angst und Entrüstung
6 Erwartung und Enttäuschung
7 Schwüre und Versprechen
8 Unheil und Heilung
9 Vertrauen
10 Zufall und Schicksal
11 Liebe und Gnade
12 Ernte
13 Meisterschaft

Beide CD's können Sie direkt und versandkostenfrei beim Andromeda-Verlag bestellen:

CD: ICH BIN – *Einfälle zum Nach-Denken*   19 €
CD: DIE WASSER DES HADES – *eine Heilmeditation*   19 €
Beide CD's zusammen erhalten Sie für nur   34 €

DIE WASSER DES HADES

Eine Heilmeditation von Peter Raba

Dauer: ca. 45 min · 19 €

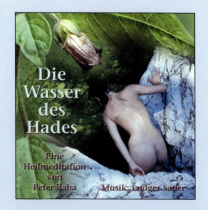

Peter Raba über die Entstehung dieser Meditationsreise:

Die Idee zu den *Wassern des Hades* kam mir anläßlich eines Griechenlandaufenthalts im Jahr 1993. Von alters her huldigen viele Griechen dem Brauch einer rituellen Reinigung. Wenn jemand beschlossen hat, sein Leben von Grund auf neu zu gestalten, begibt er sich zum Fluß Acheron, der in den Bergen bei Amoudia entspringt und mit dem Hades (griech.: *Aides* – »das Verborgene« – »die Unterwelt«) in direkter Verbindung steht. Dort taucht er zur Gänze unter, versöhnt sich mit seiner Vergangenheit und wäscht alles von sich ab, was ihn bisher daran gehindert hat, sein Leben besser zu gestalten. Auf der CD wird der Akt des Untertauchens zu einer Zeitreise durch die eigene innerseelische Wirklichkeit. Mittels bestimmter Techniken aus Gestalttherapie und Neurolinguistischem Programmieren (NLP) erhält der Meditierende Anschluß an sein kreatives Zentrum und kann bei völliger Freiheit seiner Gestaltungsmöglichkeiten, innere Aufräumungs- und Klärungsarbeiten vollziehen. Interessant ist, daß der Komponist Ludger Sauer seinerzeit berichtete, es wolle ihm zu meinem Text partout keine Musik einfallen. Erst Wochen später, stieß er auf eine Komposition, welche er bereits Jahre vorher aufgenommen hatte. Zu seiner Überraschung ließ sich diese ohne daß er die geringste Veränderung hätte vornehmen müssen, mit dem Text verbinden und verschmolz dabei mit diesem zu einer Einheit.

Seither berichteten mir immer wieder Hörer dieser Aufnahme, es wäre nicht nur das Beste dieser Art, was sie je gehört hätten, ihr Leben habe sich tatsächlich seither auch in erstaunlicher Weise zum Positiven hin verändert.

»Nachdem ich mindestens schon 50 Mal durch den Hades abgetaucht bin, habe ich die CD erst einmal verliehen. Sie macht süchtig – im positiven Sinn. Da ich von der Genialität vollkommen überzeugt bin, bestelle ich weitere Exemplare, um »Bedürftige« damit zu erfreuen.«
Ingrid Rabe, Braunschweig

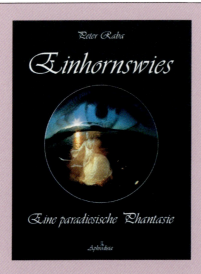

EINHORNSWIES

Eine paradiesische Phantasie

Format 22 x 28 cm, bibliophile Ausstattung, Leinen mit Goldprägung und farbigem Schutzumschlag.
112 Seiten, mit 46 Farbphotographien und panoptischen Ideogrammen zu den einzelnen Szenen.

ISBN 3-932938-003 · 39 €

»Mit Einhornswies erschuf Peter Raba ein völlig neues Universum aus Träumen, Poesie und symbolischen Bildern. Es ist die dem Innersten unserer Seele vertraute Urmelodie der Liebe, die sich hier in immer neuen Wortschöpfungen kundtut.

In spielerischer Weise führt uns Raba durch sein ›unheilig-heiliges Paradies‹, sodaß wir ihm staunend in seine schriftstellerischen Wachtraumlandschaften und metaphorischen Welten folgen, die geprägt sind von ebenso skurrilen Dialogen wie tiefsinnigen Betrachtungen. Ein dionysisches Ballett der Seele, in einer Landschaft, in der die Blätter der Bäume wachsen, auch wenn sie wissen, daß sie im Winter fallen werden, einer Landschaft, deren Horizont immer wieder aufreißt, um farbenprächtige Einblicke in höhere kosmische Ordnungen zu gewähren.«

Robert Holzach, München

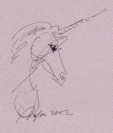

LORI UND LURANO

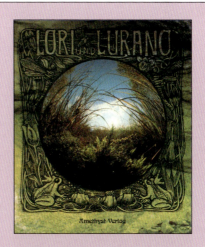

Schöne Ausstattung mit
25 Farbphotographien,
115 Seiten,
Format 21,5 x 24 cm

ISBN 3-932938-02-X · 19 €

Ein Märchen von Fröschen und Menschen für Kinder von 10 bis 110 Jahren und mehr. Ein Gleichnis für die zeitlose Kraft der Liebe.

Die Geschichte handelt von Fröschen und Menschen in einem kleinen verschlafenen Dorf, welches den Anschluß an die große Welt sucht. Dabei prallen unterschiedliche Meinungen und Interessen aufeinander. Die anstehenden Veränderungen bringen den Lebensraum der Frösche im nahen Moor durcheinander, aber altes Wissen um die Kraft der Imagination und die Macht der Liebe hilft ihnen, die Situation zu meistern, die unterschiedlichen Meinungen zu versöhnen und das ihnen drohende Unheil weitgehend abzuwenden.

Die zu Beginn noch kämpferische Haltung der Frösche weicht unter Anleitung des uralten Kaule, ihrem schon x-mal inkarnierten Meister, Magier und Propheten, einer einsichtigeren Haltung, geboren aus dem allmählichen Verständnis, daß Kampf kein Mittel ist, um zu siegen. Der ebenso »aufgeweckte« wie tagträumerische und der Sprache der Tiere kundige Schuljunge Lori korrespondiert auf telepathischem Wege mit Lurano, dem Anführer der Frösche, der diese Ideen in die Tat umsetzt.

Quintessenz des Ganzen: Ein Gleichnis für die unerkannte Schattenseite in jedem Menschen, verbunden mit der stillschweigenden Aufforderung: Willst Du den Prinz in Dir erlösen, mußt Du den Frosch in Dir umarmen!

Dieses moderne Märchen mit realem Hintergrund wurde vom ehemaligen bayerischen Umweltminister Alfred Dick mit einem besonderen Lob bedacht und als Lektüre für die bayerischen Schulen empfohlen.

Peter Raba: HOMÖOSKOP

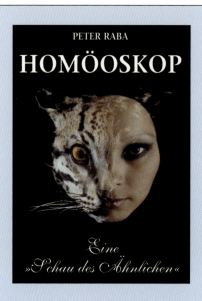

HOMÖOSKOP
Hochwertiger Kunstdruck

in Form eines immerwährenden Kalenders mit ausgewählten homöopathischen Arzneien und ihren Beziehungen zu archetypischen menschlichen Fehlhaltungen.

Format 45 x 60 cm

39 €

Januar	*Gefrorene Tränen*	Ignatia
Februar	*Maskierte Wut*	Hepar Sulfur
März	*Bodenständige Verletzlichkeit*	Calcium Carbonicum
April	*Verkappte Leidenschaft*	Thuja
Mai	*Lustvoller Trieb*	Hyoscyamus
Juni	*Sehnsuchtsvolle Lichtsuche*	Stramonium
Juli	*Träumerisches Vergessen*	Opium
August	*Lodernde Begeisterung*	Phosphorus
September	*Glutvolles Fegefeuer*	Belladonna
Oktober	*Erwachende Stärke*	Stannum
November	*Kalter Schauer*	Dulcamara
Dezember	*Erglühende Herzenswärme*	Cactus grandiflorus

Es handelt sich um symbolische, »pan-optische« Bilder, welche jeweils einen markanten Wesenszug einer bestimmten homöopathischen Arznei zum Ausdruck bringen. Der an der spezifischen Arzneiwirkung näher Interessierte, findet eine reichhaltige Legende zu dem dargestellten Heilstoff auf der Rückseite der betreffenden bildlichen Darstellung. Die großformatigen Abbildungen auf edlem Papier eignen sich hervorragend zur Einrahmung für eine Bildergalerie z.B. innerhalb von Praxisräumen oder anderen Räumlichkeiten.

Für interessierte Laien und mündige Patienten,
wie auch für den versierten Therapeuten.

**über Seminarorganisation
Mona Haase**

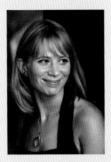

Mayr-Graz-Weg 15
82418 Murnau
Telefon (0 88 41) 48 88 32
Telefax (0 88 41) 48 88 33
pr@andromeda-buch.de
www.andromeda-buch.de

Den jährlichen Seminar- und Ausbildungsplan
können Sie aus unserer Web-Seite ersehen, oder direkt
bei mir anfordern.
Bei Interesse nehme ich Sie auch gerne in unseren
Seminarverteiler auf.
Den nachfolgenden Seiten können Sie die Themen und
Inhalte der unterschiedlichen Seminare entnehmen.

In Murnau findet zusätzlich eine Ausbildung in klassischer
Homöopathie mit Peter Raba statt.

Bitte rufen Sie mich an, wenn
Sie Fragen zu den Seminaren haben!

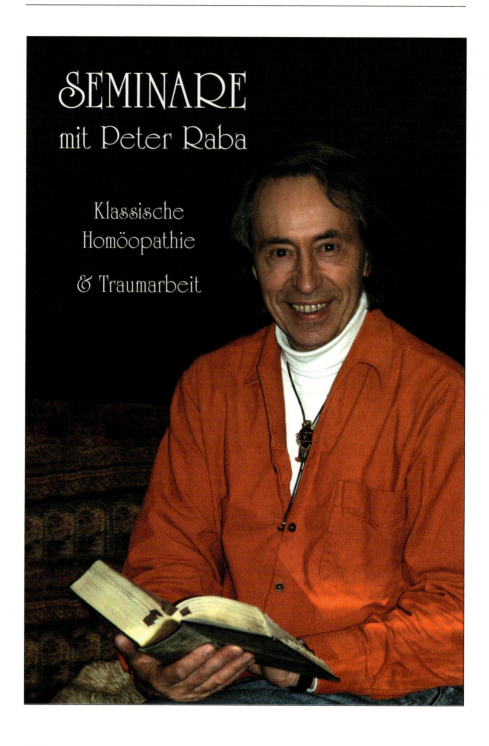

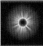

HOMÖOPATHIE I
Grundlagen: Die vier Säulen der Homöopathie

1. Die leidende Lebenskraft als Ursache der Erkrankung
2. Das Ähnlichkeitsgesetz
3. Die Arzneimittelprüfung am gesunden Menschen
4. Die geistartig gemachte Wirkung der Arznei

Die sieben hermetischen Prinzipien
Die unterschiedlichen Phasen einer Erkrankung nach H. H. RECKEWEG
Impfungen, ja oder nein?
Das Organon der Heilkunst von SAMUEL HAHNEMANN
Das Repertorium von JAMES TYLER KENT
Erste Hinführung zu einer Erkenntnis der Signaturen von Arzneien
zur Einrichtung einer Haus- und Reiseapotheke

Zu welcher Arznei greife ich im akuten Fall bei

einem Schock, einem Unfall, einem Sonnenstich, einer Fleisch- oder Fischvergiftung um vielleicht den Urlaub zu retten, bei Brand- Schürf- und Stichwunden, Bissen giftiger Tiere, bei Schnupfen, Husten und grippalem Infekt mit seinen mannigfachen, unterschiedlichen Symptomen, bei Brechdurchfall, Alkoholkater, bei Liebes- und sonstigem Kummer, bei Schlaflosigkeit oder einem Herzanfall bis zum Eintreffen des Notarztes.

Lernen Sie die Signaturen und Leitsymptome der wichtigsten homöopathischen Heilstoffe kennen und prägen sich deren Indikationen anhand anschaulich und humorvoll dargebotener Fallgeschichten für immer ein.

Trotz aller damit verbundener Vorbehalte wird der Mensch von heute die Sorge um sein seelisches und leibliches Wohlbefinden immer mehr in die eigenen Hände nehmen und das kostbare Instrument seines Körpers entsprechend pflegen müssen. Peter Rabas zeitlos wertbeständige und informationsgeladene Bücher sowie seine Einführungs- und Fortgeschrittenen-Seminare zur angewandten Arzneimittel- und Miasmenlehre verstehen sich als ein Beitrag hierzu.

Nach absolviertem Kurs können Sie ihre eigene Haus- und Reiseapotheke im Lederetui nach Raba in einer der auf diese Dienstleistung spezialisierten Apotheken abrufen.

HOMÖOPATHIE II
1. Aufbauseminar mit Repertorisationsübungen

Vertiefte Arzneimittelbilder und Fallschilderungen.
Die Aufnahme einer sachgemäßen Anamnese im Sinne der
Klassischen Homöopathie am Beispiel des großen Fragebogens
zur homöopathischen Anamnese von Peter Raba
Auf Wunsch mit Life-Anamnesen der Teilnehmer.
Erste Repertorisationsübungen am konkreten Fall.

Dieses Seminar bietet sich vor allem für Teilnehmer an, welche Kurs I absolviert haben und somit schon ein wenig vertraut sind mit den Grundlagen der Homöopathie. Es bietet auch die Möglichkeit zum Erfahrungsaustausch über Erfolg oder Nichterfolg in bestimmten Fällen. Wünsche der Teilnehmer, bestimmte Themenkreise betreffend, können berücksichtigt werden. Besonderer Wert wird auf die Fragetechnik innerhalb der Anamnesearbeit gelegt sowie auf eine vertiefte Betrachtung der Signatur der Arzneimittel nach äußerer Gestalt und innerer Funktion. Das Wort Anamnese soll hierbei nicht nur im üblichen Sinn als die »Aufnahme der Krankengeschichte« verstanden werden, sondern in seiner Urbedeutung als – die »Erinnerung der Seele an ihre vorgeburtlichen Ideen«.

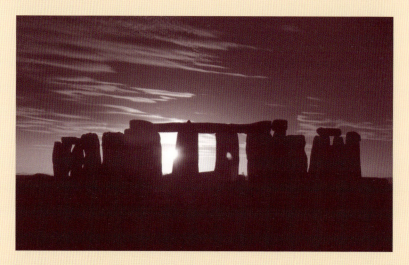

HOMÖOPATHIE III
Eros und sexuelle Energie durch Homöopathie

Ich freue mich, dieses Sonder-Seminar anbieten zu können, das aus dem Blickwinkel der Klassischen Homöopathie bisher noch von niemandem zusammenfassend behandelt wurde. Ein Thema, das in der letzten Zeit, wie nie zuvor von den Medien, – allen voran dem Fernsehen – breitgetreten wird. Wohl wegen der Einschaltquoten wird dabei jedoch immer nur die lustbetonte Seite der Erotik beleuchtet oder die mehr oder weniger bizarren Spielarten sexuellen Lustgewinns. Daß es auf diesem Gebiet trotz aller Aufklärung immer noch unendlich viel Verklemmung und Leid gibt, davon ist nicht die Rede. Sicher auch deshalb, weil man – abgesehen von psychotherapeutischer Hilfe – nicht die Spur einer Möglichkeit hat, solchen Problemen wirkungsvoll zu begegnen.

Nur wenige werden wissen, daß die Homöopathie seit nunmehr 200 Jahren über ein ganzes Arsenal von Arzneien verfügt, um die vielfältigen psychischen und physischen Störungen im Zusammenhang mit sexueller Problematik bei Mann und Frau ursächlich und an der Wurzel anzugehen. Unter Eros soll in diesem Zusammenhang vor allem auch schöpferische Triebkraft verstanden werden, welche in dem Maße frei wird, wie es gelingt, die Auswirkungen der durch die sogenannten 7 Todsünden: Hochmut, Zorn, Geiz, Neid, Faulheit, Völlerei und Wollust entstandenen Seelengifte, auszuscheiden (Anm.: Der Begriff Wollust soll hier verstanden werden als »pervertierte Begierde« und deren krankheitserzeugende Auswirkungen).

Das Thema ist unglaublich vielgestaltig und in der Hauptsache werden die Teilnehmer selbst bestimmen, worauf Schwerpunkte gelegt werden. Unter anderem wird zu reden sein von den vielfältigen Hintergründen der Impotenz beim Mann und der Frigidität der Frau, über miasmatische Zusammenhänge bei Sterilität, über Sexualität und Aggression, sowie eventuelle Folgen durch Unterdrückung des sexuellen Verlangens. Auch die wichtigsten Pharmaka bei Menstruationsanomalien, zur Verhinderung von Fehlgeburt und zur Erleichterung der Entbindung sowie die Mittel für Mutter und Kind nach derselben können zur Sprache kommen, falls gewünscht. Akute Probleme nach Sterilisation und chronische Probleme nach Entfernung der Gebärmutter sowie andere Verletzungen kommen ebenfalls nicht zu kurz. Wenn die Zeit es erlaubt, werden auch Mittel bei Lernschwierigkeiten, Begabungssperren, Hyperaktivität unserer Schulkinder genannt.

Wichtige Anmerkung: Die Intimsphäre der Kursteilnehmer bleibt gewahrt.

HOMÖOPATHIE IV
»Psychohomöopathische Traumarbeit mittels Gestalt & NLP«

Dieses Seminar befähigt die Teilnehmer auf eine neue Weise mit ihren Träumen und denen ihrer Patienten oder Klienten umzugehen.

Es gliedert sich in vier Abschnitte:

1. Theoretische Grundlagen
2. Praktische Beispiele und gestalttherapeutische Arbeit mit Träumen von Seminarteilnehmern
3. Reframing – ein Ansatz des NLP zur Veränderung der persönlichen Geschichte
4. Selbständige Gruppenarbeit von Teilnehmern mit Supervision

Dieser Kurs ist nicht nur für Insider gedacht. Er richtet sich auch an interessierte Laien und mündige Patienten, die mehr und mehr Einblick in das kosmische Heilgesetz Homöopathie gewinnen möchten. Dabei wird offenkundig, daß das homöopathische Prinzip – weit über die Anwendung mittels Globuli hinausgehend – in viele Bereiche unseres Lebens und Daseins hineinspielt.

Jede Information mit Botschaftscharakter kann zur Arznei werden und bewirkt eine Stimulation der Evolution unserer Seele, was sich in einem gesteigerten Traumleben kund tut.

Nächtliche Träume fungieren als Spiegelbilder unserer innerseelischen Zustände und Konfliktsituationen. Sie wirken als psychohomöopathische Gleichnisse zur schnelleren Entwicklung der Persönlichkeit in Richtung Ganzheit, denn sie kommen aus der Zukunft unserer Seele, die um unsere Bestimmung bereits weiß.

Unser Unterbewusstsein fungiert dabei als kreativer homöopathischer Arzt. Er serviert uns die Scherben des Spiegels, die wir durch aktive Traumarbeit zusammenfügen sollen, um uns stückweise besser erkennen zu können. Dieser Workshop vermittelt Techniken, die hierbei zur Anwendung kommen.

SONDERSEMINAR
Die sieben Todsünden – und die Miasmen

Homöopathische Möglichkeiten zur Ausheilung chronischer Krankheiten

In diesem spannenden Seminar geht es um die Aufdeckung der Hintergründe, welche letztlich zu jenen Erscheinungen führen, die wir als die »chronischen Krankheiten« bezeichnen. Diese hängen ursächlich zusammen mit dem Begriff der sogenannten *dyskrasis* – (der »Säfteentmischung«), den der altgriechische Arzt HIPPOKRATES geprägt hatte.

Von scheinbar irreparablen körperlichen Siechtümern, wie chronischen Arthritiden oder vielerlei Arten von Neurodermitiden und anderen allergischen Erscheinungen bis hin zu Neoplasmen und zur Unfruchtbarkeit sowie Verhaltensstörungen – wie beispielsweise Hyperkinese, Depressionen oder Begabungssperren bei Schulkindern – spannt sich der Bogen jener über das Erbgut an Kind und Kindeskinder weitergegebenen Anfälligkeiten für ganz bestimmte Krankheitserscheinungen, welche in ihrer spezifischen Ausdrucksform typisch sind für das eine oder andere Miasma.

Oberflächlich übersetzt heißt das Wort soviel wie »Schandfleck«. In seiner tieferen Bedeutung kommt es einer »geistigen Entweihung« gleich, wie sie entsteht, wenn der Mensch durch geistige Fehlhaltungen nachdrücklich und wiederholt gegen die Gesetze der Schöpfungsordnung verstößt. Diesbezüglich interessant ist, daß der Begründer der Klassischen Homöopathie, der deutsche Arzt und Chemiker SAMUEL HAHNEMANN (1755-1843), solange keine nachhaltigen Erfolge bei seiner Behandlung chronischer Krankheiten verzeichnen konnte, bis er seine Überlegungen zur Psora- und Miasmenlehre in die Therapie mit einbezog.

Sinn des Seminars ist es, den interessierten Laien und mündigen Patienten ebenso wie den an einem tieferen Verständnis der Homöopathie interessierten Arzt oder Heilpraktiker dahingehend zu informieren, daß er nicht nur die wahren Zusammenhänge hinter chronischen Krankheitserscheinungen zu durchschauen vermag, denen gegenüber er sich vielleicht bisher machtlos ausgeliefert sah, sondern auch, ihn zu der Einsicht zu führen, daß die Behandlung solch profunder Gesundheitsstörungen zur eigentlichen Domäne der Homöopathie gehört und somit – bei gekonnter Aufnahme der Anamnese – immer gute Chancen zu einer Ausheilung selbst hartnäckigster Beschwerdebilder bestehen.

Das Seminar kann mit Fallbeispielen und – wo möglich – auch mit Life-Anamnesen angereichert werden, um Fragetechniken im Sinn einer homöopathiegerechten Fallaufnahme zu demonstrieren.

SONDERSEMINAR Homöopathische Signaturen oder Homöo-Vision eine »Schau des Ähnlichen«

In diesem Seminar geht es darum, dem Teilnehmer zu einem vertieften Verständnis der homöopathischen Mittel zu verhelfen, und zwar dieses mal nicht, indem er sein Wissen in Bezug auf die Prüfungsbilder der Arzneien und ihre Leitsymptome erweitert, sondern indem ihm der Blick zu einer vertieften Wesensschau der Phänomene innerhalb des Pflanzen- Mineral- und Tierreichs eröffnet wird.

Signatur, das heißt soviel wie »Zeichen, Kennzeichen, Bild«. Unter Signaturen, verstehen wir also die »wesenseigenen Kennzeichen einer Erscheinung«. Der amerikanische Dichter Walt Whitman hat einmal gesagt: »Alles ist durch eine weitläufige Ähnlichkeit miteinander verbunden«. Und das bringt uns zu einer Anwendung homöopathischer Gesetzmäßigkeiten, die über die reine Symptome-Abdeckerei weit hinausgeht, um Ähnlichkeiten in Optik und Funktion einer Pflanze, eines Minerals oder tierischen Stoffes zu bestimmten Krankheitserscheinungen aufzuspüren und Wesensverwandtschaften zwischen diesen aufzuzeigen.

Was hier also geschult wird, ist das, was Goethe mit dem Begriff »Anschauende Urteilskraft« belegte, um auf diese Weise zu einem vertieften Natur- und damit Weltverständnis zu gelangen. Es war diese anschauende Urteilskraft, die unsere Altvorderen befähigte, die Heilkraft einer Pflanze durch intuitive Schau zu erkennen und zu benutzen. Unser Blick hat sich diesbezüglich ein wenig getrübt. Aber es ist nicht schwer, ihn wieder zu schärfen und auf diese Weise zu einer Homöopathie zu gelangen, die den roten Faden, das geistige Band hinter einer Störung aufspürt und so zu anderen und womöglich tiefgreifenderen Verordnungen gelangt, als das üblicherweise möglich ist.

Wenn also wahre Wissenschaft darin begründet ist, daß sie neben dem Meßbaren auch die geistige Schau der Phänomene mit einzuschließen hat, dann müssen wir wohl zwangsläufig zu dem Schluß kommen, daß die Lehre von den Signaturen, den wesenseigenen Kennzeichen einer Erscheinung, eine Wissenschaft im guten alten Sinn sein muß, die es auch heute noch wert ist, uns bei unseren Bemühungen um den kranken Menschen wirkungsvoll zu unterstützen.

So der Wunsch danach vorhanden ist, können die gewonnenen Erkenntnisse anhand von Life-Anamnesen gleich angewendet und umgesetzt werden.

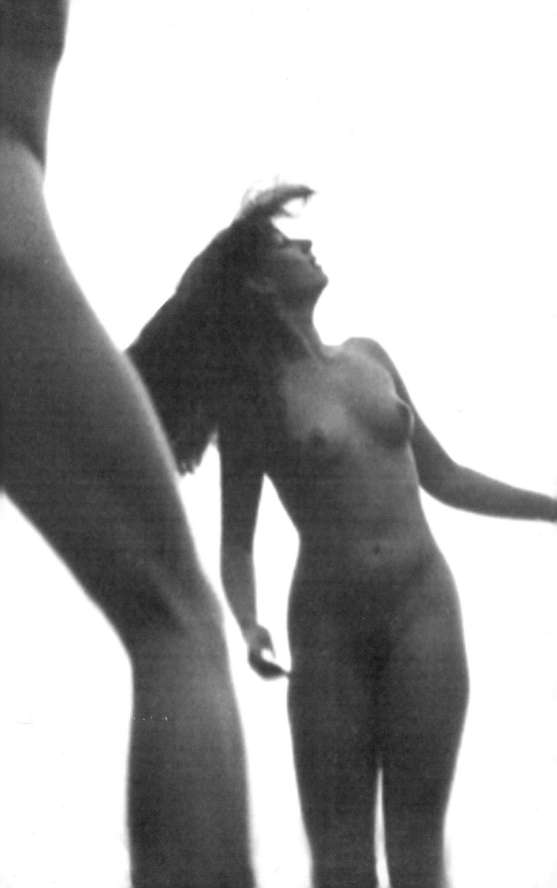